Atlas de Acupuntura para Cães e Gatos

Christina Eul-Matern

Thieme Revinter

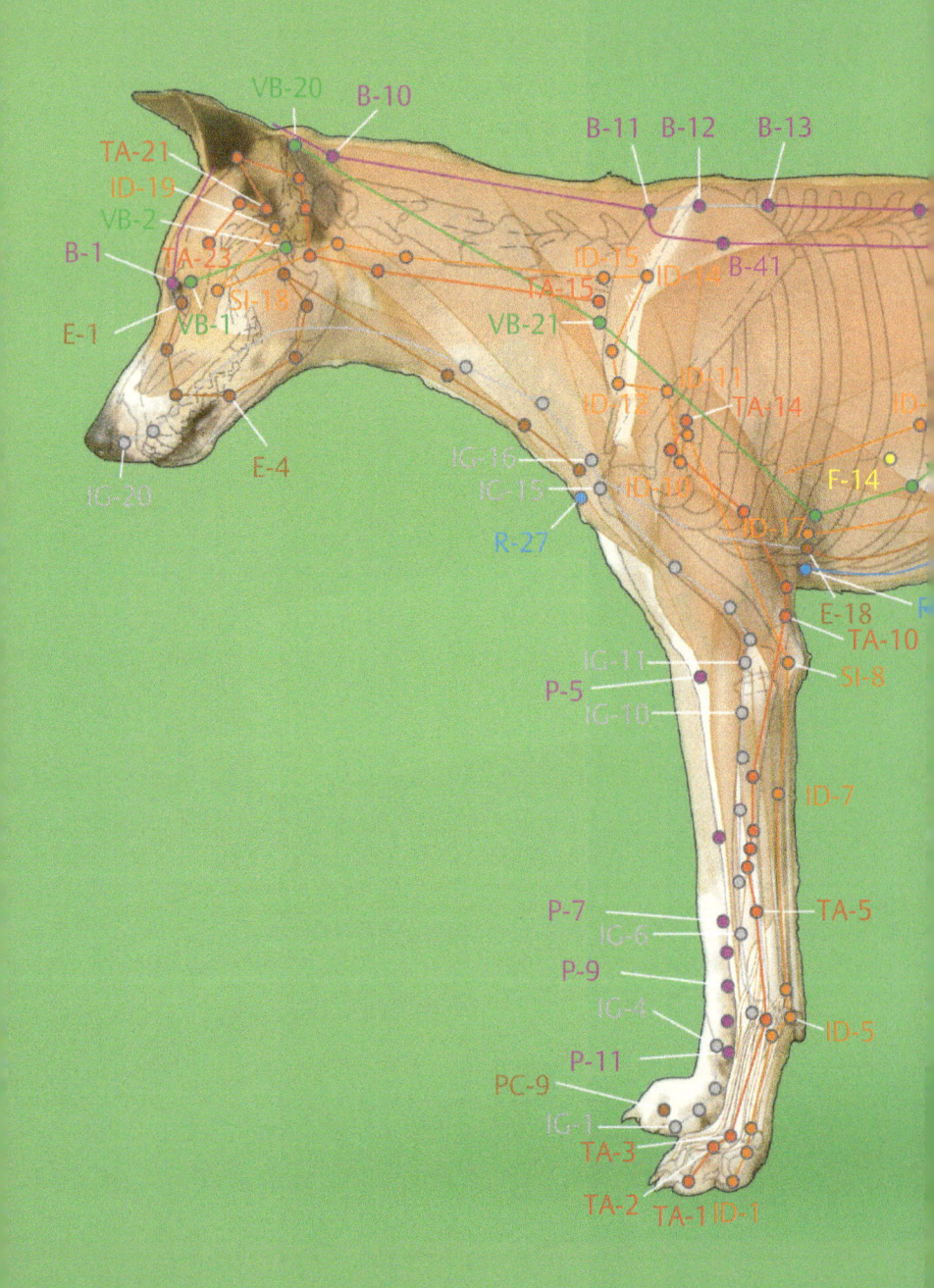

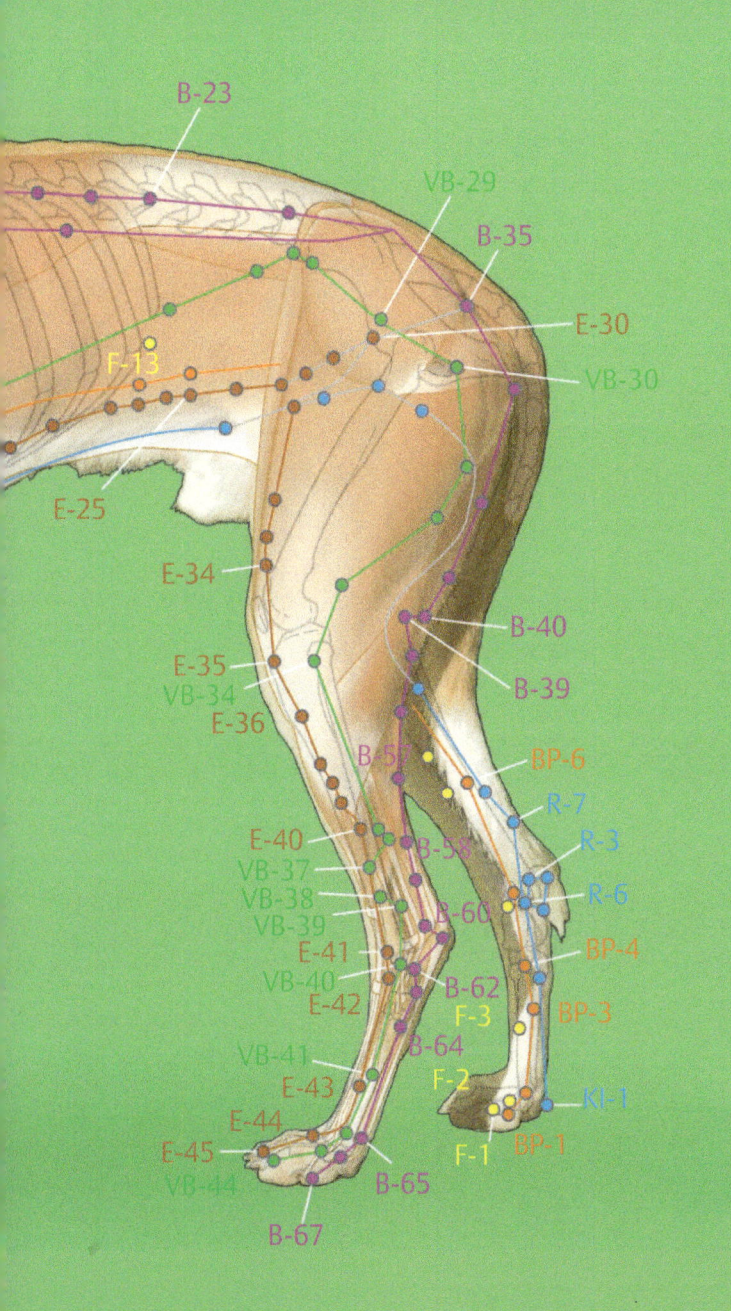

Atlas de Acupuntura para Cães e Gatos

Segunda Edição

Christina Eul-Matern, DVM
IVAS Certified Veterinary Acupuncturist (CVA)
VetSensus Mastertherapist (VSCETAO)
ICREO Authorization for Further Training in Acupuncture from the Veterinary
Chamber of Hessen, Germany;
Head of VetSensus Institute for Sensological Diagnostics and Therapy
and Tiergesundheitszentrum Idstein (TGZ)
Idstein, Germany

207 ilustrações

Thieme
Rio de Janeiro • Stuttgart • New York • Delhi

Dados Internacionais de Catalogação na Publicação (CIP) (eDOC BRASIL, Belo Horizonte/MG)

E88a

    Eul-Matern, Christina.
        Atlas de acupuntura para cães e gatos/ Christina Eul-Matern. – 2.ed. – Rio de Janeiro, RJ: Thieme Revinter, 2025.
        14 x 21 cm

        Inclui bibliografia.
        Título Original: *Acupuncture for Dogs and Cats: A Pocket Atlas*
        ISBN   978-65-5572-317-5
        eISBN 978-65-5572-318-2

        1. Acupuntura veterinária. 2. Cães e gatos – Doenças – Tratamento. 3. Pontos de acupuntura. I. Título.

                                            CDD: 636.089

Elaborado por Maurício Amormino Júnior – CRB6/2422

Revisão Técnica:
LAURA EMANOELLA FEIJÓ BORGES
Pós-Graduação em Fisioterapia e Acupuntura Veterinária pelo Instituto Brasileiro de Recursos Avançados (IBRA)
Graduação em Medicina Veterinária pela Universidade Federal do Rio Grande do Sul

Título original:
Acupuncture for Dogs and Cats: A Pocket Atlas
Copyright © 2022 by Thieme
ISBN 978-3-13-243454-7

© 2025 Thieme. All rights reserved.

Thieme Revinter Publicações Ltda.
Rua do Matoso, 170
Rio de Janeiro, RJ
CEP 20270-135, Brasil
http://www.ThiemeRevinter.com.br

Thieme USA
http://www.thieme.com

Design de Capa: © Thieme

Impresso no Brasil por Meta Brasil
5 4 3 2 1
ISBN 978-65-5572-317-5

Também disponível como eBook:
eISBN 978-65-5572-318-2

Nota: O conhecimento médico está em constante evolução. À medida que a pesquisa e a experiência clínica ampliam o nosso saber, pode ser necessário alterar os métodos de tratamento e medicação. Os autores e editores deste material consultaram fontes tidas como confiáveis, a fim de fornecer informações completas e de acordo com os padrões aceitos no momento da publicação. No entanto, em vista da possibilidade de erro humano por parte dos autores, dos editores ou da casa editorial que traz à luz este trabalho, ou ainda de alterações no conhecimento médico, nem os autores, nem os editores, nem a casa editorial, nem qualquer outra parte que se tenha envolvido na elaboração deste material garantem que as informações aqui contidas sejam totalmente precisas ou completas; tampouco se responsabilizam por quaisquer erros ou omissões ou pelos resultados obtidos em consequência do uso de tais informações. É aconselhável que os leitores confirmem em outras fontes as informações aqui contidas. Sugere-se, por exemplo, que verifiquem a bula de cada medicamento que pretendam administrar, a fim de certificar-se de que as informações contidas nesta publicação são precisas e de que não houve mudanças na dose recomendada ou nas contraindicações. Esta recomendação é especialmente importante no caso de medicamentos novos ou pouco utilizados. Alguns dos nomes de produtos, patentes e design a que nos referimos neste livro são, na verdade, marcas registradas ou nomes protegidos pela legislação referente à propriedade intelectual, ainda que nem sempre o texto faça menção específica a esse fato. Portanto, a ocorrência de um nome sem a designação de sua propriedade não deve ser interpretada como uma indicação, por parte da editora, de que ele se encontra em domínio público.

Todos os direitos reservados. Nenhuma parte desta publicação poderá ser reproduzida ou transmitida por nenhum meio, impresso, eletrônico ou mecânico, incluindo fotocópia, gravação ou qualquer outro tipo de sistema de armazenamento e transmissão de informação, sem prévia autorização por escrito.

Sumário

Prefácio x

Prefácio da Segunda Edição em Inglês xii

Prefácio da Primeira Edição em Inglês xiii

Agradecimentos xv

I	Conceitos Básicos da Acupuntura 1
1	O Que a Acupuntura Tem a Oferecer? 2
2	História da Acupuntura 4
3	Os Princípios da Medicina Tradicional Chinesa 7

3.1	Diferença entre a Medicina Ocidental e a MTC 7	3.2	Termos Importantes na Medicina Tradicional Chinesa 7

4	Os Canais (Meridianos) 18

4.1	Função dos Canais 18	4.5	Vasos Colaterais *(Luo Mai)* 26
4.2	Canais Principais 19	4.6	Canais Tendinomusculares 26
4.3	Canais Divergentes 21	4.7	Vasos Cutâneos 26
4.4	Vasos Extraordinários 25	4.8	Regiões Cutâneas 27

5	Fundamentos Psicoemocionais da Acupuntura Veterinária 28

5.1	Psicologia Animal na Medicina Veterinária Tradicional Chinesa (MVTC) 28	5.3	Os Cinco Tipos Constitucionais dos Elementos em Cães e Gatos de acordo com seu Comportamento Emocional 30
5.2	Os Efeitos dos Pontos no Nível Psicológico 29	5.4	O Papel dos Fatores Patogênicos 33

6	**Diagnóstico da Medicina Veterinária Tradicional Chinesa**		**36**
6.1	Diagnóstico de Fatores Patogênicos 38	6.5	Diagnóstico pelos Quatro Estágios (*Wen Bing*) 39
6.2	Diagnóstico pelos Oito Princípios 38	6.6	Padrões dos *San Jiao* Triplo (*San Jiao Bian Zheng*) 40
6.3	Diagnóstico *Zang-Fu* 39	6.7	Padrões dos Meridianos 40
6.4	Diagnóstico pelos Seis Estágios (*Shang Han Lun*)...............39	6.8	Diagnóstico das Cinco Substâncias Básicas............40
		6.9	Diagnóstico pelos Cinco Elementos 41
7	**Pontos de Acupuntura**		**42**
7.1	Pontos de Transporte 42	7.7	Pontos de Associação Dorsais ...47
7.2	Pontos de Fase................44	7.8	Pontos de Alarme 52
7.3	Pontos *Ting* 44	7.9	Pontos de Influência ou de União 53
7.4	*Xi*-Fissura ou Pontos de Acúmulo.....................44	7.10	Pontos Mestres das Regiões do Corpo 54
7.5	Pontos Fonte 44	7.11	Pontos de Mar 54
7.6	Pontos de Conexão............47	7.12	Pontos dos Quatro Mares 54
8	**Seleção de Pontos**		**55**
9	**Identificação de Pontos e Agulhamento**		**57**
10	**Formas de Acupuntura**		**60**
10.1	Agulhas de Acupuntura 60	10.2	Alternativas à Acupuntura com Agulhas....................62

Sumário

II	Atlas de Pontos de Acupuntura	65
11	Canal do Pulmão	66
12	Canal do Intestino Grosso	76
13	Canal do Estômago	92
14	Canal do Baço-Pâncreas	124
15	Canal do Coração	142
16	Canal do Intestino Delgado	152
17	Canal da Bexiga	168
18	Canal do Rim	224
19	Canal do Pericárdio	244
20	Canal do Triplo Aquecedor	252
21	Canal da Vesícula Biliar	268
22	Canal do Fígado	308
23	Vaso Governador	320
24	Vaso Concepção	344
25	Pontos Extras	364

Prefácio

Conheci a Dra. Christina Eul-Matern em uma reunião da Sociedade Alemã de Medicina Veterinária Holística (Gesellschaft für Ganzheitliche Tiermedizin; GGTM) em Nuremberg, em 2006. Naquela época, ela estava trabalhando com outros colegas para formar a German IVAS Affiliate (GERVAS). Fiquei impressionada não apenas com seu conhecimento sobre acupuntura, mas também com sua dedicação em formar uma organização que proporcionasse aos acupunturistas da Alemanha uma forma de se encontrarem e unirem forças na promoção da acupuntura e da medicina chinesa. Graças aos esforços dela e de seus colegas, o GERVAS é uma organização jovem, mas forte e entusiasmada. Ela também estava empenhada em oferecer uma formação sólida em Medicina Veterinária Tradicional Chinesa (MVTC) e acupuntura para veterinários, vendo no modelo de currículo baseado no IVAS uma maneira ideal para ensinar veterinários sobre MVTC e acupuntura de forma organizada, concisa e eficiente, permitindo que eles concluíssem o treinamento em um ano.

A Dra. Eul-Matern continua comprometida com o ensino e a divulgação de informações importantes sobre acupuntura e MVTC, como evidenciado por este atlas. *Atlas de Acupuntura para Cães e Gato* é bem escrito, oferecendo uma revisão concisa, mas precisa, da MVTC e dos fundamentos da filosofia médica chinesa. Na primeira seção, são incluídas sinopses das Substâncias Fundamentais, dos órgãos zang fu – suas relações entre si e suas funções, principalmente de acordo com a teoria dos Cinco Elementos –, e dos vários sistemas de canais do corpo. A autora destilou algumas das informações mais pertinentes sobre a compreensão chinesa da fisiologia médica e as apresentou em um formato relevante e de fácil compreensão. A seção de diagnósticos da MVTC é breve e direta, mais uma vez oferecendo aos veterinários iniciantes no mundo da acupuntura uma seção de referência útil para entender os vários métodos e paradigmas de diagnóstico existentes na MVTC. O texto é complementado por ilustrações e tabelas bem apresentadas, que ajudam o leitor a entender conceitos básicos e importantes.

A segunda metade da primeira seção do livro concentra-se nos pontos de acupuntura mais comumente utilizados em animais atualmente. Novamente, a autora conseguiu destilar com sucesso as características e categorias importantes dos pontos e suas funções, começando com uma visão geral de vários grupos de pontos, suas funções e indicações. As ilustrações claras que acompanham essa seção, ilustrando a localização desses grupos de pontos em relação uns aos outros, são um auxílio de aprendizado muito útil. As tabelas que acompanham o livro fornecem uma referência rápida e fácil para os veterinários que estão tentando categorizar todas as novas informações sobre acupuntura.

A maior parte do livro se concentra nos pontos de acupuntura usados em animais – suas funções, localizações, indicações e conselhos sobre técnicas de agulhamento. Até mesmo os nomes e caracteres chineses são fornecidos, algo pelo qual tenho interesse pessoal. O que considero particularmente útil neste atlas é que todos os pontos em cada um dos canais são descritos, incluindo todos os pontos de transposição, bem como alguns dos pontos tradicionais. As ilustrações que acompanham as descrições dos pontos são impressionantes, não apenas por sua qualidade, mas por mostrarem os pontos descritos em relação a outros pontos próximos. Trata-se de um excelente auxílio para o aprendizado, não apenas para novos praticantes de acupuntura veterinária, mas também como um lembrete para aqueles que têm mais experiência.

Prefácio

Foi um prazer conhecer Christina e trabalhar com ela de forma limitada, e estou honrada por ela ter me pedido para escrever o prefácio de seu livro. Eu havia visto o atlas durante cursos na Alemanha e fiquei desapontada pelo fato de ele estar disponível apenas em alemão. Agora, este livro de referência conciso e muito necessário está também disponível em inglês, e eu o recomendaria a todos os veterinários que estão aprendendo acupuntura, bem como àqueles que já têm alguma experiência. Ele será um benefício para qualquer veterinário ao longo dos anos, à medida que se esforçam para entender todas as nuances da teoria médica chinesa e como utilizar a acupuntura para ajudar nossos amigos de quatro patas.

Linda Boggie, DVM
IVAS Acupunturista Veterinária
Certificada Países Baixos

Prefácio da Segunda Edição em Inglês

Como os fatores emocionais também são altamente relevantes para as doenças em animais, decidi expandir a terceira edição alemã deste livro, incorporando os efeitos psicológicos dos pontos de acupuntura. Além disso, acrescentei um capítulo sobre os cinco elementos e sua conexão com a psique. O objetivo é levar em consideração um aspecto importante da acupuntura animal.

Quero aproveitar a oportunidade para agradecer a Dana Müller, que, como parte de seu treinamento em acupuntura, fez todas as ilustrações para criar um gráfico abrangente nas páginas de rosto, a fim de oferecer ao leitor uma visão geral rápida.

Christina Eul-Matern, DVM

Prefácio da Primeira Edição em Inglês

Quando um amigo me apresentou à medicina chinesa há muitos anos, minha atitude em relação às terapias holísticas mudou rapidamente. Eu já estava ciente das opções limitadas de prevenção de doenças na biomedicina há bastante tempo, e agora parecia ter finalmente encontrado uma maneira de reconhecer os desequilíbrios relacionados à saúde logo no início e até mesmo de evitar completamente os distúrbios. Inúmeros estudos científicos comprovaram esse fato. Para mim, como veterinária com doutorado em medicina veterinária ocidental, essa era uma ótima notícia. Pesquisas sobre tópicos como a estimulação de substâncias vasoativas, como serotonina, adrenalina e endorfinas, ou os efeitos da acupuntura no sistema nervoso autônomo, despertaram meu interesse.

Durante minha formação e, mais ainda, após anos de experiência clínica, quando comecei minha atividade como palestrante sobre acupuntura animal, surgiram repetidas discussões sobre terapias e localizações de pontos. Nesse contexto, é importante saber que, ao contrário do que ocorre hoje, a acupuntura, no início da China, não conhecia as descrições exatas dos pontos. Naquela época, seria mais preciso falar de áreas reativas do que de pontos precisos. Mesmo nos dias de hoje, os acupunturistas ainda são aconselhados a testar a reatividade de um ponto de acupuntura no local descrito antes de agulhá-lo. Tocar, palpar e sentir onde o ponto correto está localizado é, e continua sendo, um aspecto importante da acupuntura. A discussão sobre as localizações exatas também é mantida viva pelo fato de que a acupuntura animal contemporânea no Ocidente utiliza, lado a lado, os dois sistemas de pontos: transpostos e tradicionais. Levando em consideração as mudanças físicas ocorridas no curso da evolução, a prática de transpor localizações de pontos do corpo humano para o animal também possui certo potencial para variações.

A acupuntura animal está sendo cada vez mais integrada ao nosso sistema de saúde ocidental, sendo examinada e desenvolvida cientificamente. Especialistas de todo o mundo estão estudando os efeitos, as origens e as localizações exatas de pontos individuais, e trocando suas descobertas. Este trabalho é uma tentativa de reunir todas as informações atuais e uni-las em um único atlas adequado para a clínica. Comparei as informações relevantes das principais organizações educacionais e de educadores de acupuntura animal com as experiências da minha própria prática e tomei isso como base. Essa abordagem foi utilizada tanto para a localização dos pontos quanto para seus efeitos e indicações. Além disso, para determinar os efeitos e indicações dos pontos de acupuntura, também levei em consideração as experiências práticas e científicas ocidentais dos modernos acupunturistas de animais.

Entre todas as possíveis justificativas para a eficácia da acupuntura, no entanto, um ponto é de particular importância para mim: a Acupuntura é um sistema de cura baseado em energia. Toda a educação universitária e os longos anos de treinamento em medicina chinesa não mudam o fato de que colocamos nossas próprias energias em ação ao praticarmos a acupuntura.

A literatura sobre medicina chinesa contém inúmeras alusões a esse fator: as técnicas de agulhamento explicam como podemos trazer mais ou menos *qi* para o organismo ou retirá-lo, alterando a direção em que torcemos a agulha ou a velocidade durante a inserção. A posição da mão (p. ex., o dedo médio no HT-8) durante o agulhamento também tem o objetivo de proteger o *qi* do próprio praticante.

Diz-se que a boa postura e a atitude durante o agulhamento estabilizam o profissional e otimizam os resultados do tratamento. No entanto, acima de tudo, um pré-requisito necessário para qualquer tratamento bem-sucedido é a confiança mútua, a abertura e a disposição de ajudar ou ser ajudado. Portanto, faço um apelo a todos os que se dedicam à medicina chinesa e à acupuntura para que fiquem atentos aos processos que ocorrem em nível energético e, se necessário, continuem treinando também nessa área.

Agora que a Thieme Publishers traduziu o atlas de bolso *Acupuncture for Dogs and Cats* para o inglês, logo após sua publicação em alemão, estou muito feliz que este texto chegará à comunidade internacional de veterinários e acupunturistas de animais. Aguardo ansiosamente indicações construtivas e colaborações.

Christina Eul-Matern, DVM

Agradecimentos

Gostaria de expressar minha gratidão àqueles sem cujo apoio este trabalho nunca teria sido possível, bem como àqueles que se encarregaram com tanta energia da tradução para o inglês.

Em primeiro lugar, meus sinceros agradecimentos aos meus alunos, que, com persistência inigualável, me apontaram repetidas vezes a necessidade de compor este atlas, dando-me a motivação necessária. Suas ideias e sugestões foram extremamente úteis.

Em seguida, quero agradecer aos meus colegas, Dra. Brigitte Traenckner e Dr. Jean Yves Guray, por me contagiarem com seu entusiasmo pela medicina veterinária chinesa e por me darem vários novos impulsos, especialmente nos estágios iniciais, o que acelerou muito meu caminho.

Agradeço a Christine Kinbach por suas sugestões construtivas para este livro e por seu apoio constante, que me ajudou inúmeras vezes ao longo do processo.

Além disso, um agradecimento especial à minha colega, Dra. Martina Steinmetz, que contribuiu muito para o sucesso deste livro com seus desenhos maravilhosos, e a Suse Capelle, cuja criatividade já me ajudou de diversas maneiras. Suas fotografias de cães e gatos tornaram-se parte da base deste atlas.

Gostaria também de agradecer a Leon, nosso Podenco, por sua paciente colaboração, e à nossa gatinha, Smilla, por sua pose voluntária.

Você fez um trabalho fantástico!

Meus queridos familiares, Hans-Karl, Anika e Carina, também merecem minha mais profunda gratidão. Eles me apoiaram e sempre me deram espaço para trabalhar neste livro em momentos importantes.

Agradeço aos meus pais, que sempre acreditaram em mim e me fizeram sentir que tudo o que realmente importa está ao meu alcance.

Por fim, agradeço a Angelika Findgott e Anne Lamparter, da Thieme Publishers, que produziram e otimizaram esta maravilhosa edição traduzida com dedicação e profissionalismo excepcionais. No entanto, pela tradução em si, devo agradecer à Dra. Sabine Wilms. De maneira inigualável, ela trabalhou, complementou e traduziu meus escritos, tabelas e ilustrações.

Meus sinceros agradecimentos a todos vocês!

Christina Eul-Matern, DVM

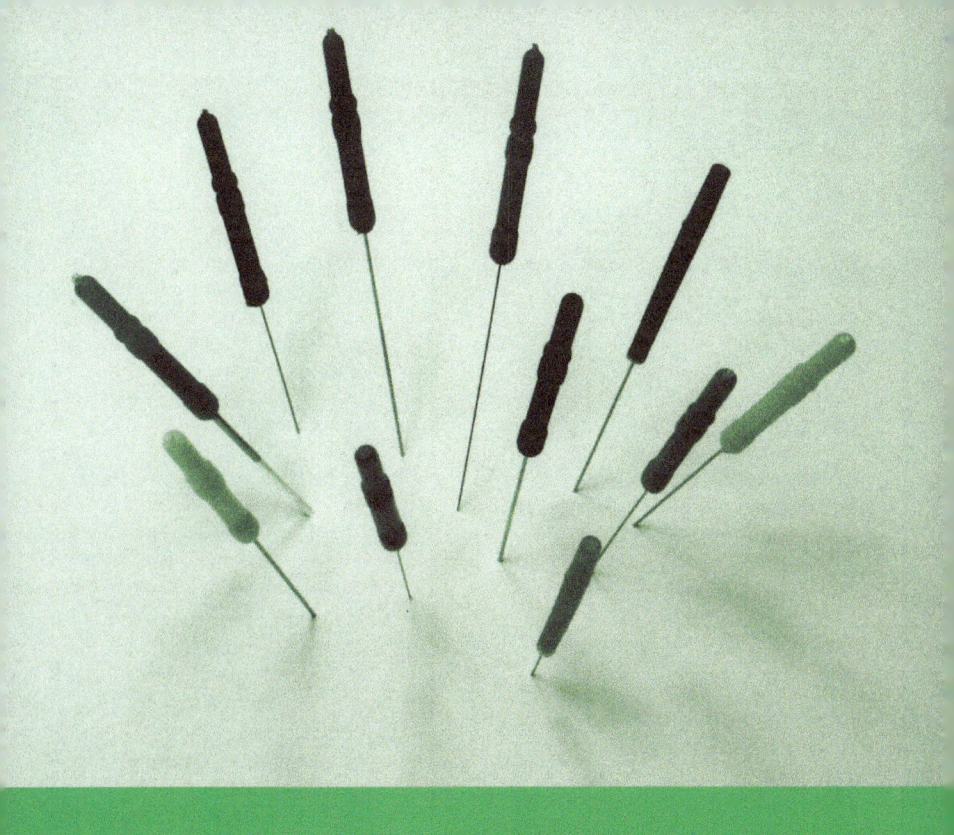

I Conceitos Básicos da Acupuntura

1	O Que a Acupuntura Tem a Oferecer?..	2
2	História da Acupuntura..	4
3	Os Princípios da Medicina Tradicional Chinesa	7
4	Os Canais (Meridianos)	18
5	Fundamentos Psicoemocionais da Acupuntura Veterinária	28
6	Diagnóstico da Medicina Veterinária Tradicional Chinesa................................	36
7	Pontos de Acupuntura	42
8	Seleção de Pontos...	55
9	Identificação de Pontos e Agulhamento...	57
10	Formas de Acupuntura	60

1 O Que a Acupuntura Tem a Oferecer?

A acupuntura é um sistema de cura com base em energia, com milhares de anos de existência, que ativa os poderes de autocura do corpo. A biomedicina, portanto, classifica-a como uma forma de "medicina regulatória".

A estimulação dos pontos de acupuntura influencia o fluxo de energia dentro do corpo ao longo dos canais e, consequentemente, em todo o organismo. A acupuntura desfaz bloqueios, move estagnações, fornece energia à deficiência e alivia o excesso. Como resultado, a dor pode ser reduzida e as funções perturbadas dos órgãos podem ser revividas. A acupuntura bem-sucedida restaura o equilíbrio natural do organismo. Entretanto, ela não é capaz de curar tecidos permanentemente destruídos.

Um aspecto importante desse processo de cura é que o corpo aprende, por meio da acupuntura, a restaurar seu equilíbrio por conta própria. Assim, o acupunturista tem a função de mostrar ao organismo doente o caminho para a cura por meio da agulha. O ideal é que, se problemas idênticos reaparecerem mais tarde, os poderes de autocura do paciente "se lembrarão" desse caminho e comecem a funcionar por conta própria, conforme aprenderam anteriormente.

Durante o tratamento de acupuntura, agulhas finas são inseridas em pontos de acupuntura localizados com precisão e mantidas ali por um determinado período. O tempo de permanência das agulhas no corpo depende da indicação e da condição do paciente. Para evitar lesões no tecido subjacente e nos nervos, vasos sanguíneos, articulações ou órgãos, esse tratamento deve ser realizado apenas por profissionais treinados e qualificados.

A acupuntura animal, inicialmente, trabalhava com pontos individuais, descobertos empiricamente, e suas combinações. Não havia um sistema de canais, o qual só foi desenvolvido posteriormente, resultando na sistematização da acupuntura animal. Isso levou ao desenvolvimento do chamado "sistema transposto" de acupuntura animal, que difere dos pontos clássicos especialmente na localização dos pontos shu dorsais. No processo de transposição, a localização desses pontos de acupuntura, úteis para o diagnóstico e a terapêutica, foi transferida de sua posição no corpo humano para sua localização em animais. O sistema foi aperfeiçoado posteriormente, principalmente por médicos e, mais tarde, também por veterinários. Na prática clínica, os veterinários geralmente complementam o sistema transposto com pontos clássicos da Medicina Veterinária Tradicional Chinesa MVTC.

Para os seguintes distúrbios, a MVTC e a acupuntura podem ter um efeito benéfico ou, ao menos, auxiliar:

- Distúrbios de movimento, como artrose ou artrite no quadril, ombro, cotovelo, joelho, coluna vertebral e dedos
- Distúrbios de crescimento e desenvolvimento dos ossos e articulações
- Problemas geriátricos
- Distúrbios crônicos do trato respiratório, da pele, do trato gastrointestinal, do trato urogenital, do sistema cardiovascular, dos olhos e dos ouvidos
- Alergias e distúrbios do sistema imunológico
- Distúrbios hormonais, como diabetes *mellitus*, doença de Cushing, problemas de tireoide, cistos ovarianos e distúrbios de fertilidade
- Epilepsia
- Tumores
- Transtornos psicológicos, como medos patológicos, agressividade etc.

Além disso, a acupuntura pode reduzir as dosagens de medicamentos necessários.

Em todos esses casos, os requisitos básicos para um tratamento bem-sucedido são uma história médica completa, um exame detalhado e um diagnóstico preciso. A aplicação meramente padronizada de protocolos de agulhamento, sem o conhecimento dos antecedentes, acarreta o risco de exacerbar o distúrbio e aprofundá-lo no organismo em vez de melhorá-lo ou curá-lo.

O complexo sistema da medicina chinesa foi desenvolvido ao longo de vários milhares de anos, em parte com base em observações e experiências coletadas e documentadas por profissionais individuais. Durante esse longo período, um grande número de pacientes forneceu enormes quantidades de dados informativos. A avaliação desse material permitiu o discernimento de padrões gerais, que finalmente deram origem a uma filosofia médica coerente. Essa filosofia visa a preservar a saúde do indivíduo por meio do controle e do equilíbrio das ações internas e externas. Nosso conhecimento ocidental da medicina chinesa e da acupuntura se constrói sobre essa base, permitindo uma aplicação bem-informada da acupuntura.

Em minhas pesquisas, deparei-me várias vezes com a seguinte declaração, que considero muito significativa e, portanto, gostaria de compartilhá-la com vocês. A declaração foi extraída do prefácio do clássico amplamente estudado e frequentemente citado *Qian Jin Yao Fang (Fórmulas Essenciais que Valem Mil Peças de Ouro)*, no qual Sun Simiao (um médico da dinastia Tang) descreve os preparativos necessários para quem deseja estudar medicina:

- Primeiro, familiarize-se com o *Su Wen (Perguntas Simples)*, o *Jia Yi Jing (Tratado Clássico Acupuntura e Moxabustão de A a Z)* e o *Huang Di Nei Jing* (Princípios de Medicina Interna do Imperador Amarelo) (três textos clássicos da medicina chinesa), os 12 canais, as localizações do pulso chinês, os cinco órgãos (Zang) e as seis vísceras (Fu) (os "órgãos" internos da medicina chinesa), o interior, o exterior, os pontos, os medicamentos e as fórmulas magistrais.
- Além disso, entenda o *yin* e o *yang* e adquira a capacidade de reconhecer a sorte da vida (ler o destino de uma pessoa pelo rosto), para usar o *Yi Jing (Clássico das Mutações)* (adivinhação).
- Conheça o significado de justiça, humanidade e virtude, bem como compaixão, tristeza, sorte e doação. Estude também as cinco fases da mudança, bem como geografia e astronomia.

Essas constatações têm 1.300 anos e continuam sendo verdadeiras até hoje. Conhecimento bem-fundamentado, experiência de vida e percepção da natureza humana são indispensáveis para a correta avaliação de qualquer estado de saúde. Empatia, desejo de ajudar, abertura e disposição para dar amor são pré-requisitos para a cura.

2 História da Acupuntura

Para transmitir uma ideia de tempo de desenvolvimento da acupuntura veterinária, a seção a seguir lista alguns marcos importantes:

Dinastia Shang (1766-122 a.C.): o conhecimento veterinário foi documentado pela primeira vez. Inscrições em ossos descrevem distúrbios de seres humanos e animais. Os "sacerdotes dos cavalos" utilizavam seus poderes de cura para tratar esses animais. Um dos métodos empregados foi o precursor do moderno *Yi Jing* (*Clássico das Mutações*). Nesse oráculo, ossos de animais ou cascos de tartaruga eram aquecidos, e as rachaduras resultantes eram interpretadas por meio da leitura.

Dinastia Zhou/Chou (século XI a 476 a.C.): a teoria do *yin* e *yang* e a dos cinco elementos foram estabelecidas. Nesse período, foi documentado muito conhecimento veterinário. No texto histórico *Zhou Li Tian Guan* (*História da Dinastia Zhou*), já se mencionavam veterinários profissionais em tempo integral. Outro livro da época, o *Li Ji* (*Livro de Ritos*), descreve a coleta de ervas medicinais e algumas doenças graves de animais. O primeiro veterinário mencionado pelo nome foi Chao Fu. O *Huang Di Nei Jing* (*Princípios de Medicina Interna do Imperador Amarelo*), composto no período dos Estados Combatentes, afirma que a acupuntura se desenvolveu no sul da China, a moxabustão no Norte, a terapia medicinal no Oeste e a massagem e a acupressão no centro da China. Nesse período, havia veterinários especializados no tratamento de distúrbios equinos. Alguns desses livros descreviam vários distúrbios de animais domésticos. As agulhas usadas na acupuntura eram de ferro.

Dinastia Qin/Ch'in (221-209 a.C.): o governo emitiu leis que regulamentavam a criação de gado e a medicina veterinária, conforme documentado no texto *Jiu* (*Yuan*) *Lu* (*Criação de Gado e Regras de Medicina Veterinária*).

Dinastia Han (206 a.C. a 220 d.C.): arqueólogos descobriram, em 1930, pedaços de bambu no deserto do oeste da China contendo fórmulas de terapia medicinal para animais. Alguns livros da época de Zhang Zhongjing (Zhang Ji) (cerca de 150-219 d.C.) descrevem tratamentos para animais que combinam acupuntura e farmacoterapia. Veterinários especializados em gado também são mencionados.

Por volta de 500 d.C., foram criados um centro de treinamento e uma agência de medicina veterinária, além de diversos livros sobre medicina veterinária.

Dinastia Sui (581-618 d.C.): uma agência governamental para medicina veterinária e criação de gado foi estabelecida (Tai Pu Si), empregando 120 veterinários. Livros sobre medicina equina foram publicados, incluindo um atlas de canais e acupuntura para cavalos.

Dinastia Tang (618-907 d.C.): um sistema educacional abrangente para medicina veterinária foi criado. Entre 705 e 707 d.C., havia 600 veterinários, quatro professores e 100 alunos na Tai Pu Si. O *Si Mu An Ji Ji* (*Coleção de Maneiras de Cuidar e Tratar Cavalos*) é um livro que sistematiza o conhecimento básico, diagnóstico e técnicas terapêuticas da medicina veterinária chinesa. Em 659 d.C., o governo publicou o *Xin Xiu Ben Cao* (*Matéria Médica Recentemente Revisada*), que descreve 844 ervas medicinais chinesas para seres humanos e animais.

Dinastia Song (960-1279 d.C.): o Bing Ma Jian abriu suas portas como o primeiro hospital para cavalos. Havia tanto trabalho a ser feito lá que, em 1036, foi lançado um apelo para que consultassem outros estabelecimentos para casos menos graves. O famoso veterinário Chang Shun viveu nessa época.

Dinastia Yuan (1279-1368 d.C.): Bian Bao escreveu o famoso livro *Ji Tong Xuan Lun* (*Tratamento de Cavalos Doentes*).

Dinastia Ming (1368-1644 d.C.): proprietários de mais de 25 cavalos eram obrigados a fornecer dois ou três jovens para estudar medicina veterinária. Muitos livros famosos sobre medicina veterinária foram escritos, como o famoso *Liao Ma Ji* (*O Tratamento de Cavalos*), resultado de 60 anos de experiência clínica dos irmãos Yü.

Dinastia Qing/dinastia Ching e a Guerra do Ópio (1644-1840 d.C.): a medicina veterinária se desenvolveu pouco na China. Livros sobre doenças do gado foram escritos. Em 1683, o médico alemão Dr. E. Kampfer (assim como alguns comerciantes franceses na mesma época) trouxe a acupuntura para a Europa.

Idade Moderna (1840-1949 d.C.): a China não tinha interesse na MVTC, mas veterinários mantiveram viva sua prática. Apenas dois livros conhecidos desse período sobreviveram – um sobre vários tipos de animais, incluindo cães e gatos, escrito por Li Nanhui, e um livro único de 1900 sobre doenças de suínos, *Zhu Jin Da Quan* (*Coleção Completa de Doenças de Suínos*), que contém 63 exemplos de fórmulas completas.

A medicina veterinária ocidental (MVO) chegou à China no início do século XX. Uma escola particular de MVO foi aberta em Xangai.

Período recente (1949 até o presente): a República Popular da China, sob o comando de Mao Zedong, tentou reviver e desenvolver a MVTC e emitiu um decreto sobre o assunto em 1956. No mesmo ano, o primeiro Congresso Nacional de Medicina Veterinária Popular foi realizado em Pequim. Lá, os participantes foram incentivados a combinar a medicina tradicional chinesa com a medicina ocidental convencional, a fim de unir as respectivas vantagens de cada sistema e permitir que eles se complementassem mutuamente.

Cada terapia tem seus pontos fortes e fracos. A MVTC pode tratar distúrbios e, assim, reduzir a sensibilidade a certas doenças. Já a MVO possui técnicas de diagnóstico avançadas que podem revelar diretamente as causas de uma enfermidade e os agentes patogênicos. A MVTC foca na restauração do equilíbrio de todo o corpo, para que ele possa enfrentar melhor os fatores de estresse e manter a saúde. Por outro lado, a MVO aborda os sintomas patológicos, buscando as causas na forma de agentes, lesões teciduais, disfunções, entre outros.

Na República Popular da China, os centros de treinamento e pesquisa para a MVTC foram restabelecidos. A publicação de estudos sobre a analgesia por acupuntura teve um efeito revolucionário, impressionando tanto especialistas chineses quanto ocidentais. Novas técnicas e protocolos de acupuntura foram desenvolvidos, e, desde 1978, a acupuntura tem atraído cada vez mais atenção.

Oswald Kothbauer, de Grieskirchen, na Áustria, foi um dos primeiros veterinários ocidentais a aplicar a acupuntura. Ele escreveu sobre vários estudos científicos sobre a acupuntura animal, contribuindo significativamente para o desenvolvimento dessa área no Ocidente. Kothbauer foi o primeiro cientista ocidental a realizar analgesia por acupuntura em uma vaca, com os resultados publicados em 1973.

Desde a fundação da Sociedade Internacional de Acupuntura Veterinária (IVAS), nos Estados Unidos, em 1974, a acupuntura veterinária tem se expandido rapidamente pelo mundo, principalmente devido à criação de várias organizações nacionais associadas.

Em 2004, com a ajuda de colegas engajados, o autor conseguiu estabelecer a primeira associação de veterinários dedicados exclusivamente à acupuntura na Alemanha, a Sociedade Alemã de Acupuntura Veterinária (GERVAS). O objetivo dessa entidade é promover a disseminação e garantir a qualidade da acupuntura veterinária por meio de treinamentos qualificados e intercâmbios colegiados.

Atualmente, estimulamos os pontos de acupuntura por meio de uma variedade de métodos. Utilizamos diferentes tipos de agulhas (aço, ouro, prata e platina) (consulte o Capítulo 10, Agulhas de Acupuntura, p. 60), além de técnicas modernas, como *laser*, ultrassom, cristal, acupuntura magnética e moxabustão (consulte o Capítulo 10, Alternativas à Acupuntura com Agulhas, p. 62). A acupuntura é conhecida mundialmente e está consolidada em diversos países. As universidades veterinárias e, em especial, as organizações veterinárias voluntárias, têm se empenhado no desenvolvimento e treinamento da acupuntura animal e da terapia medicinal chinesa. Entre as organizações sem fins lucrativos que atualmente oferecem treinamento certificado para veterinários estão a IVAS, nos EUA, a Norwegian Acupuncture Society (NoVAS), na Noruega, e a Akademie für Tierärztliche Fortbildung/Gesellschaft für Ganzheitliche Tiermedizin (ATF/GGTM) e a GERVAS, na Alemanha.

De 2016 a 2019, a autora acompanhou seu colega Detlef Rittmann na oferta da acupuntura/osteopatia como uma disciplina eletiva para os alunos da Faculdade de Medicina Veterinária da Justus-Liebig-Universität, em Gießen, obtendo uma resposta extraordinária. A autora também ministra acupuntura animal como palestrante na Universidade Fresenius de Ciências Aplicadas, em Idstein. Esperamos que essas iniciativas sejam apenas o início de um processo importante para a aceitação da medicina chinesa. Veterinários individuais e profissionais veterinários alternativos também estão obtendo sucesso nessa área. Com o objetivo de promover o desenvolvimento da acupuntura veterinária e da medicina veterinária energética, nessa situação complexa da melhor forma possível, a autora decidiu, em 2013, estabelecer um instituto educacional separado próprio, chamado VetSensus.

3 Os Princípios da Medicina Tradicional Chinesa

3.1 Diferença entre a Medicina Ocidental e a Medicina Tradicional Chinesa

Enquanto a medicina ocidental se concentra em detectar e eliminar a causa de um distúrbio, a medicina oriental vê a origem da doença na interação de várias influências internas e externas, mutuamente interdependentes. O médico chinês busca os elementos que conectam os processos individuais no organismo, fundindo-os em um efeito comum. É nesse ponto que ele reconhece os padrões não fisiológicos e orienta o corpo no caminho de volta aos canais saudáveis. As energias mal direcionadas são redirecionadas para a direção correta, promovendo a autocura do organismo.

Na Medicina Tradicional Chinesa (MTC), o objetivo subjacente é integrar todas as possíveis variáveis de um distúrbio ao quadro clínico do paciente, incorporando-as ao tratamento. Essa abordagem implica uma contradição direta com os métodos atuais de pesquisa e tratamento da medicina ocidental, que visa controlar e, se possível, eliminar todas as variáveis. Em casos específicos, um desvio dos sintomas em relação à norma pode levar a problemas no diagnóstico ou no tratamento.

A medicina ocidental tende a analisar os sintomas individualmente para compreender a causa de um distúrbio. Para isso, desenvolveu sistemas sofisticados de diagnóstico, como técnicas de imagem e exames laboratoriais.

3.2 Termos Importantes na Medicina Tradicional Chinesa

3.2.1 Os Cinco Tesouros

Os cinco tesouros são:

- *Qi* (energia vital)
- *Xue* (sangue)
- *Jing* (essência)
- *Shen* (espírito ou mente)
- *Jin ye* (fluidos corporais)

Qi

Do ponto de vista filosófico ou cosmológico, o *qi* é a verdadeira fonte de todo o universo e da vida em geral. É a substância básica da qual o mundo, e consequentemente o corpo humano, é composto. Somente como resultado da tensão entre *yin* e *yang* essa energia ativadora é gerada em nosso mundo.

O *qi* do próprio corpo move o organismo e, dependendo de sua função, apresenta características diferentes. Cada órgão e cada ciclo funcional têm seu próprio *qi*, com características específicas exigidas nesse contexto.

Em geral, as funções do *qi* são:

- Mudança
- Proteção
- Transformação
- Preservação
- Aquecimento

Além disso, existem diferentes manifestações de *qi* no corpo, que desempenham uma variedade de funções.

Zong Qi   O *qi* peitoral ou de reunião está conectado ao coração e aos pulmões. Ele se acumula no tórax e regula o ritmo da respiração.

Yuan Qi O *qi* primário ou original é a forma refinada e energética da essência e tem sua origem nos rins. Ele circula pelo corpo, ativando todos os órgãos. Reúne-se nos pontos de origem do *yuan* e percorre o triplo aquecedor.

Gu Qi O *qi* de alimentos é formado a partir dos alimentos ingeridos e processados pelo baço-pâncreas. Em seguida, sobe para o tórax, onde é transformado em *Xue* (sangue) no coração e, em combinação com Qing *qi* (oxigênio), forma o *zong qi* nos pulmões.

Zhen Qi O *qi* verdadeiro é o último estágio do *qi* refinado e possui duas manifestações: *wei qi* e *ying qi*.

Wei Qi É o aspecto do *qi* que defende o corpo, sendo uma forma de proteção externa (*qi* de defesa). O *wei qi* passa sob a pele e regula as glândulas sudoríparas.

Ying Qi Este é o *qi* nutritivo, que está ligado ao sangue (*xue*) e ajuda a transformar os nutrientes mais puros em sangue. *Xue* e *ying* são inseparáveis. Os termos "Batalhão", "quartel", "acampamento" e "operacional" são traduções possíveis para esse conceito, todos relacionados, no sentido mais amplo, à noção de abastecimento. O *Ying* é extraído e transforma-se em sangue. Ele nutre as vísceras e umedece os intestinos. Ele se origina do alimento (nutrientes).

Xue

Xue é equiparado ao sangue. Representa o aspecto material do *qi*.

Jing

Jing (essência) é o aspecto terrestre dos três tesouros: *shen, qi* e *jing*, sendo assim associado à maior energia *yin*. *Jing* representa a substância ou DNA herdado e é uma substância produzida internamente que deve ser preservada. A essência celestial anterior (*xian tian zhi jing*) é concedida ao feto durante a concepção e é muito difícil de reproduzir, sendo consumida ao longo da vida.

A essência do céu posterior (*hou tian zhi jing*) pode ser reposta diariamente pelo baço-pâncreas e estômago por meio de uma alimentação saudável.

Shen

Shen refere-se ao espírito, à consciência, à vitalidade ou à manifestação externa da condição interna do corpo, sendo o pensamento o aspecto dominante desse conceito. *Shen* se manifesta na memória e no sono, emana dos olhos e está associado ao significado "maravilhoso" e "misterioso", relacionando-se à dimensão eterna da vida, aos aspectos mágicos e celestiais da existência. *Shen* é o aspecto *yang* dos três tesouros *shen, qi* e *jing*. Ele nos conecta ao céu e nos traz nosso *dao*.

Jin Ye

Jin ye são todos os outros fluidos do corpo, exceto o sangue (*xue*). Eles se dividem em duas substâncias distintas: *Jin* é um fluido fino que nutre a pele e os músculos, integrando-se ao sangue, e também forma o suor e a urina. *Ye*, por sua vez, é um fluido mais espesso que nutre os ossos, órgãos internos, cérebro e medula óssea, umedecendo as aberturas e as articulações. Ambos são derivados da essência dos alimentos que consumimos.

3.2.2 Zang Fu

Zang fu é o termo chinês para os órgãos internos (▶ Tabela 3.1). *Zang* refere-se

Tabela 3.1 Os órgãos e as vísceras

Órgãos sólidos (*yin*)	Vísceras (*yang*)
Fígado	Vesícula biliar
Coração	Intestino delgado
Pericárdio	Triplo aquecedor
Baço-pâncreas	Estômago
Pulmão	Intestino grosso
Rim	Bexiga

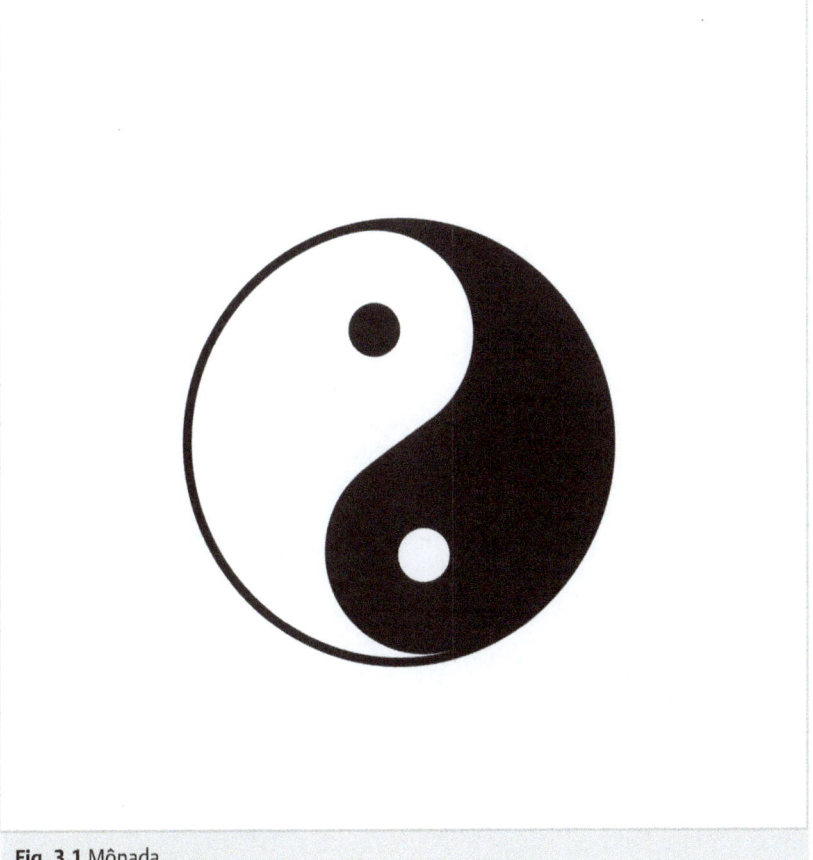

Fig. 3.1 Mônada.

aos órgãos sólidos ou de armazenamento, enquanto *Fu* diz respeito às vísceras ou órgãos ocos, que têm a função de coletar e eliminar. Os órgãos e as vísceras estão conectados aos 12 canais principais.

3.2.3 Yin e Yang

> *Yin* e *yang* são opostos complementares que formam a base de todos os fenômenos e eventos do universo. Eles representam um estágio de desenvolvimento na sequência cosmológica.

A vida significa transformação. A mônada *tai ji* (▶ Fig. 3.1) simboliza a relação entre *yin* e *yang*. A seção inferior, preta, do círculo representa o *yin* dentro do *yin*, enquanto a seção superior, branca, simboliza o *yang* dentro do *yang*. Ambas as metades se transformam continuamente uma na outra e carregam em si a semente da outra. Podemos observar a polaridade entre *yin* e *yang* na natureza, tanto em seres animados quanto inanimados, assim como em todas as criaturas vivas (▶ Fig. 3.2).

Originalmente, o *yin* e o *yang* foram comparados com as características dos

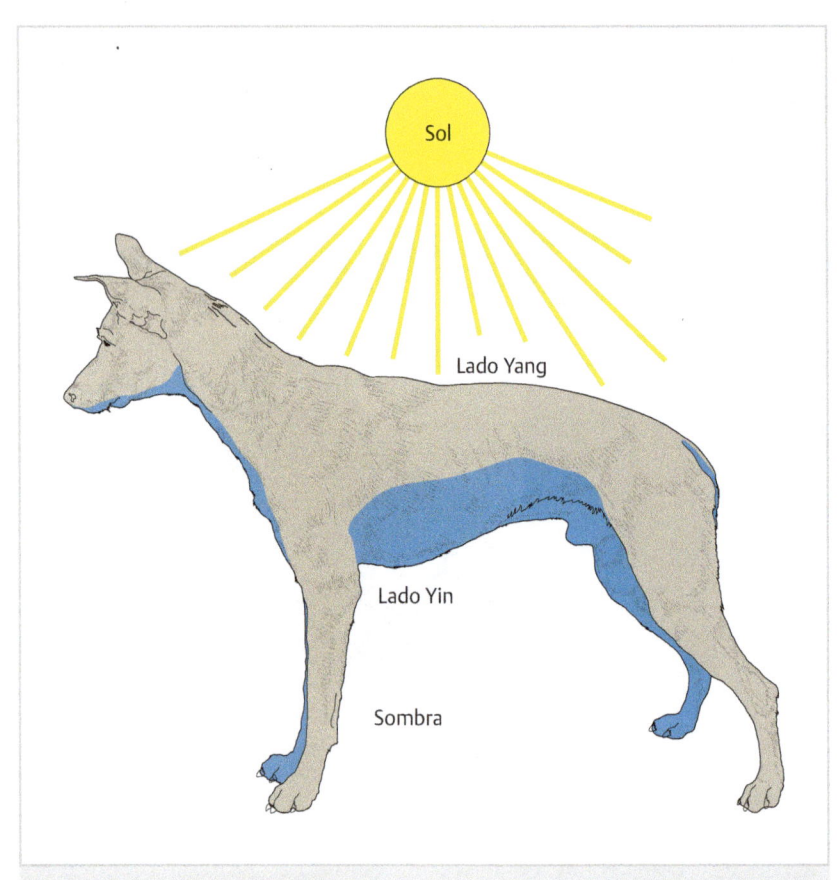

3 Os Princípios da Medicina Tradicional Chinesa

Fig. 3.2 Lados *yin* e *yang* do cachorro.

dois lados de uma montanha: o lado inferior, mais escuro e frio, correspondia ao *yin*; o lado superior, mais claro e quente, ao *yang*. Consequentemente, o *yin* também está associado ao afundamento da névoa, à condensação da água, à lentidão, à quietude, ao recolhimento e à contenção, ao interior, ao peso, à profundidade, à nutrição, ao feminino e à noite. O *yang*, por sua vez, está relacionado ao calor, à dispersão, à evaporação, à atividade, ao movimento, à velocidade, ao exterior, ao impulso, ao masculino e ao dia.

O céu (sede do sol) é *yang*; a terra é *yin*.

Funções do *Yang*

- Fonte de calor
- Movimentar
- Assegurar
- Proteger
- Transformar

Funções do *Yin*

- Resfriar
- Umedecer
- Nutrir
- Transmitir quietude

Os **quatro princípios** do *yin* e *yang* são:

1. *Yin* e *yang* são opostos e contêm em si a sementes um do outro.
2. *Yin* e *yang* podem-se transformar um no outro.
3. *Yin* e *yang* são mutuamente dependentes.
4. *Yin* e o *yang* consomem e controlam um ao outro.

É impossível que *yin* e *yang* existam isoladamente. Sem luz, não pode haver sombra; sem montanha, não há vale; sem frio, não há calor.

O equilíbrio harmônico entre *yin* e *yang* é essencial para o funcionamento saudável do corpo e da alma.

Os opostos não se excluem – eles precisam um do outro. Uma imagem representativa dessa relação é a barra magnética, que sempre tem um polo norte e um polo sul, independentemente de quantas vezes seja cortada ou dividida.

3.2.4 Os Cinco Elementos (Fases de Mudança)

Existem cinco fases (*wu xing*), cada uma associada a um elemento (água, madeira, fogo, terra e metal). As fases de mudança referem-se ao mundo material e às relações entre diferentes substâncias (▶ Tabela 3.2).

Água

A energia dominante da água é o frio. O inverno, com sua energia voltada para o interior, está associado a esse elemento. Processos e movimentos lentos refletem a passividade, a rigidez e a dureza. Ossos e dentes pertencem a esse grupo. A emoção do medo também leva à rigidez. A água profunda é preta e salgada, e seu cheiro é pútrido. Os rins e a bexiga estão associados à água. O frio provoca a vontade de urinar. Pés frios podem, a princípio, prejudicar a bexiga e os rins. A dor causada pelo frio é estritamente localizada, lancinante e persistente. A orelha, com seu formato que lembra um rim, é o órgão sensorial vinculado aos rins.

Expressões bem conhecidas que servem como auxílios mnemônicos incluem:

- "Estamos assustados até os ossos."
- "Estou com medo."
- "Isso causa arrepios na espinha."
- "Molhar as calças [de medo]."

Madeira

A madeira está associada às propriedades dinâmicas do vento. A cor verde de uma primavera ventosa, o sabor azedo e o cheiro rançoso também estão relacionados à madeira. A raiva excessiva prejudica o fígado, muitas vezes resultando na descoloração da esclera. A raiva torna os olhos avermelhados e provoca tensão muscular, fazendo com que os músculos permaneçam rígidos. A mobilidade dos músculos, dos tendões e do órgão sensorial mais móvel do corpo – o olho, com seus inúmeros músculos – está relacionada à madeira (a massa muscular pura, no entanto, está vinculada à fase da terra). Os órgãos correspondentes são o fígado e a vesícula biliar.

Os distúrbios relacionados ao vento são marcados por mudanças repentinas. Eles podem ser causados pela exposição ao vento e a correntes de ar, resultando em sintomas como lombalgia e torcicolo, mas também podem ter causas internas, levando a condições como epilepsia, enxaquecas, coceira e apoplexia.

O vento é o veículo pelo qual os fatores patológicos podem penetrar mais facilmente no corpo. Não é incomum que alcoólatras, por exemplo, apresentem comportamento agressivo e perturbado.

Algumas expressões que servem como auxílios mnemônicos são:

- "Isso faz com que a bile suba em minha garganta."
- "Sua resposta foi cheia de bile e ódio."

3 Os Princípios da Medicina Tradicional Chinesa

Tabela 3.2 Correlações dos cinco elementos

	Água	Madeira	Fogo	Terra	Metal
Temporada	Inverno	Primavera	Verão	Final do verão	Outono
Clima	Frio	Vento	Calor	Úmido	Seco
Órgão sensorial	Orelhas	Olhos	Língua	Boca	Nariz
Cheiro	Pútrido	Rançoso – pungente	Queimado	Aromático	Mofado
Sabor	Salgado	Azedo	Queimado, amargo	Doce	Picante
Emoção nociva	Medo/pânico	Raiva/irritação	Alegria/agitação	Preocupação/preconceito	Tristeza/dissociação
Cor	Preta	Verde	Vermelha	Amarela	Branca
Órgão Zang (*yin*)	Rim	Fígado	Coração/pericárdio	Baço-pâncreas	Pulmão
Órgão-Fu (*yang*)	Bexiga	Vesícula biliar	Tripo aquecedor, intestino delgado	Estômago	Intestino grosso
Tecido	Ossos, dentes	Tendões, ligamentos	Vasos sanguíneos	Músculos, tecido conjuntivo	Pele, cabelo
Canais associados	R/B	F/VB	C/ID/TA/PC	BP/E	P/IG

Abreviações: B, bexiga; VB, vesícula biliar; C, coração; R, rim; IG, intestino grosso; F, fígado; P, pulmão; PC, pericárdio; ID, intestino delgado; BP, baço-pâncreas; E, estômago; TA, triplo aquecedor.

Fogo

O conceito principal aqui é o calor não apenas como uma influência ambiental, mas também como um fator interno. Até hoje, o vermelho ainda é considerado na China a cor da sorte e da felicidade. O calor causa vermelhidão e está associado ao sabor queimado (amargo). O verão é a estação correspondente. O calor e a alegria afetam especialmente o coração e a circulação. As vísceras relacionadas são o triplo aquecedor e o intestino delgado. O órgão sensorial ligado ao coração é a língua. A alegria precisa ser expressa, e, quando estamos tomados pela alegria, tendemos a falar rapidamente.

Expressões que podem servir como auxílios mnemônicos incluem:

- "Meu coração está pulando de alegria."
- "Estou transbordando de felicidade."
- "Quando o coração está cheio, a língua fala."

Terra

Aqui predominam a umidade, o sabor doce, os odores aromáticos e a cor amarela. A doçura refere-se a tudo o que é agradável aos cinco órgãos sensoriais. Até mesmo os mamilos, como canal de alimentação primordial dos bebês, estão localizados no canal do estômago. O final do verão é a estação correspondente. Os órgãos correlatos são o baço-pâncreas e o estômago, responsáveis pela alimentação e pela transformação dos fluidos, de forma semelhante à função da terra.

Algumas expressões mnemônicas associadas à terra são:

- "Uma barriga gorda, um cérebro magro."
- "Estou tão preocupado que meu estômago está em frangalhos."

A conexão com a emoção "cismar/pensar" desempenha um papel importante aqui. Diz-se que o baço-pâncreas se abre na boca e nos lábios. O tecido conjuntivo e a massa muscular estão relacionados a ele.

A umidade causa lentidão nos processos de movimento ou pensamento, inchaço, edemas, inércia etc. A dor associada a essa fase pode ser descrita como monótona, desfocada, constante, entorpecente etc.

Metal

A energia predominate do metal é a secura. O outono é a estação correspondente. A secura afeta especialmente o trato respiratório, os pulmões, o nariz e a pele. No entanto, o intestino grosso, órgão relacionado ao metal, também não consegue desempenhar sua função adequadamente quando exposto à secura excessiva, resultando em constipação.

O cheiro de mofo, o sabor picante e quente que sobe pelo nariz, além da tristeza e da dissociação, estão associados ao metal. Até hoje, o branco é a cor do luto em muitos países da Ásia. A dissociação e a resistência geralmente são reações típicas de uma pessoa em luto.

Algumas expressões mnemônicas para o metal incluem:

- "Um suspiro de decepção."
- "Um peito pesado de tristeza."

3.2.5 Relações entre os Cinco Elementos

Os cinco elementos produzem ciclicamente água, madeira, fogo, terra e metal em ordem sequencial, mas também têm a função de controlar e promover umas às outras, garantindo assim um equilíbrio harmonioso.

Ciclo *Sheng*

O ciclo *sheng* é o ciclo de interpromoção ou o ciclo mãe-filho. Dentro desse ciclo, cada elemento produz seu sucessor, promovendo e apoiando-o. Assim, cada elemento nutre (= mãe) e, ao mesmo tempo, recebe nutrição (= filho) (▶ Fig. 3.3).

> A mãe-água nutre a criança-madeira.
> A mãe-madeira nutre o criança-fogo.
> A mãe-fogo gera a criança-terra.
> A mãe-terra gera a criança-metal.
> A mãe-metal dá origem à criança-água.

Ciclo *Ke*

O ciclo *ke*, ou ciclo de interinibição, atua por meio da influência de cada fase sobre a seguinte. A avó não apenas controla o neto quando a mãe já não é capaz de lidar com a situação, mas também regula de maneira solidária quando a criança está enfraquecida (▶ Fig. 3.3).

A noção de restrição aqui não deve ser entendida de forma literal, pois os órgãos e os elementos regulam uns aos outros fornecendo apoio, e não suprimindo. Em termos simples, isso significa:

> A água restringe/extingue o fogo.
> O fogo restringe/derrete o metal.
> O metal restringe/quebra a madeira.
> A madeira restringe/permeia a terra.
> A terra restringe/represa a água.
> O ciclo *ke* garante que o equilíbrio seja mantido. O resultado é uma relação interdependente entre os ciclos *sheng* e *ke*: sob condições fisiológicas, essa inter-relação cria um equilíbrio continuamente autorregulável.

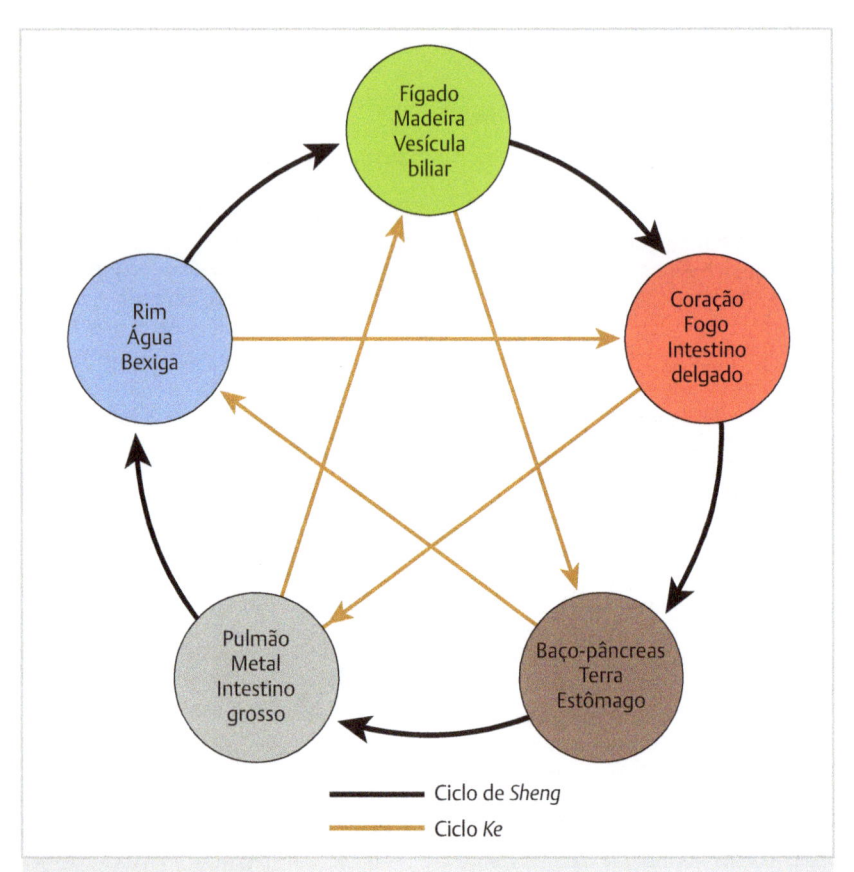

3 Os Princípios da Medicina Tradicional Chinesa

Fig. 3.3 Ciclos *sheng* e *ke*.

Ciclos *Cheng* e *Wu*

Esses dois ciclos representam o equilíbrio perturbado dos ciclos *sheng* e *ke* (▶ Fig. 3.4):

Ciclo *Cheng* Ciclo de superinibição, superdominância ou invasão. Segue a mesma ordem do ciclo de interinibição. Aqui, um elemento em excesso controla de forma invasiva a elemento neto, suprimindo-a patologicamente e enfraquecendo-a.

Ciclo *Wu* Ciclo de insulto, de inversão, de contradominância. Funciona na direção oposta ao ciclo de interinibição. O elemento a ser inibido torna-se patologicamente mais forte que o elemento de restrição, enfraquecendo-o em um contra-ataque.

Alternativamente, o elemento de restrição poda estar em estado de deficiência, ou seja, muito fraco, e é desprezado em sua função de restrição, sendo enfraquecido por seu elemento neto.

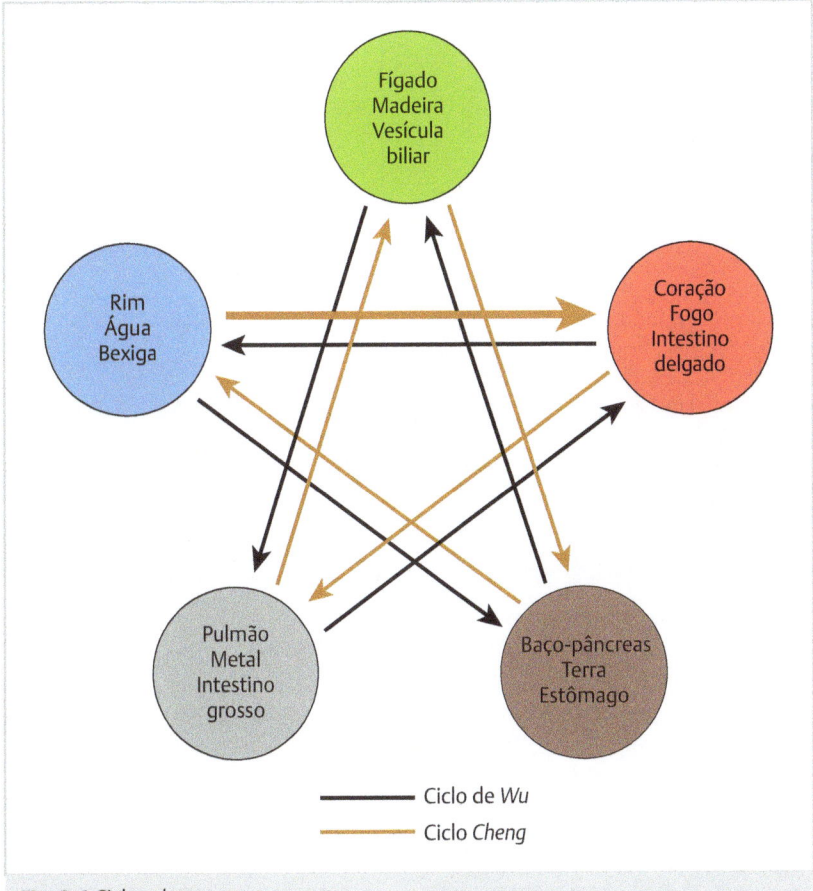

Termos Importantes na Medicina Tradicional Chinesa

Fig. 3.4 Ciclos *cheng* e *wu*.

Ciclo de Transferência

O fator climático invasor pode levar ao excesso em um ciclo de controle, sendo então transmitido por indução, de acordo com a regra mãe-filho. No ciclo de apoio, a energia flui especialmente em direção ao "sexo oposto" entre *yin* e *yang*.

Em casos de deficiência, por outro lado, a inibição pode retirar cada vez mais energia da mãe por meio do ciclo mãe-filho. Os desequilíbrios que se espalham pelo caminho da inibição devem sempre ser considerados mais graves do que os causados pela indução.

A Sequência Cosmológica

A sequência cosmológica descreve os cinco elementos como estágios no ciclo das estações (▶ Fig. 3.5). Esse ciclo é mencionado

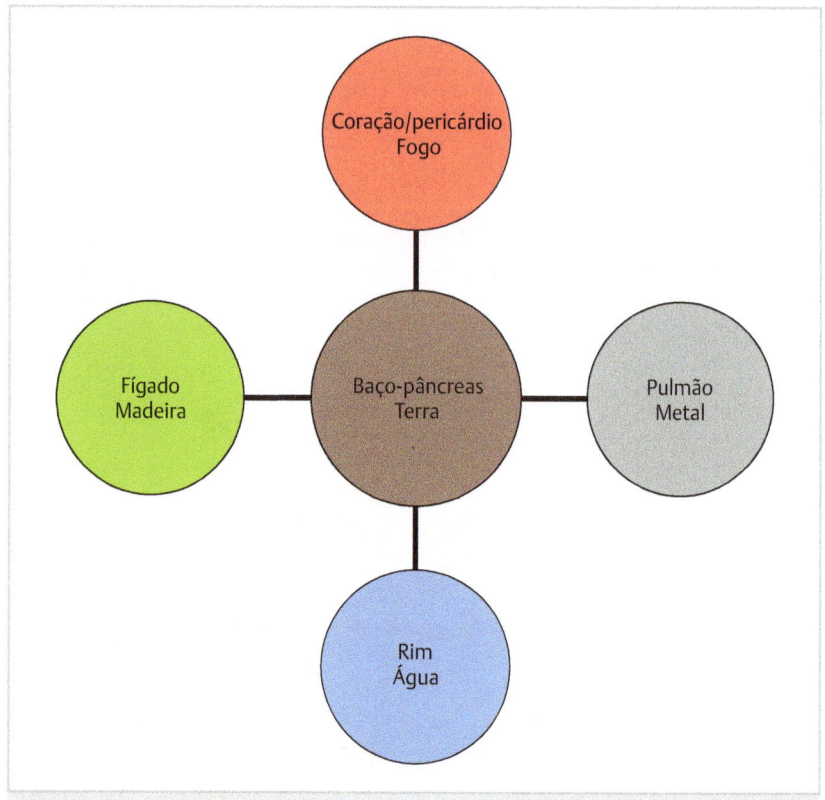

3 Os Princípios da Medicina Tradicional Chinesa

Fig. 3.5 Ciclo cosmológico.

raramente na literatura ocidental, apesar de sua considerável relevância clínica:

- Na sequência cosmológica, a água forma a base para todas as outras fases. A água está associada ao **rim**, que, de acordo com a teoria do *zang fu* e das substâncias básicas, constitui a base de todo o *yang* e *yin* do corpo. O rim rege a água, que sobe a colina para nutrir o coração.

O **coração** governa o fogo, que desce até o rim para aquecê-lo. Isso reflete a inter-relação fundamental entre o fogo e a água, representando o equilíbrio entre *o yin* e *o yang*.

- O **baço-pâncreas** e o **estômago** ocupam a posição central e neutra na sequência cosmológica. Eles transformam o *Qi* Cósmico e, portanto, constituem a fonte de *qi* e sangue.

Termos Importantes na Medicina Tradicional Chinesa

- Como o elemento mais importante (nutrindo e transformando), a **terra**, associada ao baço-pâncreas e estômago, ocupa a posição central. Esses órgãos também apoiam o coração, pois são seus principais nutridores, abastecendo-o com *qi* e sangue. A terra não está associada a nenhuma estação específica, mas forma o eixo neutro em torno do qual as estações se renovam. Embora a literatura ocidental associe a terra apenas ao final do verão, na verdade ela também corresponde ao final do inverno, do outono e da primavera.
- Ao final de cada estação, a energia retorna à terra para se regenerar.

4 Os Canais (Meridianos)

O sistema de canais pode ser comparado a uma rede ferroviária, de metrô ou de bonde em uma cidade grande. O fluxo da eletricidade na rede corresponde ao próprio *qi* do corpo, que se move dentro do organismo ao longo de determinados caminhos, chamados canais ou *jing luo*.

Os canais principais são vias tridimensionais que percorrem longas rotas próximas à pele, como os sistemas ferroviários transregionais que atravessam as periferias das cidades, percorrendo maiores distâncias. Esses canais geralmente acompanham vasos sanguíneos, nervos e vasos linfáticos, da mesma forma que as linhas de suprimento sustentam as linhas ferroviárias.

Diversas ramificações se bifurcam a partir desses canais superficiais, como linhas de bonde ou metrô que conduzem a destinos mais internos e profundos na cidade. Essas ramificações conectam cada canal ao seu órgão associado, interligam os canais entre si ou ligam determinadas áreas do corpo. Existem ainda outras linhas de conexão, semelhantes às linhas de ônibus com paradas adicionais.

Os atlas de acupuntura retratam apenas os canais superficiais, nos quais estão localizados os pontos de acupuntura significativos para o diagnóstico e a terapia. A rede intermediária e subjacente permanece "invisível", mas abastece até mesmo as menores áreas do corpo com *qi* e sangue. Aqui, a comparação mais apropriada seria com um sistema de táxis, que, embora não registrado em mapas, pode fornecer transporte a qualquer ponto da cidade, se necessário.

As paradas onde as portas se abrem para os passageiros entrarem ou saírem, são os pontos de acupuntura – locais específicos ao longo dos canais onde a resistência da pele é mensuravelmente menor devido à maior concentração de terminações nervosas e capilares. Testes demonstraram que essa característica desaparece após a morte do organismo.

Se observamos a partir da camada superficial, logo abaixo da pele, os seguintes seguem em diferentes profundidades, de fora para dentro:

- Os vasos cutâneos estão mais próximos da superfície.
- Em profundidades maiores, estão os canais tendinomusculares, os vasos colaterais (*luo mai*), os canais principais (*jing mai*), os vasos extraordinários (*qi jing ba mai*: vaso concepção [*ren mai*], vaso governador [*du mai*], vaso penetrante [*chong mai*], vaso cinto [*dai mai*], etc.) e os canais divergentes (*bie luo*).
- Na profundidade mais baixa, encontramos os ramos profundos dos canais principais e dos vasos extraordinários.

4.1 Função dos Canais

Mantendo a analogia com os sistemas de transporte de passageiros, materiais e energia em uma grande cidade, a função dos canais é transportar *qi* e sangue por todo o corpo, unindo todos os tecidos corporais em uma comunidade funcional. Eles ligam o interior ao exterior, a direita à esquerda, o alto à base – da mesma forma que os sistemas de transporte conectam diferentes partes das cidades. Assim como as cidades estabelecem comunicação entre si, também se forma uma conexão entre o profissional e o paciente durante a acupuntura.

Além disso, os canais servem para proteger o corpo contra fatores patogênicos que penetram do exterior. Novamente, podemos compará-lo a um sistema viário no qual veículos de emergência, carros de polícia e ambulâncias podem se deslocar rapidamente sempre que necessário. Esse processo ocorre em cada nível do corpo atravessado pelo canal associado.

Canais Principais

> Entre outras funções, a rede de canais serve como um sistema de barreira contra fatores patogênicos externos.

Outra função dos canais é responder a "problemas" que surgem no corpo, como distúrbios dos próprios canais, reflexos de distúrbios dos órgãos Zang-Fu em um canal ou a transmissão de um processo para outro canal.

Uma função importante dos canais é guiar o *qi* para as áreas doentes a fim de restaurar o equilíbrio nelas. As diferentes propriedades do *qi* entram em ação conforme a necessidade. O *qi* do corpo pode realizar diversas tarefas: transportar, transformar, conter/elevar, proteger e nutrir.

Ao estimular os pontos de acupuntura, podemos ativar esses processos e conduzir o *qi* e o sangue necessários para as áreas do corpo que deles precisam.

4.2 Canais Principais

Os 12 canais principais (***jing mai***) são os canais nos quais estão localizados os pontos de acupuntura mais comumente utilizados. Eles formam a base desta obra. Juntamente com o órgão associado, cada canal constitui um ciclo funcional, o que também determina seu nome no Ocidente.

> Os seis canais *yin* estão ligados às vísceras (*zang* ou órgãos de armazenamento). Os seis canais *yang* estão ligados aos intestinos (*fu* ou órgãos ocos).

4.2.1 Curso

Os canais principais correm em pares, de forma simétrica, dos dois lados do corpo, estendendo-se do crânio em direção à parte caudal e, a partir daí, de volta ao crânio ao longo do corpo. Em cada extremidade, tanto anterior quanto posterior, há três canais *yang* e três canais *yin* (▶ Tabela 4.1).

De modo geral, podemos dizer que os **canais yin** percorrem a **parte interna** dos membros, enquanto os **canais yang** estão localizados na **parte externa** das pernas e se dirigem em direção à cabeça. Com exceção do canal do estômago (E), todos eles percorrem a região das costas. Cada um dos 12 canais principais possui tanto um trajeto externo, onde estão localizados os pontos de acupuntura, quanto um trajeto interno, que alcança as vísceras e os intestinos na cavidade corporal.

Tabela 4.1 Canais *yin* e *yang* no membro torácico e no membro pélvico

	Membro torácico		Membro pélvico	
	Canais principais	**Curso**	**Canais principais**	**Curso**
Canal Yin	▪ Coração (C) ▪ Pericárdio (PC) ▪ Pulmão (P)	Aspecto medial do membro torácico	▪ Fígado (F) ▪ Baço-pâncreas (BP) ▪ Rim (R)	Aspecto medial do membro pélvico, tórax e abdômen ventral
Canal Yang	▪ Intestino grosso (IG) ▪ Intestino delgado (ID) ▪ Triplo aquecedor (TA)	Aspecto craniolateral do membro torácico → cabeça	▪ Bexiga (B) ▪ Vesícula biliar (VB) ▪ Estômago (E)	Olho, cabeça e aspecto lateral do membro pélvico das costas

Abreviações corretas: B, bexiga; VB, vesícula biliar; C, coração; R, Rim; IG, intestino grosso; F, fígado; P, pulmão; PC, pericárdio; ID, intestino delgado; BP, baço-pâncreas; E, estômago; TA, triplo aquecedor.

4.2.2 Nomenclatura dos Canais Principais

O uso do mesmo nome para o canal e o órgão anatômico associado, como é comum na medicina ocidental, infelizmente muitas vezes causa mal-entendidos.

Isso ocorre porque, na medicina chinesa, o nome do órgão não se refere à sua estrutura anatômica, mas exclusivamente à sua função. Por exemplo, o termo *"fei"*, para "pulmão", não se refere aos dois lobos pulmonares localizados à esquerda e à direita do tórax, mas sim à função respiratória como um todo, que se estende desde o pulmão, passando pelos tubos bronquiais, até o nariz e até mesmo a pele. Portanto, os nomes dos órgãos na medicina ocidental e chinesa têm pouco em comum. Contudo, este atlas utiliza os nomes ocidentais mais concisos.

Em chinês, os nomes dos canais são compostos por três partes:

1. Extremidade superior ou inferior (membro torácico/membro pélvico)
2. *Yin* ou *yang* (referente ao nível)
3. Órgãos Zang-Fu associados

Isso resulta na nomenclatura listada na ▸ Tabela 4.2.

4.2.3 Relações Entre os Canais

Relação Entre o Interior e o Exterior

Existe uma relação de **interior** e **exterior** entre os **canais** *yin* e os **canais** *yang*, que se refere tanto à localização anatômica dos canais quanto aos órgãos Zang-Fu associados. O canal da bexiga, por exemplo, percorre a parte posterior externa do membro pélvico na área *yang*, enquanto o canal emparelhado do rim está localizado na parte posterior interna do membro pélvico, aproximadamente à sua frente, na área *yin*.

Assim, os canais a seguir apresentam essa relação de interior e exterior:

- **Membros torácicos**
  - Pulmão – intestino grosso
  - Pericárdio – Triplo aquecedor
  - Coração – intestino delgado

Tabela 4.2 Nomes chineses e ocidentais dos 12 canais principais

Nome chinês	Nome ocidental (Abreviação)
Shou tai yin fei mai (*tai yin* do membro torácico)	Canal do pulmão (P)
Zu tai yin pi mai (*tai yin* do membro pélvico)	Canal do baço-pâncreas (BP)
Shou shao yin xin mai (*shao yin* do membro torácico)	Canal do coração (C)
Zu shao yin shen mai (*shao yin* do membro pélvico)	Canal do rim (R)
Shou jue yin xin bao mai (*jue yin* do membro torácico)	Canal do pericárdio (PC)
Zu jue yin gan mai (*jue yin* do membro pélvico)	Canal do fígado (F)
Shou tai yang xiao chang mai (*tai yang* do membro torácico)	Canal do intestino delgado (ID)
Zu tai yang pang guang mai (*tai yang* do membro pélvico)	Canal da bexiga (B)
Shou shao yang san jiao mai (*shao yang* do membro torácico)	Canal do triplo aquecedor (TA)
Zu shao yang dan mai (*tai yang* do membro pélvico)	Canal da vesícula biliar (VB)
Shou yang ming da chang mai (*yang ming* do membro torácico)	Canal do intestino grosso (IG)
Zu yang ming wei mai (*yang ming* do membro pélvico)	Canal do estômago (E)

- **Membros pélvicos**
  - Rim – bexiga
  - Fígado – vesícula biliar
  - Baço-pâncreas – estômago

Relacionamento *Yang-Yang* e *Yin-Yin*

Cada canal *yang* está emparelhado com outro canal *yang*, e cada canal *yin* está emparelhado com outro canal *yin*, de anterior para posterior, de acordo com sua localização anatômica. O canal do intestino grosso, por exemplo, está conectado ao canal do estômago no *yang ming*. Dessa maneira, os 12 canais principais formam seis pares, geralmente chamados de **eixos**. Cada um desses seis pares forma uma das "seis camadas", que têm um significado especial na medicina chinesa.

Os canais formam os seguintes eixos:

- **Eixos *Yin***
  - Pulmão – baço-pâncreas
  - Pericárdio – fígado
  - Coração – rim

- **Eixos *Yang***
  - Intestino delgado – bexiga
  - Intestino grosso – estômago
  - Triplo aquecedor – vesícula biliar

Ciclos *Qi*

As conexões consecutivas entre os canais formam o ciclo *qi* pelos canais principais ao longo do dia. O **fluxo de *qi*** começa com um canal *yin* no tórax e segue até o canal *yang* emparelhado no membro torácico.

A partir daí, o *qi* flui para a face, onde passa para o canal *yang* seguinte, que vai até as costas. Nas patas traseiras, o *qi* flui para o canal *yin*, que novamente leva o *qi* ao tórax, reiniciando um novo ciclo. Dessa forma, são formados três ciclos principais, que começam pelos canais do pulmão, coração e pericárdio, respectivamente (▶ Fig. 4.1 e ▶ Fig. 4.2), abastecendo todo o corpo de maneira uniforme.

O caminho do *qi* pelo corpo ao longo dos canais principais segue três ciclos principais:

- Primeiro ciclo: P-IG-E-BP
- Segundo ciclo: C-ID-B-R
- Terceiro ciclo: PC-TA-VB-F

4.2.4 O Relógio Circadiano dos Canais Regulares

Dentro dos três ciclos e de um ciclo para o outro, *o qi* é transmitido consecutivamente durante as 24 horas do dia. Cada canal contém o *qi* máximo por 2 horas antes que o estado de energia máxima seja transferido para o canal seguinte (▶ Fig. 4.3). Como resultado, cada canal também possui um período durante o qual contém apenas uma quantidade mínima de energia.

> Durante os períodos de pico de cada ciclo funcional, distúrbios específicos ou influências patogênicas se manifestam de forma mais evidente.

4.3 Canais Divergentes

Os canais divergentes são ramificações dos 12 canais principais que não possuem seus próprios pontos. Eles se ramificam dos canais principais em locais específicos e seguem seu próprio curso a partir daí:

Canais divergentes *yang* dos canais *yang*:

- Saem dos canais principais nas extremidades
- Entram na víscera ou no intestino conectado e, em seguida, na víscera ou no intestino *yin* ou *yang* emparelhado
- Voltando à superfície na garganta ou na face, para se reconectar com o canal principal

Canais divergentes *yin* dos canais *yin*:

- Saem dos canais principais nas extremidades

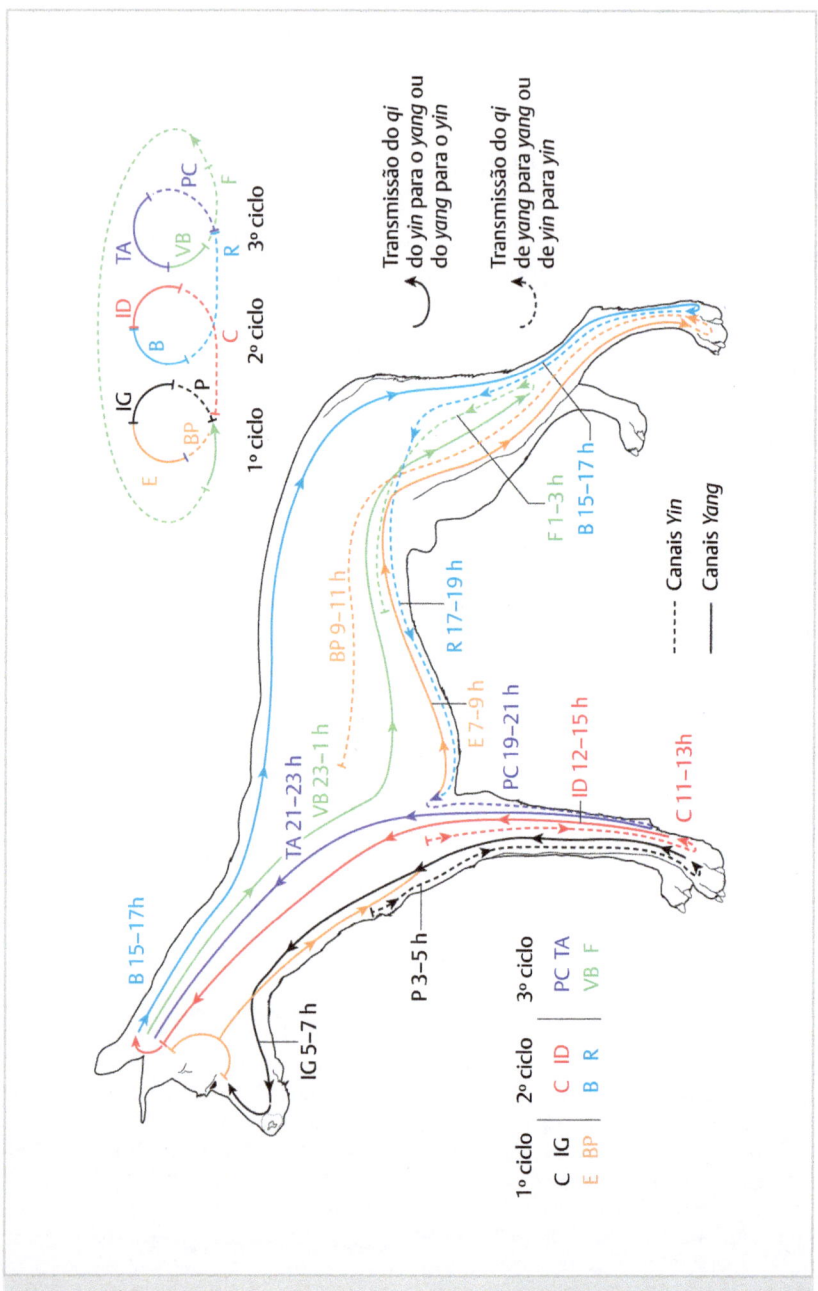

Fig. 4.1 Ciclos no cão.

Canais Divergentes

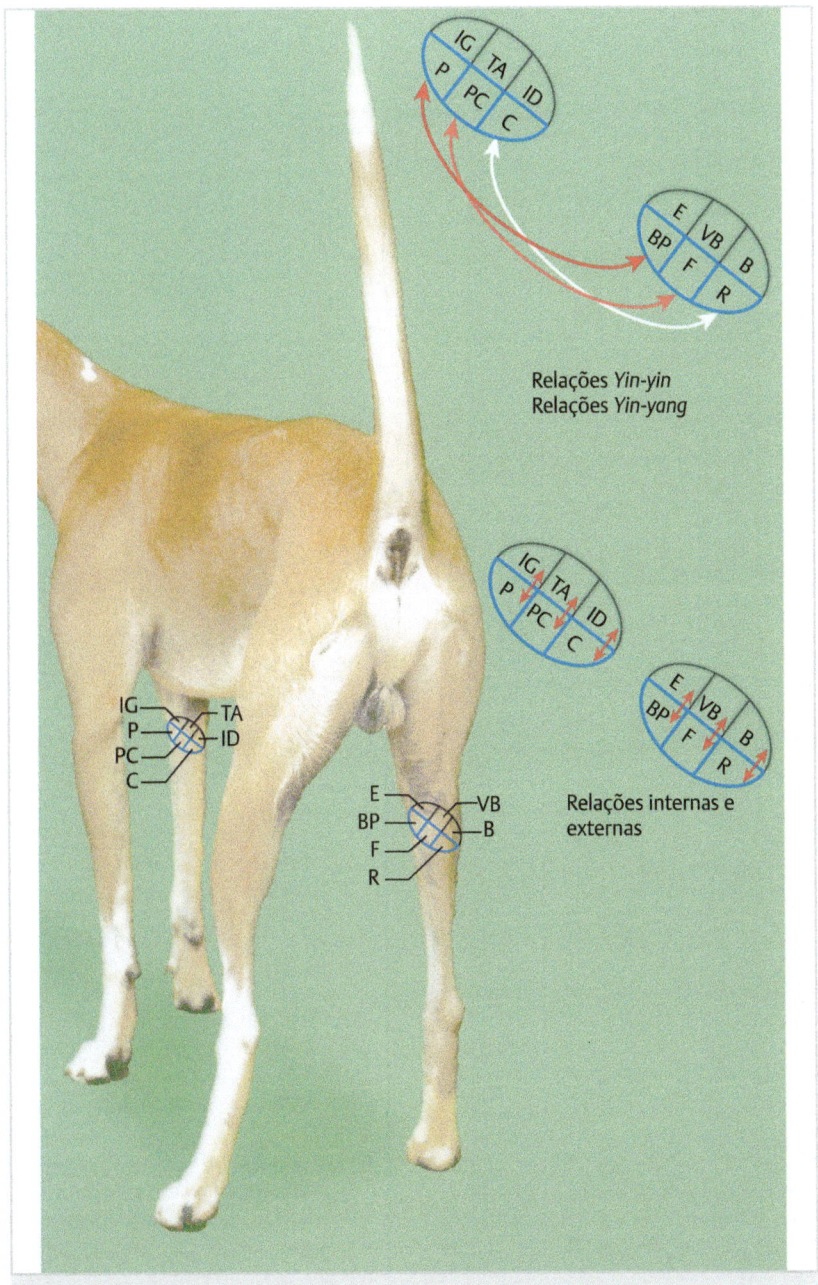

Fig. 4.2 Correlações *yin* e *yang* dos canais de acordo com sua localização.

Relações *Yin-yin*
Relações *Yin-yang*

Relações internas e externas

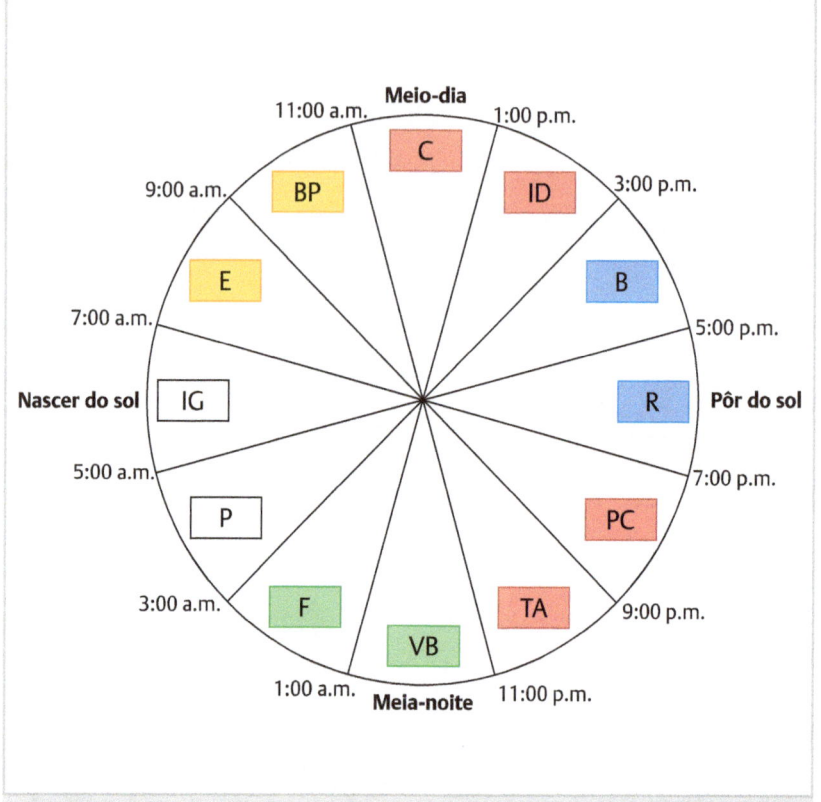

Fig. 4.3 O relógio circadiano dos canais regulares. (Reproduzida com permissão de Ergil M, Ergil K. Pocket Atlas of Chinese Medicine. Stuttgart-New York: Thieme Publishers; 2009.)

- Entram parcialmente na víscera associada
- Atuam juntamente com os canais divergentes *yang* emparelhados
- Em seguida, conectam-se ao próprio canal principal *yang* emparelhado

Os caminhos dos canais divergentes e suas conexões entre os canais principais e os órgãos ou regiões específicas do corpo explicam o efeito de vários pontos de acupuntura localizados nos canais principais, que, de outra forma, não teriam conexão direta com eles.

Os canais divergentes desempenham várias funções:

- Proporcionam uma conexão estável entre os canais *yin* e *yang* emparelhados e entre as vísceras e os intestinos.
- Transportam *qi* e sangue para a cabeça e o rosto.
- Abastecem regiões do corpo que não são supridas pelos canais principais.
- Ligam os canais principais a regiões do corpo que não são alcançadas diretamente.

4.4 Vasos Extraordinários

Os oito vasos extraordinários (*qi jing ba mai*; ▶ Tabela 4.3) funcionam como reservatórios e vasos compensatórios para o *qi* e o sangue e seguem seu próprio curso. Eles se cruzam com os canais principais e os conectam entre si; no entanto, encontram-se mais profundamente no corpo. Os vasos extraordinários desempenham um papel protetor para o corpo.

Cada um dos vasos extraordinários tem um ponto de acupuntura no canal principal que serve como **"abridor"** ou **"ativador"** e um ponto que funciona como **"fechador"** ou **"acoplador"** quando é agulhado contra lateralmente após o abridor (▶ Tabela 4.4). Essa técnica de acupuntura ativa o vaso extraordinário correspondente e suas características altamente específicas.

Tabela 4.3 Os oito vasos extraordinários e suas funções

Navio extraordinário	Função
Vaso governador (*du mai*)*	Regula o *qi* em todos os canais *yang* porque os conecta uns aos outros no VG-14
Yang qiao mai (vaso motilidade de *yang*)	Liga os canais da bexiga, da vesícula biliar, do estômago, do intestino grosso e do intestino delgado, controlando assim a atividade do corpo
Vaso concepção (*ren mai*, "mar de *yin*")*	Liga todos os canais de *yin* e, como o "mar de *yin*", regula todos os canais *de yin*
Yin qiao mai (vaso motilidade de *yin*)	Liga os canais dos rins e da bexiga e controla o equilíbrio emocional
Penetrante (*chong mai*, "mar de sangue e dos 12 canais principais")*	Conecta os canais do estômago e dos rins e também fortalece a conexão entre os vasos concepção e governador, que se originam na área pélvica e correm dorsal e ventralmente para a frente
Yin wei mai (vaso de ligação *yin*)	Influencia o interior de todo o corpo ao conectar os canais do rim, baço-pâncreas e fígado, bem como o vaso concepção
Vaso cinto (*dai mai*)	Liga todos os 12 canais principais, regendo e controlando os vasos como um cinto largo na área do quadril
Yang wei mai (vaso de ligação de *yang*)	Influencia a parte externa de todo o corpo, ligando os canais da bexiga, da vesícula biliar, do triplo aquecedor, do estômago e do intestino delgado, bem como o vaso regulador

*O vaso de penetrante (*chong mai*), o vaso concepção (*ren mai*) e o vaso governador (*du mai*) circulam o *qi* de defesa (*wei qi*) pelo tórax, abdômen e costas e, assim, criam um mecanismo de defesa contra influências patogênicas externas.

Tabela 4.4 Abridor e acoplador dos oito vasos extraordinários

	Abertura	Acoplador
Vaso governador (*du mai*)	ID-3	B-62
Vaso motilidade de *yang* (vaso de mola *yang*)	B-62	ID-3
Vaso concepção (*ren mai*)	P-7	R-6
Vaso motilidade de *yin* (vaso de mola *yin*)	R-6	P-7
Vaso penetrante (*chong mai*)	BP-4	PC-6
Vaso de ligação de *yin* (vaso de ligação *yin*)	PC-6	BP-4
Vaso Cinto (*dai mai*)	VB-41	TA-5
Vaso de ligação de *yang* (vaso de ligação de *yang*)	TA-5	VB-41

4.5 Vasos Colaterais (*Luo Mai*)

Cada um dos 12 canais principais possui um ponto *luo* onde se origina o *luo* associado, colateral. A partir desse ponto, o **vaso luo** se divide em dois ramos: um ramo **transversal** que se conecta ao canal *yin* ou *yang* emparelhado e outro ramo **longitudinal** que segue relativamente na superfície. A partir daí, esses vasos seguem seu próprio curso.

Os vasos *luo* fortalecem a conexão interna e externa dos canais emparelhados, bem como a conexão com as vísceras e os intestinos.

Há 15 vasos colaterais: 12 para os canais principais, um para o vaso concepção (*ren mai*), um para o vaso governador (*du mai*), e o grande vaso da rede do baço-pâncreas, que se ramifica no BP-21 (▶ Tabela 4.5).

4.6 Canais Tendinomusculares

Os canais tendinomusculares correm superficialmente na periferia ao longo das linhas dos principais músculos e grupos musculares, incluindo tendões e ligamentos. Eles permanecem periféricos e não penetram nas vísceras e intestinos no interior do corpo. Recebem o nome dos canais principais aos quais estão ligados e sempre se originam nas extremidades. A partir daí, seguem em direção ao tronco e à cabeça, aproximadamente no curso do canal principal, embora sejam mais largos do que o canal principal.

Os canais tendinomusculares podem manifestar distúrbios do canal principal ou serem perturbados por fatores patogênicos externos (p. ex., lesões). Não há pontos específicos associados a eles. Eles são tratados de forma mais eficaz por meio da estimulação dos pontos *ah shi* (que correspondem aproximadamente aos pontos de gatilho ou de dor; consulte Pontos *Ah Shi*), ventosas, massagem etc.

4.7 Vasos Cutâneos

Para suprir cada uma das regiões do corpo localizadas distalmente com *qi* e sangue, o organismo tem à sua disposição vários ramos minúsculos dos vasos principais, conhecidos como vasos cutâneos. Esses ramos não têm seus próprios pontos, mas podem ser alcançados por meio de agulhas nos pontos dos canais principais aos quais estão ligados.

Tabela 4.5 Trajeto dos vasos colaterais

Canal principal	Curso	
	De	Para
Canal do pulmão	P-7	Superfície palmar e tórax
Canal do intestino grosso	IG-6	Mandíbulas, dentes, orelha
Canal do estômago	E-40	Garganta, pescoço, cabeça
Canal do baço-pâncreas	BP-4	Abdômen, estômago, intestinos
Canal do coração	C-5	Coração, dorso da língua, olhos
Canal do intestino delgado	ID-7	Ombro
Canal da bexiga	B-58	Canal do rim
Canal do rim	R-4	Ao longo do canal do rim até o períneo e as vértebras lombares
Canal do pericárdio	PC-6	Pericárdio e coração
Canal de triplo aquecedor	TA-5	Ponto de encontro com o canal do pericárdio no tórax
Canal da vesícula biliar	VB-37	Dorso do pé
Canal do fígado	F-5	Genitais, passando pelo abdômen
Vaso concepção	VC-15	Correndo pelo abdômen
Vaso governador	VG-1	Ao longo da coluna vertebral lateral até o teto do crânio Escápulas, unindo-se ao canal da bexiga e penetrando na coluna vertebral
Vaso colateral do baço-pâncreas	BP-21	Através do tórax e da área lateral das costelas

4.8 Regiões Cutâneas

As regiões cutâneas estão localizadas no topo dos canais da pele e estão conectadas a eles. Elas podem indicar distúrbios mais profundos, por exemplo, pela descoloração da pele.

5 Fundamentos Psicoemocionais da Acupuntura Veterinária

5.1 Psicologia Animal na Medicina Veterinária Tradicional Chinesa (MVTC)

A inseparabilidade entre problemas físicos e psicológicos é um princípio fundamental da Medicina Tradicional Chinesa. Nesse contexto, *shen*, *qi* e *jing* são os "três tesouros" que representam o céu, a terra e os seres vivos (▶ Tabela 5.1).

Há uma citação de Li Dongyuan que pode ser traduzida aproximadamente da seguinte forma: "O *Qi* é o ancestral do *shen*, e o *jing* é o filho do *qi*. Sendo assim, o *qi* é a raiz do *jing* e do *shen*. Quão grande é esse *qi*! Quando ele se acumula, produz *jing*. Quando o *jing* se acumula, ele mantém o *shen* saudável". O potencial absoluto do *shen* se materializa por meio do *jing* e, nesse contexto de tensão, o *qi* manifesta todos os seres vivos da terra. A vida, portanto, é a transformação do fogo em água. O *Tao* é entendido como o caminho ou plano da vida. Ele vem do *shen* e só pode ser realizado e alcançado quando o *qi* flui suavemente na vida de uma pessoa, pois os cinco elementos (ou cinco fases) operam em equilíbrio. A polaridade entre *yin* e *yang* é o que possibilita a criação do *qi* em primeiro lugar. É somente por meio da tensão que a eletricidade pode fluir e a energia pode funcionar.

Os cinco elementos – metal, água, madeira, fogo e terra – formam os elementos básicos do universo e do mundo. Eles geram e influenciam uns aos outros e formam um ciclo dinâmico, no qual uma fase continuamente se transforma na próxima. À primeira vista, essa mônada parece representar apenas a relação entre duas forças; à segunda vista, um sistema quádruplo. Esse sistema forma a base do ciclo das cinco fases de mudança. Dependendo da natureza de cada elemento, seus aspectos *yin* e *yang* mudam, o que induz alterações no *qi* associado como vetor efetivo. A condição dos elementos individuais também altera a composição do *qi*. Essas mudanças podem alterar o fluxo de *qi*, sua direção, sua força e, portanto, o equilíbrio. Os cinco órgãos de armazenamento (órgãos *zang* ou *yin*) produzem a energia associada às suas emoções e estão conectados a elas, mas também podem ser perturbados por elas. Todo excesso ou deficiência, inclusive em relação às emoções, prejudica o sistema de órgãos associados ou perturba a circulação do *qi* e do sangue. As emoções são fatores patogênicos internos (consulte Fatores Patogênicos Internos (pág. 38)).

Tabela 5.1 Os três tesouros

"Três tesouros"	Significado	Relacionamento	Qualidade
Shen	Espírito de fogo, potencial	Céu	Energia *yang* mais alta
Qi	Seres vivos – pensamento, realização	Terra	Cinco elementos (ou cinco fases)
Jing	Herança – rim, DNA, matéria	Água	Maior energia *yin*

A emoções têm uma maior influência significativa sobre o fluxo de *qi* e, consequentemente, sobre a saúde do corpo. Nesse contexto, choque, medo e profunda apreensão são energias de bloqueio tão fortes que podem perturbar todas as outras emoções e órgãos. Quando as emoções não são equilibradas ou liberadas, isso pode levar à estagnação e, eventualmente, a doenças.

> ❗ O segredo para equilibrar as emoções é a transformação.

Quando todas as emoções estão equilibradas, o fluxo de *qi* é mais abundante e a tensão entre os polos é reduzida. Ficamos mais próximos do *Dao*, o equilíbrio entre fogo e água. A matéria e o espírito se tornam um só. Mas, para começar, o que é um sentimento? O caractere para emoção é *qing* e contém os caracteres para coração, vida e grama suculenta. Essa força sensível e rapidamente mutável pode, portanto, sempre exercer uma influência em um dos cinco aspectos do *shen* no coração: pensamento, consciência, percepção, memória e sono. Para alcançar um senso de unidade, o coração precisa estar completamente vazio de emoções perturbadoras. A palavra "emoção" contém a noção de movimento. O movimento é produzido por meio da tensão, e esse fluxo corresponde ao *qi*. Como as emoções são formadas no *zang fu*, podemos visualizar cada órgão como um tambor de aço. Cada um deles é afinado de forma diferente, com um padrão de som distinto que pode ser tocado. Em resposta, esses padrões ressoam, e as frequências resultantes produzem sons diferentes. Esses sons, por sua vez, são as emoções que supostamente regulam o fluxo de *qi*. O *qi* flui ao longo dos canais e a emoção que ele incorpora é percebida como um sentimento no *zang fu* ou órgão dos sentidos associado devido ao fenômeno da ressonância de frequência. As emoções funcionam então como filtros que determinam como a realidade externa é percebida internamente pelos órgãos dos sentidos. Todas as emoções movem o espírito e os pensamentos à sua própria maneira, e cada emoção é responsável por atividades diferentes. Isso torna evidente, mais uma vez, que o acupunturista nunca pode separar o tratamento do corpo do tratamento da psique.

5.2 Os Efeitos dos Pontos no Nível Psicológico

A acupuntura movimenta o *qi* ligado à terra nos canais e, portanto, tem uma conexão óbvia com o corpo material. No entanto, a maioria dos pontos também se conecta com as energias psicológicas e, assim, atua em um nível diferente. Os nomes dos pontos fornecem dicas claras sobre essa conexão. Assim, eles também operam no campo de energia do corpo que o envolve. Nos animais, esse nível emocional de energia é particularmente forte (▶ Fig. 5.1). A Medicina Tradicional Chinesa (MTC) reconhece diferentes níveis de consciência e aspectos da alma nos seres humanos. A inseparabilidade entre problemas físicos e psicológicos clara é evidente na correlação de *hun*, *po*, *shen*, *jing* e *qi* com os órgãos. Contudo, também podemos usar a teoria dos cinco elementos para descrever tipos que podem estar associados a propriedades psicológicas claramente definidas. A discussão sobre se os animais têm consciência e o que, em última análise, distingue decisivamente os seres humanos dos animais é um tópico inesgotável.

A consciência é o conhecimento da diferenciação e da extensão do próprio ser em relação ao ambiente e aos outros seres vivos. Para distinguir a consciência animal da consciência humana, podemos seguir Hediger e subdividir entre consciência primária e secundária.

```
E
V
O
L
U
Ç
Ã
O
↑
```

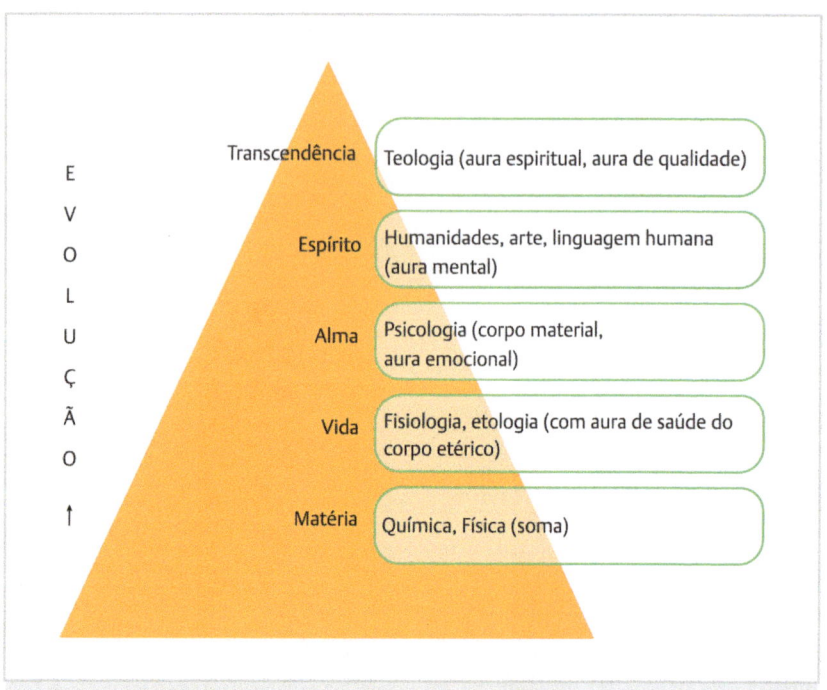

Transcendência — Teologia (aura espiritual, aura de qualidade)
Espírito — Humanidades, arte, linguagem humana (aura mental)
Alma — Psicologia (corpo material, aura emocional)
Vida — Fisiologia, etologia (com aura de saúde do corpo etérico)
Matéria — Química, Física (soma)

Fig. 5.1 Teoria dos níveis de acordo com Hartmann (Li, 1993).

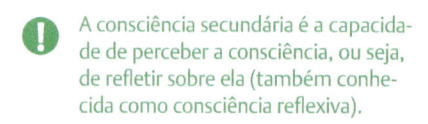

A consciência secundária é a capacidade de perceber a consciência, ou seja, de refletir sobre ela (também conhecida como consciência reflexiva).

O filósofo alemão Nicolai Hartmann (1882-1950) dividiu os níveis energéticos de humanos e animais cronologicamente de acordo com a evolução. Dessa forma, os animais em geral possuem os três primeiros níveis, enquanto o nível espiritual subsequente é considerado limitado apenas aos seres humanos. A ciência, a arte e a linguagem humana são encontradas nesse reino. Heini Hediger acrescenta um quinto nível adicional de transcendência acima desse. Nesse nível, lidamos com a vida após a morte, fundamentos abstratos e filosóficos, bem como com a teologia.

Aparentemente, é possível interagir e se comunicar com os animais em três dos cinco níveis. Um pré-requisito necessário, que também se aplica a um tratamento de acupuntura bem-sucedido, é que entremos em ressonância com o nível energético relevante. Para isso, é necessário ter sensibilidade, sentir e agir com empatia.

5.3 Os Cinco Tipos Constitucionais dos Elementos em Cães e Gatos de acordo com seu Comportamento Emocional

A avaliação do comportamento saudável depende da espécie animal, idade, condições de vida e "uso" do animal. As associações de tipos de acordo com os cinco elementos são uma ferramenta usada pela medicina chinesa para avaliar e entender melhor os pacientes, classificando seu comportamento de maneira mais clara como fisiológico ou patológico. Isso inclui predisposições e sensibilidades hereditárias.

5.3.1 Água

Emocional Os tipos água tendem a ser cautelosos e atentos ao perigo potencial. Medos gerais, medo do desconhecido, preocupação e tensão extremas, medo de ferimentos e dor, sensibilidade a ruídos e armas, assim como a depressão profunda, podem afetá-los. A energia é direcionada para dentro. A autopreservação e a vontade de sobreviver estão conectadas ao sistema funcional da água. (Quando o mundo entrar em colapso, siga um tipo água, pois ele sempre encontrará uma forma de sobreviver!) Quando há motivo para medo, os tipos de água fogem. Quando estão inquietos, eles "congelam" como uma proverbial "coluna de sal". Por outro lado, esses tipos têm uma vontade forte e uma enorme perseverança quando têm um objetivo em mente. A busca por um objetivo distinto lhes dá segurança. Em uma luta, os sistemas funcionais *shen* e *gan* unem forças para atacar (*fear biter*). Quando paralisia baseada no medo ocorre durante um ataque, está relacionada a uma fraqueza em *dan*. Quando o pânico ocorre, ele está ligado a uma fraqueza em *xin*. A capacidade de detectar as menores mudanças no ambiente emocional é uma força dos rins.

Manuseio adequado Quando se deseja conquistar um tipo água, é absolutamente necessário dar a ele segurança e direção. Literalmente, guie esses animais com coragem e trate-os com muito cuidado. Nunca dê a eles uma sensação de insegurança, pois isso pode causar reações de pânico imprevisíveis. O desconhecido deve ser abordado lentamente, e você sempre deve estar preparado para reações de medo diante de ruídos repentinos. Apesar disso, os tipos água têm força em sua adaptabilidade e grande capacidade de aprendizado e compreensão.

5.3.2 Madeira

Emocional Os tipo madeira tendem a ser dominantes e a tomar decisões independentes. Sua força reside na imaginação e intensidade. Sua energia é direcionada para cima. No entanto, eles não apreciam mudanças na rotina diária, preferindo trazer iniciativa e inspiração ao seu trabalho. Os tipos madeira precisam de exercícios para seus músculos. Pausas nos exercícios fazem com que sua energia se acumule, podendo levar a liberações imprevisíveis. Quando se sentem confinados ou limitados em sua capacidade de movimento, podem reagir com claustrofobia. No mínimo, eles demonstram sinais de estresse e irritação.

Ataques subsequentes não são incomuns. A rapidez de compreensão, a precisão e a velocidade das habilidades físicas, intelectuais e emocionais dependem da condição do fígado. O distúrbio emocional mais comum com efeitos físicos está relacionado ao sistema hepático. A função hepática sofre rapidamente devido à raiva persistente, irritabilidade, fúria, depressão, frustração ou ira, sendo um sinal de desequilíbrio no elemento madeira ou no sistema funcional da vesícula biliar. Responsável pela iniciativa, inovação, movimento e ação planejada em circunstâncias saudáveis, a energia da madeira leva a novos desafios. Contudo, a conclusão de tarefas não é seu ponto forte.

Manuseio adequado A ambição faz com que os tipos de madeira sejam atletas entusiastas, combinando a necessidade de exercício com o desejo de vencer. Para alcançar esse objetivo, eles às vezes ignoram lesões. Uma rotina diária consistente e treinamento com exercícios regulares funcionam melhor para os tipos madeira.

Eles se desenvolvem melhor, física e emocionalmente, quando concluem sua "tarefa" definida e, assim, cumprem seu "plano". Esses tipos não necessitam de carinho e preferem um toque mais firme. Como recompensa pelo trabalho concentrado, eles se beneficiam da liberdade de movimento.

5.3.3. Fogo

Emocional Os tipos fogo precisam de amigos; caso contrário, rapidamente se sentem solitários. Em caso de dúvida, farão de tudo pelo seu melhor amigo. Sua energia é direcionada para fora. Eles querem ser o centro de seu mundo e, quando se sentem negligenciados, exigem sua atenção de forma enfática. Isso pode fazer com que os tipos fogo se abram sem críticas a qualquer contato, correndo o risco de decepção. É possível que o animal deixe de permitir contatos externos adequados devido a problemas de relacionamento e decepções. Vitalidade, entusiasmo pela vida, felicidade, excitação, alegria e prazer são traços positivos do fogo, mas que, em desequilíbrio, podem se transformar em histeria, desespero, excitação excessiva, medo de não ser amado ou medo da sexualidade. O sentimentalismo acentuado é uma característica humana associada ao fogo. Os tipos fogo são aqueles animais que gritam alto ao verem seu cuidador e adoram se comunicar com seus semelhantes.

Manuseio adequado Sempre é possível deixar os tipos fogo felizes com brinquedos. Esse comportamento lúdico pode ser bem utilizado como motivação para o treinamento. No treinamento, é essencial considerar o prazer e a diversão. Os cães do tipo fogo ficam felizes em "trabalhar" com você quando isso lhes traz alegria e parece divertido. Eles podem se empolgar com as atividades e ficar ansiosos para participar. As melhores recompensas são sessões de brincadeiras, alegria ruidosa e expressões claras de entusiasmo. Evite demorar muito tempo pensando em um problema, pois isso faz com que os tipos fogo se entediem rapidamente, levando-os a se irritarem por coisas triviais. Para manter esse tipo de animal sob controle e motivado, tarefas variáveis e treinamento dinâmico são as melhores opções.

5.3.4 Terra

Emocional Os tipo terra são centrados, ligados à realidade, gostam de companhia e de cuidar de animais pequenos ou jovens, assim como de grupos. Eles acolhem grupos de crianças tanto quanto novos filhotes em uma matilha. Os tipos terra cuidam carinhosamente de seus filhos e, quando desequilibrados, podem-se tornar superprotetores, não dando liberdade suficiente aos seus filhotes. Outras qualidades dos tipo terra são confiabilidade, segurança e estabilidade. Eles estão atentos às necessidades dos outros, mas podem se desequilibrar quando perdem a autoconfiança, caindo em meditação, preocupação ou dúvida. Os tipos terra tentam sempre atender às demandas que lhe são feitas. O medo do fracasso, o excesso de trabalho e a falta de um lugar seguro no grupo prejudicam o *qi* do baço-pâncreas, resultando em problemas físicos.

Manuseio adequado A melhor motivação para os tipos terra é por meio de alimentos. Uma pequena pausa com um lanche é o sinal mais claro de que eles resolveram a última tarefa satisfatoriamente. É muito importante para os tipos terra agradar aos seres humanos e fazer tudo da maneira mais correta possível. Como eles não são rápidos em seus pensamentos e reações, é bom dar-lhes uma tarefa de cada vez para resolver, sem pressioná-los excessivamente. Caso contrário, eles se preocupam e se afligem por não terem cumprido as expectativas. O medo do fracasso é o maior problema para os desequilíbrios no tipo terra, pois pode bloquear suas capacidades e tornar tudo mais difícil. Isso pode prejudicar o aprendizado, o sucesso em testes, e também afetar relações e reprodução. Não é incomum que isso leve a neuroses obsessivas e compulsivas, resultando da tendência de permanecerem presos em pensamentos repetitivos e da necessidade de fazer tudo corretamente. Outro aspecto é sua motivação incondicional. A agressividade e o estresse, características do tipo madeira, podem causar problemas para os tipos terra, prejudicando a função do estômago e do baço-pâncreas.

5.3.5 Metal

Emocional Os tipos metal têm uma tendência a impor limites. Suas energias são direcionadas para baixo. Gostam de tomar suas próprias decisões, mas não querem assumir a liderança. Preferem ficar sozinhos e observar os outros à distância. São personalidades estáveis, e é uma boa escolha tratá-los como especiais. Eles são conscientes de sua aparência externa e tendem a estar sempre limpos e arrumados. Se você não reconhecer seu valor único, será difícil se conectar com eles de qualquer forma. Literalmente, eles o rejeitarão como se sacudissem a água de cima. Isso se intensifica ainda mais quando passam por um luto, pois não processam bem as perdas. A perda dramática de um filhote, a morte de um membro de sua espécie ou a separação de um cuidador amado pode desencadear uma dor que se acumula por muitos anos, resultando em rejeição e raiva em qualquer tentativa de reaproximação. Desequilíbrios emocionais, como mágoa, preocupação, solidão ou sensação de abandono, prejudicam a força dos pulmões e esvaziam o seu *qi*. Se a deficiência do metal impedir o controle sobre a madeira, as tendências agressivas podem piorar. O medo de ficar sozinho é um grande problema! Inspirar e expirar, dar e receber, aceitar e deixar ir – essas são *as* preocupações do –metal, do pulmão e do intestino grosso.

Manuseio adequado Os tipos de metal se saem muito bem em treinamentos e esperam instruções absolutamente precisas. Quando essas instruções não são claras, eles reagem como se você estivesse falando uma língua estranha e, em caso de dúvida, não fazem nada, com uma atitude quase arrogante. Eles "treinam" seus cuidadores humanos para trabalhar com precisão e, quando sua especialidade é reconhecida, fazem qualquer coisa por ele.

> Assim falou o fatalista:
> Você deve se tornar o que é. A resistência é inútil.
> O mestre de toda a vida
> Concedeu-lhe seu desejo e sua vontade já no início
> Aqui um sim, e ali um não
> Para ser exatamente assim. (Wilhelm Busch)

5.4 O Papel dos Fatores Patogênicos

A medicina chinesa não só oferece a possibilidade de conhecer melhor seu animal e, assim, melhorar sua capacidade de trabalhar com ele, mas também a oportunidade de reconhecer os desequilíbrios e tratá-los. Acupunturistas qualificados e experientes muitas vezes podem restaurar o equilíbrio energético básico com apenas alguns tratamentos. Problemas físicos e emocionais podem ser tratados com sucesso por meio dessa modalidade. Na vida real, todos os seres humanos e animais exibem pelo menos duas ou três qualidades características diferentes. No entanto, na maioria dos casos, uma delas é dominante e claramente reconhecível, quando olhamos de perto.

Entre todos os fatores patogênicos, os fatores internos – ou emocionais – têm a maior influência na formação de doenças. De acordo com sua natureza, alegria excessiva, raiva, preocupação, medo, susto e tristeza podem bloquear o *qi* em cada um dos sistemas de canais.

A desarmonia emocional leva a um comportamento perturbado no ambiente, que resulta em desarmonia nos relacionamentos, o que, por sua vez, gera emoções perturbadas. Nesse contexto, a desarmonia *do zang fu* pode atuar tanto como um gatilho para os desequilíbrios emocionais quanto como seu resultado (▶ Fig. 5.2).

"O desequilíbrio emocional influencia a função harmônica do *zang fu*, a formação de substâncias e seu transporte para todas as regiões do corpo" (J. Ross).

Além das influências durante a vida de um indivíduo, a estabilidade emocional do paciente também pode ser afetada por problemas ou energias negativas ocorridas durante o período do útero.

De acordo com o capítulo 8 do *Suwen*, a raiva, a indignação, o medo, a preocupação, a tristeza e o medo (As Sete Emoções) podem danificar o *qi* de origem de tal forma que todo o sistema *zang fu* é negativamente afetado. Se essas sete "paixões" ou a estagnação no coração gerarem raiva acelerada ou fogo *yin* excessivo, o *shen* não receberá mais nutrição do coração, os canais serão dominados pelo fogo, e os sete espíritos deixarão sua forma.

No entanto, um distúrbio *do shen* também pode resultar do processamento inadequado dos alimentos devido a desequilíbrios *do wei* ou *do pi*. Isso significa que, ao harmonizar o baço-pâncreas e o estômago, podemos acalmar e relaxar a fonte de *qi* no estômago, beneficiando todos os órgãos *zang fu*, uma vez que haverá novamente um suprimento suficiente de *yuan qi* para todos eles.

> ❗ O funcionamento consistente do *zang fu* é necessário não apenas para todos os processos físicos, mas também porque é responsável pela função das nove aberturas e, portanto, pelo estado psicológico do paciente.

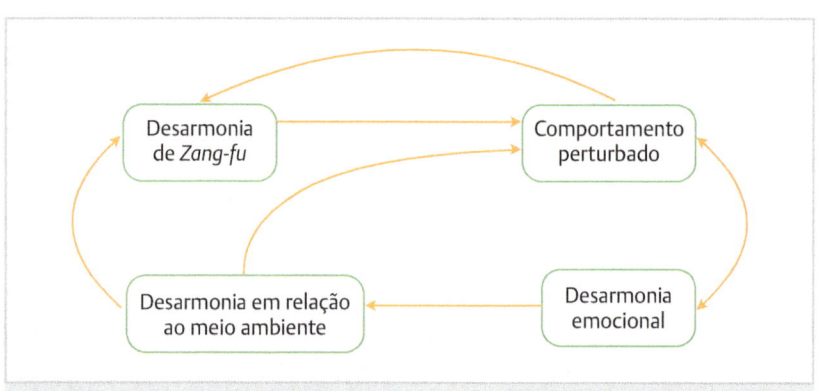

Fig. 5.2 Ciclo vicioso de desarmonia emocional (Ross, 1986).

Na MTC, *gan* e *xin* são os dois órgãos *zang* com maior efeito sobre a interação harmônica das emoções. Eles são responsáveis por uma reação calma e adequada aos estímulos do ambiente.

"Quando o coração se liberta da rigidez e da estagnação por causa da alegria, de belos presentes, de um clima agradável, de circunstâncias de vida saudáveis, de uma comida deliciosa ou de uma bela vista, o paciente fica feliz e se recupera da doença" (Li).

Leituras Sugeridas

Claude Larre JS. Survey of Traditional Chinese Medicine. Paris: Institut Ricci; 1986

Eul-Matern C. Akupunktur bei Pferdekrankheiten. Stuttgart: Sonntag; 2013

Eul-Matern C. Akupunktur bei Krankheiten von Hund und Katze. Stuttgart: Sonntag; 2015

Hediger H. Tier verstehen. Erkenntnisse eines Tierpsychologen. München: Kindler; 1984

Li D-Y. The Treatise on the Spleen and Stomach: A Translation of the PiWei Lun. Blue Poppy Press; 1993

Müller JV. Den Geist Verwurzeln. München: Müller und Steinicke; 2004

Ross J. Zang Fu: The Organ Systems of Traditional Chinese Medicine. Churchill Livingstone; 1986

6 Diagnóstico da Medicina Veterinária Tradicional Chinesa

O diagnóstico tradicional chinês (*bian-zheng*) consiste em:

- *bian* = diferenciar e identificar;
- *zheng* = descrever o tipo ou o padrão do distúrbio.

> Na Medicina Veterinária Tradicional Chinesa (MVTC), observamos todos os sinais clínicos e os listamos para determinar o diagnóstico. Dessa forma, incluímos também sinais que, sob a perspectiva ocidental, parecem não pertencer ao processo patológico real.

Tentamos criar uma conexão entre:

- Sintomas existentes;
- Um ou mais ciclos funcionais;
- Os diferentes aspectos do *yin* e do *yang*; e
- Influências ambientais.

Dada a crescente alienação de nossas vidas diárias do ambiente natural, parece mais importante do que nunca incluir a influência do meio ambiente no diagnóstico e no tratamento. Qualquer coisa que afaste o organismo da natureza tem o potencial de perturbar o equilíbrio do seu sistema energético natural.

As condições sazonais ou climáticas sob as quais um distúrbio surgiu inicialmente são tão importantes para o diagnóstico quanto as condições de vida ou o desenvolvimento específico da doença. Além disso, a hora do dia e/ou a estação do ano em que um problema se manifesta com clareza especial também são relevantes.

Assim como a medicina humana chinesa, a medicina veterinária chinesa se desenvolveu continuamente ao longo de vários milhares de anos. Atualmente, as diferenças entre seus métodos são insignificantes.

As **nove teorias mais importantes** (▶ Tabela 6.1) pelas quais podemos fazer um diagnóstico de MVTC são as seguintes:

1. Fatores patogênicos (ver Diagnóstico de Fatores Patogênicos [p. 37])
2. Os oito princípios orientadores (ver Diagnóstico pelos Oito Princípios [p. 38])
3. Padrões Zang-Fu (ver Diagnóstico Zang-Fu [p. 39])
4. Os seis estágios (ver Diagnóstico pelos Seis Estágios [*Shang Han Lun*] [p. 39])
5. Os quatro níveis *wei*, *qi*, *ying* e *xue* (ver Diagnóstico pelos Quatro Níveis [*Wen Bing*] [p. 39])
6. Padrões dos *San Jiao* (ver Padrões dos *San Jiao* [*San Jiao Bian Zheng*] [p. 40])
7. Padrões dos meridianos (ver Padrões dos Meridianos [p. 40])
8. As cinco substâncias básicas (ver Diagnóstico das Cinco Substâncias Básicas [p. 40])
9. Os cinco elementos (ver Diagnóstico dos Cinco Elementos [p. 41])

Nenhum sintoma ou sinal patológico é considerado isoladamente. As inter-relações entre os sintomas individuais são fundamentais para o diagnóstico.

A escolha do princípio de tratamento adequado depende, em cada caso, do sistema de diagnóstico aplicado. Isso significa que é impossível, por exemplo, tratar a estagnação do *qi* do fígado (= patologia do órgão) removendo o vento interno (= fator patogênico). Em vez disso, é importante movimentar o *qi* na área do ciclo funcional do fígado para resolver a estagnação.

Tabela 6.1 Pesquisa dos nove sistemas de diagnóstico do MVTC

Sistema de diagnóstico	Descrição resumida	Aplicabilidade

Fatores patogênicos	• Fatores patogênicos externos:
	  – Vento
	  – Frio
	  – Fogo
	  – Calor do verão
	  – Umidade
	  – Secura
	• Fatores patogênicos internos:
	  – Emoções
	• Outros fatores patogênicos:
	  – Fome
	  – Excesso de esforço
		• Qualquer distúrbio agudo
		• Frequentemente presente em síndromes de excesso

Oito princípios orientadores = base do diagnóstico chinês	• Base da diferenciação de padrões
	• Quatro pares – seis padrões de raiz
	  – Yin-yang
	  – Interior-exterior
	  – Excesso-deficiência
	  – Frio-calor
		• Base do diagnóstico de MVTC
		• Qualquer distúrbio

Padrões de órgãos = o "coração" do diagnóstico chinês	• Cada Zang-Fu tem seu próprio excesso-deficiência/padrão de calor-frio	• Distúrbios crônicos (internos) • Fraqueza generalizada • Geriatria
Seis estágios	• Tai yang-tai yin • Yang ming-shao yin • Shao yang-jue yin	• Distúrbios inflamatórios crônicos • Distúrbios induzidos pelo frio • Distúrbios externos
Quatro aspectos	• Wei • Qi • Ying • Xue	• Doenças infecciosas • Qualquer distúrbio que comece com febre e progride em direção ao interior se não for interrompido
Padrões dos *San Jiao*	• Jiao superior • Jiaor do meio • Jiao inferior	• Distúrbios externos • Começando com febre e progredindo do queimador superior para o inferior
Padrões dos meridianos	• Doze canais principais • Oito vasos extraordinários	• Problemas musculoesqueléticos
Qi, sangue e *jin ye*	• Alterações patogênicas no *qi*, no sangue e nos fluidos corporais	• Distúrbios internos crônicos • Desequilíbrios endócrinos
Cinco elementos	• Água • Madeira • Fogo • Terra • Metal	• Qualquer distúrbio

6.1 Diagnóstico de Fatores Patogênicos

Essa teoria descreve as maneiras pelas quais fatores adicionais, como influências internas ou externas, podem perturbar o equilíbrio do corpo. Nesse ponto, o profissional percebe, com particular pungência, a necessidade de aconselhamento sobre dieta e condições de criação.

Fazemos distinção entre fatores externos, internos e outros fatores patogênicos.

6.1.1 Fatores Patogênicos Externos

Podemos distinguir seis fatores climáticos que podem causar sintomas e sinais de doenças, de acordo com suas propriedades específicas:

1. Vento
2. Frio
3. Fogo
4. Calor do verão
5. Umidade
6. Secura

Os fatores patogênicos externos podem descrever não apenas influências relacionadas ao clima, mas também alterações bacterianas, virais ou parasitárias.

Os sintomas causados por fatores patogênicos são uma manifestação do conflito entre o *wei qi* do organismo e o fator patogênico, revelando o quadro resultante dessa luta. Dessa forma, o que determina o quadro da doença não é apenas a natureza do invasor.

6.1.2 Fatores Patogênicos Internos

(Ver também o Capítulo 5 *Fundamentos Psicoemocionais da Acupuntura Veterinária*).

Elas estão relacionadas à influência da tensão psicoemocional no organismo:

- Raiva/irritação: madeira
- Alegria/excitação: fogo
- Medo/pavor: água
- Preocupação: terra
- Tristeza/sofrimento: metal

O nome do padrão é com base na fase e no órgão afetados (p. ex., deficiência de metal devido ao luto).

6.1.3 Outros Fatores Patogênicos

Os outros fatores patogênicos não são claramente externos nem claramente internos. Esses fatores incluem, por exemplo, o excesso de esforço psicológico ou físico, dieta inadequada ou excesso de ninhadas.

6.2 Diagnóstico pelos Oito Princípios

O método de identificação de padrões de acordo com os oito princípios orientadores é conhecido como *ba gang*. Os oito princípios orientadores caracterizam e elucidam em detalhes as possíveis manifestações do *yin* e do *yang*:

1. Princípios básicos: *yin-yang*
2. Localização: interna e externa
3. Qualidade: frio-calor
4. Quantidade: deficiência-excesso

Essas diferenciações fornecem os oito princípios orientadores. Ao atribuir os sinais detectados, o profissional cria um diagnóstico chinês diferenciado. Um exemplo desse diagnóstico seria frio interno/excesso.

A identificação do padrão de acordo com os oito princípios é a base para todas as outras opções de diagnóstico.

> A fisiologia, a patologia, o diagnóstico e a terapia na MVTC lidam, em última análise, com a relação entre *yin* e *yang* e seus distúrbios.

6.3 Diagnóstico Zang-Fu

Os padrões dos órgãos Zang-Fu baseiam-se nos sintomas e sinais de doença que surgem quando o *qi* e o sangue nos órgãos internos estão desequilibrados. Esse método é aplicado principalmente a condições internas e crônicas, mas também inclui padrões externos e agudos.

Na prática clínica, muitos sintomas nem sempre se manifestam ao mesmo tempo. A arte do diagnóstico reside na capacidade de reconhecer a desarmonia existente com base em alguns sinais de doença. Os padrões de órgãos não devem ser entendidos como doenças no sentido ocidental, mas sim como manifestações de uma desarmonia energética e substancial predominante. Eles não têm relação com as síndromes de órgãos ocidentais.

Na prática clínica, vários padrões podem aparecer simultaneamente em um único caso. Vários órgãos podem ser afetados, ou um único órgão pode apresentar diferentes padrões. Um exemplo seria a ocorrência simultânea de estagnação do *qi* do fígado e deficiência do *qi* do baço-pâncreas.

6.4 Diagnóstico pelos Seis Estágios (*Shang Han Lun*)

O modelo dos seis estágios é um dos métodos de diagnóstico mais antigos. Ele descreve os distúrbios causados pelo **frio**. Levado pelo vento, o frio invade o corpo. Na maioria dos casos, estamos lidando com condições externas. Dependendo da gravidade do frio, do estado de resistência do paciente e da progressão cronológica do distúrbio, o frio pode causar um quadro clínico claramente definido.

O frio pode penetrar ainda mais no corpo pelos seguintes seis estágios de canais (ver Relação *Yang-Yang* e *Yin-Yin*, pág. 21), desenvolvendo sinais típicos de doenças:

- Meridianos de *Yang*
  - Intestino delgado-bexiga = *tai yang*
  - Triplo aquecedor biliar = *shao yang*
  - Intestino grosso-estômago = *yang ming*
- Meridianos de *Yin*
  - Pulmão-baço-pâncreas = *tai yin*
  - Coração-rim = *shao yin*
  - Pericárdio-fígado = *jue yin*

Os três primeiros meridianos (*yang*) indicam padrões nos quais o corpo está resistindo fortemente ao fator patogênico. Os três meridianos *yin* representam padrões nos quais o *zheng qi* já está enfraquecido.

Os padrões de condições *shang han* desenvolvem-se de forma relativamente lenta ao longo de um ou mais dias.

O desenvolvimento de padrões de seis estágios pode ocorrer de três maneiras:

1. Desenvolvimento regular de fora para dentro: *Tai yang-shao yang-yang ming-tai yin-shao yin-jue yin*.
2. Pular estágios: Sob certas condições desfavoráveis, um ou mais estágios podem ser pulados, e o fator patogênico pode se mover mais profundamente no corpo (p. ex., de *tai yang* para *yang ming* ou até mesmo para *tai yin*).
3. Ataque direto: Quando a resistência do corpo é fraca, o patógeno pode atingir diretamente as camadas *yin* no interior.

6.5 Diagnóstico pelos Quatro Estágios (*Wen Bing*)

Os padrões *Wei-qi-ying-xue* (padrões dos quatro níveis) referem-se a doenças febris altamente agudas causadas por **fatores** externos **de calor**. Ao descrevê-los com precisão, somos capazes de distinguir e tratar as doenças febris que surgem. Essas doenças podem-se manifestar de forma aguda, danificando o *yin*, os fluidos e o sangue.

Dependendo da estação do ano, observamos diferentes patógenos e síndromes. O patógeno pode, por exemplo, entrar no organismo pela boca, nariz, pele ou músculos, inicialmente afetando o nível externo de *wei qi*. A doença tem início repentino e

Tabela 6.2 Doenças de acordo com o padrão dos quatro níveis

Estágio	Nível	Localização
1	Wei	Superficial, músculos, articulações
2	Qi	Pulmão, estômago, intestino grosso
3	Ying	Sistema nervoso central, coração, *shen*, pericárdio
4	Xue	Hemorragia

progride rapidamente, com sintomas de calor.

Dependendo da força do fator patogênico e do *qi* de defesa do organismo, o patógeno penetra profundamente no corpo, primeiro danificando o *jin ye* e, posteriormente, o sangue. Em seguida, ele afeta os níveis de *qi*, *ying* e *xue* em sequência (▶ Tabela 6.2). A recuperação ocorre na ordem oposta.

6.6 Padrões dos *San Jiao* (*San Jiao Bian Zheng*)

A base para a classificação dos padrões de acordo com o queimador triplo (*san jiao*) é a divisão do corpo em três partes:

1. *Jiao* superior: coração e pulmão
2. *Jiao* médio: estômago, baço-pâncreas e fígado
3. *Jiao* inferior: rim, bexiga, intestino delgado e intestino grosso

Os padrões do queimador triplo surgem devido a fatores patogênicos exógenos. Em geral, distinguimos entre condições induzidas pelo frio e pelo calor. Uma comparação com o modelo dos seis estágios (ver Diagnóstico dos seis estágios, pág. 39) é adequada aqui. No modelo de seis estágios, o movimento ocorre de baixo para cima (*tai yang*, canal da bexiga, água). Já nos padrões do triplo aquecedor, o patógeno entra pela parte superior, por meio da boca e do nariz, e os sintomas se desenvolvem de cima para baixo, conforme os padrões estabelecidos.

6.7 Padrões dos Meridianos

As patologias dos canais referem-se exclusivamente a problemas externamente discerníveis nos 12 canais principais e nos oito vasos extraordinários. Embora os canais e os órgãos formem uma unidade energética, eles também podem funcionar separadamente. Dessa forma, desarmonias nos canais podem afetar os órgãos e vice-versa, mas não necessariamente.

> ❗ É importante identificar se o distúrbio está limitado ao canal ou se também envolve os órgãos internos.

As patologias dos canais surgem por diversos motivos, incluindo:

- Invasão de fatores patogênicos externos
- Excesso de esforço mecânico
- Traumatismos
- Distúrbios transmitidos nos órgãos Zang-Fu

Para um diagnóstico preciso dos canais, é essencial conhecer bem o percurso de cada um.

6.8 Diagnóstico das Cinco Substâncias Básicas

Essa teoria atribui propriedades e funções específicas a cada uma das substâncias básicas *qi*, *xue*, *jin ye*, *shen* e *jing*. Alterações em qualquer uma delas resultam em desvios patológicos definidos. Existem sobreposições com as teorias dos oito princípios e as patologias dos órgãos, que interligam esses sistemas de diagnóstico.

Um exemplo de desarmonia nas substâncias básicas seria a deficiência de *jing*.

6.9 Diagnóstico pelos Cinco Elementos

Cada canal principal está ligado ao seu órgão em um ciclo funcional. Como uma unidade, eles estão associados a uma fase, e na medicina chinesa há cinco elementos: água, madeira, fogo, terra e metal. Esses elementos formam um ciclo sequencial, nessa ordem. No entanto, elas também têm a função de restringir e promover umas às outras, garantindo assim o equilíbrio do corpo.

O sistema de diagnóstico dos cinco elementos descreve as mudanças no ciclo *sheng*/geração e no ciclo *ke*/controle. A partir disso, desenvolvem-se os modelos dos ciclos *cheng*/superinibição e *wu*/insulto, que resulta de desequilíbrios entre as fases, perturbando o equilíbrio do corpo. Um exemplo seria quando a fase madeira exerce controle excessivo sobre a elemento terra.

7 Pontos de Acupuntura

Os pontos de acupuntura são locais ao longo dos canais externos onde um maior número de terminações nervosas e capilares faz com que a resistência da pele seja mensuravelmente menor. Ao estimular esses pontos, podemos afetar o fluxo de energia em todo o organismo.

Até o momento, cerca de 400 pontos foram descritos na Medicina Veterinária Tradicional Chinesa (MVTC), embora o número real seja consideravelmente maior. Os pontos de acupuntura podem ser agrupados de acordo com suas correlações com os diversos sistemas de diagnóstico ou com os efeitos específicos que produzem. Um ponto de acupuntura pode, portanto, aparecer em vários grupos e ser eficaz de formas que podem ser explicadas no contexto específico da teoria subjacente.

Atualmente, as correlações entre a emissão de energia de vários tipos de células do corpo e o seu agrupamento em ondas estacionárias ao longo dos meridianos oferecem modelos explicativos convincentes para os efeitos dos pontos de acupuntura. Dependendo da função ou do distúrbio do órgão *zang* ou *fu* associado, o pico energético da onda que forma o ponto de acupuntura pode mudar de localização com facilidade.

7.1 Pontos de Transporte

> Os pontos de transporte (*shu*), também são chamados de "pontos antigos" e formam um dos grupos mais importantes de pontos de acupuntura.

O termo "ponto de transporte" refere-se às suas diferentes capacidades de transportar *qi*, sangue, fatores patogênicos, calor, frio etc., ao longo do curso do canal (▶ Tabela 7.1). Os pontos de transporte estão localizados distalmente nas extremidades ao longo dos 12 canais principais, em um animal em pé, desde a extremidade distal até a altura do cotovelo ou joelho.

Conforme nos movemos em direção proximal, a propriedade do *qi* muda sequencialmente de um ponto de acupuntura para o próximo. Sua qualidade nos pontos pode ser comparada à mudança

Tabela 7.1 Pontos de transporte

Nome chinês	Nome em português	Efeito I
Ponto *Jing*	Ponto poço	O ponto mais distal onde o *qi* emerge e flui muito superficialmente; o ponto inicial ou final do canal
Ponto *Ying*	Ponto manancial	Ponto que segue em uma direção proximal onde o *qi* acelera; segundo ponto a partir da base
Ponto *Shu*	Ponto riacho	Ponto a partir do qual o fluxo de *qi* se espalha e se move com mais calma; terceiro ponto a partir da base
Ponto *Jing*	Ponto rio	Ponto em que o *qi* flui ainda mais amplamente e, portanto, torna-se mais poderoso e sustentável
Ponto *He*	Ponto mar	Ponto onde o *qi* flui para a profundidade; "*he*-mar localizado no cotovelo ou joelho"

das propriedades do fluxo da água, desde a nascente até a foz, como descrito a seguir.

O termo chinês *jing* aparece duas vezes, tanto para o ponto poço quanto para o ponto rio. O termo *shu* também tem um duplo significado. Por um lado, refere-se aos pontos *shu* de transporte posterior no canal da bexiga; por outro, refere-se aos pontos *shu* de transporte antigo. Como é fácil que surjam mal-entendidos no Ocidente se usarmos exclusivamente os nomes chineses, combiná-los com os nomes em português é uma boa opção. Assim, ao usarmos inicialmente os termos ponto *jing*-poço e ponto *jing*-rio, haverá menos oportunidades de mal-entendidos. O mesmo vale para os termos pontos *shu* de transporte antigos e pontos *shu* de transporte dorsais.

Além disso, cada um dos pontos antigos está associado a um dos cinco elementos (ver *Os cinco elementos* [(Fases da mudança], pág. 11).

É importante observar o princípio de que a qualidade do *qi* sempre muda com o fluxo de *qi* de distal para proximal. Isso corresponde à direção do ciclo *sheng* de geração nos cinco elementos.

No entanto, existe uma diferença fundamental entre os canais *yin* e *yang* em relação às localizações dos pontos nos elementos:

- Canal *Yin*:
  - Ponto mais distal (ponto poço): ponto de transição da madeira
  - Segundo ponto mais distal (ponto *ying*): ponto de fogo (propriedades *yang* mais fortes)
- Canal *Yang*:
  - Ponto mais distal (ponto poço): ponto metálico
  - Segundo ponto mais distal (ponto de transição *ying*): ponto de água (propriedades *yin* mais fortes)

No segundo ponto mais distal, desenvolve-se uma forte polaridade *yin-yang*. O ponto de água está localizado nos canais *yang*, tendo a qualidade *yin* mais forte aqui. O ponto de fogo está localizado nos canais *yin*, com as propriedades *yang* mais fortes. Uma das explicações propostas para isso é que a polaridade do *qi* muda nos pontos de poço e que uma parte da qualidade do *qi* (ou seja, *yin* ou *yang*) do canal anterior continua a fluir para o novo canal por uma curta distância. Isso se manifesta mais claramente no segundo ponto mais distal. A qualidade do *qi* muda de distal para proximal na ordem do ciclo *sheng* de geração na teoria dos cinco elementos (ver ▶ Fig. 3.3). No entanto, *o qi* também flui:

- Nos três canais *yin* das extremidades dos membros anteriores (canais do pulmão, do coração e do pericárdio) e nos três canais *yang* das extremidades dos membros posteriores (canais da bexiga, da vesícula biliar e do estômago), de proximal para distal.
- Nos três canais *yang* das extremidades dos membros anteriores (canais do intestino delgado, triplo aquecedor e intestino grosso) e nos três canais *yin* das extremidades dos membros posteriores (canais do baço-pâncreas, rim e fígado), de distal para proximal.

Cada canal transmite sua energia para o próximo canal nos pontos finais das extremidades. Portanto, estamos diante de duas perspectivas com relação ao fluxo de *qi* nos **canais**:

1. *O qi* macrocósmico penetra nos canais por meio dos membros e, em seguida, flui – alargando-se como um rio – em uma única direção para o corpo.
2. *O qi* do próprio corpo circula em um ciclo contínuo de energia de um canal para o outro. No corpo humano, os canais *yang* correm como o *qi yang* celestial de cima para baixo, ou seja, das mãos para os pés. Os canais *yin* correm dos pés para cima, assim como o *yin qi* da terra que sobe pelos pés (análogo à água que sobe pelas raízes das árvores). Esse modelo também foi adotado na medicina veterinária.

7.2 Pontos de Fase

> O termo ponto de fase refere-se aos cinco pontos em cada canal principal nas extremidades distais, cada um associado a uma das cinco fases.

- Todos os canais *yang* começam na pata dianteira com o ponto de metal e terminam na pata traseira com o ponto de metal.
- Todos os canais *yin* terminam na pata dianteira com o ponto de madeira e começam na pata traseira com o ponto de madeira.

A sequência dos pontos de fase corresponde à do ciclo de *sheng*. Os pontos seguem em ordem como se alguém tivesse cortado o ciclo *sheng*/geração no respectivo ponto *ting* (ver Pontos *Ting*, p. 44) e depois o aplicasse ao longo da pata em direção ao topo. As fases se sucedem e se fundem:

- Nos canais *yin*, os pontos de madeira, fogo e terra (= ponto manancial) seguem um ao outro, de distal para proximal, em ordem numérica direta.
- Nos canais *yang*, os pontos de metal, água, madeira e ponto manancial seguem um ao outro diretamente (de acordo com a ordem numérica).

Uma peculiaridade do canal da vesícula biliar é que um ponto está inserido entre a água e a madeira. Além disso, a ordem de seus pontos de fase segue uma sequência matemática que facilita a localização:
VB-44/metal - 1 = VB-43/água
VB-43 - 2 = VB-41/madeira
VB-41 - 3 = VB-38/fogo
VB-38 - 4 = VB-34/terra

- Todos os pontos *yin* no tarso e no carpo estão associados à terra, e todos os pontos no cotovelo e no joelho à água.
- Todos os pontos *yang* no cotovelo e no joelho estão associados à terra.

7.3 Pontos *Ting*

> Os pontos *Ting* são os pontos iniciais e finais dos canais nas patas (▶ Fig. 7.1).

Os pontos localizados aqui podem ser usados, por exemplo, como pontos de emergência. Desse ponto, *o qi* pode ser enviado muito rapidamente para a outra extremidade do canal (▶ Tabela 7.2).

7.4 Xi-Fissura ou Pontos de Acúmulo

> Nos pontos *xi* ou de fissura, *o qi* e o sangue se acumulam.

- *Xi* significa acúmulo, rasgo ou abertura. Os pontos são adequados para o tratamento de processos agudos e dolorosos. Os pontos de acúmulo nos canais *yin* também ajudam nos distúrbios sanguíneos. Eles são encontrados entre os dedos dos pés e os cotovelos ou joelhos (▶ Fig. 7.2).
- Além dos 12 pontos de acúmulo nos canais principais (▶ Tabela 7.3), há quatro pontos de acúmulo adicionais nos vasos extraordinários (▶ Tabela 7.4). Portanto, temos um total de 16 pontos *xi*.

7.5 Pontos Fonte

> O *qi* de origem (*yuan qi*), que é "administrado" pelo triplo aquecedor, se reúne nos pontos fonte (*yuan*) (▶ Tabela 7.5).

- Nos canais *yin*, os pontos fonte são idênticos aos antigos pontos de transporte (como o terceiro ponto mais distal). Eles regulam e complementam as vísceras associadas.

Pontos Fonte

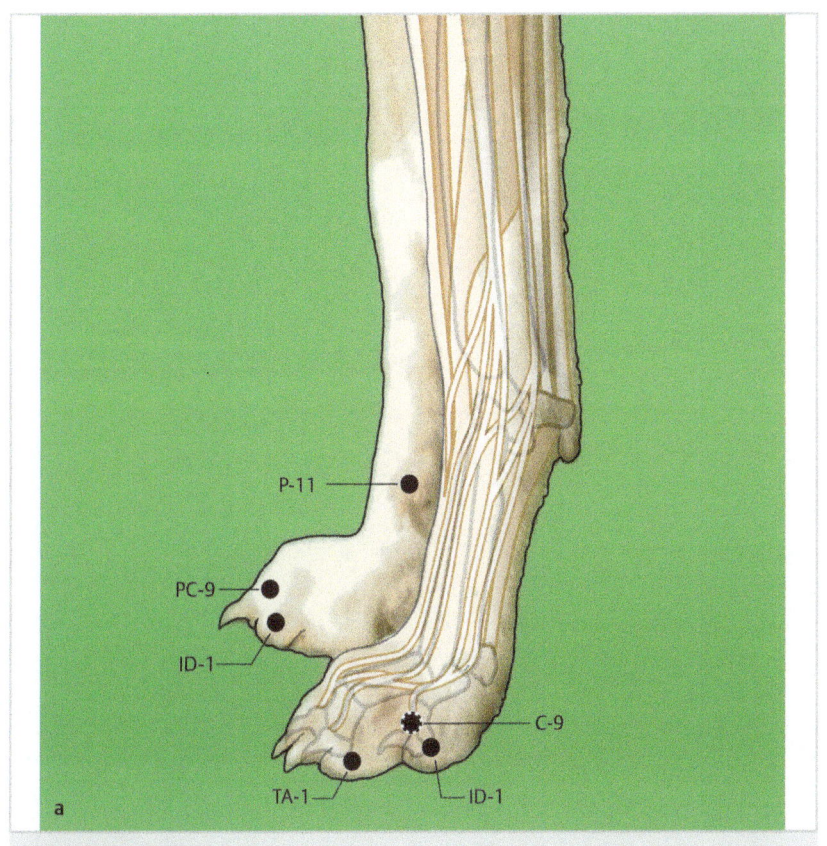

Fig. 7.1 Pontos *Ting*.
a Na pata dianteira.

- Nos canais *yang*, os pontos fonte estão localizados entre os pontos de transporte e os pontos poço (como o quarto ponto mais distal, no canal da vesícula biliar como o quinto) e não têm efeito pronunciado sobre o intestino associado. Em vez disso, eles removem o excesso de agentes patogênicos de seu canal.

- Além de seu efeito terapêutico, os pontos fonte também podem ser úteis no diagnóstico de distúrbios intestinais porque respondem a desequilíbrios existentes com sensibilidade à pressão. As alterações na pele nessa área também podem indicar problemas no intestino associado.

7 Pontos de Acupuntura

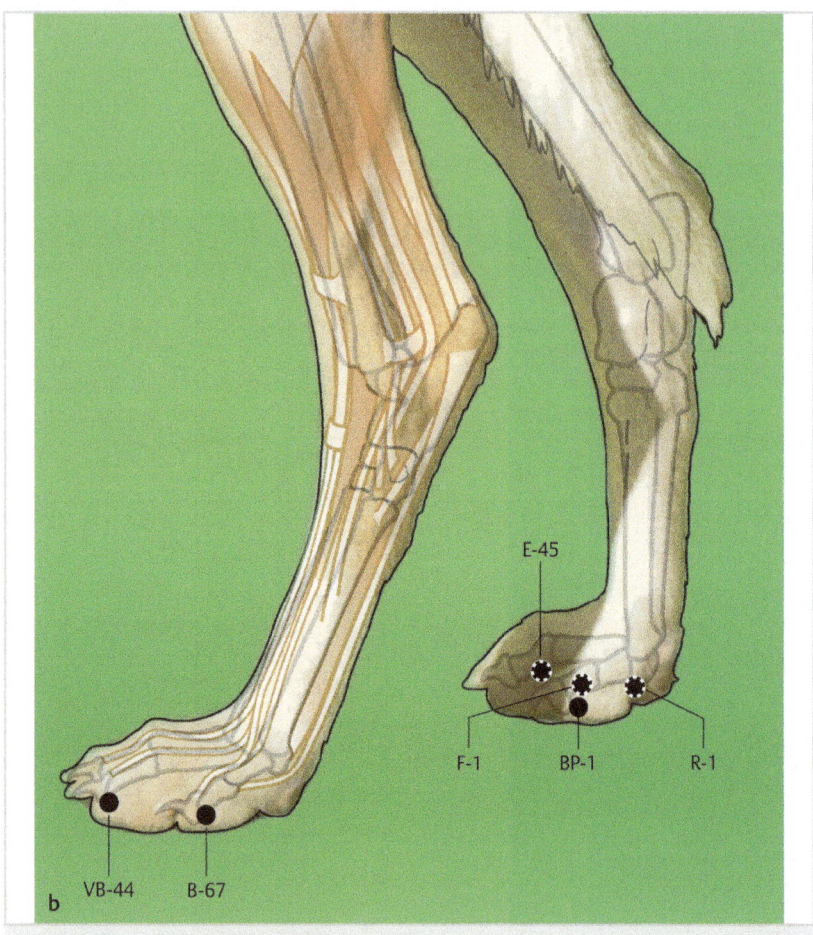

Fig. 7.1 (*Continuação*) Pontos *Ting*.
b Na pata traseira.

Enquanto os pontos de origem *yin* suplementam as vísceras, os pontos de origem *yang* removem com mais eficácia os fatores patogênicos nos padrões de excesso. Seu efeito fortalecedor sobre os intestinos não é, portanto, sua principal tarefa.

Tabela 7.2 Pontos *Ting* e sua localização

Ponto *Ting*	Localização
Pata dianteira	
ID-1 (parceiro *yang* do C-9)	Lateral no 5º dedo em *yang*
C-9 (parceiro *yin* do ID-1)	Medial no 5º dedo em *yin*
TA-1	Lateral no 4º (!) dedo em *yang*
PC-9	Medial no 3º dedo em *yang*
P-11	Medial na unha do polegar do 1º dedo em *yin*
IG-1	Medial no 2º dedo (próximo ao ponto de *ting* do pulmão)
Pata traseira	
BP-1	Medial no 2º dedo; mais plantar do que F-1 em *yin*
F-1	Lateral no 2º dedo
E-45	Medial no 3º dedo
R-1	Entre o 2º e o 3º dedos, por baixo e por trás, agulhado sob o coxim
B-67	Lateral no 5º dedo em *yang*
VB-44	Lateral no 4º dedo em *yang*

7.6 Pontos de Conexão

❗ Os canais de rede se ramificam nos pontos de conexão dos 12 canais principais. Há três pontos de conexão adicionais: VG-1 do vaso governador, VC-15 do vaso concepção e BP-21 do canal do baço-pâncreas.

Portanto, há 15 pontos de conexão (▶ Tabela 7.6). Os aplicativos dos pontos de conexão são:

- Distúrbios dos canais parceiros *yin-yang* ou das vísceras e intestinos
- Distúrbios em áreas que são abastecidas pelos vasos da rede
- Transtornos psicoemocionais

Os pontos de conexão são frequentemente utilizados durante o tratamento para direcionar o *qi* para o canal *yin* ou *yang* acoplado. Paralelamente a isso, você pode agulhar o ponto fonte no canal para o qual o *qi* está sendo direcionado (▶ Tabela 7.5).

7.7 Pontos de Associação Dorsais

❗ Cada canal principal tem seu ponto de associação dorsal específico no canal interno da bexiga, à esquerda e à direita da coluna vertebral.

Os 12 pontos de associação dorsais correspondem aos órgãos Zang-Fu e se encontram no canal interno da bexiga, lateral à linha média (ver ▶ Tabela 7.7 e ▶ Fig. 7.3; ver Alternativas à acupuntura com agulhas, p. 62). O nome é composto pela víscera ou intestino associado e o ponto de *shu* (de associação) do termo.

Os pontos de associação ficam aproximadamente no nível do órgão associado e são extremamente úteis no diagnóstico porque se tornam sensíveis à pressão quando o ciclo funcional relevante está em um estado de desequilíbrio. Nesse contexto, os pacientes com um problema

7 Pontos de Acupuntura

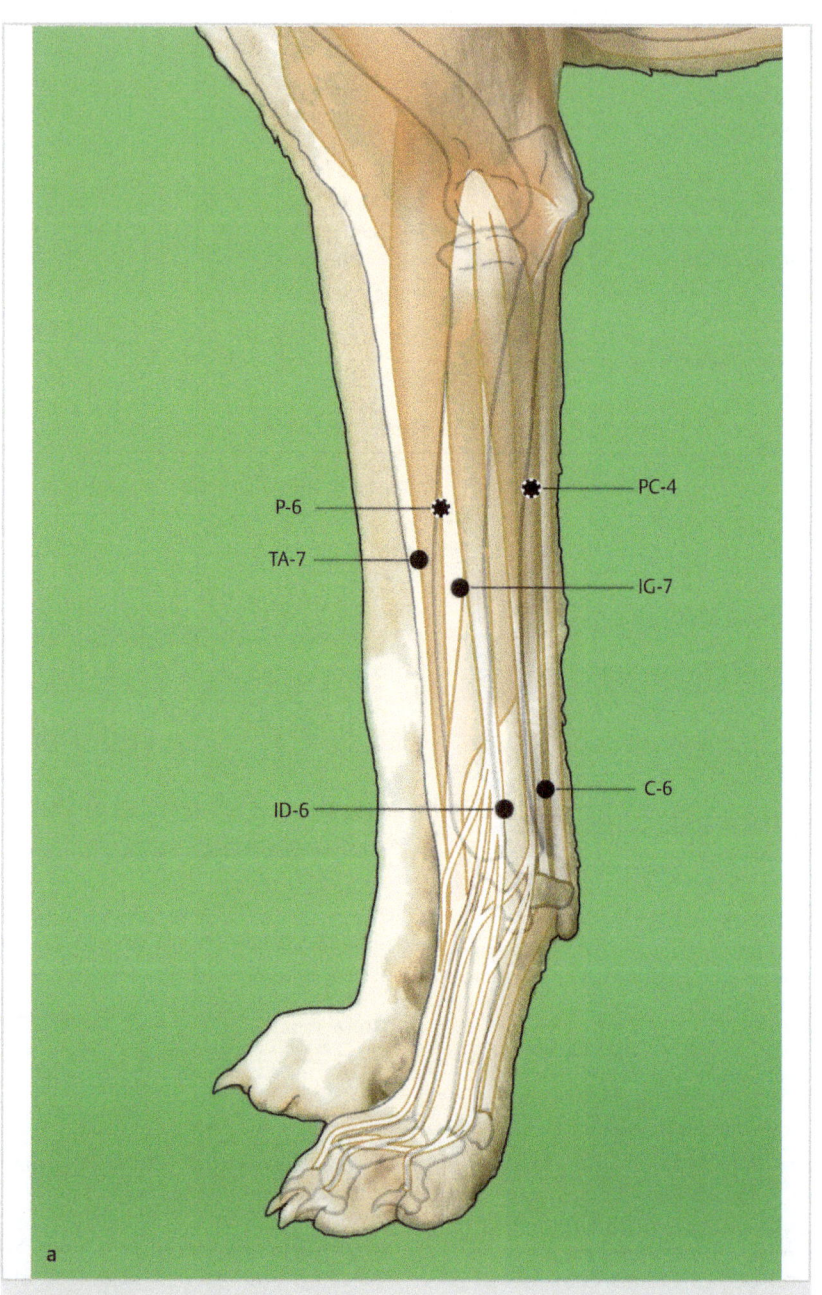

Fig. 7.2 Xi-Fissura ou Pontos de Acúmulo
a Na pata dianteira.

Pontos de Conexão

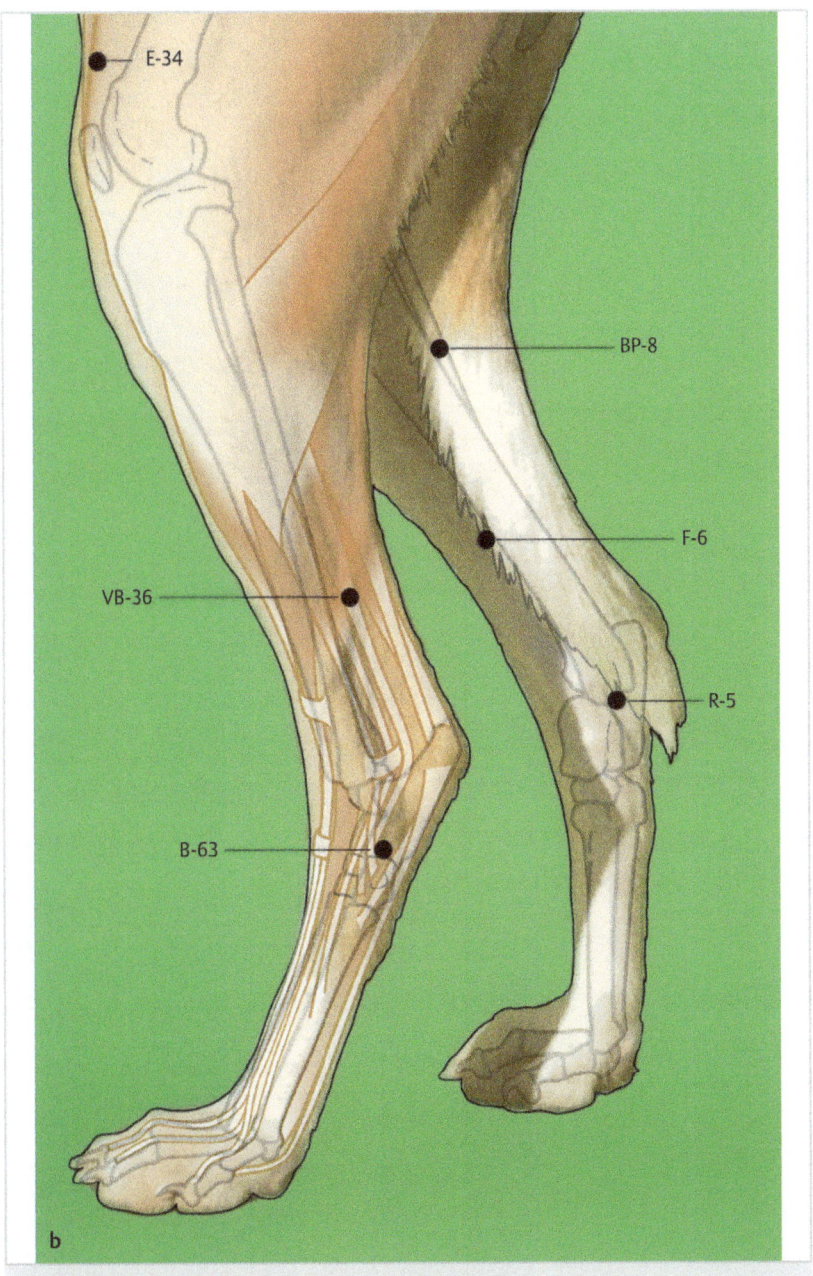

Fig. 7.2 (*Continuação*) Xi-Fissura ou Pontos de Acúmulo
b Na pata traseira.

7 Pontos de Acupuntura

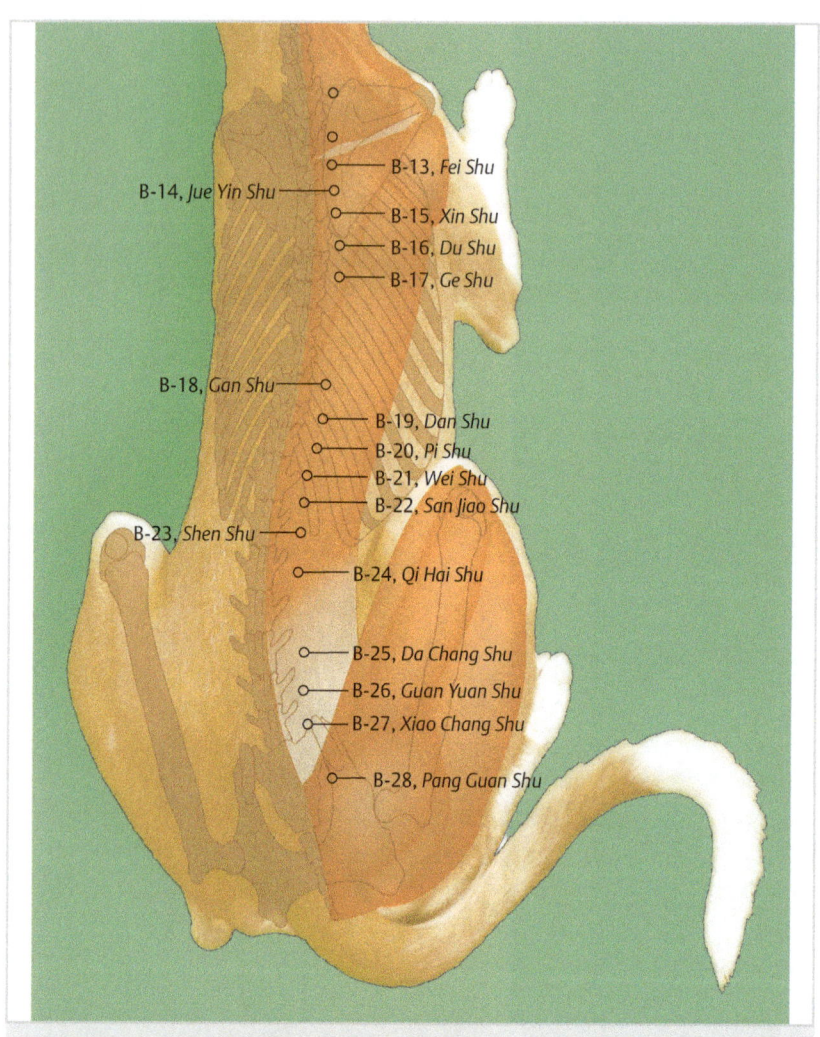

Fig. 7.3 Pontos de *back shu* (de associações dorsais).

Pontos de Conexão

Tabela 7.3 Pontos Xi-fissura ou pontos de acúmulo dos 12 canais principais na pata dianteira e na pata traseira

Canal principal	Ponto Xi-fissura ou pontos de acúmulo
Pata dianteira	
Pulmão	P-6
Intestino grosso	IG-7
Coração	C-6
Intestino delgado	ID-6
Triplo aquecedor	TA-7
Pericárdio	PC-4
Pata traseira	
Estômago	E-34
Baço-pâncreas	BP-8
Bexiga	B-63
Rim	R-5
Fígado	F-6
Vesícula biliar	VB-36

Tabela 7.4 Pontos Xi-fissura ou pontos de acúmulo nos vasos extraordinários

Vaso extraordinário	Xi-fissura ou pontos de acúmulo
Yang qiao mai (vaso motilidade de yang)	B-59
Yin qiao mai (vaso motilidade de yin)	R-8
Yang wei mai (vaso ligação de yang)	VB-35
Yin wei mai (vaso ligação de yin)	R-9

Tabela 7.5 Pontos Fonte nos principais canais

Canal principal	Ponto Fonte
Pulmão	P-9
Intestino grosso	IG-4
Estômago	E-42
Baço-pâncreas	BP-3
Coração	C-7
Intestino delgado	ID-4
Bexiga	B-64
Rim	R-3
Pericárdio	PC-7
Triplo aquecedor	TA-4
Vesícula biliar	VB-40
Fígado	F-3

Tabela 7.6 Pontos de conexão e seus canais emparelhados

Ponto de conexão	Canal emparelhado
P-7	Intestino grosso
IG-6	Pulmão
E-40	Baço-pâncreas
BP-4	Estômago
C-5	Intestino delgado
ID-7	Coração
B-58	Rim
R-4	Bexiga
PC-6	Triplo aquecedor
TA-5	Pericárdio
VB-37	Fígado
F-5	Vesícula biliar
VC-15	Vaso concepção (du mai)
GV-1	Vaso concepção (ren mai)
BP-21	Conecta todos os canais yin

Tabela 7.7 Pontos de associação dorsais

Ponto de transporte	Órgão	Nome chinês	Localização
B-13	Pulmão	*Fei shu*	T3
B-14	Pericárdio	*Jue yin shu*	T4
B-15	Coração	*Xin shu*	T5
B-16*	Vaso concepção	*Du shu*	T6
B-17*	Diafragma	*Ge shu*	T7
-	-	-	T8 + 9
B-18	Fígado	*Gan shu*	T10
B-19	Vesícula biliar	*Dan shu*	T11
B-20	Baço-pâncreas	*Pi shu*	T12
B-21	Estômago	*Wei shu*	T13
B-22	Triplo queimador	*San jiao shu*	L1
B-23	Rim	*Shen shu*	L2
B-24*	*Qi hai*	*Qi hai shu*	L3
-	-	-	L4
B-25	Intestino grosso	*Da chang shu*	L5
B-26*	*Guan yuan*	*Guan yuan shu*	L6
B-27	Intestino delgado	*Xiao chang shu*	L7
B-28	Bexiga	*Pang guan shu*	Forame sacral

* Pontos de associação clássicos que não estão associados aos canais principais.

de excesso existente respondem com dor a uma pequena pressão, ao passo que é mais provável que reajam a uma estimulação mais forte em condições de deficiência.

Além dos pontos associados aos 12 canais principais e ciclos funcionais, há pontos de associação clássicos adicionais (▶ Tabela 7.7).

Alguns deles também têm aplicação clínica na medicina veterinária, seja para diagnóstico ou tratamento.

De acordo com os textos clássicos, os pontos de transporte dorsal são mais adequados para tratar deficiência e frio nas vísceras do que problemas nos intestinos porque os pontos estão localizados no *yang* e, portanto, tratam os distúrbios *do yin* com mais eficácia. O *yang*, aqui, trata o *yin*.

Os intestinos são mais bem-tratados por meio dos pontos de alarme (*mu*), que se encontram no *yin*. Aqui, o *yin* trata o *yang*.

7.8 Pontos de Alarme

❗ Os 12 pontos de alarme (*mu*) estão localizados no abdômen ou no tórax, nas proximidades do órgão associado.

Cada víscera ou intestino também tem seu "próprio" ponto de alarme. O *qi* das vísceras e dos intestinos se acumula e se concentra nos pontos de alarme. Nos distúrbios de suas vísceras ou intestinos associados, os pontos de alarme e de transporte tornam-se facilmente sensíveis à pressão. A sensibilidade dos pontos de alarme dá uma indicação clara do possível envolvimento do órgão na patologia apresentada (▶ Tabela 7.8).

Somente os pontos de alarme do pulmão (P-1), do fígado (F-14) e da vesícula biliar (VB-24) estão em seu próprio canal. Seis pontos de alarme adicionais estão no vaso concepção (*ren mai*).

Um dispositivo mnemônico para memorizar a sequência dos pontos de alarme é: Triplo aquecedor (VC-5), intestino delgado (VC-4), bexiga (VC-3): TSB – "três meninos pequenos".

Tabela 7.8 Pontos de alarme

Ponto de alarme	Órgão
P-1	Pulmão
E-25	Intestino grosso
VC-12	Estômago
F-13	Baço-pâncreas
VC-14	Coração
VC-4	Intestino delgado
VC-3	Bexiga
VB-25	Rim
VC-17	Pericárdio
VC-5	Triplo aquecedor
VB-24	Vesícula biliar
F-14	Fígado

7.9 Pontos de Influência ou de União

> Os oito pontos de influência ou de união (*hui*) são frequentemente chamados de "pontos influentes" ou "pontos mestres dos tipos de tecidos".

O efeito dos pontos de influência ou de união (▶ Tabela 7.9) em determinados tecidos do corpo é particularmente forte, e eles são agulhados para apoiar o tecido associado.

Tabela 7.9 Pontos de influência ou de união

Ponto de influência ou de união	Efeito
F-13 (*pi mu*)	Ponto mestre das vísceras e do corpo como um todo
VC-12 (*wei mu*)	Afeta todos os intestinos
VC-17 (*xin bao mu*)	Mar de *qi*, influencia especialmente o *zong qi*
B-17 (*ge shu*)	Ponto mestre do sangue (trata todas as formas de calor, deficiência e estase do sangue)
VB-34	Ponto mestre dos tendões em todo o corpo (especialmente para contrações e rigidez)
P-9	Ponto mestre do pulso e dos vasos sanguíneos (especialmente para tosse com sangue ou vômito de sangue e estase de sangue no coração e no tórax devido à fraqueza do *zong* [ancestral] *qi*)
B-11	Ponto influente dos ossos (para deformações dolorosas dos ossos e rigidez e dor na coluna vertebral, no pescoço e na região lombar)
VB-39	Ponto mestre da medula (para fortalecer tendões e ossos, tem ampla aplicabilidade no contexto de fraqueza, deficiência, flacidez e contração das extremidades)

Tabela 7.10 Pontos principais das regiões do corpo

Ponto mestre	Região do corpo
IG-4	Cabeça, focinho e rosto
P-7	Nuca, pescoço e área occipital
E-36	Área do estômago
B-40	Área das costas e lombar
PC-6	Tórax

Tabela 7.11 Pontos de mar e intestinos associados

Ponto	Intestino
E-37	Intestino grosso
E-39	Intestino delgado
B-39	Queimador triplo

Tabela 7.12 Quatro pontos de mares

Mar	Pontos	Aplicação
Mar de *qi*	E-9, VC-17, VG-15, VG-14	Por excesso/deficiência
Mar de sangue	Embarcação de passagem (*chong mai*) B-11, E-37, E-39	Em conjunto para suplementação (p. ex., para deficiência de sangue)
Mar de água e de grãos	E-30 (ponto superior) E-36 (ponto inferior)	O excesso causa uma sensação de saciedade; a deficiência causa fome e incapacidade de comer
Mar de medula	VG-20 (ponto superior) VG-16 (ponto inferior)	Melhora a atividade cerebral

7.10 Pontos Mestres das Regiões do Corpo

> Os pontos mestres são pontos empiricamente descobertos, com um efeito especial em determinadas regiões do corpo.

Os pontos mestres (▶ Tabela 7.10) podem reforçar o efeito de pontos locais ou pontos específicos em uma determinada região.

7.11 Pontos de Mar

Os pontos de mar (pontos *he*) têm um efeito mais forte sobre os intestinos associados do que os pontos de mar "regulares" do antigo sistema de pontos de transporte, que estão localizados no próprio canal relevante (▶ Tabela 7.11).

7.12 Pontos dos Quatro Mares

O texto "*Pivô Espiritual*" (*Ling Shu*) descreve quatro mares no corpo (▶ Tabela 7.12). Essas são combinações de pontos que têm um efeito específico direcionado ao *qi*, ao sangue, à nutrição ou à medula óssea, e atuam regulando esses elementos.

Leitura Sugerida

Zhang C. Der unsichtbare Regenbogen und die unhörbare Musik. Traumzeit Verlag; 2010

8 Seleção de Pontos

Há várias teorias sobre a seleção de pontos. Neste livro, apresentamos uma breve visão geral. Somente uma educação bem fundamentada em acupuntura pode transmitir a experiência profissional necessária.

Podem surgir diferenças claras na seleção de pontos entre as diferentes teorias, e as aparentes contradições podem causar irritação. Algumas pessoas se sentem mais seguras com a aplicação consistente de uma única teoria, enquanto outras ficam satisfeitas com um amplo espectro de opções e variações no tratamento de uma grande diversidade de pacientes. Certamente faz sentido conhecer bem os vários sistemas para poder escolher a melhor terapia em cada caso individual. Para maior eficácia, devemos estar completamente familiarizados com os efeitos dos pontos individuais nos diferentes canais combináveis, bem como em diferentes contextos, e combiná-los da forma mais eficaz possível. Devemos nos perguntar várias vezes: Qual é o problema? O que quero afetar? Quais pontos podem atingir esse objetivo?

Como regra geral, o tratamento com acupuntura deve equilibrar a energia do corpo e, assim, restaurar seu equilíbrio. Portanto, a seleção dos pontos de acupuntura para a terapia deve sempre corresponder ao sistema de diagnóstico aplicado.

Pontos *Ah Shi* Agulhar pontos sensíveis à pressão (pontos gatilho) é um método de tratamento mais fácil. Para isso, palpe um ponto gatilho, como um músculo, e agulhe-o diretamente para obter um relaxamento localizado. O efeito local de alívio da dor e anticonvulsivo é de importância primordial.

Pontos de associação O agulhamento de pontos de associação sensíveis à pressão tem um efeito simultâneo no órgão associado. De acordo com os textos clássicos, os pontos de associação dorsais são mais adequados para o tratamento de deficiências e resfriados na víscera do que problemas nos intestinos. Isso ocorre porque os pontos estão localizados no *yang* e, portanto, tratam os distúrbios *do yin* de forma mais eficaz. *O yang*, aqui, trata *o yin*.

Os intestinos são mais bem tratados por meio dos pontos de alarme, que estão localizados no *yin*. Aqui, *o yin* trata *o yang*.

Patologia dos órgãos Zang-Fu Quando diagnosticamos uma patologia dos órgãos Zang-Fu (p. ex., deficiência *de yang* nos rins), devemos orientar o tratamento de acupuntura para essa patologia. Os pontos selecionados são escolhidos com base no canal ou ciclo funcional afetado e em seu efeito específico.

Não podemos corrigir uma deficiência de sangue apenas expulsando o vento. Mesmo quando o animal apresenta coceira como o principal sintoma causado pela deficiência de sangue, devemos priorizar a remoção da causa subjacente, ou seja, a deficiência de sangue. Não podemos tratar uma deficiência de *yang* dos rins expulsando a umidade; devemos selecionar um ponto, como o R-7, que fortaleça *o yang* dos rins. A estagnação do *qi* do fígado, por exemplo, é tratada pela movimentação *do qi* e do sangue no canal do fígado. Para esse fim, a combinação F-3/F-2 é altamente eficaz.

Teoria dos cinco elementos: Ao selecionar pontos com base na teoria dos cinco elementos, segundo a qual os canais se nutrem e se restringem mutuamente, observamos a relação energética entre os canais e buscamos um equilíbrio. Se o metal for fraco demais para conter a madeira e, portanto, a madeira sofrer de excesso patológico, a terapia visa fortalecer o canal do pulmão para recuperar o controle. Isso seria possível, por exemplo, agulhando o ponto de suplementação (P-9, terra) no canal do pulmão.

Pontos de transporte antigos Ao usar os pontos de transporte antigos, nosso foco está na qualidade diferente do *qi* no local relevante. No ponto mais distal, por exemplo, é possível alcançar o *qi* que está fluindo rapidamente para o canal. Perto do tronco, por outro lado, nos pontos *he*-mar, abordamos o *qi* que tem influência direta sobre os órgãos associados.

Pontos de combinação de conexão e fonte A combinação de pontos de conexão e pontos de fonte cria um equilíbrio entre os canais *yin* e *yang* parceiros em um ciclo funcional. Primeiro agulhamos o ponto de conexão do canal do parceiro que tem mais *qi*. O *qi* então emerge no ponto de origem do canal do parceiro, que é agulhado em seguida, e flui para esse canal. Com esse método, podemos fortalecer o canal mais fraco. Um pré-requisito para esse método é um desequilíbrio energético entre os canais parceiros *yin* e *yang*. Deve haver *qi* suficiente presente no canal em que o ponto de conexão é agulhado para obter um efeito.

Pontos principais Agulhamos pontos principais para tratar um tecido doente específico ou uma região do corpo afetada.

Relógio circadiano dos canais regulares Ao selecionar pontos de acordo com o relógio do órgão, consideramos a ocorrência de sintomas em horários específicos do dia.

Pontos de acúmulo Esses pontos são usados para tratar processos agudos dolorosos e/ou hemorrágicos, agulhando o canal associado ao órgão/ciclo funcional ou tecido afetado.

9 Identificação de Pontos e Agulhamento

Uma medida comum utilizada para calcular as distâncias entre os pontos de acupuntura é o cun chinês. Em cães e gatos, 1 cun corresponde à largura do calcâneo do paciente (▶ Fig. 9.1).

A **localização** dos pontos de acupuntura baseia-se, principalmente, em descrições anatômicas e na palpação. No entanto, é importante entender que, na China antiga, a acupuntura raramente se baseava em descrições exatas dos pontos. Naquela época, seria mais adequado falar em áreas reativas do que em pontos precisos. Mesmo hoje, os acupunturistas são aconselhados a verificar a reatividade do ponto descrito antes de agulhá-lo. Tocar, palpar e sentir onde o ponto correto está localizado continuam sendo aspectos importantes da acupuntura. Sensações de frio, calor, formigamento, entre outras, são possíveis reações que o acupunturista pode perceber ao tocar o ponto de acupuntura reativo.

O ponto deve sempre ser agulhado após a palpação. Pode ser útil posicionar um dedo próximo ao ponto durante o agulhamento para comprimir o tecido, facilitando a inserção da agulha e utilizando a pressão do dedo para distrair a picada.

A **direção** específica **da inserção** da agulha depende da estrutura subjacente. Uma inserção tangencial (quase paralela à superfície do corpo) ou oblíqua (aproximadamente 45 graus, caudal ou distal) pode ser útil para evitar que a agulha deslize e para proteger, por exemplo, articulações, nervos ou vasos sanguíneos subjacentes (▶ Fig. 9.2).

9 Identificação de Pontos e Agulhamento

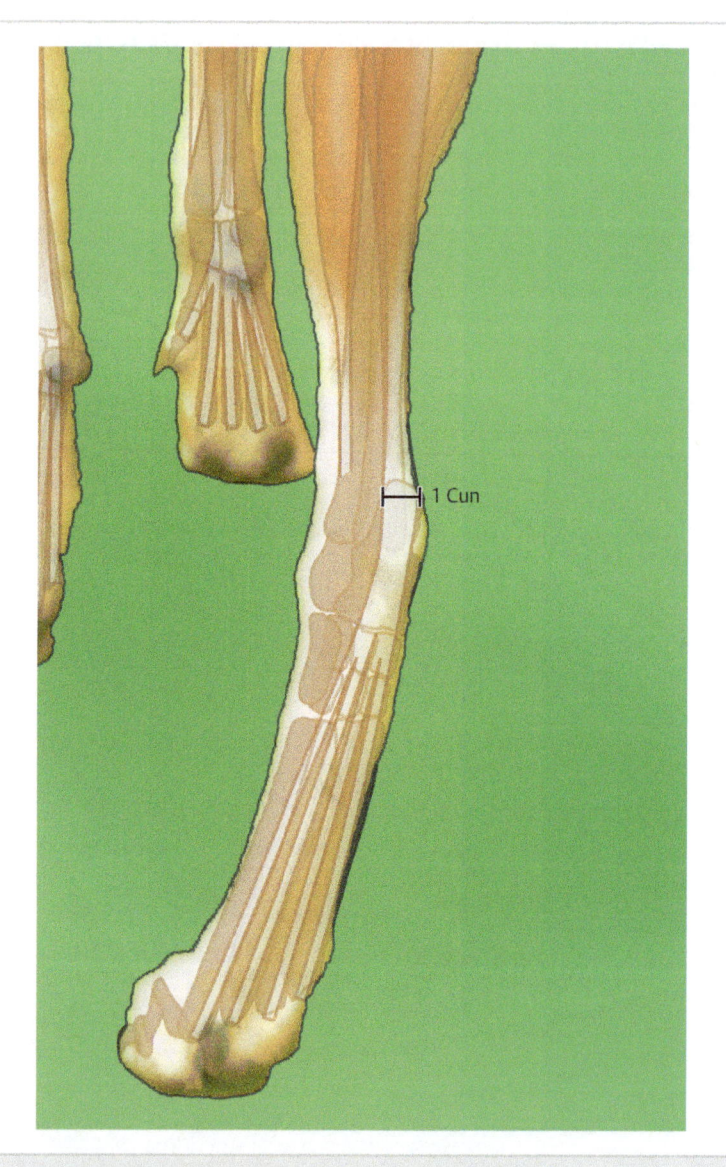

Fig. 9.1 A largura do calcâneo do paciente corresponde a 1 cun.

9 Identificação de Pontos e Agulhamento

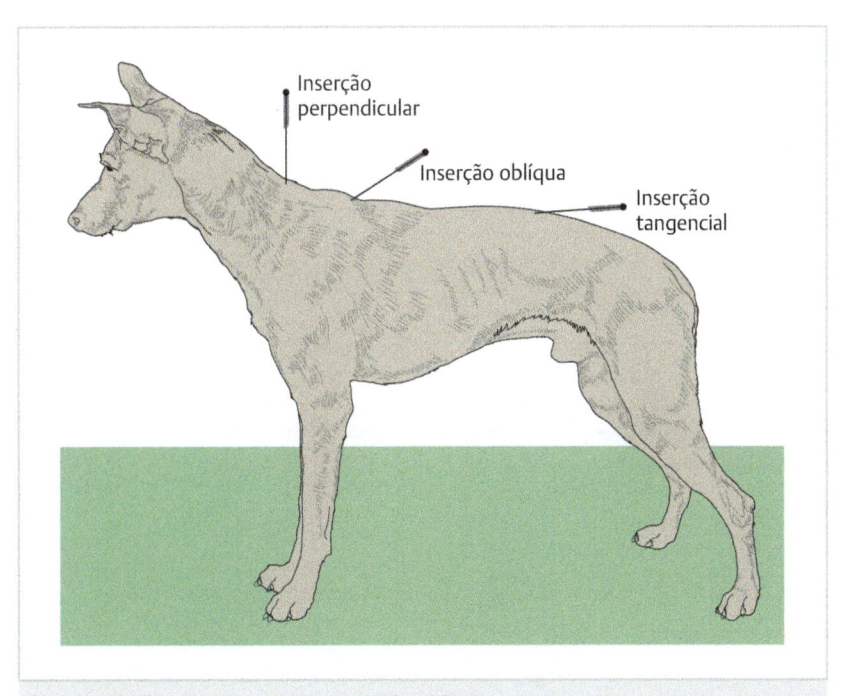

Fig. 9.2 Agulhamento vertical, tangencial e oblíquo.

10 Formas de Acupuntura

10.1 Agulhas de Acupuntura

Na acupuntura veterinária, utilizamos agulhas finas, flexíveis e descartáveis da medicina humana. Agulhas de aço são uma opção, assim como as de ouro e prata. Existem agulhas com revestimento de silicone e outras sem revestimento. O revestimento permite que as agulhas finas penetrem na pele com mais facilidade e menos dor, mas pode fazer com que elas se soltem rapidamente se o paciente se mover enquanto estiverem inseridas.

As agulhas de acupuntura disponíveis comercialmente são testadas para garantir sua qualidade e, em geral, são bastante seguras. Ainda assim, os profissionais devem estar cientes de sua responsabilidade para com o paciente, sempre examinando as condições das agulhas quanto à segurança. Utilize apenas agulhas embaladas e esterilizadas. Embalagens abertas por muito tempo ou danificadas perdem a esterilidade e podem apresentar risco de infecção.

As agulhas descartáveis são de uso único. Reutilizá-las, além de ser um problema de higiene, reduz a eficácia da penetração, pois elas perdem o fio e penetram o tecido com maior dificuldade.

10.1.1 Tipos de Agulha

Em geral, é possível escolher entre dois tipos de agulhas: Hwato e Seirin.

Agulhas Hwato Essas agulhas possuem pontas menos afiadas e cabos de metal flexíveis e enrolados, tornando a penetração na pele um pouco mais difícil. Contudo, são melhores para condução de eletricidade e calor, sendo particularmente adequadas para moxabustão e eletroacupuntura.

Agulhas Seirin São mais afiadas e possuem alças de plástico rígido, facilitando uma inserção rápida e indolor.

Para animais pequenos, são recomendadas agulhas de 0,20 × 15 mm, 0,30 × 30 mm e 0,35 × 50 mm. As menores (0,20 × 15 mm) são usadas principalmente na cabeça, no tórax e nas extremidades distais, enquanto as maiores (0,30 × 30 mm ou mais) são indicadas para áreas com massa muscular mais espessa.

Quanto mais longa e fina for a agulha, mais difícil será a sua inserção. O uso de cânulas de injeção na acupuntura deve ser evitado, pois envolve riscos. Na acupuntura, as agulhas permanecem na pele por algum tempo antes de serem removidas. As cânulas de injeção são rígidas e, como resultado, podem facilmente danificar o tecido quando o paciente se move e têm maior probabilidade de se romper sob tensão. Além disso, elas têm um lúmen, o que aumenta o risco de contaminação.

Na acupuntura humana, também é comum o uso de agulhas com pequenos tubos. No entanto, isso é impraticável na medicina veterinária, pois é preciso primeiro posicionar e aplicar o tubo como preparação para a inserção, algo que a experiência demonstra não ser bem tolerado por cães e gatos. Eles podem reagir a essa preparação com irritação e rejeição.

A menor irritação é causada pela inserção direta e rápida, potencialmente auxiliada pela pressão de um dedo próximo ao ponto de acupuntura que será agulhado.

10.1.2 Acupuntura em Pequenos Animais

A acupuntura deve sempre ser realizada com conhecimento especializado e cautela. Portanto, é necessário observar os seguintes pontos.

Agulhas de Acupuntura

- Monitore o estado geral de saúde e a condição circulatória do paciente.
- Caso a resposta à dor seja intensa e persistente, verifique a localização correta da agulha e, se necessário, remova-a. Alguns segundos após a inserção, o paciente deve tolerar bem as agulhas. A dor intensa não é útil para o efeito terapêutico da acupuntura e deve ser evitada. A sensação desejada de *de qi* (consulte De Qi) é apenas uma leve contração ou uma sensação de pressão.
- Formigamento, sensação de pressão ou de calor, que façam o animal tentar puxar a agulha, devem ser reduzidos distraindo ou segurando o paciente.
- Enquanto as agulhas estiverem inseridas, o paciente deve ser monitorado o tempo todo, para evitar que o animal engula uma agulha ao lambê-la ou mordê-la.
- Um risco adicional é a acupuntura nas proximidades das articulações. Nunca insira uma agulha de acupuntura diretamente em uma articulação, pois isso pode causar sérios danos e infecções articulares.
- Também é necessário cuidado especial na região do tórax. Inserir a agulha muito profundamente pode causar pneumotórax. O mesmo cuidado se aplica aos pontos de transporte localizados nessa área.
- Evite danificar os vasos sanguíneos e tecido nervoso.
- Na área do abdômen inferior, há o risco de perfurar acidentalmente a bexiga urinária se ela estiver muito cheia. Outros órgãos abdominais, especialmente quando aumentados, também podem ser lesionados por uma agulha muito longa.

De Qi Para obter um efeito terapêutico, a acupuntura precisa movimentar as energias. Esse efeito se manifesta, por exemplo, com uma sensação de formigamento ao longo dos canais afetados, semelhante a uma corrente elétrica, uma sensação de pressão no ponto agulhado ou calor no tecido.

Como praticante, o efeito *de qi* desejado é semelhante à sensação de o tecido estar "agarrando" a agulha. Se parecer que está cutucando um espaço vazio, você ainda não atingiu o *de qi*. Nesse caso, pode ser útil levantar e abaixar suavemente a agulha ou girá-la. Também pode ser necessário ajustar a posição da agulha.

10.1.3 Técnicas de Agulhamento

Há várias possibilidades de agulhamento para sedação ou tonificação. Nesse caso, o profissional deve levar em consideração a condição física do paciente (▶ Tabela 10.1). Essas possibilidades não devem ser confundidas com os pontos de tonificação e sedação nas extremidades inferiores, que estão ligados aos ciclos dos cinco elementos, em que cada elemento é nutrido pela elemento-mãe anterior e transmite energia para o elemento seguinte, chamada de elemento-filho.

Cada canal tem cinco pontos de fase. Portanto, há um ponto de tonificação e um ponto de sedação para cada canal. O ponto

Tabela 10.1 Possibilidades de agulhamento tonificante e sedativo

	Tonificante	Sedativo
Inserção da agulha	Lento	Rápido
Remoção da agulha	Rápido → o qi não é puxado junto com a agulha	Lento → o qi é puxado para fora do corpo
Tempo de permanência da agulha	10-20 minutos	20-30 minutos
Rotação da agulha	No sentido horário	No sentido anti-horário

de tonificação é o ponto da fase no ciclo de geração que precede o ponto de fase específico (p. ex., ponto de madeira no canal de madeira, ponto de água no canal de água etc.) no canal afetado. O ponto de sedação é o ponto que segue após o ponto de fase específico.

10.2 Alternativas à Acupuntura com Agulhas

Hemopuntura Para remover o *qi* patogênico de um canal, existe a opção de sangrar os pontos de acupuntura.

Aquapuntura Podemos usar cânulas de injeção para injetar fluidos nos pontos de acupuntura. A lenta absorção do fluido no tecido cria uma pressão mais duradoura no ponto de acupuntura, com o objetivo de amplificar o efeito da agulha. As substâncias injetáveis incluem, entre outras, Traumeel (Heel, Baden-Baden, Alemanha), equinácea, vitamina B_{12} ou anestésicos, como a lidocaína.

Moxabustão A moxa é produzida a partir da *Artemisia vulgaris* (artemísia) e é usada em diferentes formas. Na medicina veterinária, a forma preferida são os charutos de moxa prensados, com ou sem desenvolvimento de fumaça, ou moxa lã. Durante a aplicação, a moxa é acesa e desenvolve uma fragrância aromática muito particular e uma qualidade de calor muito especial. Essa propriedade ativa o *yang* e dispersa o frio e a umidade. O cheiro penetra nos canais para mover o *qi* e o sangue para lá. A moxa é eficaz para condições como frio e estagnação de *qi* nos canais, articulações doloridas, dormência, infertilidade e paralisia. Para cães e gatos, é mais fácil acender a moxa em forma de charuto e, em seguida, segurá-la ou agitá-la para frente e para trás a uma distância de aproximadamente 2 cm acima do ponto de acupuntura relevante. Com a outra mão, verifique o desenvolvimento de calor. A moxa traz facilmente energia para o corpo. A aplicação da moxa é contraindicada durante a gravidez e em processos inflamatórios.

Acupuntura a *laser* Os *lasers* são usados para estimular as células do corpo ou os pontos de acupuntura com energia luminosa. A acupuntura a *laser* é indolor e, portanto, suportável até mesmo para pacientes com fobia de agulhas. Diferentes frequências causam efeitos específicos. Recomenda-se treinamento no uso de um dispositivo a *laser* para evitar riscos relacionados à aplicação da luz *laser*.

Eletroestimulação Ao conectar as extremidades de pequenos fios carregados às agulhas de acupuntura inseridas, é possível conduzir eletricidade e, assim, energia *yang* para os pontos de acupuntura.

Especialmente para o tratamento da síndrome de *wei*, hérnia de disco, paralisias ou outros déficits neurológicos, é muito útil usar a eletroacupuntura. No entanto, isso é contraindicado na gravidez, epilepsia e problemas cardiovasculares. A maioria dos dispositivos tem quatro saídas para dois fios cada. A corrente pode ser regulada para cada par, e o número de pulsos de corrente por minuto é ajustado com a frequência. Nesse caso, é melhor usar uma frequência variável (intermitente) ou um modo de distribuição/dispersão com intensidade variável e intervalos definidos, de modo que o corpo não consiga se adaptar à corrente e, assim, perca sua resposta ao estímulo. No modo A/C, o dispositivo opera com uma corrente alternada; no modo D/C, a corrente contínua flui do eletrodo negativo para o positivo.

Acupuntura de ouro ou Implante de ouro Esse método é comumente aplicado para obter um efeito permanente e uma melhora na doença articular degenerativa crônica.

Para obter um efeito permanente, podem ser implantados fios ou esferas de ouro nos pontos de acupuntura. Para implantar o ouro com segurança, a cirurgia deve ser realizada em condições operacionais estéreis e sob anestesia. Os implantes precisam ser colocados com precisão, após um exame minucioso do caso individual, para obter o melhor efeito possível.

Idealmente, na acupuntura com ouro, o ouro é inserido propositalmente nos pontos de acupuntura que equilibram todo o organismo e têm um efeito direcionado sobre o problema articular afetado. A inserção aleatória de implantes nas proximidades da articulação pode produzir melhora "por coincidência", mas também pode causar resultados indesejados que podem se manifestar mais tarde e talvez nunca sejam associados ao implante.

As possíveis complicações podem ser infecções pós-operatórias, penetração da cápsula articular e irritações nervosas.

As indicações mais comuns incluem displasia do quadril, artrose do cotovelo, gonartrose e espondilose.

Acupuntura sonora A acupuntura sonora utiliza as vibrações transmitidas aos pontos de acupuntura por meio de diapasões ajustados em diferentes níveis de sintonia, com as quais os pontos entram em ressonância. Os ciclos e canais funcionais estão associados a frequências específicas e, por isso, são estimulados pelo som de acordo com essas frequências.

Acupuntura com cristais Os bastões de cristal são usados principalmente de acordo com suas propriedades específicas e modo de ação. Esse efeito é ampliado pelo uso dos pontos de acupuntura correspondentes. Os efeitos dos cristais são produzidos por sua estrutura e composição.

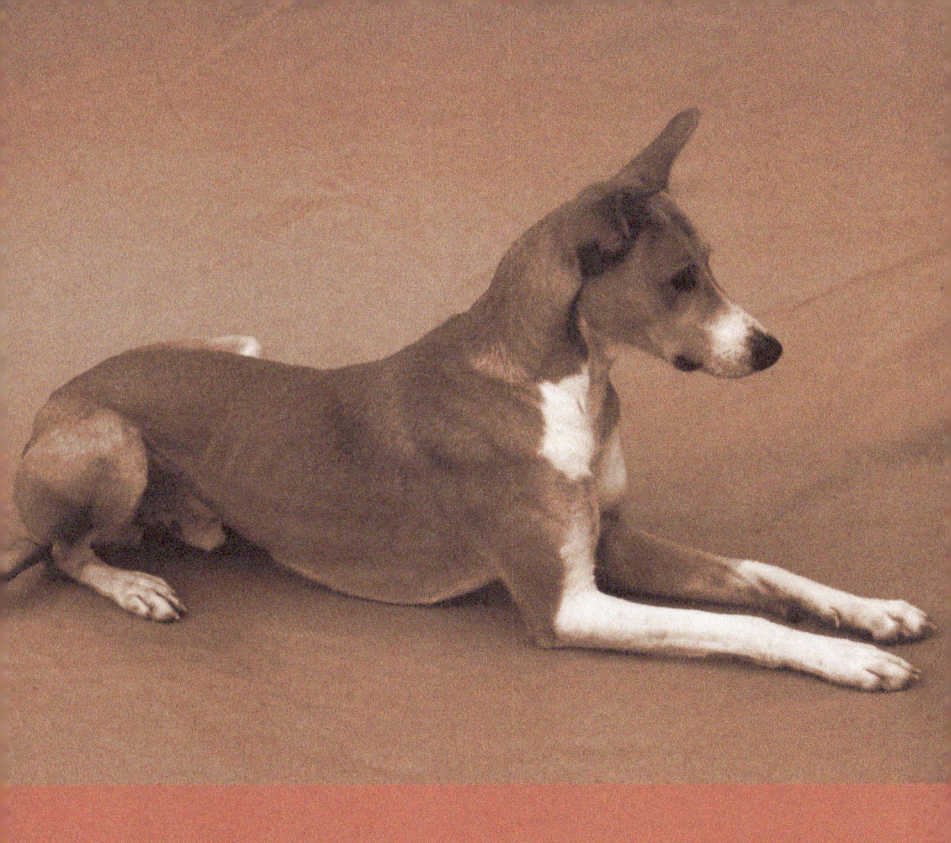

II Atlas de Pontos de Acupuntura

11	Canal do Pulmão	66
12	Canal do Intestino Grosso	76
13	Canal do Estômago	92
14	Canal do Baço-Pâncreas	124
15	Canal do Coração	142
16	Canal do Intestino Delgado	152
17	Canal da Bexiga	168
18	Canal do Rim	224
19	Canal do Pericárdio	244
20	Canal do Tripo Aquecedor	252
21	Canal da Vesícula Biliar	268
22	Canal do Fígado	308
23	Vaso Governador	320
24	Vaso Concepção	344
25	Pontos Extras	364

11 Canal do Pulmão

Tai Yin do Membro Torácico (*Shou Tai Yin Fei Mai* 手太阴肺脉)

Originando-se no Jiao, na área do estômago, um ramo do canal pulmonar desce até o intestino grosso, outro ramo atravessa a boca do cárdia, passa pelo diafragma e chega aos pulmões e, de lá, à garganta. Nesse ponto, ele dá a volta e desce novamente, chegando à superfície no ponto P-1 no primeiro espaço intercostal. A partir daí corre abaixo da superfície do corpo ao longo da parte interna da pata dianteira em uma direção distal até a dobra ungueal medial do primeiro dedo. No ponto P-7, um pequeno ramo se separa para se conectar com o canal do intestino grosso em IG-1 no segundo dedo.

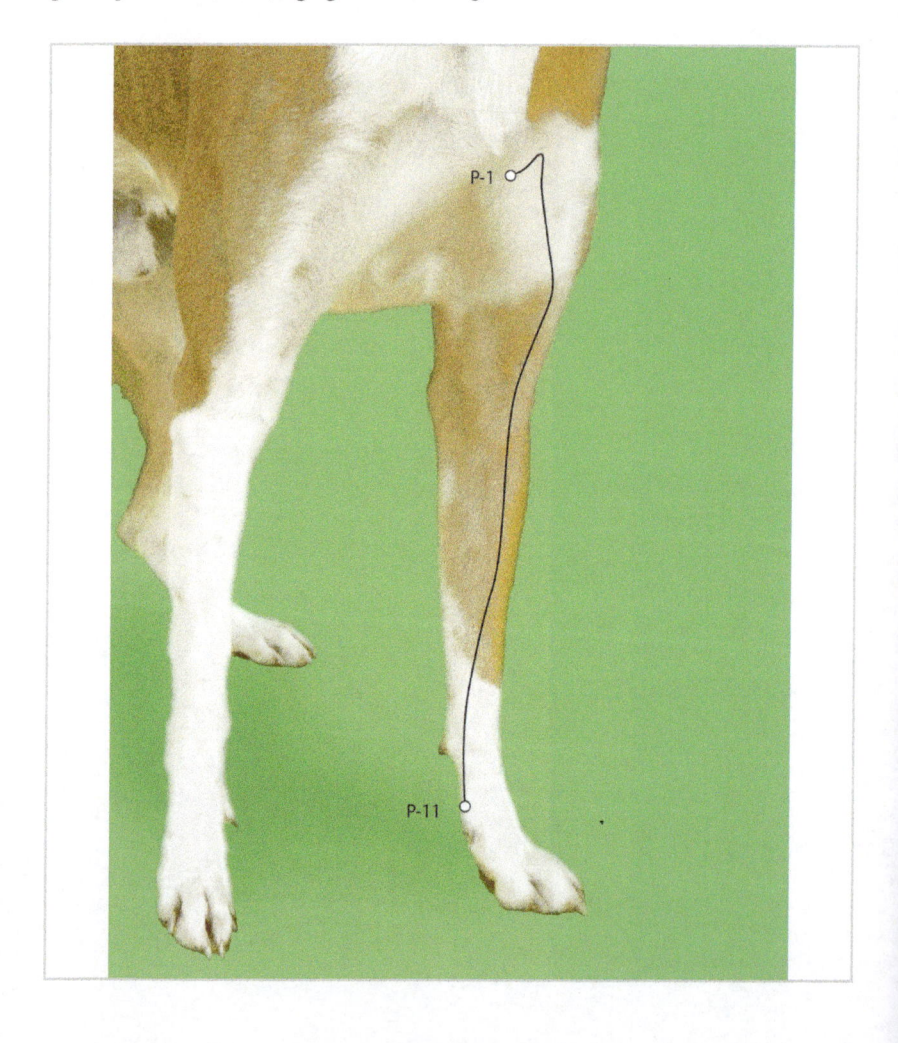

11 Canal do Pulmão

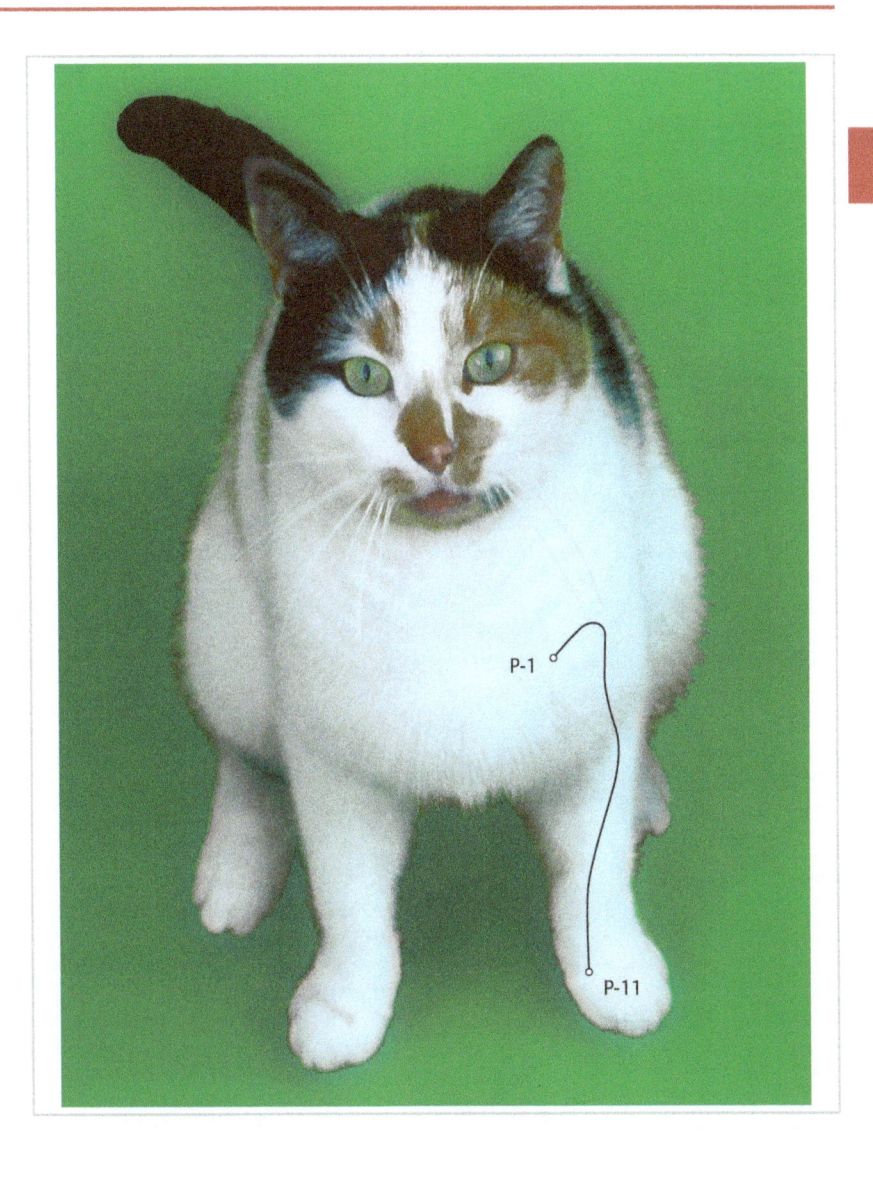

P-1 Palácio Central
中府 Zhong Fu

Ponto de alarme *Mu*, ponto de interseção com o canal do baço-pâncreas.

Efeito Estimula a descida do *qi* dos pulmões, dispersa o excesso e o catarro na área do peito, regula as vias das águas e reduz o *qi* do estômago.

Indicações Problemas de saúde respiratória, bronquite, asma, dermatoses dolorosas com coceira, problemas localizados nas áreas do ombro e do peito, inchaço da articulação do ombro. Em conjunto com o F-14, esse ponto resolve a estagnação que levou a uma furiosa falta de autoestima em razão do isolamento da inspiração celestial.

Localização Primeiro espaço intercostal, medial ao tubérculo maior do úmero, no músculo peitoral superficial e descendente.

Técnica Até uma profundidade de cerca de 0,3 cun; inserção perpendicular.

> Tronco jugular; não agulhe na direção da parede do tórax, pois há risco de pneumotórax.

P-2 Porta das Nuvens
云门 Yun Men

Efeito Promove a descida do *qi* pulmonar e elimina o calor pulmonar.

Indicações Problemas de saúde respiratórios, bronquite, asma, problemas dolorosos localizados na área do ombro e do peito, inchaço da articulação do ombro e perda de instinto em razão da falta de aterramento. Em geral, um efeito mais fraco do que o P-1.

Localização No primeiro espaço intercostal, medialmente ao tubérculo maior do úmero, um pouco mais próximo a ele e acima do P-1.

Técnica Até uma profundidade de cerca de 0,3 cun; inserção perpendicular.

> Tronco jugular; não agulhe na direção da parede do tórax, pois há risco de pneumotórax.

P-3 Palácio do Céu
天府 Tian Fu

Efeito Reduz o *qi* do pulmão, limpa o calor do pulmão, esfria o sangue, estanca o sangramento, acalma a alma corpórea.

Indicações Dor na parte interna do braço, dor no ombro, respiração difícil, asma. Para claustrofobia, regula a carência excessiva em animais criados em cativeiro.

Localização Interior pelo início do terço superior do úmero na borda lateral do músculo bíceps, na altura dos tendões terminais dos músculos peitorais.

Técnica Até uma profundidade de cerca de 0,5 cun; inserção perpendicular.

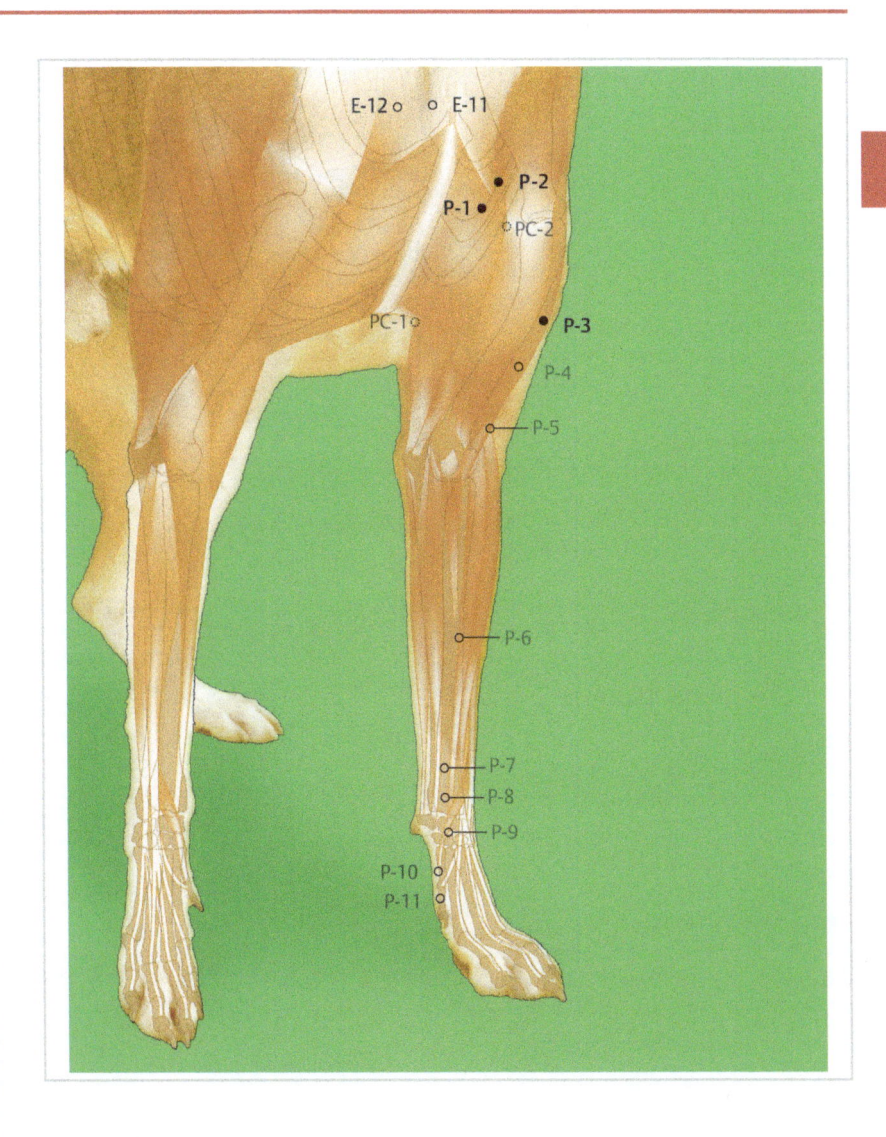

P-3 Palácio do Céu

P-4 Braço Forçado
侠白 *Xia Bai*

Efeito Regula o *qi* e o sangue no tórax, reduz o *qi* dos pulmões.

Indicações Dor na parte interna do braço e no tórax, o que pode levar a problemas em trazer as extremidades para frente, dispneia, tosse. Fortalece em casos de excesso de trabalho que leva ao isolamento.

Localização Craniolateral no centro do úmero, lateral ao músculo bíceps do braço.

Técnica Até uma profundidade de cerca de 0,3 cun; inserção perpendicular.

❗ Veia cefálica

P-5 Pântano do Pé
尺泽 *Chi Ze*

Ponto *He*-mar; ponto água.

Efeito Limpa o calor e o catarro dos pulmões, estimula a descida do *qi* dos pulmões, apoia a bexiga abrindo os canais de água e relaxa os tendões.

Indicações Problemas respiratórios com produção de catarro, asma, enfisema pulmonar, dor na articulação do cotovelo, fraqueza da pata dianteira, retenção urinária, eczema nas pulgas, pioderma nasal, edemas. Restaura o movimento em padrões comportamentais rígidos.

Localização Medial na dobra do cotovelo, entre o músculo braquial e o tendão do bíceps.

Técnica Até uma profundidade de aproximadamente 0,3 cun; inserção perpendicular.

P-6 Passagem Suprema
孔最 *Kong Zui*

Ponto de acúmulo.

Efeito Harmoniza e reduz o *qi* do pulmão, elimina o calor e umedece o pulmão, estanca o sangramento, mobiliza as reservas e elimina o excesso patológica.

Indicações Dor na pata dianteira com mobilidade prejudicada, asma, laringite, pneumonia aguda. Ajuda a aceitar o luto.

Localização No terço superior do rádio, no meio da distância entre a P-5 e a P-7, medialmente ao músculo extensor radial do carpo.

Técnica Até uma profundidade de cerca de 0,5 cun; inserção perpendicular.

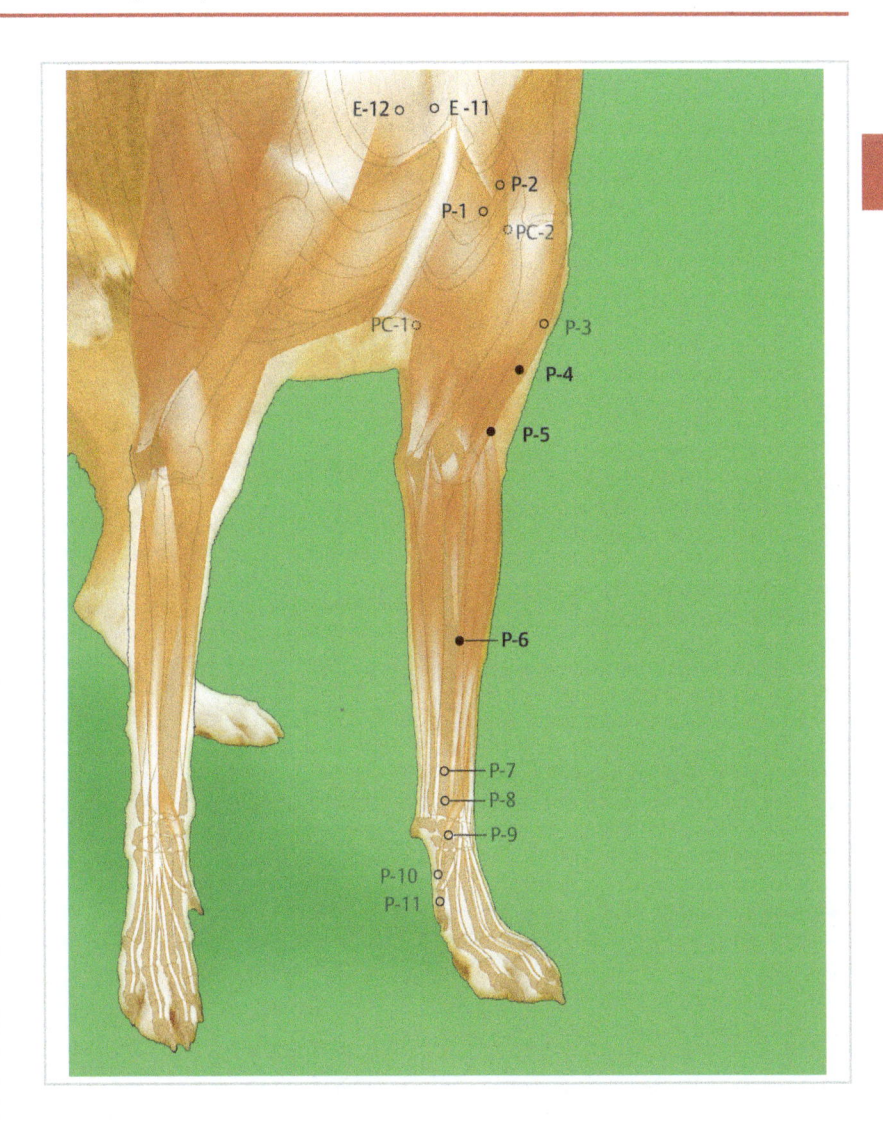

P-6 Passagem Suprema

P-7 Sequência Quebrada
列缺 Lie Que

Ponto de *conexão Luo*, ponto mestre para a cabeça e a nuca, abridor do vaso concepção (*ren mai*), ponto parceiro do *yin qiao mai* (vaso motilidade de *yin*).

Efeito Expulsa o vento externo; estimula o *qi* de defesa (*wei*); estimula a descida e a distribuição do *qi* pulmonar; move o catarro; abre os poros, o nariz e a via das águas, mais adequados para os padrões de repleção pulmonar; apoia a cabeça e a nuca.

Indicações Qualquer problema no pescoço e na nuca, asma e qualquer tipo de tosse, inflamação aguda ou crônica das vias respiratórias superiores e anorexia associada, problemas localizados na articulação do carpo, paresia do nervo facial, neuralgia do trigêmeo, fraqueza, retenção urinária, constipação, diarreia crônica, edema no ombro e nas articulações da pata dianteira. Libera mágoas profundas. Em conjunto com o IG-6, revigora a circulação entre os aspectos *yin* e *yang* do metal. Promove a agilidade mental. Em uma linha com P-1 a -7 a IG-4 a -20, restaura o processo de entrada e saída.

Localização Proximal ao processo estiloide do rádio, 1,5 cun acima da dobra de flexão do carpo, distal ao ponto em que a veia cefálica acessória se ramifica da veia cefálica.

Técnica Até uma profundidade de aproximadamente 0,5 cun; inserção oblíqua em uma direção distal.

P-8 Passagem do Canal
经渠 Jing Qu

Ponto rio *Jing*, ponto de metal.

Efeito Diminui o *qi* dos pulmões, alivia a tosse e a respiração ofegante.

Indicações Tosse, asma, dor no cotovelo e na articulação do carpo. Limpa experiências processadas inadequadamente, ajuda a liberar o antigo para vivenciar o novo.

Localização Na altura do processo estiloide medial, diretamente sobre a artéria radial e o tendão do músculo flexor radial do carpo.

Técnica Até uma profundidade de aproximadamente 0,2 cun; inserção oblíqua em uma direção distal.

❗ Artéria radial

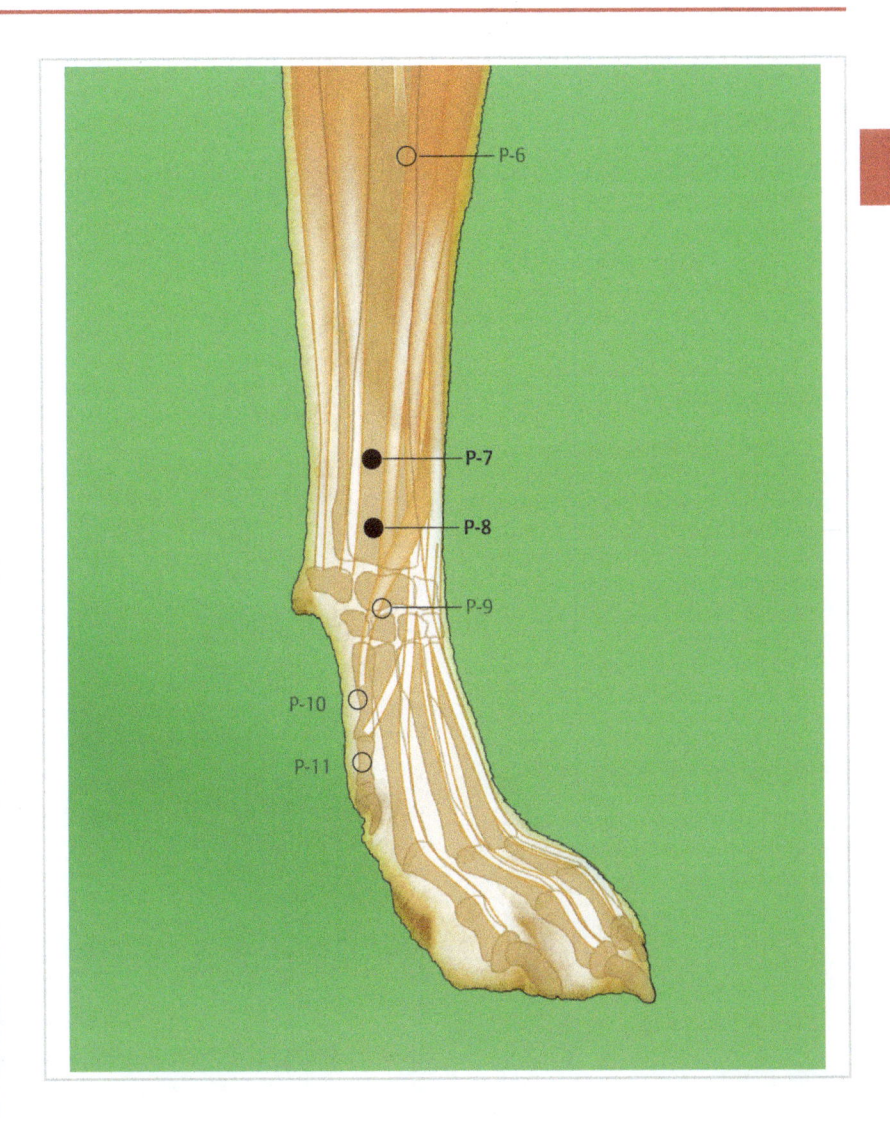

P-8 Passagem do Canal

P-9 Grande Abismo
太渊 Tai Yuan

Ponto de transporte *Shu*, ponto de terra e fonte, ponto mestre para os vasos sanguíneos.

Efeito Transforma o fleuma; suplementa o *qi* e o *yin* pulmonares; influencia a circulação sanguínea, os vasos sanguíneos e o pulso; em comparação com o P-7, é usado com mais frequência para Padrões de deficiência pulmonar.

Indicações Problemas respiratórios; tosse com expectoração; asma; dor no peito, no carpo ou na parte interna da pata dianteira; distúrbios circulatórios; distúrbios vasculares; em comparação com o P-7, é usado com mais frequência para distúrbios de deficiência interna. Liberta de comportamentos viciantes.

Localização Distal ao processo estiloide medial e ao osso radial do carpo, na extremidade medial do sulco da articulação do carpo, medialmente à artéria radial.

Técnica Até uma profundidade de aproximadamente 0,2 cun; inserção oblíqua em uma direção distal.

> ❗ Espaço articular e artéria radial

P-10 Eminência Tenar
鱼际 Yu Ji

Ponto *Ying-manancial*, ponto de fogo.

Efeito Limpa o calor dos pulmões, reduz o *qi* rebelde dos pulmões, apoia a garganta, harmoniza o coração e o estômago.

Indicações Doença pulmonar com febre, tosse, faringite, dor no pescoço, ombro, cotovelo e toda a pata dianteira. Dissolve a distância de rejeição e a rigidez por meio da energia do fogo.

Localização Entre o primeiro e o segundo ossos do metacarpo, visto da palma da mão no meio do comprimento do primeiro osso do metacarpo.

Técnica Até uma profundidade de cerca de 0,3 cun; inserção perpendicular.

P-11 Metal Jovem
少商 Shao Shang

Ponto *Jing-poço*, ponto de madeira.

Efeito Limpa o calor e o vento, apoia a garganta, estimula a descida do *qi* do pulmão e restaura a consciência.

Indicações Artralgia nas articulações dos dedos da pata dianteira, inflamação e dor na área da garganta, epistaxe, sinusite, bronquite, espasmos esofágicos, febre, tristeza manifesta. Dissipa o vento em ataques convulsivos associados ao medo. Agressão à madeira em razão de deficiência pulmonar/luto/perda.

Localização Dobra medial da unha do primeiro dedo da pata dianteira.

Técnica Até uma profundidade de aproximadamente 0,2 cun; inserção oblíqua em uma direção distal.

P-11 Metal Jovem

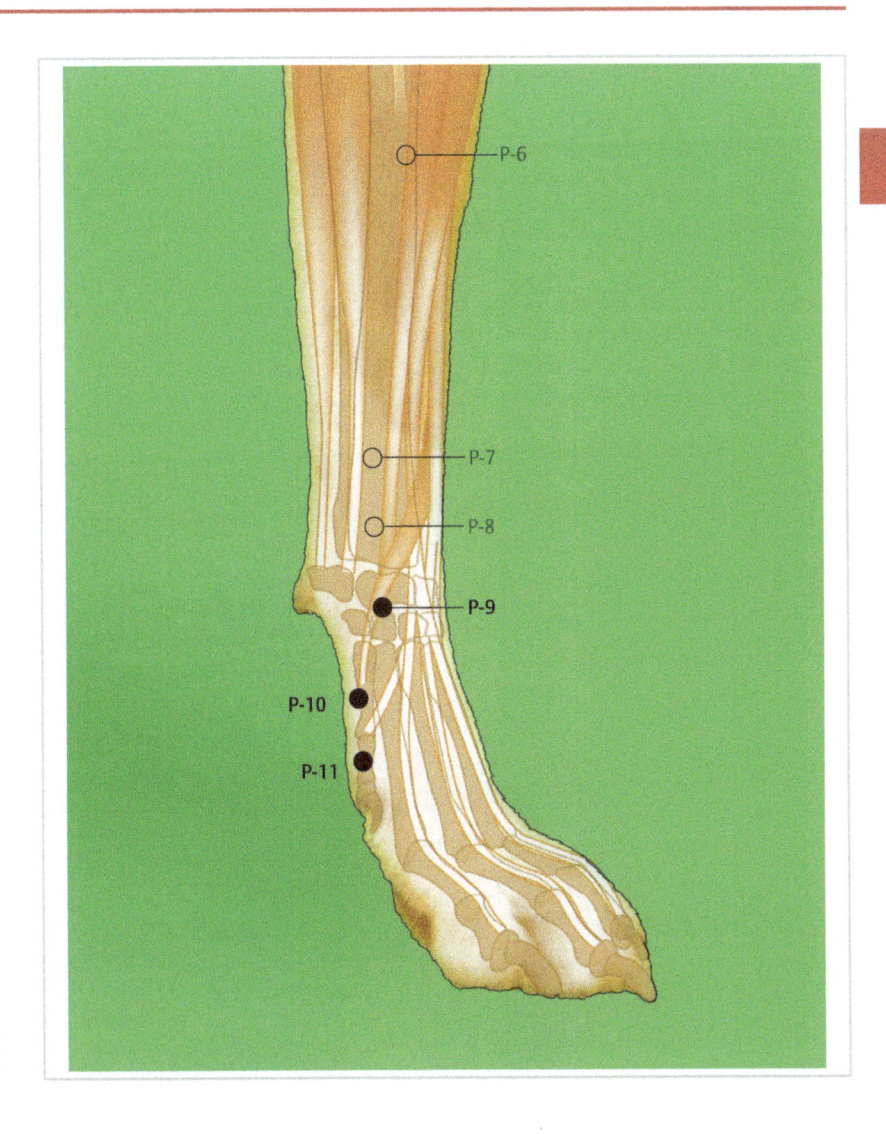

12 Canal do Intestino Grosso

Yang Ming do Membro Torácico (*Shou Yang Ming Da Chang Mai* 手阳明大肠脉)

O canal do intestino grosso começa medialmente no ante pé, no lado medial do segundo dedo, e segue médio dorsalmente ao longo do membro em uma direção proximal até o carpo. Nesse ponto, ele cruza e se move para o aspecto dorsolateral, continuando dorsolateralmente até o cotovelo e a articulação do ombro.

Um ramo do canal do intestino grosso vai do ombro ao longo do lado ventrolateral da garganta para cima, penetrando pela bochecha diretamente nas gengivas da mandíbula inferior. A partir das gengivas, o canal continua pela bochecha até o ponto IG-20, onde termina. Está sendo discutido se ele atravessa para o outro lado do corpo, conforme descrito no corpo humano. Do ombro, um ramo vai até o ponto VG-14, onde se encontra com os outros cinco canais *yang*. Lá ele se conecta profundamente com o pulmão antes de atravessar o diafragma para se conectar com o intestino grosso.

Outro ramo vai do ombro até o ponto E-37.

12 Canal do Intestino Grosso

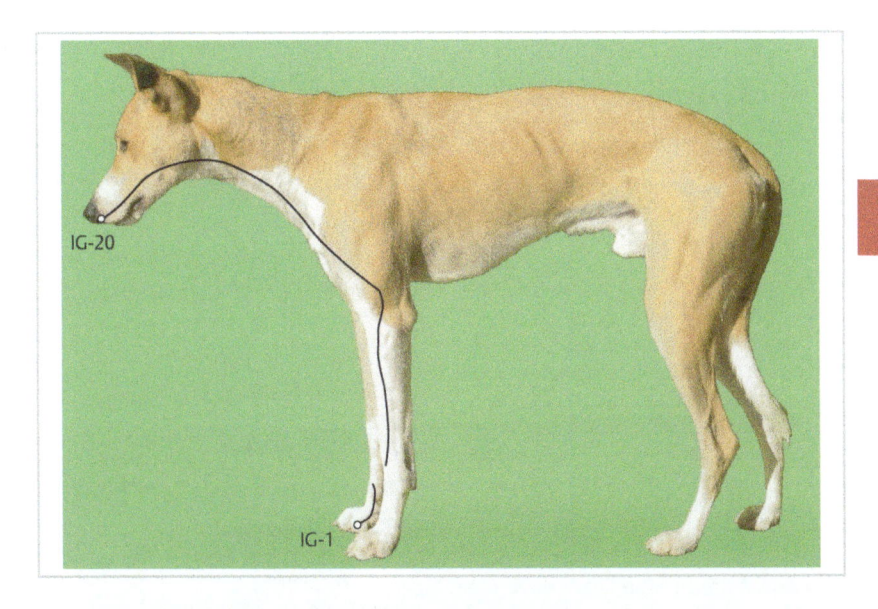

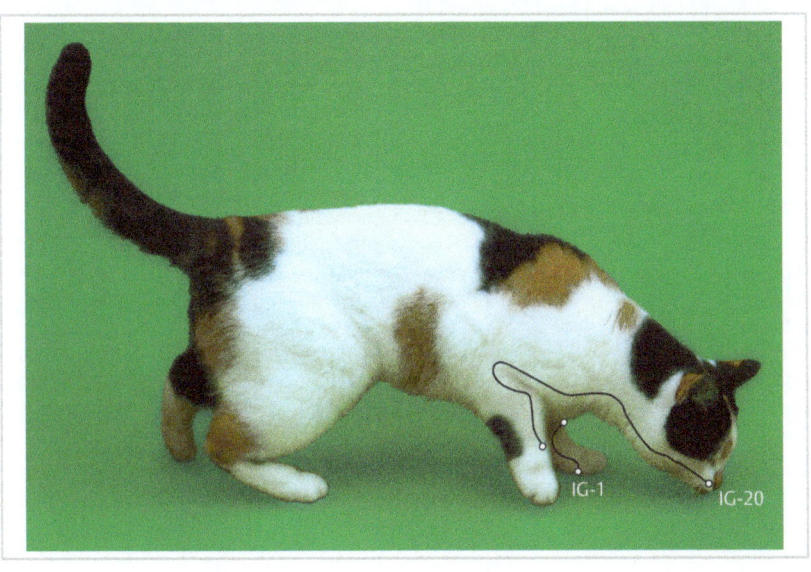

IG-1 Metal Yang
商阳 *Shang Yang*

Jing – ponto Jing-poço, ponto de metal.

Efeito   Dissipa o calor e os inchaços, limpa os olhos, restaura a consciência, move o *qi* ao longo do canal.

Indicações   Laringite aguda, possivelmente febril; faringite; amigdalite; dor de dente; colapso circulatório; dor no ombro; dor no cotovelo; artrose da articulação do dedo da pata dianteira. Limpa padrões de expectativas negativas devido a mágoas não processadas.

Localização   Dobra medial da unha no segundo dedo da pata dianteira.

Técnica   A uma profundidade de cerca de 0,2 cun; inserção oblíqua em uma direção proximal.

IG-2 Segundo Espaço
二间 *Er Jian*

Ponto *Ying*-manancial, ponto de água, ponto de sedação.

Efeito   Dissipa o vento, o calor e o inchaço; limpa os olhos; move o *qi* ao longo do canal.

Indicações   Laringite aguda, possivelmente febril; faringite; amigdalite; dor de dente; colapso circulatório. Suaviza a rigidez interna.

Localização   Medial na base do segundo dedo dianteiro, logo abaixo da articulação metacarpiana entre as falanges proximal e distal.

Técnica   Até uma profundidade de aproximadamente 0,2 cun; inserção perpendicular.

IG-3 Terceiro Espaço
三间 *San Jian*

Ponto de transporte *Shu*, ponto de madeira.

Efeito   Dissipa o vento, o calor e a repleção; limpa o calor; apoia os olhos, a garganta e os dentes.

Indicações   Dor e espasmos na pata; dor no ombro; paresia do nervo facial; inflamação dos olhos, garganta e ouvidos; dor de dente; inflamação da pele e da mucosa. Ajuda no processamento de traumas quando estes são desencadeados.

Localização   Medial na base do segundo dedo dianteiro, logo acima da articulação metacarpiana entre as falanges proximal e distal.

Técnica   Até uma profundidade de aproximadamente 0,2 cun; inserção perpendicular.

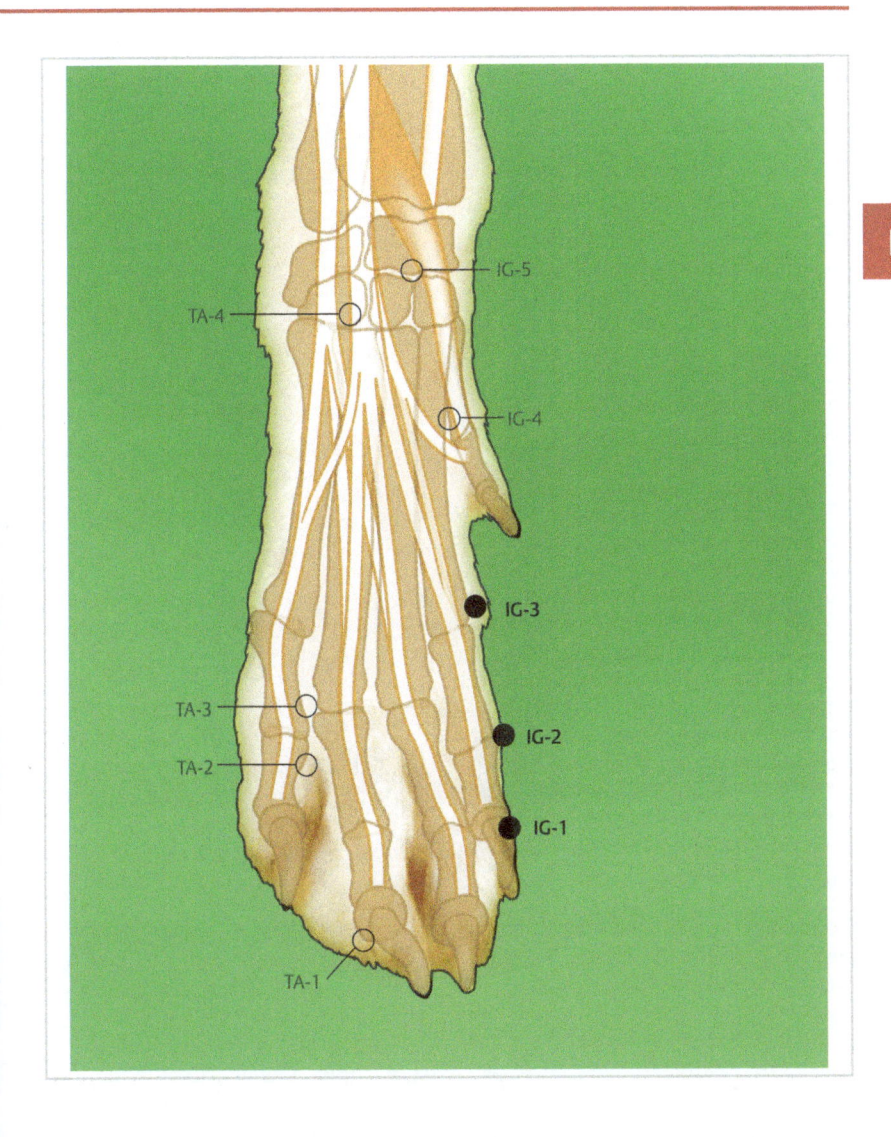

IG-3 Terceiro Espaço

IG-4 Vale da União
合谷 He Gu

Ponto fonte *Yuan*, ponto mestre para a cabeça e a boca.

Efeito   Dissipa o calor do vento, libera a superfície, regula o *qi* de defesa (*wei*), resolve obstruções no canal, estimula a função de distribuição do pulmão, regula a face.

Indicações   Qualquer problema relacionado com a face e a boca, dor de dente, rinite, sinusite, laringofaringite, paresia do nervo facial, neuralgia do trigêmeo, estimulação imunológica, dermatite com coceira, muito importante para sedação, febre, problemas no intestino grosso e nos pulmões, fraqueza no nascimento, ponto distal para qualquer problema no canal, mas especialmente na pata dianteira e na nuca, problemas locais do dedo indicador e do carpo, importante para analgesia por acupuntura. Como o grande descarregador, ajuda a se livrar da postura rígida ou da tristeza fixa. Em conjunto com o F-3, os "quatro portões" acalmam uma disposição hipernervosa. IG-4 + VC-3, VC-24 e VB-13 acalmam a alma.

Localização   Entre o primeiro e o segundo ossos do metacarpo, no nível do meio da segunda falange do primeiro dedo na pata dianteira. Como alternativa, o IG-4 é descrito como estando localizado entre o segundo e o terceiro ossos metacarpais, aproximadamente na altura do centro deles.

Técnica   Até uma profundidade de cerca de 0,3 cun; inserção perpendicular.

> ❗ Contraindicado durante a gravidez.

IG-5 Riacho *Yang*
阳溪 Yang Xi

Ponto rio *Jing*, ponto de fogo.

Efeito   Limpa o calor, acalma o espírito, move o *qi* ao longo do canal, fortalece a articulação do carpo.

Indicações   Dor de dente, dor na articulação do carpo, dor e inflamação dos olhos e das pálpebras, coceira. Elimina padrões de comportamento bizarros que se devem ao efeito do calor.

Localização   Distal e ligeiramente dorsal ao processo estiloide medial na articulação do carpo.

Técnica   Até uma profundidade de cerca de 0,3 cun; inserção perpendicular.

IG-6 Passagem Inclinada
偏历 Pian Li

Ponto de conexão *Luo*.

Efeito   Elimina o vento, limpa o calor e abre as vias aquáticas do pulmão.

Indicações   Dor no ombro, antebraço e articulação do carpo, ascite, dor de dente, dor de garganta, paresia do nervo facial. Ajuda a perceber perdas.

Localização   Craniomedial no terço inferior do comprimento do rádio, no nível do ponto em que a veia cefálica acessória se ramifica da veia cefálica.

Técnica   Até uma profundidade de cerca de 0,3 cun; inserção perpendicular.

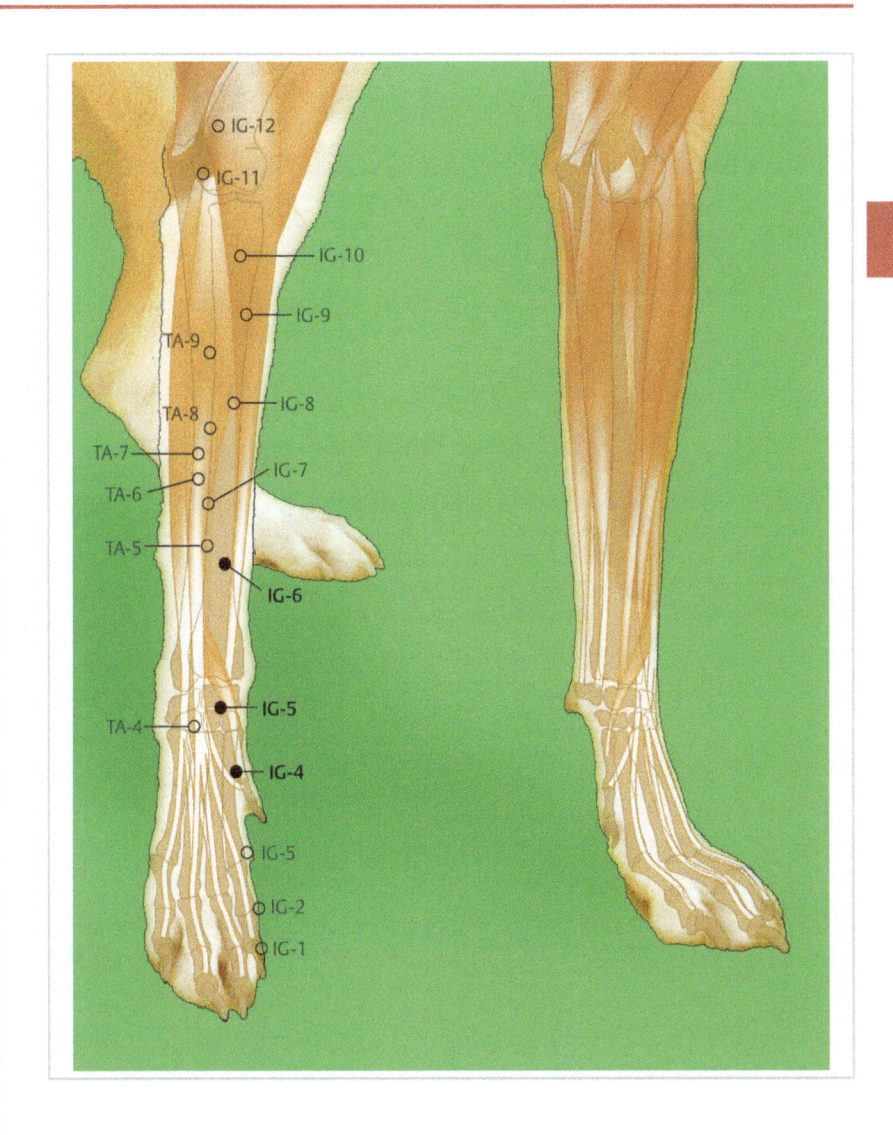

IG-6 Passagem Inclinada

IG-7 Fluxo Quente
温溜 **Wen Liu**

Ponto de acúmulo

Efeito Limpa o calor e o fogo nos canais do intestino grosso e do estômago, do *yang ming*, remove toxinas, regula o estômago e os intestinos, acalma o espírito.

Indicações Dor aguda e inflamação na pata dianteira, problemas na articulação do carpo, inflamação aguda na área da garganta e da faringe. Para apego a padrões antigos.

Localização Entre os tendões dos músculos extensor radial do carpo e extensor dos dedos, laterodorsal na transição do terço inferior para o terço médio do comprimento da pata dianteira.

Técnica Até uma profundidade de cerca de 0,3 cun; inserção perpendicular.

IG-8 Extremidade Inferior do Paralelogramo
下廉 **Xia Lian**

Efeito Dissipa o vento-calor, limpa o fogo nos canais *yang ming* do intestino grosso e do estômago, acalma o espírito, harmoniza o intestino grosso.

Indicações Dor no ombro e na pata dianteira, dor na articulação do carpo, edemas, diarreia dolorosa.

Localização Logo acima da metade do comprimento do antebraço, entre os músculos extensor radial do carpo e extensor dos dedos.

Técnica Até uma profundidade de cerca de 0,3 cun; inserção perpendicular.

IG-9 Extremidade Superior do Paralelogramo
上廉 **Shang Lian**

Efeito Move o *qi* ao longo do canal, harmoniza o intestino grosso.

Indicações Dor no ombro e na pata dianteira, dor na articulação do carpo, edemas, dor de cabeça, hemiplegia. Para esforço mental excessivo.

Localização 3 cun abaixo de IG-11, no ventre do músculo extensor dos dedos.

Técnica A uma profundidade de cerca de 1 cun; inserção perpendicular.

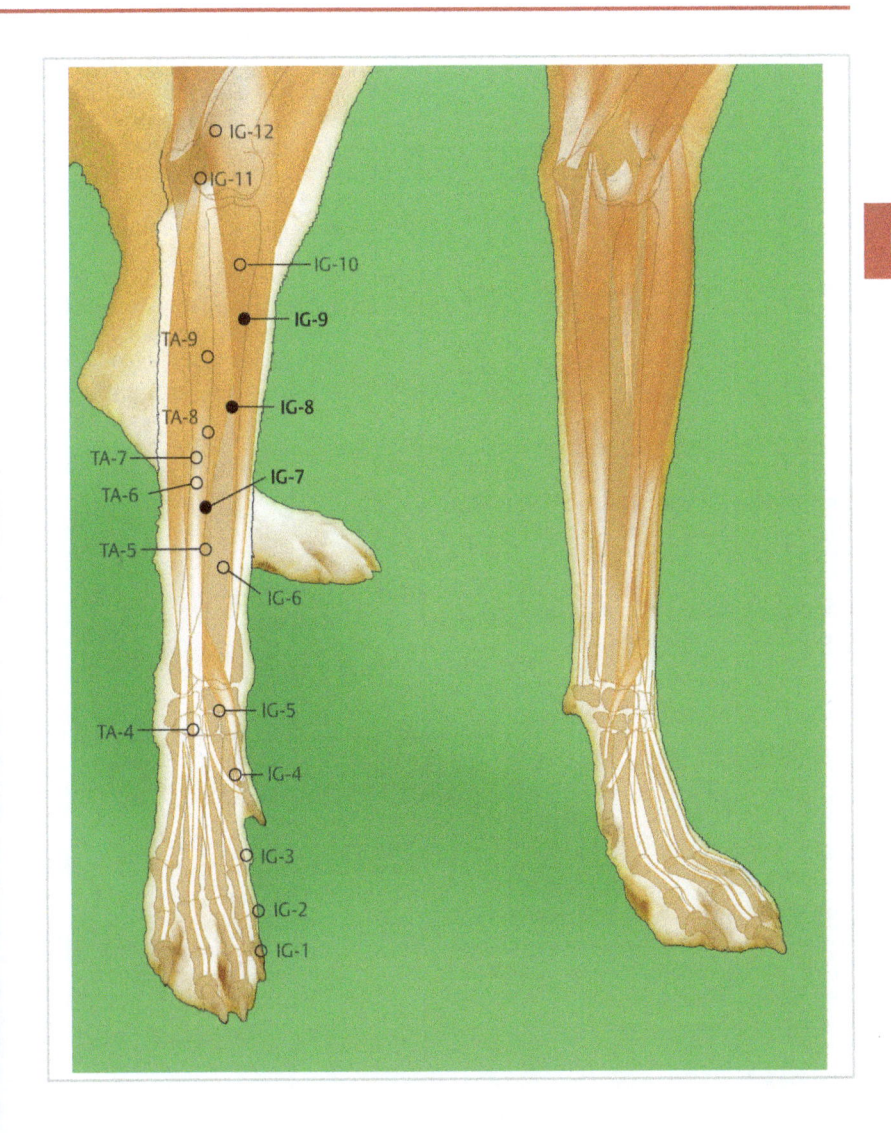

IG-9 Extremidade Superior do Paralelogramo

IG-10 Três *Li* do Braço
手三里 Shou San Li

Efeito   Suplementa e fortalece o *qi*, resolve obstruções no canal, harmoniza o estômago e o intestino.

Indicações   Ponto distal para qualquer problema no caminho do canal; por exemplo, cotovelo, articulação do carpo, ombro e lado da garganta; inflamação na garganta, gânglios linfáticos inchados; paralisia radial; dor abdominal; diarreia; sistema imunológico enfraquecido.

Localização   2 cun distal ao IG-11, em uma endentação na borda do músculo extensor radial do carpo.

Técnica   A uma profundidade de cerca de 1 cun; inserção perpendicular.

IG-11   Pequeno Lago Tortuoso
曲池 Qu Chi

Ponto He-mar, ponto de terra, ponto mãe para deficiência.

Efeito   Dissipa o vento e o calor em todo o corpo, resfria e regula o sangue, regula o *qi* dos alimentos (*gu*), solta a fleuma, retira a umidade, alivia a coceira, apoia os tendões e as articulações.

Indicações   Febre; doença infecciosa crônica; estimula o sistema imunológico; urticária; coceira; dermatite; patologias do sistema endócrino; problemas localizados no cotovelo e no ombro; paralisia da mão dianteira; faringite; dor ou inflamação nos dentes, olhos e nuca; dor abdominal; espasmos no estômago e no esôfago. Ajuda a liberar comportamentos obsessivos.

Localização   Em um entalhe acima do cotovelo, com o cotovelo levemente flexionado, localizado na dobra do braço, no meio entre o epicôndilo lateral do úmero e o tendão terminal do músculo bíceps do braço.

Técnica   Até uma profundidade de cerca de 0,5 cun; inserção perpendicular.

IG-12   Fenda do Cotovelo
肘髎 Zhou Liao

Efeito   Move o *qi* ao longo do canal, apoia a articulação do cotovelo.

Indicações   Dor no cotovelo e na parte superior do braço, paralisia radial. Para incapacidade de reconhecer possíveis ações.

Localização   Lateralmente na extremidade distal do úmero, na borda dorsal do epicôndilo lateral.

Técnica   Até uma profundidade de cerca de 0,5 cun; inserção perpendicular.

❗ Os ramos do nervo radial ficam embaixo.

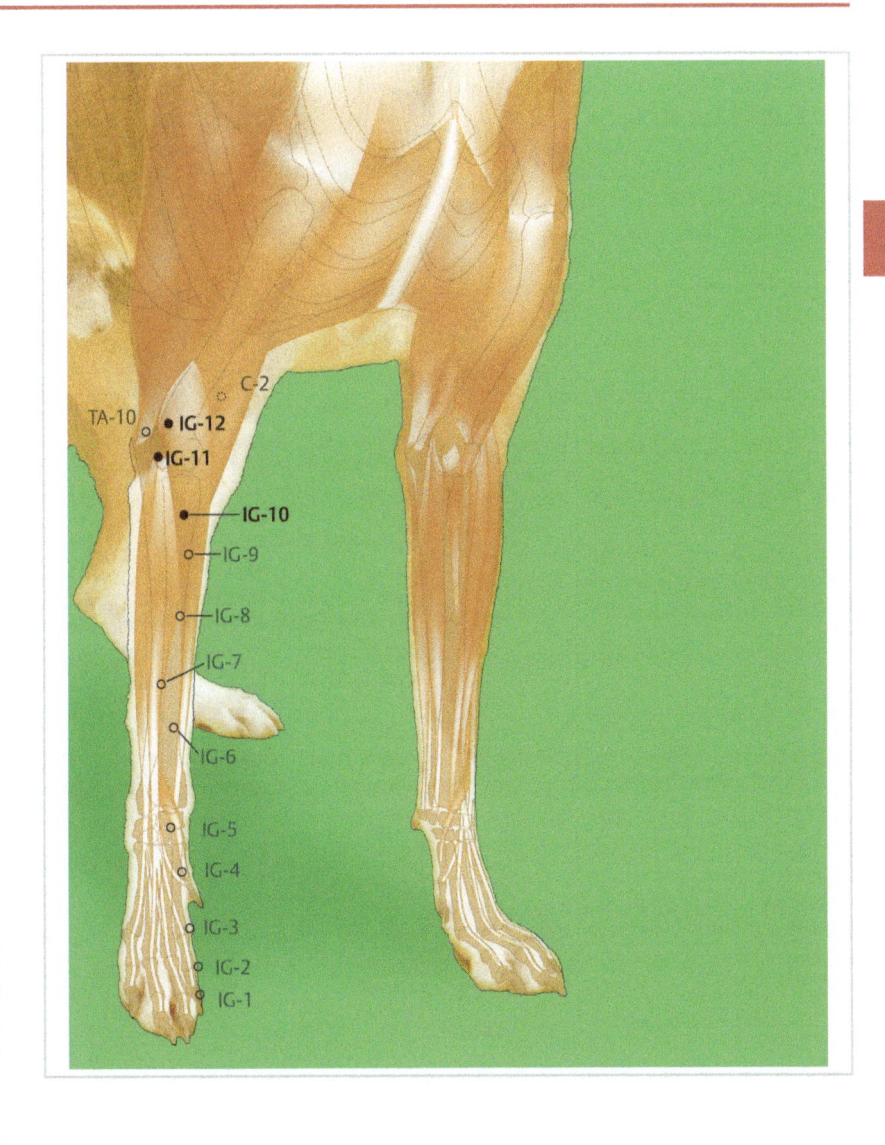

IG-12 Fenda do Cotovelo

IG-13 Cinco *Li* do Braço
手五里 *Shou Wu Li*

Efeito Regula o *qi*, transforma a fleuma, retira a umidade, alivia a tosse, move o *qi* ao longo do canal.

Indicações Dor no ombro, cotovelo e parte superior do braço; paralisia radial; linfadenite na área do pescoço; tosse.

Localização Centralmente no terço inferior do comprimento do úmero, entre o ventre do músculo braquial e a cabeça lateral do músculo tríceps, quando em pé e reto, cerca de 2 cun acima de IG-11.

Técnica Até uma profundidade de cerca de 0,5 cun; inserção perpendicular.

IG-14 Lateral do Braço
臂臑 *Bi Nao*

Ponto de interseção com os canais do intestino delgado e da bexiga.

Efeito Regula o *qi*, solta a fleuma, apoia os olhos, move o *qi* ao longo do canal.

Indicações Dor no ombro e no braço, atrofia dos músculos do braço, bócio, distúrbios visuais.

Localização Lateral na parte superior do braço, no início da tuberosidade deltoide.

Técnica Até uma profundidade de cerca de 0,5 cun; inserção perpendicular.

IG-15 Dobra do Ombro
肩髃 *Jian Yu*

Ponto de interseção com o *yang qiao mai* (vaso de motilidade *yang*).

Efeito Relaxa os tendões, promove o fluxo de *qi* no canal, dissipa a umidade do vento, apoia o ombro, regula o *qi* e o sangue, solta a fleuma.

Indicações Problemas na área do ombro, osteocondrite dissecante, ponto diagnóstico e terapêutico para problemas na articulação do ombro, atrofia ou paralisia da pata dianteira, hemiplegia, exantemas generalizados.

Localização Na altura da articulação do ombro, craniodistal ao acrômio, na borda frontal da cabeça acromial do músculo deltoide.

Técnica Até uma profundidade de cerca de 0,3 cun; inserção perpendicular.

IG-15 Dobra do Ombro

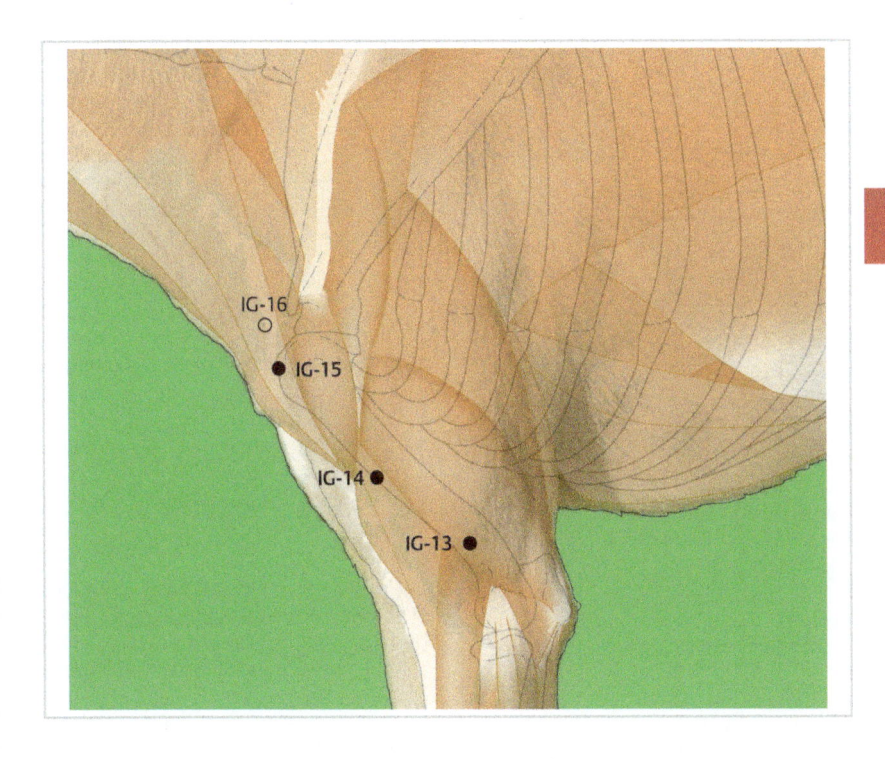

IG-16 Grande Osso
巨骨 Ju Gu

Ponto de interseção com o *yang qiao mai* (vaso de motilidade *yang*).

Efeito Promove o fluxo de *qi* no canal, apoia o ombro, regula o *qi* e o sangue, solta a fleuma, estimula a descida do *qi* do pulmão e abre o tórax.

Indicações Dor no ombro, ponto diagnóstico e terapêutico para problemas na articulação do ombro, osteocondrite dissecante, dor de dente na mandíbula superior, gengivite.

Localização Lateral, diretamente acima da articulação do ombro, diretamente acima de LI-15.

Técnica Até uma profundidade de cerca de 0,3 cun; inserção perpendicular.

IG-17 Tripé Celestial
天鼎 Tian Ding

Efeito Apoia a garganta e a voz.

Indicações Dor no ombro, amigdalite, laringofaringite, estridor inspiratório, perda de voz. Apoia a transformação e conecta para cima.

Localização Na lateral do pescoço, cerca de 1 cun abaixo de IG-18, seguindo a linha do pescoço dorsal ao sulco jugular no nível da quinta vértebra cervical.

Técnica Até uma profundidade de cerca de 0,5 cun; inserção perpendicular.

❗ Vasos sanguíneos subjacentes.

IG-18 Suporte da Proeminência
扶突 Fu Tu

Efeito Apoia o pescoço e a voz, alivia a tosse.

Indicações Laringofaringite, traqueobronquite, dificuldade para engolir, irritação da garganta com alteração da voz. Para apego ao passado, expressão reprimida de emoções.

Localização No lado do pescoço dorsal ao sulco jugular, onde uma extensão imaginária da mandíbula inferior encontra sua borda.

Técnica Até uma profundidade de cerca de 0,5 cun; inserção perpendicular.

❗ Vasos sanguíneos subjacentes.

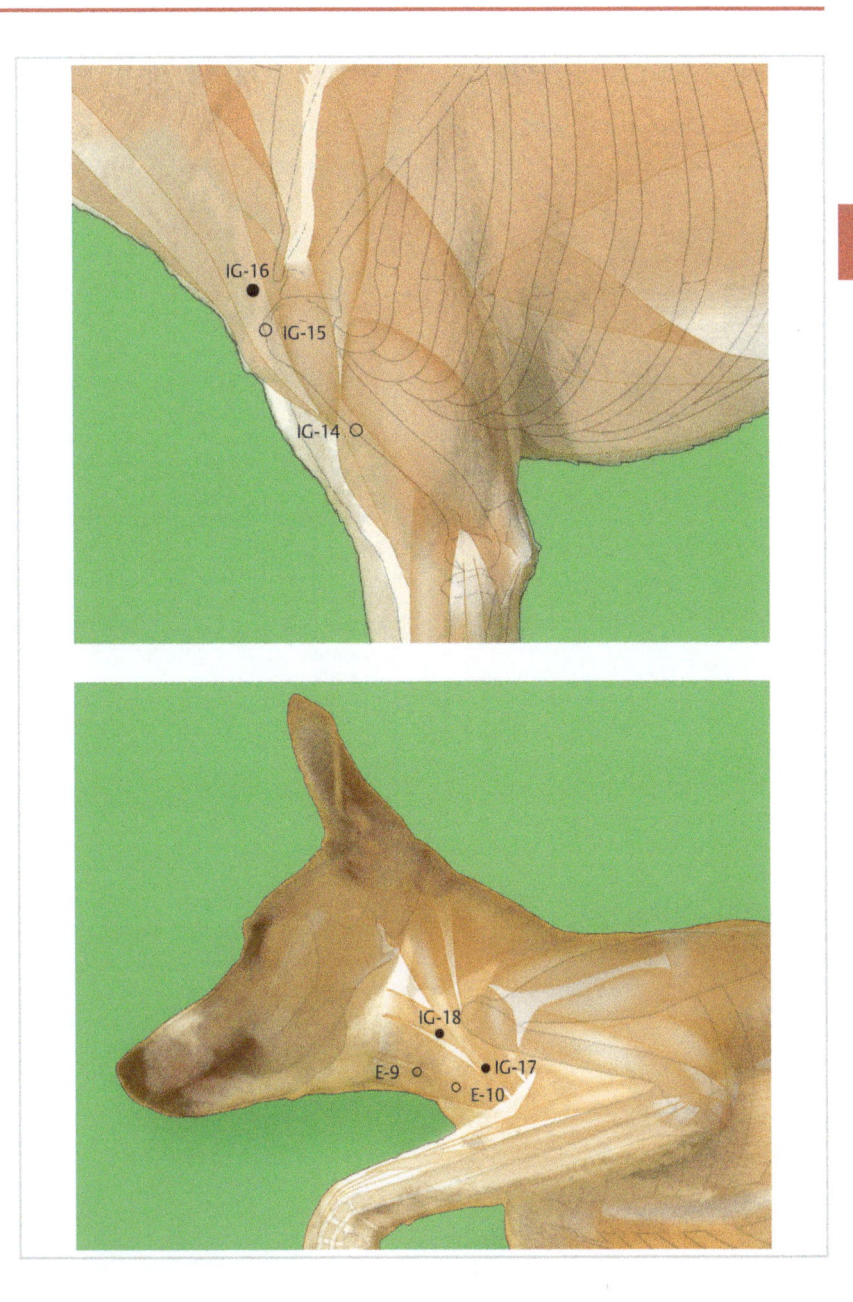

IG-18 Suporte da Proeminência

IG-19 Fossa do Grão
禾髎 He Liao

Efeito Elimina o vento, abre o nariz.

Indicações Rinite aguda, mucosa nasal inchada, sangramento, paresia do nervo facial, neuralgia do trigêmeo, aprisionamento epiglótico, sinusite.

Localização Lateroventral à narina e ao IG-20.

Técnica A uma profundidade de cerca de 0,3 cun; inserção oblíqua em uma direção rostral.

IG-20 Fragrância Bem-Vinda
迎香 Ying Xiang

Ponto de interseção com o canal do estômago.

Efeito Dissipa o vento-calor, abre o nariz e os seios nasais.

Indicações Rinite, sinusite, febre, paresia do nervo facial, epistaxe, problemas do ducto nasolacrimal, bronquite alérgica e rinite. Ponto de liberação. Fortalece os instintos.

Localização No meio da narina da face lateral, na borda entre o nariz e a asa, onde as narinas são mais largas.

Técnica Até uma profundidade de cerca de 0,3 cun; inserção perpendicular.

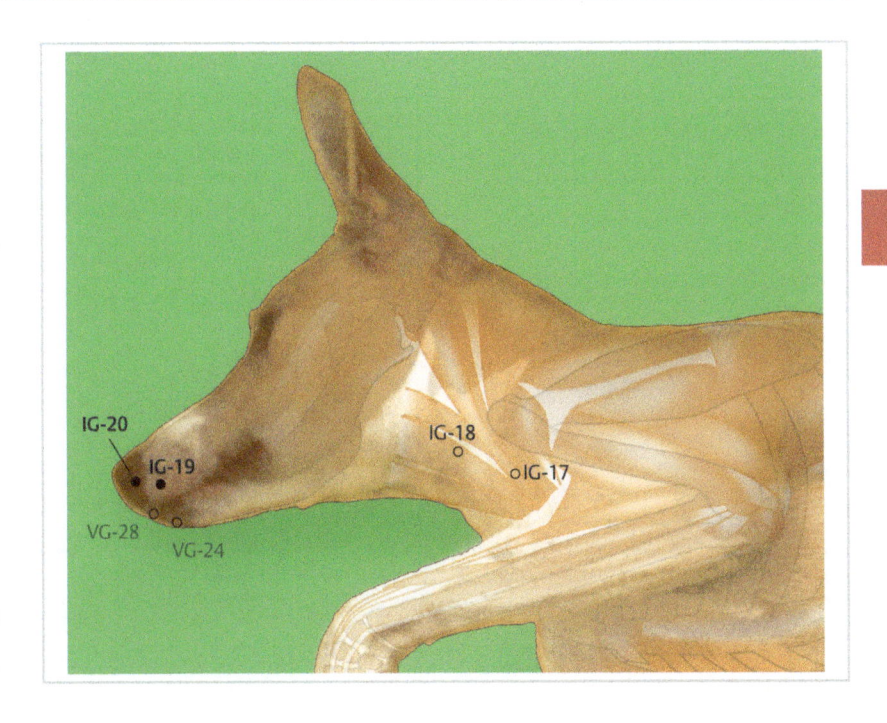

IG-20 Fragrância Bem-Vinda

13 Canal do Estômago

Yang *Ming* do Membro Pélvico (*Zu Yang Ming Wei* 足阳明胃脉)

O canal do estômago começa no IG-20, vai até o canto interno do olho, encontra-se com o canal da bexiga no B-1 e sobe ao longo das órbitas oculares até o E-1 no centro da borda da pálpebra inferior. Em seguida, ele se encontra com o vaso governador (*du mai*), corre ao redor dos lábios, continua lateralmente pelas bochechas até E-5 e E-6, sobe na frente da orelha, sobe mais para a área temporal e se conecta com o VG-24.

Na E-5, um ramo se divide e corre ao longo do músculo esternocleidomastóideo pelo pescoço até entrar no corpo na E-12. Ele continua até VG-14, desce pelo diafragma, penetra no estômago e se conecta com o baço-pâncreas Outro ramo corre superficialmente do E-12 lateral à linha média em uma direção distal até o E-30 na área inguinal.

Outro ramo começa na abertura pilórica do estômago e se encontra com o E-30, depois continua em direção dorsal até o E-31 na coxa dorsolateral abaixo da fossa ilíaca e, em seguida, ao longo da coxa em direção distal até seu destino final no lado lateral da dobra ungueal do segundo dedo do pé traseiro.

O próximo ramo se divide na E-36 e termina no pé.

Outro ramo se divide em E-42 e termina no lado lateral do terceiro dedo do pé traseiro, para se conectar com BP-1.

13 Canal do Estômago

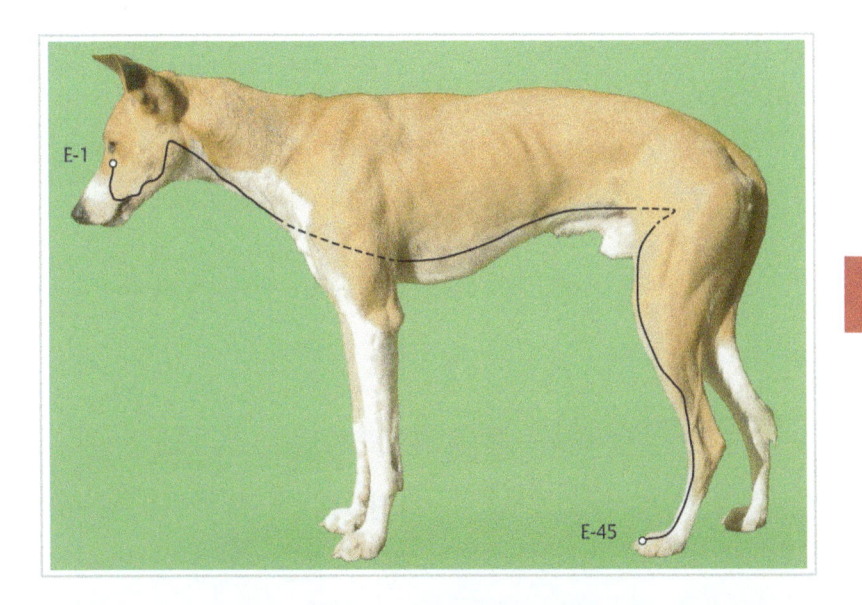

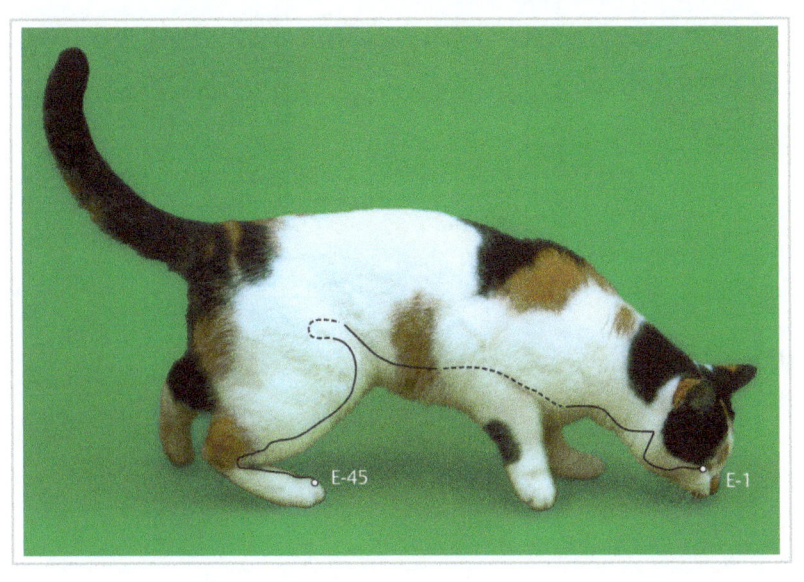

E-1 Recipiente das Lágrimas

承泣 *Cheng Qi*

Ponto de interseção com o vaso motilidade de *yang* (*yang qiao mai*) e o vaso concepção (*ren mai*), ponto local.

Efeito Retira o vento e o calor dos olhos e interrompe o fluxo de lágrimas.

Indicações Distúrbios oculares, inclusive os crônicos; sinusite; rinite: paralisia do nervo facial. Permite o reconhecimento e o processamento de traumas passados.

Localização Centralmente na pálpebra inferior, no lado conjuntival entre a borda ventral da órbita e o globo ocular.

Técnica A uma profundidade de aproximadamente 1 cun; inserção perpendicular abaixo do globo ocular ao longo da órbita, sem ferir o olho.

❗ Não coloque a agulha em animais agitados. Perigo de lesão.

E-2 Quatro Brancos

四白 *Si Bai*

Efeito Retira o vento e o calor do olho.

Indicações Distúrbios oculares, paresia do nervo facial, neuralgia do trigêmeo, sinusite.

Localização No forame infraorbital, rostroventral ao E-1; o nervo infraorbital está localizado na profundidade abaixo.

Técnica Até uma profundidade de cerca de 0,5 cun; inserção perpendicular.

❗ Devido ao risco de lesão do nervo infraorbital, não estimule a agulha.

E-3 Grande Fenda

巨髎 *Ju Liao*

Ponto de interseção com o vaso motilidade de *yang* (*yang qiao mai*).

Efeito Elimina o vento e os inchaços, move o *qi* ao longo do canal.

Indicações Paresia do nervo facial, pulso inchado, dor de dente, rinite, inchaço no joelho.

Localização 1 cun abaixo do E-2, em uma depressão acima do terceiro pré-molar.

Técnica Até uma profundidade de cerca de 0,3 cun; inserção tangencial.

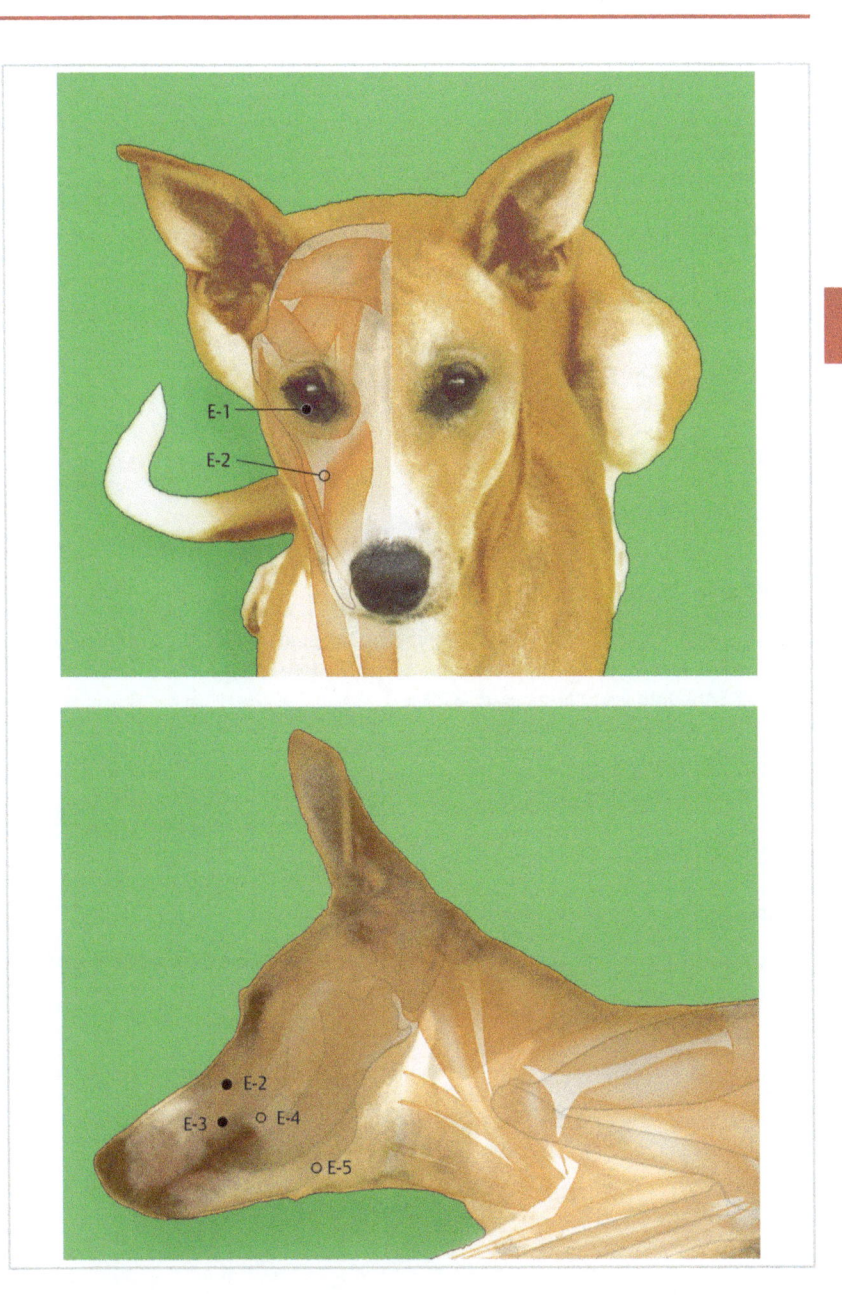

E-3 Grande Fenda   95

E-4 Armazém da Terra
地仓 *Di Cang*

Ponto de interseção com o canal do intestino grosso, o vaso motilidade de *yang* (*yang qiao mai*) e o vaso concepção (*ren mai*).

Efeito Retira o vento externo do rosto, acalma os músculos e os tendões do rosto e resolve as obstruções no canal.

Indicações Paralisia do nervo facial, neuralgia do trigêmeo, trismo, espasmos de tétano, salivação excessiva, eczema nas dobras das pálpebras, espasmos palpebrais. Facilita a comunicação e o processamento adequados dos problemas. Ponto calmante.

Localização A uma pequena distância atrás da transição mucocutânea no canto lateral da boca, abaixo do centro da pupila.

Técnica Até uma profundidade de cerca de 0,5 cun; inserção perpendicular.

E-5 Grande Reunião
大迎 *Da Ying*

Efeito Elimina o vento e os inchaços.

Indicações Paresia do nervo facial, neuralgia do trigêmeo, espasmos da pálpebra, trismo, espasmos do tétano, parotidite, inchaços, dor de dente na mandíbula inferior. Trata a causa psicológica do trismo com a determinação de não aceitar nenhuma ajuda externa.

Localização Lateral na mandíbula inferior na fenda vascular facial.

Técnica Até uma profundidade de cerca de 0,5 cun; inserção perpendicular.

❗ Artéria subjacente.

E-6 Carruagem da Mandíbula
颊车 *Jia Che*

Efeito Dispersa o vento, move o *qi* ao longo do canal, umedece a laringe, apoia as mandíbulas e os dentes.

Indicações Paralisia do nervo facial, trismo, dor de dente, espasmos do masseter, espasmos do tétano, parotidite, pedras nas glândulas salivares, pescoço duro. Frequentemente associado à raiva, acalma.

Localização Em uma depressão no masseter, logo rostral ao ângulo da mandíbula.

Técnica Até uma profundidade de cerca de 0,5 cun; inserção perpendicular.

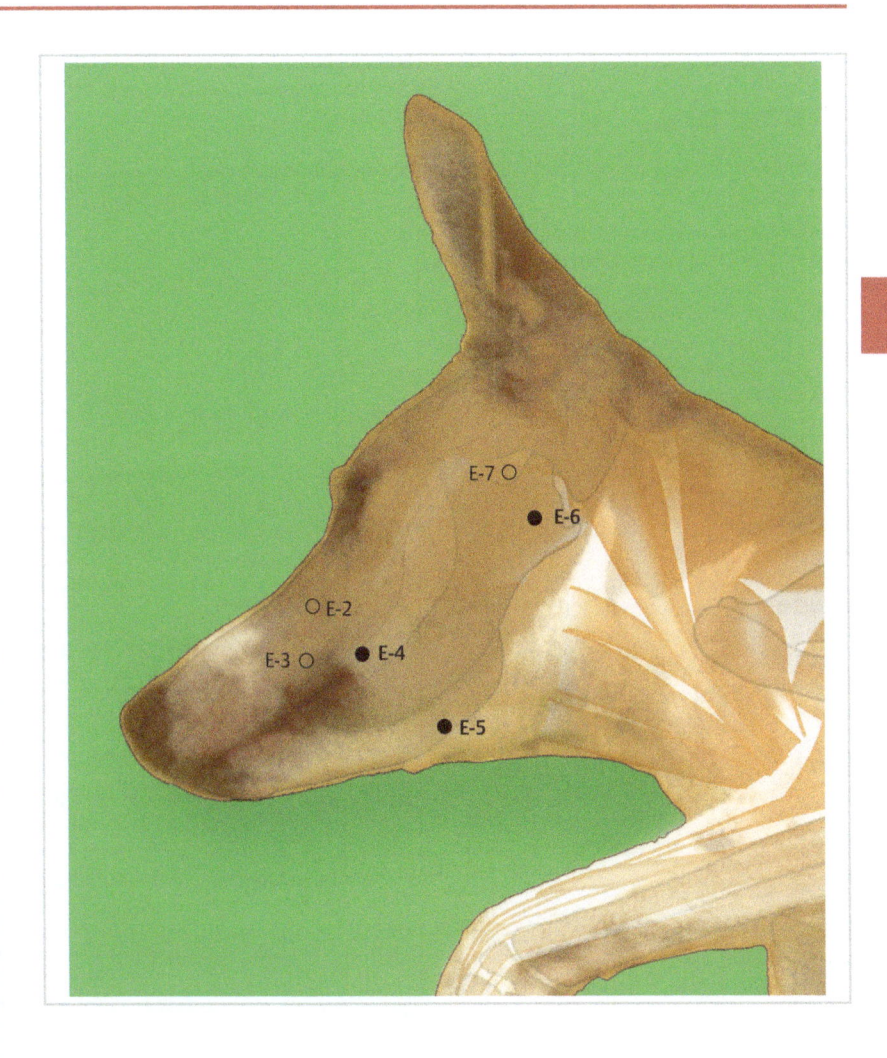

E-6 Carruagem da Mandíbula

E-7 Barreira Inferior
下关 *Xia Guan*

Ponto de interseção com o canal da vesícula biliar.

Efeito Move o *qi* ao longo do canal, apoia as mandíbulas, as orelhas e os dentes.

Indicações Problemas com a articulação temporomandibular, artrose da articulação temporomandibular, paresia do nervo facial, trismo, neuralgia do trigêmeo, otite média com raiva por atendimento inadequado.

Localização Diretamente abaixo da parte posterior do osso da bochecha no entalhe mandibular.

Técnica Até uma profundidade de cerca de 0,3 cun; inserção perpendicular.

> ❗ Não agulhe em uma direção ventral; há risco de inserção na articulação temporomandibular.

E-8 Canto da Cabeça
头维 *Tou Wei*

Ponto de interseção com o canal da vesícula biliar e o vaso de ligação *yang* (*yang wei mai*).

Efeito Elimina o vento-calor e as obstruções do canal, apoiando os olhos.

Indicações Distúrbios oculares, neuralgia do trigêmeo, paresia do nervo facial.

Localização No centro do músculo temporal, na linha entre o canto lateral e a base da orelha.

Técnica Até uma profundidade de cerca de 0,2 cun; inserção perpendicular.

E-9 Prognóstico do Homem
人迎 *Ren Ying*

Ponto de interseção com o canal da vesícula biliar, e o ponto mar de *qi*.

Efeito Regula o *qi* e o sangue, reduz o *qi* rebelde, apoia a garganta e a faringe, move o *qi* ao longo do canal, ponto de teste para o estado de *yang*, *promove a abertura para as próprias necessidades e as necessidades dos outros.*

Indicações Asma, dispneia, laringite, bócio hipertonia. Para recusa de comer (distúrbios alimentares), disfunções sexuais, envenenamento, insolação.

Localização Medial ao músculo esternocleidomastóideo e à veia jugular, na borda inferior do terço superior do comprimento da garganta, abaixo da cartilagem tireoide.

Técnica Até uma profundidade de cerca de 0,5 cun; inserção perpendicular.

> ❗ Veia jugular.

E-9 Prognóstico do Homem

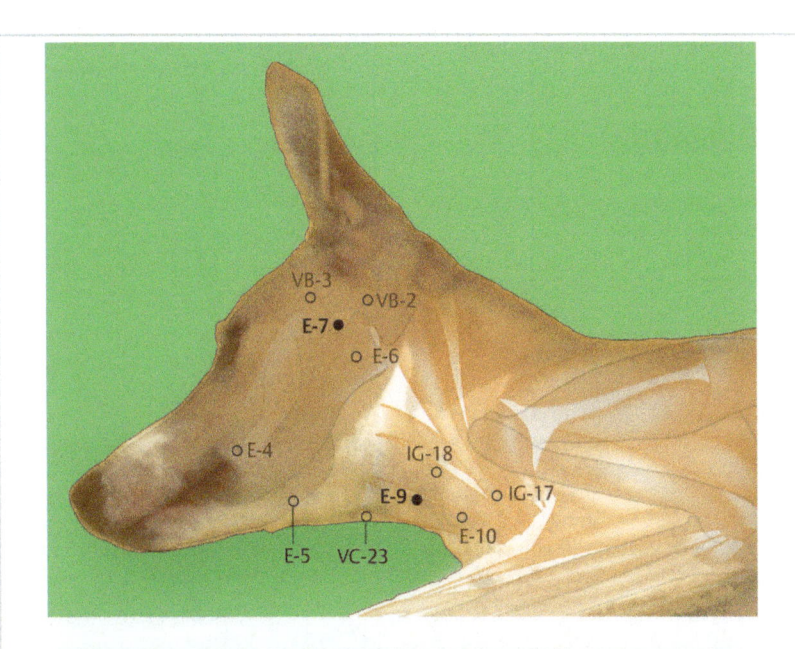

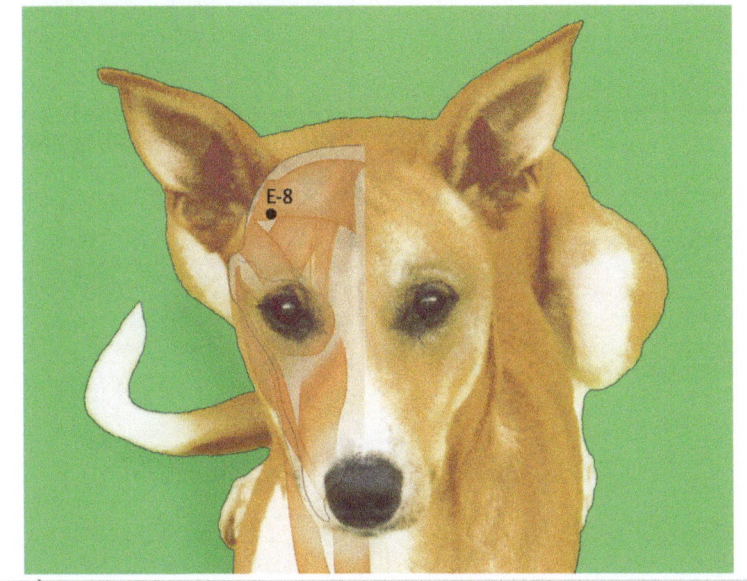

E-10 Proeminência da Água
水突 Shui Tu

Efeito Diminui o *qi* do pulmão, apoia a garganta e a faringe.

Indicações Angina, abscesso amigdaliano, tosse, pescoço duro, bócio. Ajuda no processamento de problemas psicológicos que começaram a se alterar.

Localização Medial ao músculo esternocleidomastóideo e à veia jugular, no meio do comprimento da garganta.

Técnica Até uma profundidade de cerca de 0,5 cun; inserção perpendicular.

❗ Veia jugular.

E-11 Morada do *Qi*
人迎 Qi She

Efeito Diminui o *qi* do pulmão, apoia a garganta e a faringe.

Indicações Angina recorrente crônica, tosse, pescoço duro, gânglios linfáticos inchados no pescoço.

Localização Lateral ao manúbrio, na base do músculo esternocleidomastóideo.

Técnica Até uma profundidade de cerca de 0,5 cun; inserção perpendicular.

E-12 Bacia Vazia
缺盆 Que Pen

Ponto de interseção com os canais do intestino grosso, do intestino delgado, do triplo aquecedor e da vesícula biliar.

Efeito Limpa o calor do tórax e reduz o *qi* rebelde do pulmão, movendo o *qi* ao longo do canal.

Indicações Asma, dispneia, hipertonia, neuralgia intercostal, problemas para levar os membros anteriores para frente, pleurite, angina, faringite, úlceras no estômago e no intestino delgado. Para crise de identidade devido a uma mudança nas condições de vida e nas tarefas.

Localização Lateral ao manúbrio na extensão da linha das glândulas mamárias, na fossa jugular.

Técnica Até uma profundidade de cerca de 0,5 cun; inserção perpendicular.

❗ Os pontos E-13 a E-27 ficam na linha mamilar. Se um desses pontos estiver sob uma teta, agulhe-o na frente ou atrás dela. Não agulhe em tetas em lactação.

E-12 Bacia Vazia

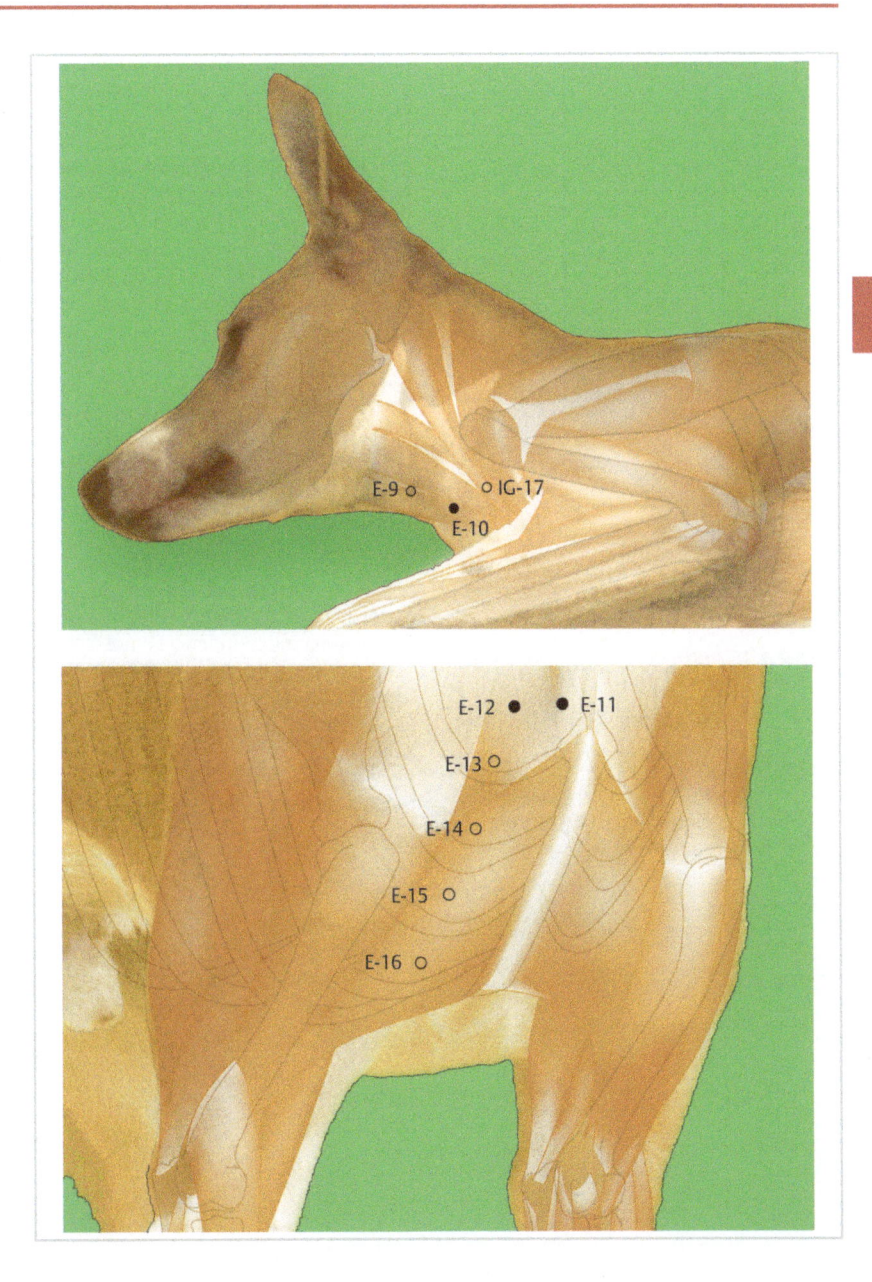

E-13 Porta do *Qi*
气户 *Qi Hu*

Efeito Diminui o *qi* rebelde e abre o tórax.

Indicações Dispneia, tosse, hipertonia, problemas cardíacos, úlceras no estômago e no intestino delgado. Melhora a capacidade de receber e expressar compaixão.

Localização Lateral ao esterno, caudal à fossa jugular na altura da primeira costela, 4 cun lateral à linha média em uma linha com as tetas.

Técnica Até uma profundidade de cerca de 0,5 cun; inserção perpendicular.

E-14 Armazém
库房 *Ku Fang*

Efeito Diminui o *qi* rebelde e abre o tórax.

Indicações Dor na parede lateral do tórax, tosse com expectoração, dispneia, mastite da teta torácica. Nutre uma necessidade profunda de afeto.

Localização No primeiro espaço intercostal, 4 cun lateral à linha média em uma linha com os tetos.

Técnica Até uma profundidade de cerca de 0,2 cun; inserção perpendicular.

❗ Risco de pneumotórax.

E-15 Telhado do Quarto
屋翳 *Wu Yi*

Efeito Diminui o *qi* rebelde e abre o tórax, alivia a coceira da pele, move o *qi* ao longo do canal.

Indicações Dor na parede lateral do tórax, tosse com expectoração, dispneia, mastite da teta torácica, tetas inchadas. Proporciona independência emocional.

Localização No segundo espaço intercostal, 4 cun lateral à linha média em uma linha com os tetos.

Técnica Até uma profundidade de cerca de 0,2 cun; inserção perpendicular.

❗ Risco de pneumotórax.

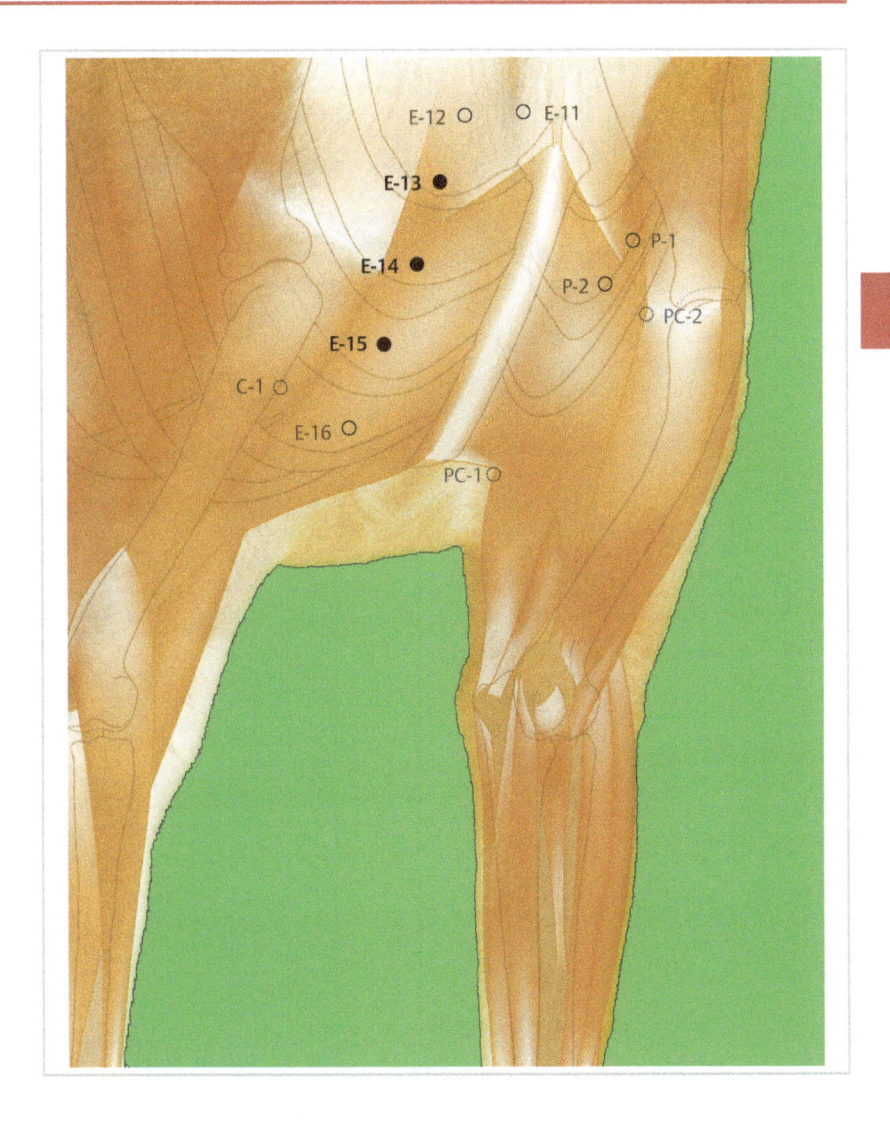

E-15 Telhado do Quarto

E-16 Janela do Peito
鷹窗 *Ying Chuang*

Efeito Acalma a tosse e a respiração ofegante, apoia a mama.

Indicações Dor regional nas costelas, tosse, falta de ar, distúrbios do sono, febre e calafrios, diarreia aquosa, abscesso mamário. Abre a pessoa emocionalmente para o exterior, para a doação.

Localização No terceiro espaço intercostal, 4 cun lateral à linha média em uma linha com os tetos.

Técnica Até uma profundidade de cerca de 0,2 cun; inserção perpendicular.

❗ Risco de pneumotórax.

E-17 Centro da Mama
乳中 *Ru Zhong*

Efeito Acalma a tosse e a respiração ofegante, apoia a mama.

Indicações Dor regional nas costelas, tosse, falta de ar, distúrbios do sono, febre e calafrios, diarreia aquosa, abscesso mamário.

Localização No quarto espaço intercostal, 4 cun lateral à linha média em uma linha com os tetos.

Técnica Até uma profundidade de aproximadamente 0,2 cun; inserção perpendicular.

❗ Risco de pneumotórax.

E-18 Raiz da Mama
乳根 *Ru Gen*

Efeito Acalma a tosse e a respiração ofegante, apoia a mama e elimina o inchaço.

Indicações Dor regional nas costelas, tosse, falta de ar, bloqueio na área do diafragma, mastite das tetas torácicas. Promove a capacidade de dar à luz.

Localização No quinto espaço intercostal, 4 cun lateral à linha média em uma linha com os tetos.

Técnica Até uma profundidade de aproximadamente 0,2 cun; inserção perpendicular.

❗ Risco de pneumotórax.

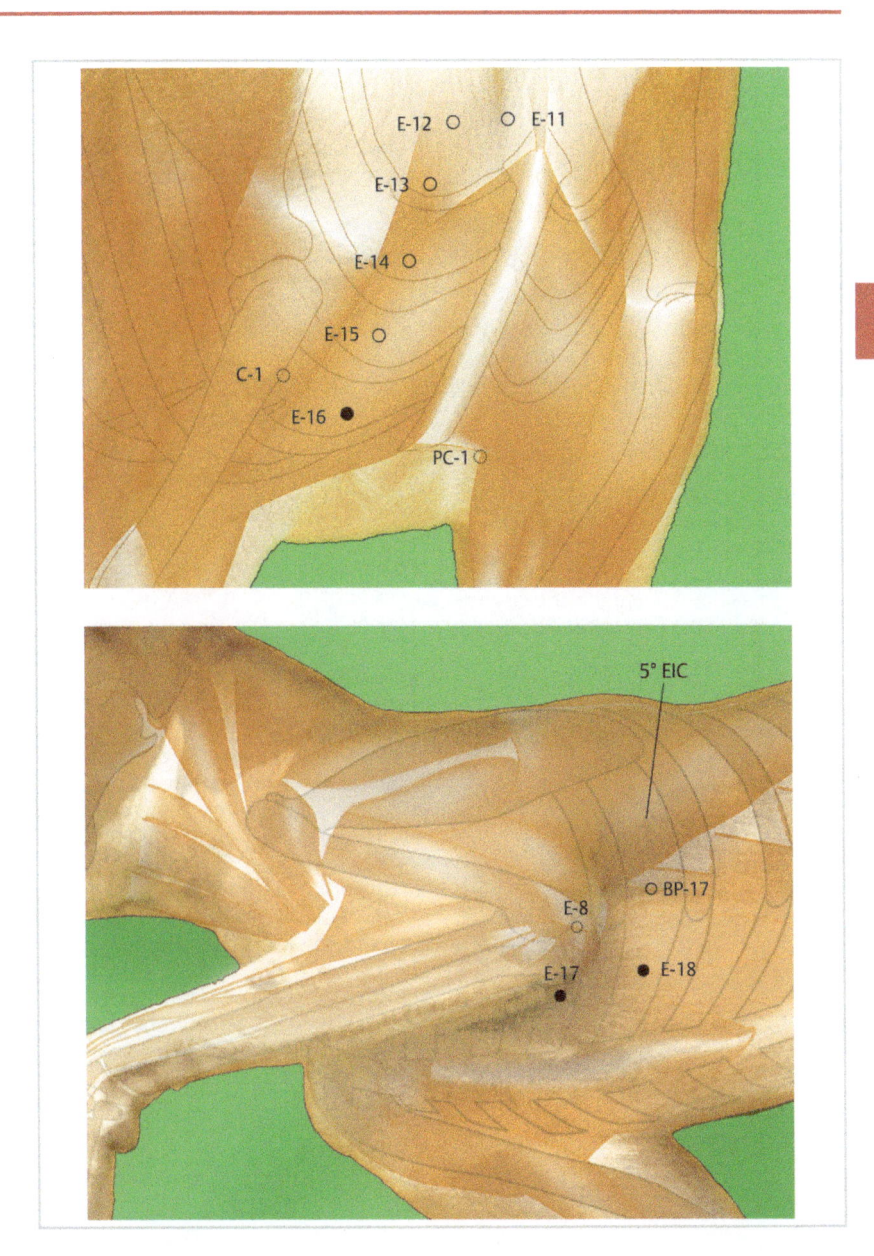

E-18 Raiz da Mama

E-19 Limite da Capacidade
不容 Bu Rong

Efeito Harmoniza o *Jiao* médio, reduz o *qi* rebelde, reduz o *qi* pulmonar e alivia a respiração ofegante.

Indicações Dor regional nas costelas, tosse, falta de ar, bloqueio na área do diafragma, náusea, dor abdominal, mastite das tetas torácicas. Ajuda a concluir pensamentos.

Localização No nono espaço intercostal, 4 cun lateral à linha média em uma linha com os tetos.

Técnica Até uma profundidade de aproximadamente 0,2 cun; inserção perpendicular.

❗ Risco de pneumotórax.

E-20 Recebimento Satisfeito
承满 Cheng Man

Efeito Harmoniza o *Jiao* médio, reduz o *qi* rebelde do pulmão e do estômago.

Indicações Dor regional nas costelas, dor e espasmos abdominais, tensão na parede abdominal, mastite das tetas torácicas.

Preenche o vazio interno e a necessidade de uma seção.

Localização No 10º espaço intercostal, 4 cun lateral à linha média em uma linha com os tetos.

Técnica Até uma profundidade de aproximadamente 0,2 cun; inserção perpendicular.

❗ Risco de pneumotórax.

E-21 Porta do Alimento
梁门 Liang Men

Efeito Regula o estômago e suprime o *qi* rebelde, harmoniza o *Jiao* médio e resolve a estagnação.

Indicações Dor abdominal, úlceras abdominais, falta de apetite, todas as formas de distúrbios digestivos, dor regional nas costelas, mastite nos complexos mamários regionais. Traz movimento aos processos digestivos que ficaram presos em todos os níveis.

Localização No 11º espaço intercostal, 4 cun lateral à linha média em uma linha com os tetos.

Técnica Até uma profundidade de aproximadamente 0,2 cun; inserção tangencial.

❗ Punção da cavidade abdominal.

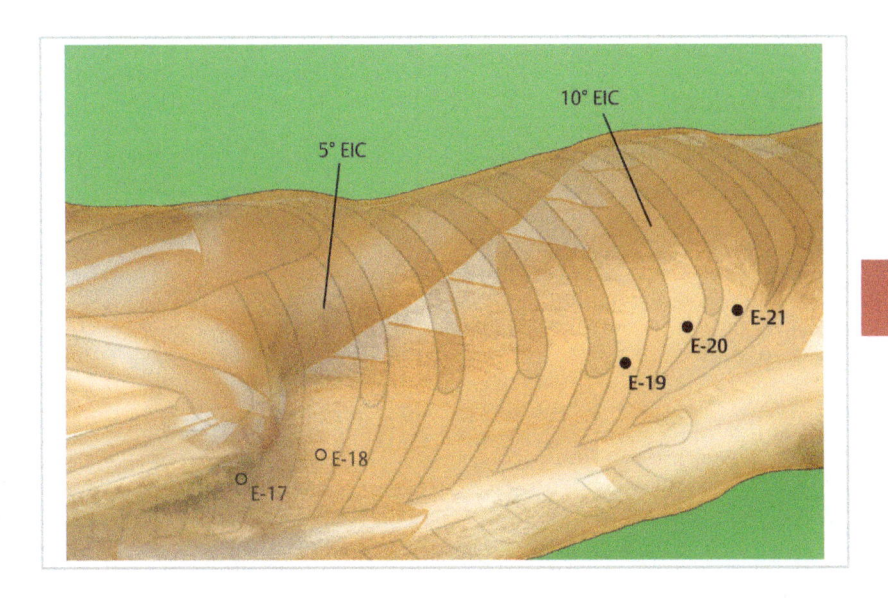

E-21 Porta do Alimento

5° EIC

10° EIC

E-21
E-20
E-19
E-18
E-17

E-22 Porta de Passagem
关门 *Guan Men*

Efeito Regula o *qi* e o move ao longo do canal, apoia os intestinos e a micção.

Indicações Todas as formas de distúrbios digestivos, dor regional nas costelas, mastite nos tetos regionais, incontinência urinária. Ajuda no nível psicológico a processar mudanças e a liberar o antigo.

Localização No 12º espaço intercostal, 4 cun lateral à linha média em uma linha com os tetos.

Técnica Até uma profundidade de aproximadamente 0,2 cun; inserção tangencial.

❗ Punção da cavidade abdominal.

E-23 Unidade Suprema
太一 *Tai Yi*

Efeito Harmoniza o *Jiao* médio, transforma a fleuma e acalma o espírito.

Indicações Dor e úlceras abdominais, distúrbios digestivos, vômitos, mastite em complexos mamários regionais. Facilita a visão de tudo e sua integração.

Localização Abaixo da 13ª costela, 4 cun lateral à linha média em uma linha com as tetas.

Técnica Até uma profundidade de aproximadamente 0,2 cun; inserção tangencial.

❗ Punção da cavidade abdominal.

E-24 Portão de Carne Escorregadia
滑肉门 *Hua Rou Men*

Efeito Harmoniza o estômago, transforma a fleuma, suprime o *qi* estomacal rebelde e acalma o espírito.

Indicações Dor e distúrbios funcionais no estômago e no intestino delgado, vômitos, mastite nos complexos mamários regionais. Fornece nutrição também em nível emocional.

Localização Na linha mamária, na metade do caminho entre E-23 e E-25 ou no umbigo.

Técnica Até uma profundidade de aproximadamente 0,2 cun; inserção tangencial.

❗ Punção da cavidade abdominal.

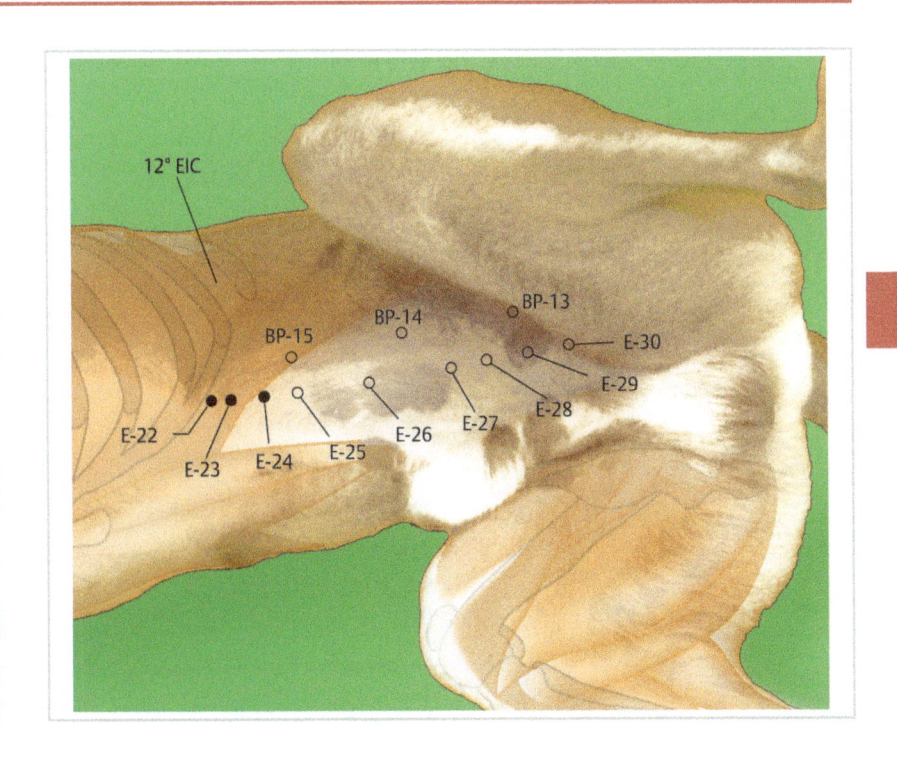

E-24 Portão de Carne Escorregadia

E-25 Pivô Celestial
天枢 *Tian Shu*

Ponto de alarme *Mu* do intestino grosso.

Efeito Normaliza a função de transporte do intestino grosso, regula o baço-pâncreas e o estômago, elimina o calor úmido, regula o *qi* e o sangue, remove a estagnação.

Indicações Distúrbios gastrointestinais agudos e crônicos, falta de apetite, vômitos, massas abdominais, mastite, ascite. Estabiliza mental e emocionalmente, bem como no nível do *shen*. Para turbulências internas e mudanças de humor.

Localização 2 cun lateral ao centro do umbigo.

Técnica Até uma profundidade de aproximadamente 0,2 cun; inserção tangencial.

❗ Punção da cavidade abdominal.

E-26 Monte Externo
外陵 *Wai Ling*

Efeito Regula o *qi* e o move ao longo do canal.

Indicações Distúrbios gastrointestinais agudos e crônicos, dor abdominal, cólicas, cistos ovarianos, mastite. Quando não estiver engravidando e contra a rejeição do papel de mãe.

Localização Na linha mamária, na metade do caminho entre E-25 e E-27.

Técnica Até uma profundidade de aproximadamente 0,2 cun; inserção tangencial.

❗ Punção da cavidade abdominal.

E-27 Grande Gigante
大巨 *Da Ju*

Efeito Regula o *qi*, apoia os rins e a essência, promove a micção.

Indicações Distúrbios funcionais do intestino grosso e do trato urogenital, diarreia, mastite dos complexos mamários posteriores, edemas e para depressões nesse contexto.

Localização Na linha mamária, onde se encontra com a linha vertical do tubérculo coxal.

Técnica Até uma profundidade de aproximadamente 0,2 cun; inserção tangencial.

❗ Punção da cavidade abdominal.

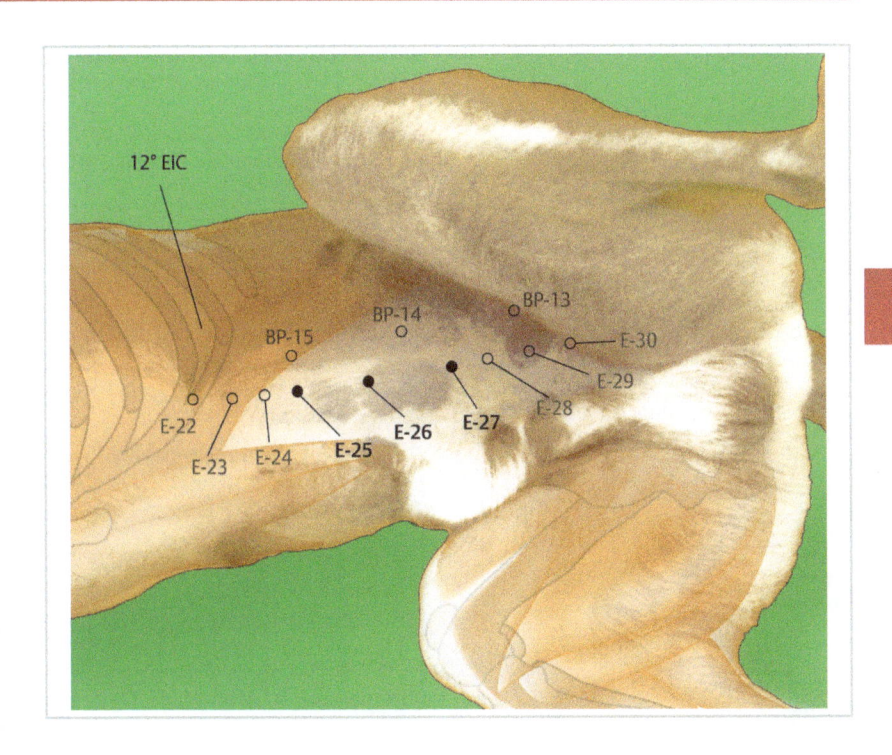

E-27 Grande Gigante

E-28 Passagem da Água
水道 *Shui Dao*

Efeito Regula o *Jiao* inferior, remove a estagnação, apoia a bexiga e o útero.

Indicações Distúrbios funcionais do trato urogenital, edemas, cistite, orquite, mastite no complexo da teta inguinal, gastrite, retenção urinária e movimentos obsessivos de girar em círculos.

Localização Na linha mamária, no primeiro terço da distância entre E-27 e E-30.

Técnica Até uma profundidade de aproximadamente 0,2 cun; inserção tangencial.

> ❗ Punção da cavidade abdominal.

E-29 Retorno ao Natural
归来 *Gui Lai*

Efeito Aquece o *Jiao* inferior, apoia os órgãos genitais.

Indicações Criptorquismo, hérnias, impotência, distúrbios funcionais do trato urogenital, mastite nos tetos inguinais. Regula todos os processos cíclicos construtivos e desconstrutivos, retrai prolapsos.

Localização Na linha mamária, no segundo terço da distância entre E-27 e E-30.

Técnica Até uma profundidade de aproximadamente 0,2 cun; inserção tangencial.

E-30 *Qi* Torrencial
气冲 *Qi Chong*

Ponto de interseção com vaso penetrante (*chong mai*), um ponto do mar de *qi*, que conecta o curso superficial do canal ao curso mais profundo.

Efeito Regula o *qi* no *Jiao* inferior e se move para as patas traseiras, fortalece a essência, regula o *qi* do estômago e o sangue.

Indicações Distúrbios funcionais dos órgãos sexuais, complicações obstétricas, mastite nas tetas inguinais, falta de apetite, conversão alimentar ineficiente, meteorismo. Restaura o entusiasmo pela vida, elimina a estagnação.

Localização Na frente da linha pectínea do púbis, lateral à linha média, cranial ao canal inguinal.

Técnica Até uma profundidade de aproximadamente 0,3 cun; inserção tangencial.

E-30 Qi Torrencial

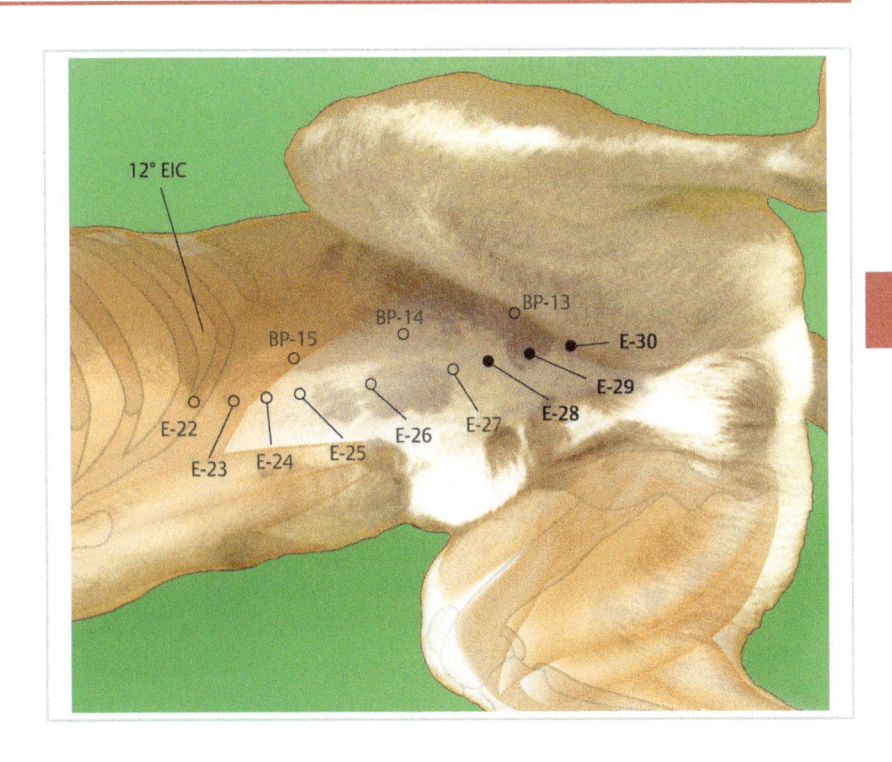

E-31 Articulação da Coxa
髀关 *Bi Guan*

Efeito Expulsa o vento úmido, move o *qi* e o sangue ao longo do canal e para fora do espaço abdominal, para as patas traseiras.

Indicações Paresia das patas traseiras, displasia da articulação do quadril, lombalgia, problemas no joelho, congestão linfática na área inguinal.

Localização Na borda cranial da coxa, aproximadamente no final do terço superior da distância entre a borda superior da patela e o tubérculo coxal, entre a borda lateral do músculo sartório e os músculos tensores da fáscia lata.

Técnica Até uma profundidade de cerca de 0,5 cun; inserção perpendicular.

E-32 Coelho Agachado
伏兔 *Fu Tu*

Efeito Expulsa ao vento úmido, move o *qi* ao longo do canal.

Indicações Paresia das p a t a s traseiras, atrofia muscular, displasia da articulação do quadril, lombalgia, problemas no joelho, urticária. Com VC-15, E-25, E-32 e E-41 bilateralmente (sete pontos de dragão), esse é o tratamento clássico para obsessões e possessividade.

Localização Na borda cranial da coxa, aproximadamente na borda do quarto inferior da distância entre a borda superior da patela e o tubérculo coxal, na borda músculo-tendão do músculo reto femoral.

Técnica Até uma profundidade de cerca de 0,5 cun; inserção perpendicular.

E-33 Estagnação do *Yin*
阴市 *Yin Shi*

Efeito Expulsa o vento úmido, move o *qi* ao longo do canal.

Indicações Paresia e espasmos nas pernas traseiras, atrofia muscular, lombalgia, problemas nas articulações do joelho, dor abdominal, ascite, problemas no pâncreas. Para movimentação em casos de forte letargia.

Localização Aproximadamente 2 cun acima da patela, entre os músculos reto femoral e vasto lateral.

Técnica Até uma profundidade de cerca de 0,5 cun; inserção perpendicular.

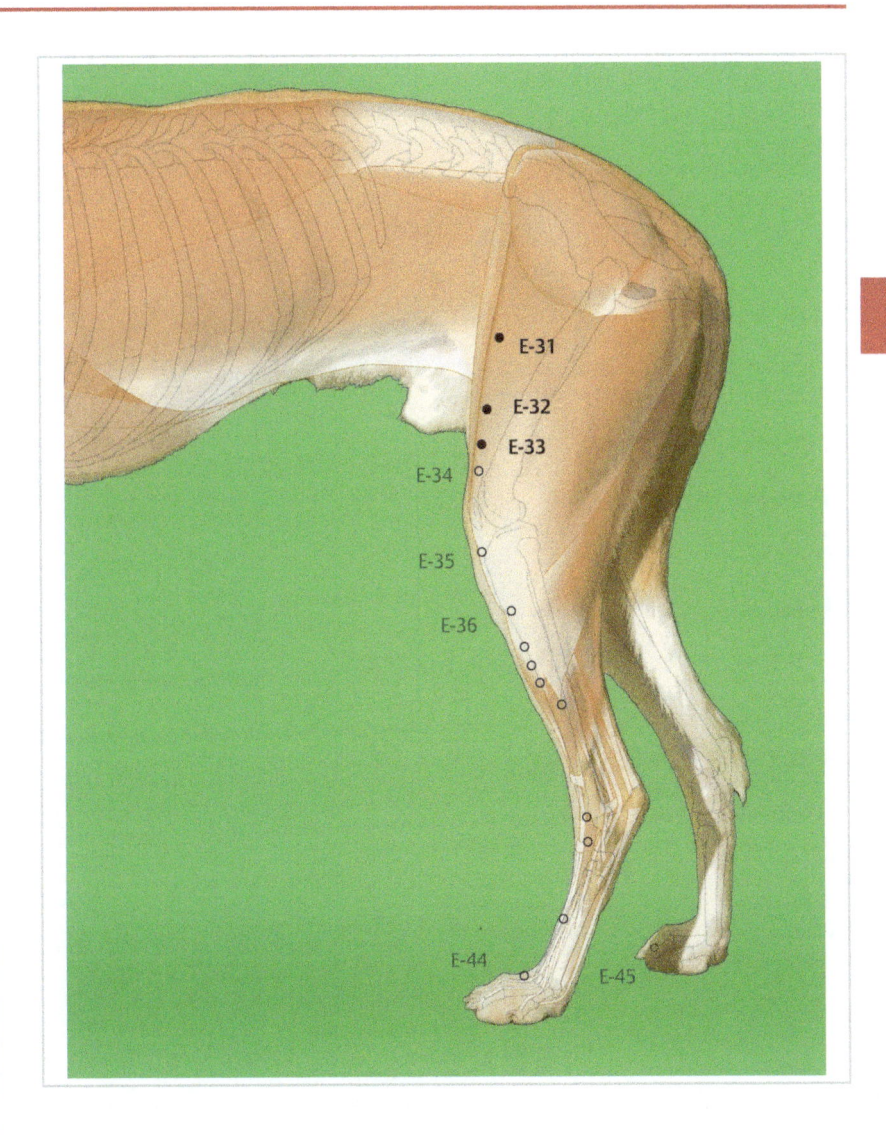

E-33 Estagnação do Yin

E-34 Cume da Colina
梁丘 *Liang Qiu*

Ponto de acúmulo.

Efeito Move o *qi* ao longo do canal, harmoniza o estômago, alivia condições agudas.

Indicações Paresia e espasmos nas patas traseiras, atrofia muscular, lombalgia, problemas nas articulações do joelho, dor abdominal, mastite. Ativa as energias da terra para tirar a depressão do buraco ou para aterrar a mania.

Localização Aproximadamente 1 cm acima da patela, entre os músculos reto femoral e vasto lateral.

Técnica Até uma profundidade de cerca de 0,3 cun; inserção perpendicular.

E-35 Nariz de Bezerro
犊鼻 *Du Bi*

Em conexão com o ponto extramedial correspondente, ele também é chamado de olho lateral do joelho ou *xi yan*.

Efeito Move o *qi* ao longo do canal; ponto local para o joelho; retira a umidade, o inchaço e o frio.

Indicações Dor no joelho; gonartrose, especialmente na parte frontal do joelho ou na parte interna da articulação. Transforma a rigidez em adaptabilidade.

Localização Na depressão abaixo da patela, lateral ao ligamento patelar.

Técnica A uma profundidade de cerca de 0,3 cun; inserção perpendicular ou ligeiramente oblíqua em uma direção distal.

E-36 Três Milhas da Pata
足三里 *Zu San Li*

Ponto He-mar, ponto terra, um ponto do mar de *qi*.

Efeito Normaliza a função de condução para baixo do estômago; apoia as funções de transformação e transporte do baço-pâncreas; expulsa o frio; eleva *o yang*; suplementa *o qi*; nutre o *yuan qi*, o sangue e *o yin*; acalma o espírito; move *o qi* ao longo do canal.

Indicações Todos os problemas gastrointestinais, cólicas estomacais ou biliares, digestão prejudicada, problemas nos joelhos, paralisia tibial e fibular, imunodeficiência, tendência a infecções, febre, anorexia, letargia, asma. Fortalece a energia da terra por meio de suplementação em casos de deficiência e exaustão. Conecta-se com o aqui e o agora.

Localização 3 cun distal ao E-35, posteriormente na altura da extremidade distal da tuberosidade tibial, em uma depressão aproximadamente no centro do músculo tibial cranial.

Técnica A uma profundidade de cerca de 1 cun; inserção perpendicular.

E-36 Três Milhas da Pata

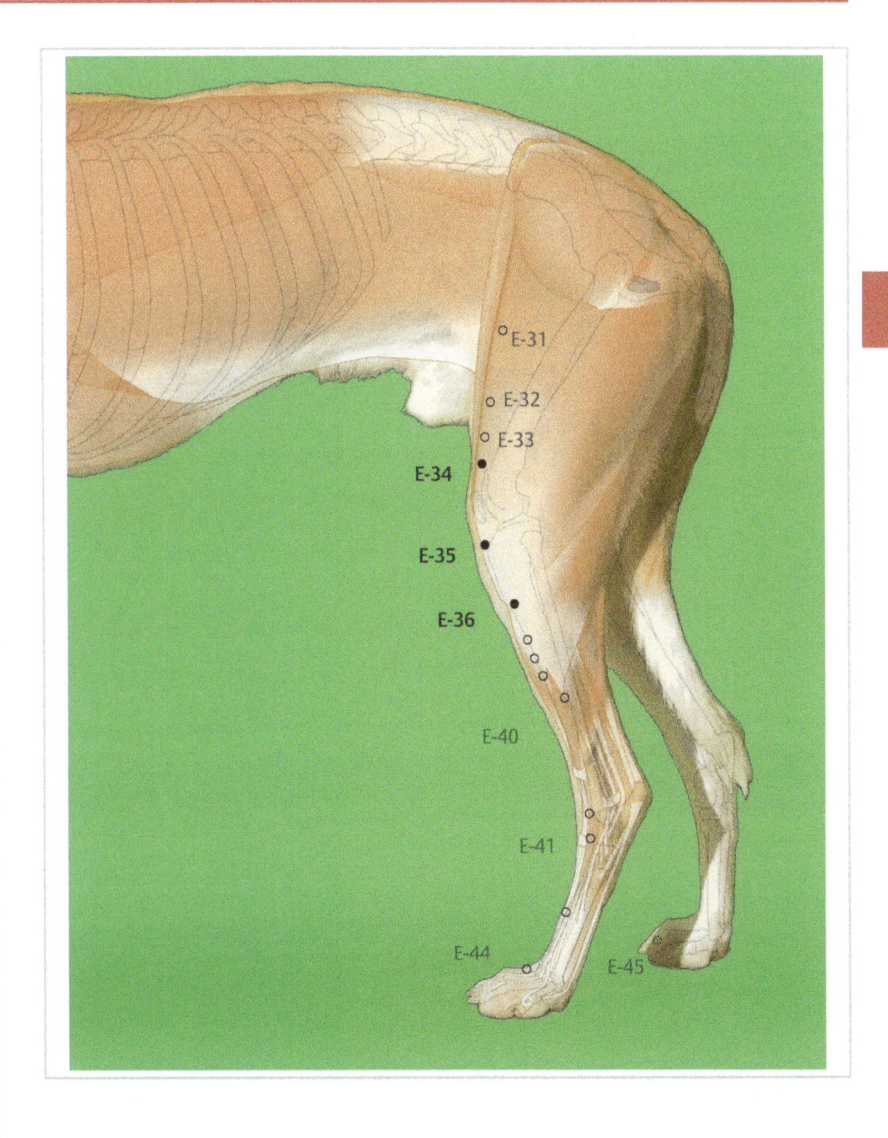

E-37 Grande Vazio Superior
上巨虛 Shang Ju Xu

Um ponto do mar de sangue, ponto He-mar do intestino grosso.

Efeito Regula o baço-pâncreas, os intestinos e o estômago; elimina o calor úmido; remove a estagnação de alimentos; move o *qi* ao longo do canal; dor no joelho e no tornozelo.

Indicações Distúrbios digestivos, cólicas estomacais, obstipação, meteorismo, diarreia.

Localização Abaixo do joelho, 3 cun abaixo do E-36, centralizado no músculo tibial cranial.

Técnica A uma profundidade de cerca de 1 cun; inserção perpendicular.

E-38 Boca Estreita
条口 Tiao Kou

Efeito Move o *qi* ao longo do canal, retira ao vento úmido, apoia a região dos ombros.

Indicações Distúrbios digestivos, cólicas estomacais, obstipação, meteorismo, diarreia, dor no ombro ipsilateral, dor no joelho.

Localização Na parte inferior da pata, no músculo tibial cranial, na metade da distância entre a borda inferior da patela e o maléolo lateral.

Técnica A uma profundidade de cerca de 1 cun; inserção perpendicular.

E-39 Grande Vazio Inferior
下巨虛 Xia Ju Xu

Um ponto do mar de sangue, ponto He-mar do canal do intestino delgado.

Efeito Harmoniza os intestinos, move o *qi* do intestino delgado, elimina o vento e o calor úmido, move *o qi* ao longo do canal, para estados de deficiência no *Jiao* inferior.

Indicações Distúrbios digestivos, cólica gastrointestinal, colite, enterite, meteorismo, diarreia, dor no ombro, atrofia muscular nas patas traseiras.

Localização Na parte posterior lateral da pata, no músculo tibial cranial, 1 cun distal ao E-38.

Técnica A uma profundidade de cerca de 1 cun; inserção perpendicular.

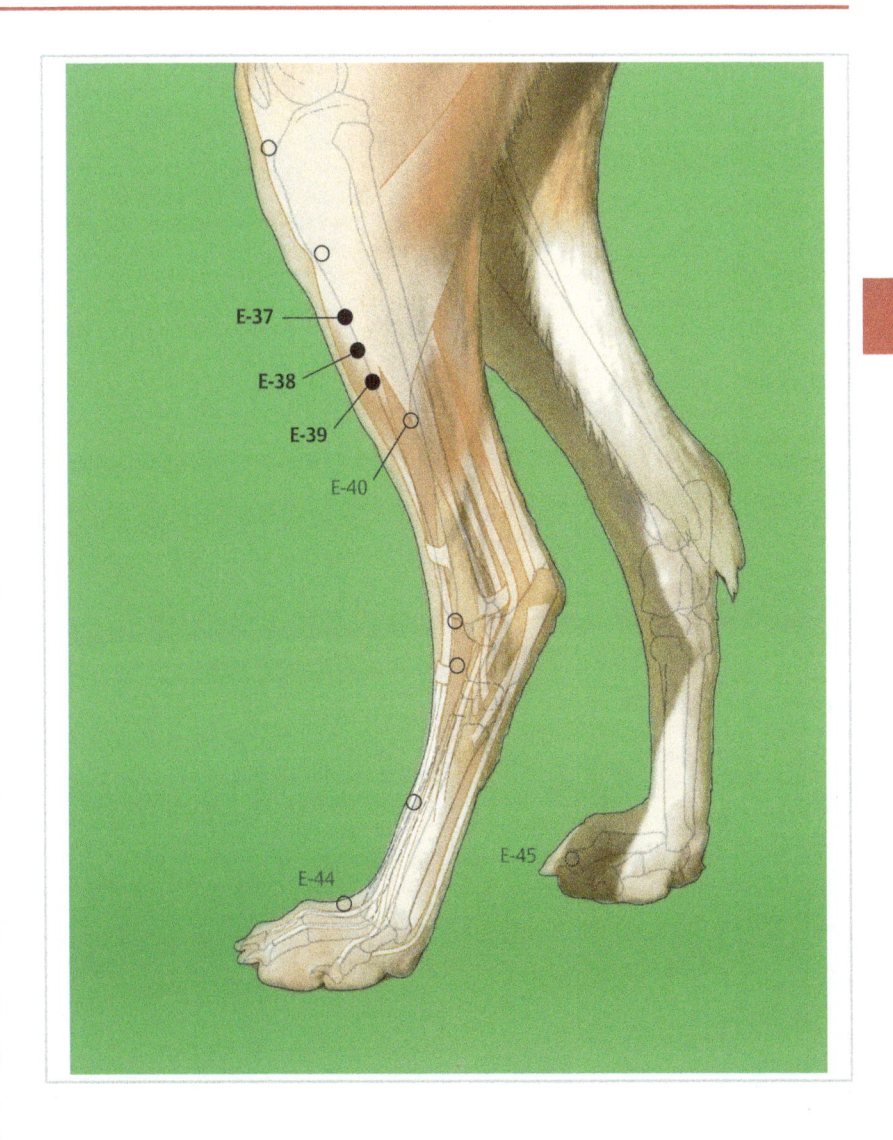

E-39 Grande Vazio Inferior

E-40 Saliência Abundante

丰隆 Feng Long

Ponto de conexão *Luo*.

Efeito Transforma e resolve a fleuma e a umidade, elimina o calor (especialmente o calor no estômago), acalma o espírito, abre o peito, move o *qi* ao longo do canal.

Indicações Problemas com catarro no trato respiratório, asma, caroços em toda parte, problemas mentais, insuficiência pancreática, hepatopatia, epilepsia, inchaços, dor e paralisia nas patas traseiras, catarro no corpo e abaixo da pele, lipomas, bócio. Ajuda a lidar com sentimentos de cuidado inadequado, que levam ao apego ao passado ou à fixação no futuro. Em conjunto com o BP-4, abre a consciência de estar sendo cuidado no aqui e agora.

Localização 8 cun proximal ao maléolo lateral, diretamente cranial à fíbula, 1 cun lateral ao E-38, entre o *tibialis cranialis* e os músculos extensores longos dos dedos dos pés.

Técnica A uma profundidade de aproximadamente 1 cun; inserção perpendicular.

E-41 Rio Disperso

解溪 Jie Xi

Ponto *Jing*-Rio, ponto de fogo, ponto de suplementação.

Efeito Resolve as obstruções do canal, elimina o vento, elimina o calor (especialmente o calor do estômago), limpa a consciência.

Indicações Dor e inchaço no tornozelo, dor no epigástrio, dor de cabeça e garganta inflamada devido ao calor do estômago, convulsões, flacidez gastrointestinal, timpanites. Quebra padrões de comportamento obsessivo. Para confusão mental com sinais de calor.

Localização Dorsal na pata traseira, na altura do calcanhar, no meio da dobra transversal dorsal do tornozelo que se forma durante a flexão, entre os tendões dos músculos extensores longos dos dedos dos pés e o músculo tibial cranial, aproximadamente no nível da ponta do maléolo.

Técnica Até uma profundidade de cerca de 0,2 cun; inserção perpendicular.

❗ Nervos e vasos sanguíneos subjacentes.

E-42 Yang Pulsante

冲阳 Chong Yang

Ponto Fonte *Yuan*.

Efeito Move o *qi* ao longo do canal, elimina o calor do canal, fortalece o estômago e o baço-pâncreas acalma o espírito.

Indicações Dor e inchaço no tornozelo, paralisias, problemas estomacais, vômitos, paresia do nervo facial, dor de dente. Ajuda em problemas comportamentais graves de busca de atenção.

Localização Dorsal na articulação do tarso, distal ao E-41 abaixo da tróclea do tálus, entre os tendões dos músculos extensores longos dos dedos dos pés e o músculo tibial cranial.

Técnica Até uma profundidade de cerca de 0,3 cun; inserção perpendicular.

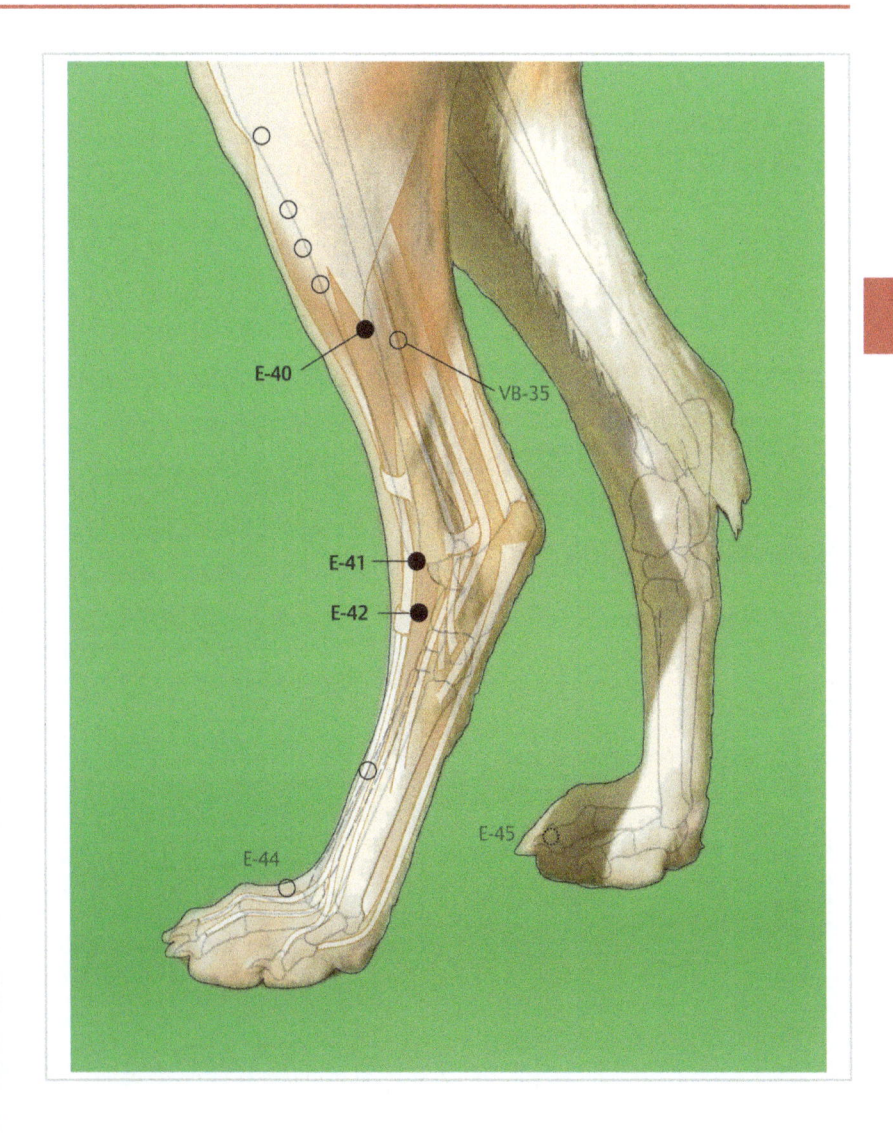

E-42 Yang Pulsante 121

E-43 Vale Profundo
陷谷 *Xian Gu*

Ponto de transporte *Shu*, ponto de madeira.

Efeito Move o *qi* ao longo do canal, expulsa o vento úmido, harmoniza o estômago e o baço-pâncreas, remove inchaços.

Indicações Tendência a edemas, dor e inchaço na pata, dor abdominal, descarga e alívio da febre (estágio *yang ming*).

Localização Dorsal na pata, entre o terceiro e o quarto ossos metatarsais, aproximadamente na metade de seu comprimento.

Técnica Até uma profundidade de cerca de 0,3 cun; inserção perpendicular.

E-44 Quadra Interna
内庭 *Nei Ting*

Ponto *Ying*-manancial, ponto de água.

Efeito Limpa o calor do canal e do estômago, elimina o vento da face; em "calor verdadeiro e frio falso": somente as patas dianteiras ou traseiras estão frias, o resto do corpo está quente; o calor que está concentrado no interior impede que o *qi yang* circule livremente para as extremidades; o pulso e a língua sugerem frio; diagnóstico diferencial; inversão do frio, toda a extremidade ou a área abaixo do joelho/cotovelo está fria; acalma o espírito.

Indicações Inchaços dolorosos na pata, dor de dente na mandíbula superior, neuralgia do trigêmeo e paralisia do nervo facial (em combinação com IG-4), problemas estomacais devido ao calor, diarreia fétida, amigdalite, mastite. Quando o medo, devido à fraqueza da terra, inunda a psique. Para fobias e retraimento. Frequentemente observado em casos de resgate de animais.

Localização Dorsal na pata, diretamente proximal à borda da pele fina entre o terceiro e o quarto dedos da pata traseira, em uma depressão laterodistal à segunda articulação metatarsofalângica.

Técnica Até uma profundidade de cerca de 0,3 cun; inserção perpendicular.

E-45 Boca Doente
厉兑 *Li Dui*

Ponto *Jing*-poço, ponto de metal, ponto de sedação.

Efeito Dispersa o calor do canal do estômago, regula o *qi*, resolve e remove a estagnação de alimentos, acalma o espírito.

Indicações Problemas localizados, dor e inchaço na pata, ponto distal para problemas no joelho, boca seca, gengivite, amigdalite, paresia do nervo facial, neuralgia do trigêmeo, pulsos inchados, problemas gastrointestinais, úlceras gastrointestinais, febre, hepatopatias, ascite. Para comportamento emocionalmente isolado, perda de contato, egocentrismo, indiferença. Exige um petisco a cada passo.

Localização Lateral ao terceiro dedo do pé traseiro, próximo à base da unha.

Técnica A uma profundidade de cerca de 0,2 cun; inserção oblíqua em direção à proximal.

E-45 Boca Doente

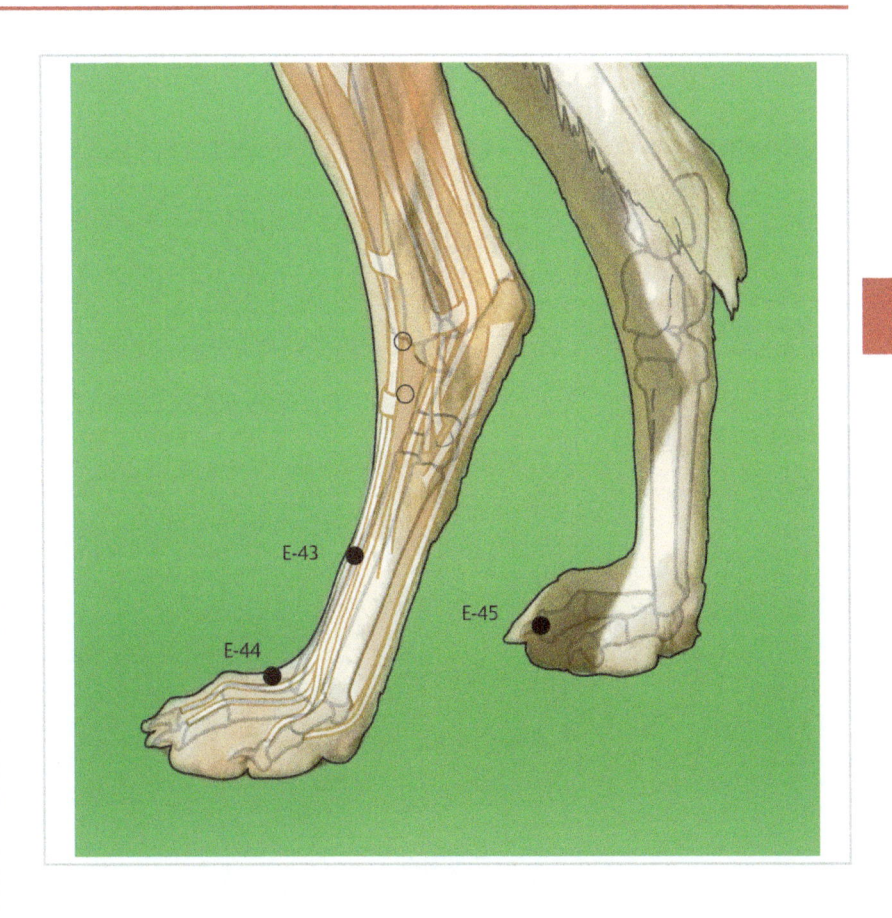

14 Canal do Baço-Pâncreas

Membro Pélvico *Tai Yin* (*Zu Tai Yin Pi Mai* 足太阴脾脉)

O canal do baço-pâncreas começa medialmente no segundo dedo da pata traseira. Como os cães geralmente não têm esse dedo, está em discussão se os pontos 1 a 3 estão perdidos ou se estão localizados exatamente na medial do segundo dedo. O canal ascende ao longo da pata traseira medial, inicialmente na borda posterior da tíbia, cruza o canal do fígado 8 cun proximal ao maléolo medial, atravessa medialmente o joelho e, em seguida, atravessa anteromedialmente a coxa até o abdômen. A partir daí, o canal entra no baço-pâncreas e no estômago. Na área do estômago, ele ressurge e ascende lateralmente à linha média até terminar, depois de voltar em uma direção caudal, no sexto espaço intercostal no plano axilar.

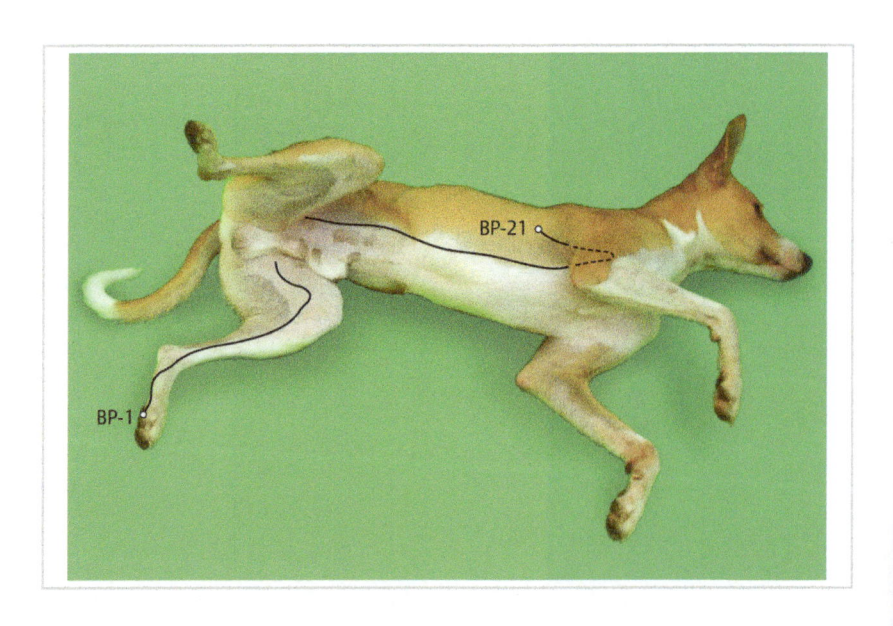

14 Canal do Baço-Pâncreas

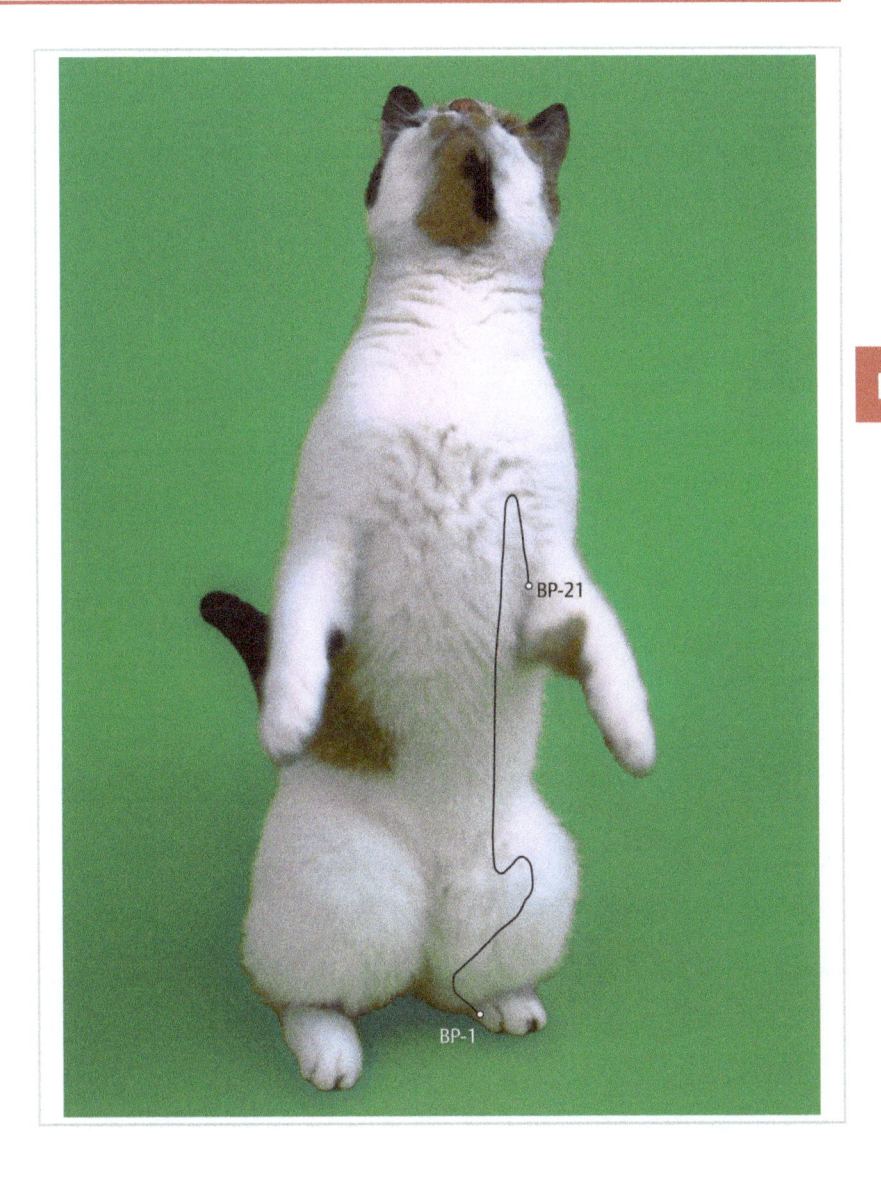

BP

BP-1 *Yin* Branco
阴白 *Yin Bai*

Ponto *Jing*-poço, ponto madeira.

Efeito Fortalece o baço-pâncreas, acelera o sangue e estanca o sangramento.

Indicações Ponto local, distúrbios musculares generalizados ao longo do canal; em casos de falta de apetite crônica, diarreia crônica, hemorragia crônica no intestino e no útero. Para perda de consciência e concentração e memória fracas. Quando a raiva impede o pensamento claro e a acessibilidade.

Localização A localização varia na literatura entre medial à articulação do segundo dedo da pata traseira, entre as falanges distal e medial e, se presente, na dobra medial da unha do primeiro dedo.

Técnica Até uma profundidade de cerca de 0,2 cun; inserção perpendicular profunda.

BP-2 Grande Metrópole
大都 *Da Du*

Ponto *Ying*-manancial, ponto de fogo, ponto de suplementação.

Efeito Ponto de suplementação, elimina o calor e a umidade, promove a digestão.

Indicações Sintomas de calor, infecções febris, dor local no tornozelo, edemas quentes.

Promove inspiração e um coração caloroso em questões psicológicas.

Localização No lado medial do segundo dedo da pata traseira, na área superior da falange proximal.

Técnica Até uma profundidade de cerca de 0,2 cun; inserção perpendicular.

BP-3 Clareza Suprema
太白 *Tai Bai*

Ponto de transporte *Shu*, ponto de terra, ponto de fonte *yuan*.

Efeito Fortalece a terra, o baço-pâncreas e o estômago, fortalece as funções de transformação e transporte do patas e, portanto, seca a umidade.

Indicações Todos os distúrbios degenerativos do corpo, como atrofia muscular, anemia, paresia das patas traseiras, insuficiência pancreática, diarreia, debilidade. Limpa a cabeça e os pensamentos.

Localização Em cães e gatos, o primeiro dedo da pata traseira está completamente ausente ou está presente apenas de forma rudimentar. Portanto, encontramos o ponto BP-3 caudomedialmente no segundo osso metatarsal.

Técnica Até uma profundidade de cerca de 0,3 cun; inserção oblíqua para cima, por trás e por baixo.

BP-3 Clareza Suprema

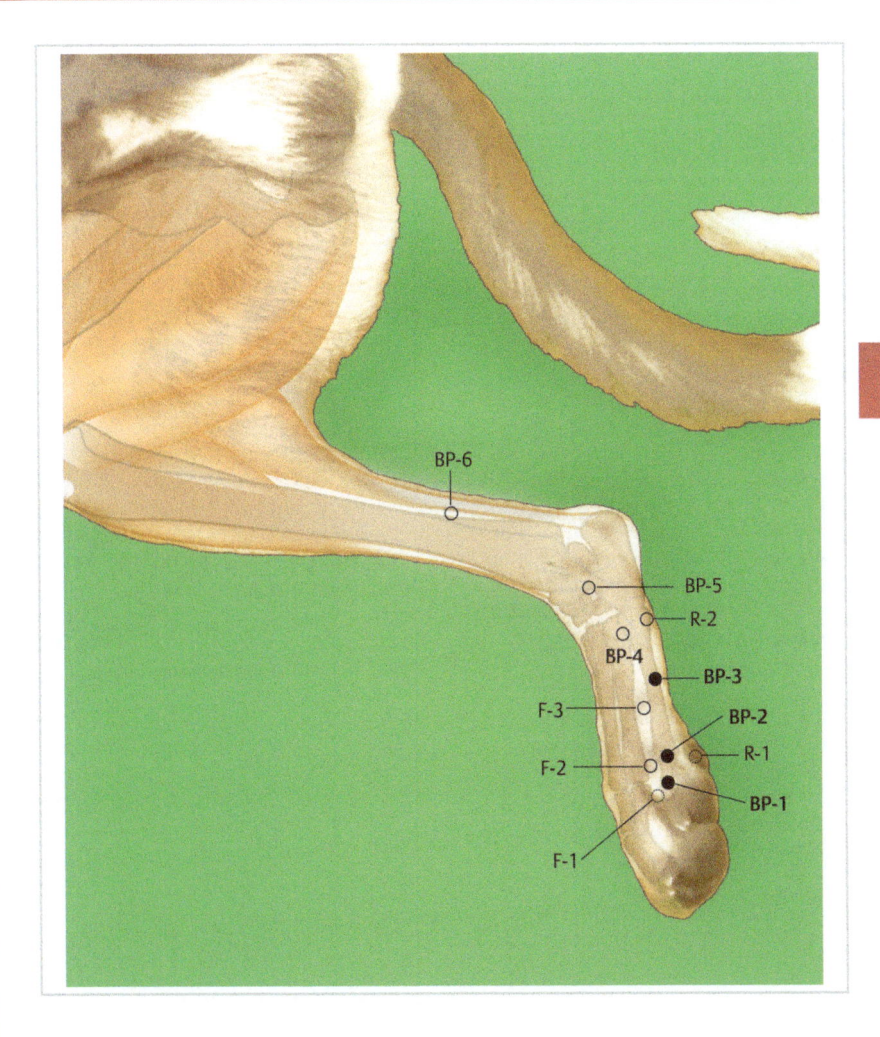

BP-4 Meridianos Colaterais de Conexão

公孙 *Gong Sun*

Ponto de conexão *Luo*, abridor do vaso penetrante (*chong mai*) e ponto de interseção com o vaso de ligação *yin* (*yin wei mai*).

Efeito Suplementa o baço-pâncreas e o estômago, estanca o sangramento, remove obstruções, regula e elimina a umidade.

Indicações Gastrite, distúrbios digestivos, diarreia, problemas de fertilidade, espasmos do esfíncter, pode facilitar o parto, retenção de placenta, dor testicular, problemas de salivação, espasmos do esôfago, espasmos das cordas vocais, dor no coração, estados convulsivos, problemas no tornozelo. Ajuda com programas psicológicos causados por maternidade inadequada. Em conjunto com o E-40, libera traumas nesse contexto. BP-4 + BP-6 para analgesia.

Localização Medial em uma depressão que é distal e ligeiramente plantar à extremidade proximal do primeiro osso metatarsal; se a primeira falange não existir, então exatamente medial à base do segundo osso metatarsal.

Técnica Até uma profundidade de cerca de 0,3 cun; inserção oblíqua para cima, por trás e por baixo.

BP-5 Colina de Metal

商丘 *Shang Qiu*

Ponto de sedação, ponto de *Jing*-Rio, ponto de metal.

Efeito Fortalece o baço-pâncreas e o estômago, elimina a umidade.

Indicações Distúrbios gastrointestinais, flatulência, meteorismo, ponto local, lesões de tecido mole nessa área, fraqueza do tecido conjuntivo, prolapso retal. Para insônia devido a um grande número de ideias não processadas que não podem ser implementadas.

Localização Em uma depressão abaixo e atrás do maléolo tibial distal e medial.

Técnica Até uma profundidade de aproximadamente 0,2 cun; inserção perpendicular.

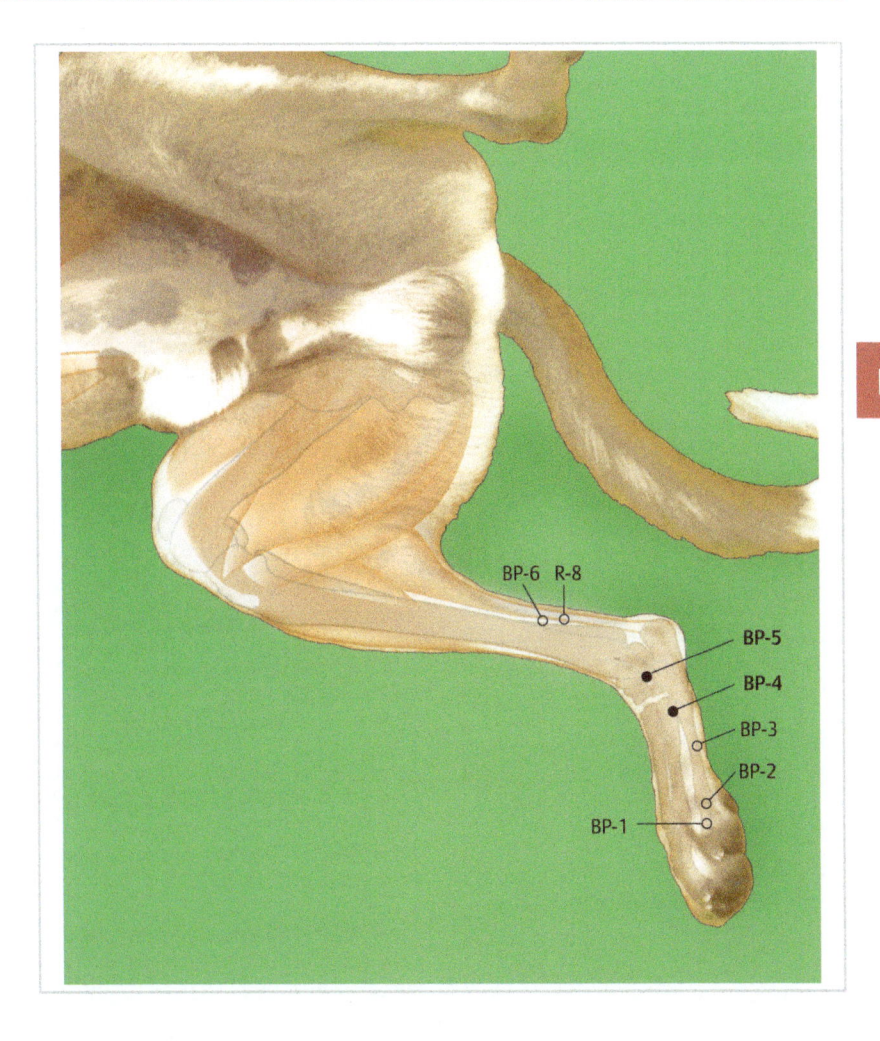

BP-5 Colina de Metal

BP-6 Encontro dos Três Yin
三阴交 San Yin Jiao

Ponto de encontro dos três canais *yin* do pé, ponto mestre do abdome inferior e do sistema urogenital.

Efeito Normaliza a função de transformação e transporte do baço-pâncreas, transforma a umidade e o calor, bem como a fleuma e a fleuma-calor, fortalece o controle do *shen* por meio do metabolismo dos fluidos, fortalece o fluxo harmonioso do *gan qi*, acalma o espírito e fortalece o sangue.

Indicações Distúrbios funcionais do sistema urogenital, disenteria, incontinência, contrações fracas, contrações desencadeadas, imunodeficiência, problemas na região lombar. Útil para deficiência de *yin* com sensação de peso devido à preocupação excessiva.

Localização 3 cun diretamente acima do centro do maléolo tibial medial, na borda caudal da tíbia, em uma linha entre o maléolo e o BP-9, do outro lado do VG-39.

Técnica Até uma profundidade de cerca de 0,4 cun; inserção perpendicular.

BP-7 Vale de Vazamento
漏谷 Lou Gu

Efeito Fortalece o baço-pâncreas e elimina a umidade.

Indicações Circulação insuficiente ou espasmos nas patas traseiras, dor no joelho, má digestão, meteorismo. Útil quando a deficiência na terra não é capaz de estabilizar a memória e quando é impossível programar as habilidades aprendidas.

Localização Central na borda caudal da tíbia, a meio caminho entre o côndilo medial e o maléolo medial.

Técnica Até uma profundidade de cerca de 0,5 cun; inserção perpendicular.

BP-8 Eixo da Terra
地箕 Di Ji

Ponto de acúmulo.

Efeito Remove as obstruções do canal, regula o *qi* e o sangue, regula o útero e alivia a dor.

Indicações Dor no joelho, falta de apetite, ascite, diarreia, lumbago, esterilidade, oligospermia, dor abdominal, ponto mestre para distúrbios urogenitais funcionais, prolapso uterino, sangramento uterino, incontinência. Para busca compulsiva de independência e padrões de reação imutáveis, teimosia extrema.

Localização Central na borda caudal da tíbia, no final do primeiro quarto da distância entre o côndilo medial e o maléolo medial.

Técnica Até uma profundidade de cerca de 0,5 cun; inserção perpendicular.

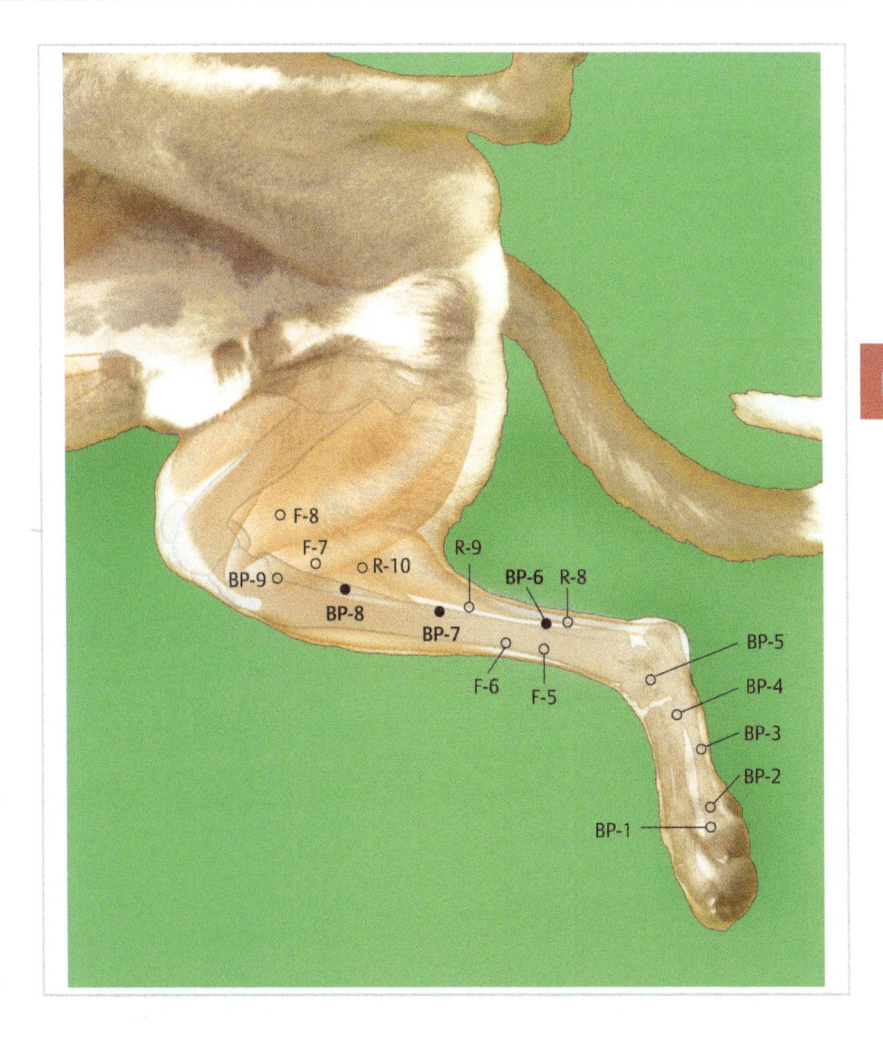

BP-8 Eixo da Terra

BP-9 Nascente *Yin* do Monte

阴陵泉 *Yin Ling Quan*

Ponto *He*-mar, ponto da água, ponto local para o joelho.

Efeito Normaliza as funções de transformação e transporte do baço-pâncreas, elimina a umidade, transforma e retira a fleuma e o calor da fleuma, especialmente no *Jiao* inferior.

Indicações Gonartrose e artrite, distúrbios circulatórios nos quartos traseiros, dor abdominal com diarreia, espasmos, obstipação, distúrbios da micção, disúria, cólica ureteral, prostatite, problemas urogenitais, ascite, todos os tipos de edemas, ponto distal para tratar dor no ombro. Promove a abertura à atenção, ao dar e receber.

Localização Na borda inferior do côndilo medial da tíbia, em uma depressão entre a borda posterior da tíbia e o músculo gastrocnêmio, em frente ao VG-34.

Técnica A uma profundidade de 1 cun; inserção perpendicular.

BP-10 Mar de Sangue

血海 *Xue Hai*

Efeito Resolve obstruções no canal; acalma o espírito; elimina a estase sanguínea, especialmente no útero; resfria o sangue em casos de calor sanguíneo; nutre o sangue.

Indicações Ponto importante para estimular o sistema imunológico, alergias, urticária, sangramento, doenças infecciosas, problemas de cio, melhora a circulação no joelho e nas patas traseiras. Para insegurança e rejeição do acasalamento com deficiência de *qi* do baço-pâncreas.

Localização Com o joelho dobrado, 2 cun acima da borda craniomedial da patela, no ventre do aspecto cranial do músculo sartório; na borda cranial do fêmur, na ponta do músculo vasto medial.

Técnica A uma profundidade de cerca de 1 cun; inserção perpendicular.

BP-11 Porta do Cesto

箕门 *Ji Men*

Efeito Fortalece a função do baço-pâncreas, retira a umidade e o calor.

Indicações Melhora a circulação nas patas traseiras; paralisia das patas traseiras, incontinência, dor e inchaço na área inguinal, problemas urinários, dor abdominal com cólica e/ou diarreia.

Localização Medial, central na borda posterior do fêmur, entre os músculos sartório e grácil, acima da artéria femoral.

Técnica A uma profundidade de aproximadamente 0,5 cun; insira perpendicularmente **caudal** (!) à artéria femoral.

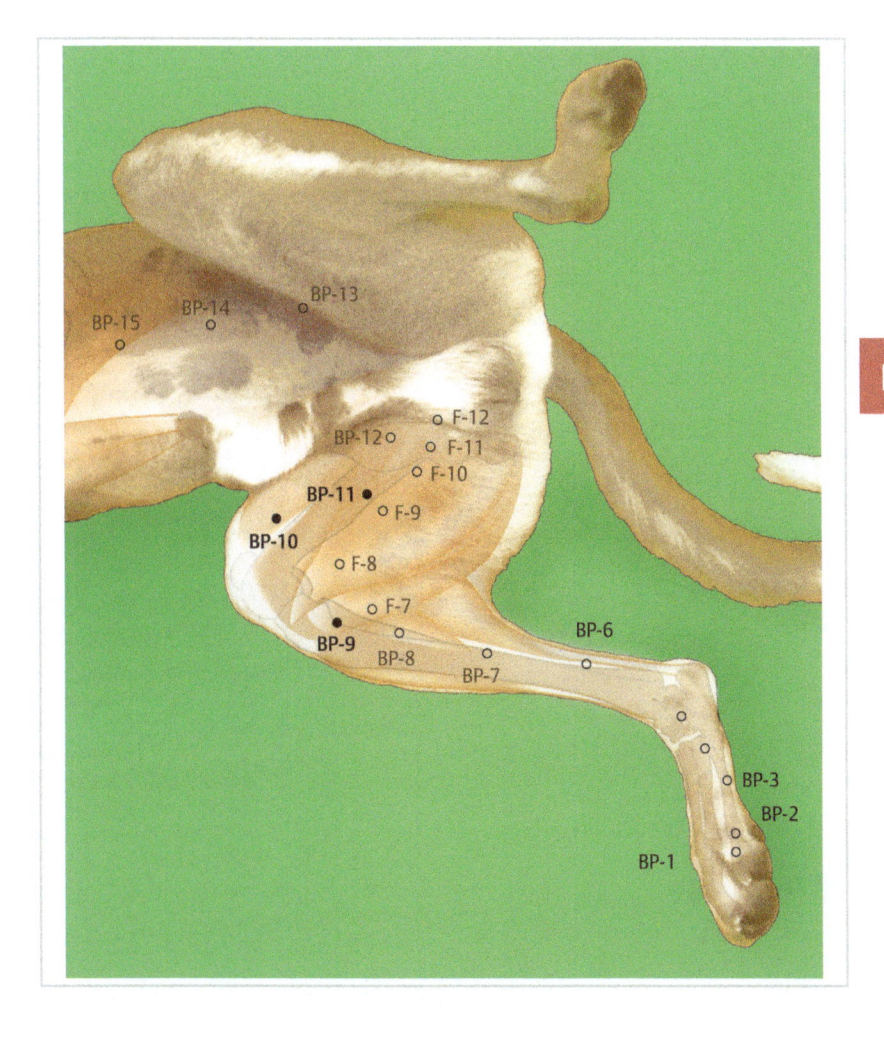

BP-11 Porta do Cesto 133

BP-12 Porta Pulsante
冲门 *Chong Men*

Conecta os canais do baço-pâncreas e do fígado com o vaso de ligação *do yin* (*yin wei mai*).

Efeito Fortalece a função do baço-pâncreas, retira a umidade e o calor.

Indicações Dor e inchaço na área inguinal, hérnias, problemas nos rins ou na bexiga e no ureter, orquite, espasmos intestinais, endometriose, sangramento pós-parto, lactação fraca. Para autopiedade e obsessão devido à estagnação do *qi* do baço-pâncreas.

Localização Na frente da linha pectínea do púbis na virilha cranial ao acetábulo.

Técnica

❗ Devido aos grandes vasos sanguíneos, não use agulhas.

BP-13 Morada do Intestino
府舍 *Fu She*

Conecta os canais do baço-pâncreas e do fígado com o vaso de ligação *do yin* (*yin wei mai*).

Efeito Move o *qi* ao longo do canal.

Indicações Hérnias, dor aguda na parte inferior do abdômen, distúrbios digestivos, obstipação, problemas renais. Para perda do centro e da centralização, busca constante de atenção.

Localização 1 cun cranial ao BP-12 e 4 cun lateral à linha média, na altura do VC-3, no lado interno do início da dobra umbilical lateral.

Técnica Até uma profundidade de cerca de 0,5 cun; inserção perpendicular.

BP-14 Convergência Abdominal
腹结 *Fu Jie*

Efeito Regula o *qi*, abaixa-o e apoia o *Jiao* inferior.

Indicações Dor abdominal na área umbilical, diarreia aguda, problemas respiratórios com tosse, suor excessivo, hérnias, problemas renais. Para frustração e raiva acumulada no abdômen.

Localização No meio de uma linha de BP-13 a BP-15, na parte interna da dobra lateral, cerca de 4 cun laterais à linha média e na borda lateral do músculo reto abdominal.

Técnica Até uma profundidade de cerca de 0,5 cun; inserção perpendicular.

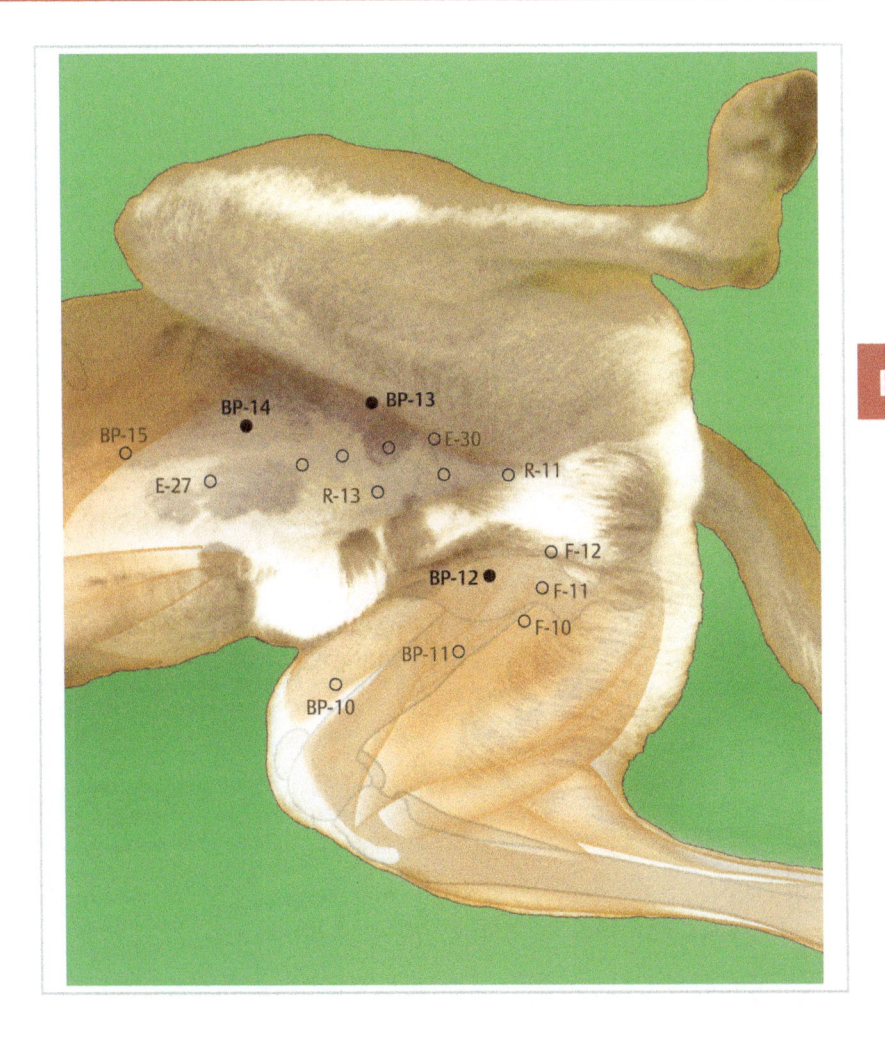

BP-14 Convergência Abdominal

BP-15 Grande Ilha Transversa

大横 *Da Heng*

Conecta-se ao vaso de ligação *yin* (*yin wei mai*).

Efeito Fortalece o baço-pâncreas e as extremidades, elimina a umidade, regula o fluxo de *qi* e promove a função do intestino grosso.

Indicações Diarreia forte com meteorismo, obstipação atônica, hérnias, ataques epileptiformes, sudorese excessiva. Para instabilidade emocional e mudanças de humor sem sentido.

Localização Lateral ao umbigo, mais 2 cun lateral ao E-25 na borda lateral do músculo reto do abdome, onde termina a dobra lateral.

Técnica Até uma profundidade de cerca de 0,5 cun; inserção perpendicular.

BP-16 Lamentos Abdominais

腹哀 *Fu Ai*

Conecta-se ao vaso de ligação *yin* (*yin wei mai*).

Efeito Regula os intestinos.

Indicações Problemas digestivos no estômago, insuficiência pancreática, colite, dor abdominal. Para dor intensa após aborto espontâneo, também para depressão durante a gravidez.

Localização No mesmo nível do BP-15, atrás da borda caudal da 12ª costela.

Técnica A uma profundidade de cerca de 0,3 cun; inserção ligeiramente oblíqua para frente.

BP-17 Cavidade Alimentar

食窦 *Shi Dou*

Efeito Elimina a retenção de alimentos e fluidos.

Indicações Dor no tórax e sensação de plenitude na área do diafragma, dispneia, mastite. Útil para processar uma abundância excessiva de informações.

Localização No 5º espaço intercostal em uma linha de contorno imaginária 2 cun abaixo da altura da articulação do ombro.

Técnica Até uma profundidade de cerca de 0,3 cun; inserção oblíqua para frente.

❗ Risco de pneumotórax.

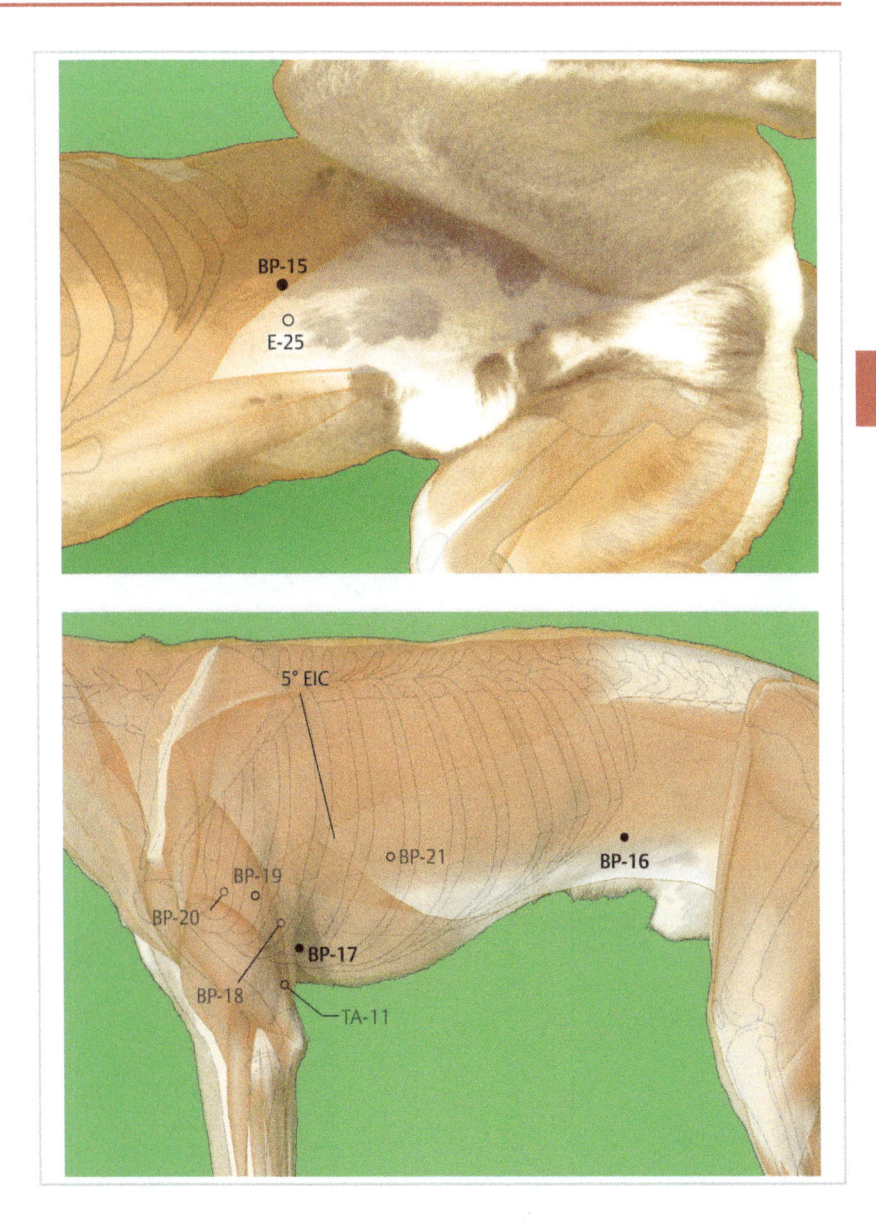

BP-17 Cavidade Alimentar

BP-18 Riacho Celeste
天溪 *Tian Xi*

Efeito Efeito local sobre o *qi* no canal.

Indicações Dor no tórax, tosse, dispneia, mastite se os complexos mamários anteriores estiverem afetados, lactação enfraquecida.

Localização No 4º espaço intercostal em uma linha de contorno imaginária 1,5 cun abaixo da altura da articulação do ombro na axila.

Técnica

> ⚠ Não usar agulha: risco de pneumotórax.

BP-19 Moradia do Tórax
胸乡 *Xiong Xiang*

Efeito Efeito local sobre o *qi* no canal, abaixa-o, libera o tórax.

Indicações Dor lateral no tórax que também pode se irradiar para as costas, tosse, dispneia. Ponto para autossacrifício.

Localização No terceiro espaço intercostal em uma linha de contorno imaginária 1 cun abaixo da altura da articulação do ombro na axila.

Técnica Até uma profundidade de aproximadamente 0,3 cun; inserção oblíqua para frente.

> ⚠ Risco de pneumotórax.

BP-20 Nutrição Total
周荣 *Zhou Rong*

Efeito Efeito local, regula o fluxo de *qi*, transforma a fleuma.

Indicações Tosse espasmódica com expectoração purulenta, dispneia. Remove a insegurança e a fome emocional, acalma.

Localização No segundo espaço intercostal, em uma linha de contorno imaginária 1 cun abaixo da altura da articulação do ombro, pouco acessível, profundamente dentro da axila.

Técnica Pouco acessível para agulhamento.

> ⚠ Risco de pneumotórax.

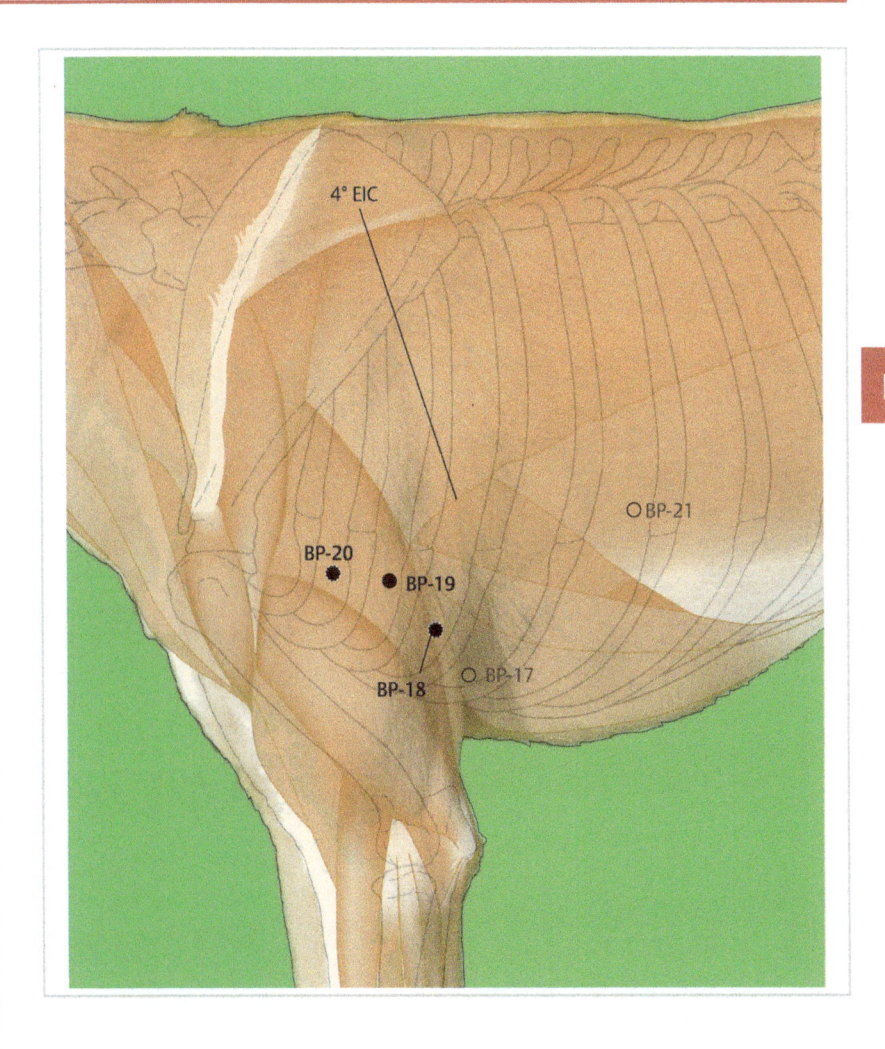

BP-20 Nutrição Total

4° EIC

BP-20
BP-19
BP-18
BP-17
BP-21

BP-21 Grande Envoltura
大包 Da Bao

Ótimo ponto de conexão no corpo.

Efeito Conecta os lados do corpo contra lateralmente, está conectado aos vasos de conexão luo de outros canais principais por meio de vários vasos menores, regula o *qi* e o sangue, libera a área das costelas.

Indicações Dor no peito, neuralgia intercostal, distúrbios pulmonares, dor generalizada, fraqueza, paresia das patas dianteiras e traseiras. Conclui tratamentos por meio da estabilização; restaura um senso de confiança básica. Em conjunto com o C-1, é útil em condições cardíacas funcionais causadas por um fluxo de *qi* bloqueado no canal do baço-pâncreas.

Localização Lateral no tórax, no 6º espaço intercostal (embora alguns autores o tenham localizado no 10º espaço intercostal), na altura de uma linha imaginária que conecta as articulações do ombro e do quadril.

Técnica A uma profundidade de cerca de 0,3 cun; inserção oblíqua para frente.

! Risco de pneumotórax.

BP-21 Grande Envoltura

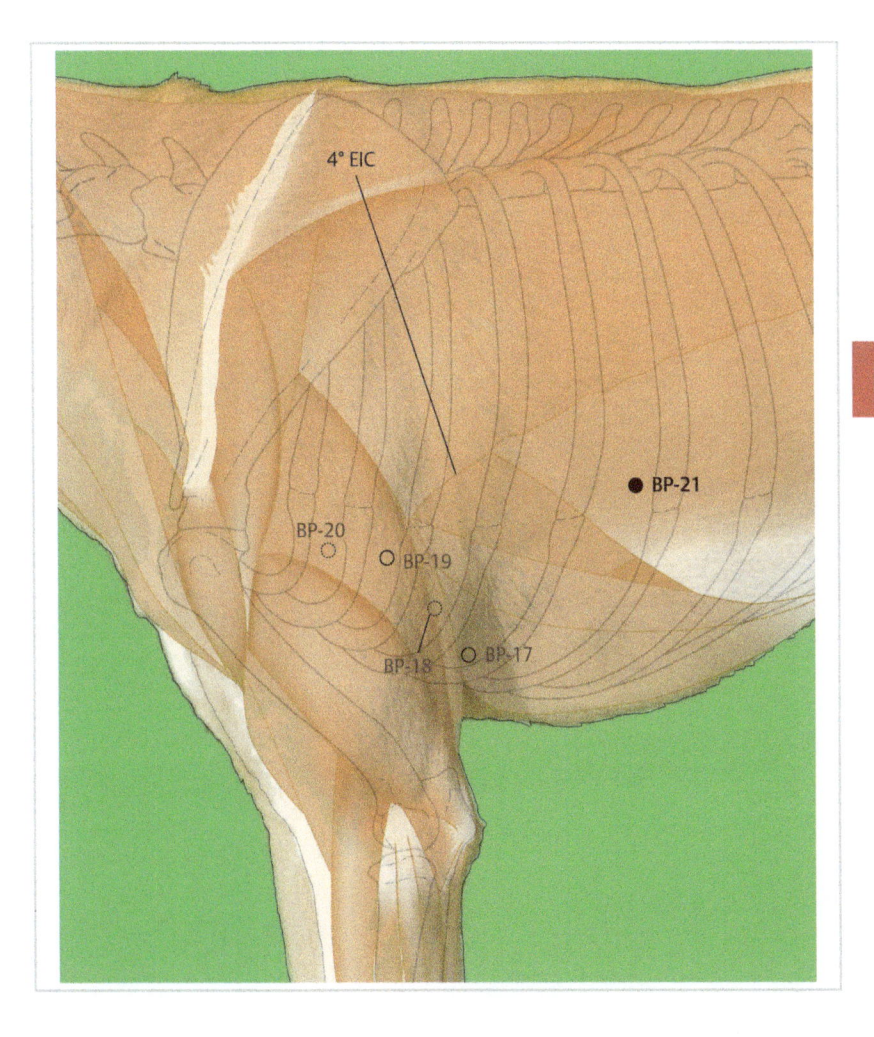

15 Canal do Coração

Shao Yin do Membro Pélvico (*Shou Shao Yin Xin Mai* 手少阴心脉)

O canal do coração origina-se no coração e no sistema circundante de vasos sanguíneos (*xue mai*) e desce pelo diafragma para se conectar com o intestino delgado. Um ramo se divide no coração e sobe ao longo do esôfago até a face para se conectar com o tecido ao redor dos olhos. Outro ramo vai diretamente do coração para o pulmão e surge na axila, no ponto C-1. A partir daí o canal cardíaco externo corre ao longo da parte superior medial do braço até o cotovelo e ao longo do lado caudolateral do antebraço até o osso acessório e, a partir daí, palmar até o coxim metacárpico. A partir daí corre entre o quarto e o quinto ossos metacarpais até a dobra ungueal medial do quinto dedo e termina ali.

> ❗ Os pontos do canal do coração não devem ser muito estimulados em razão de seu forte efeito sobre o sistema cardiovascular.

15 Canal do Coração

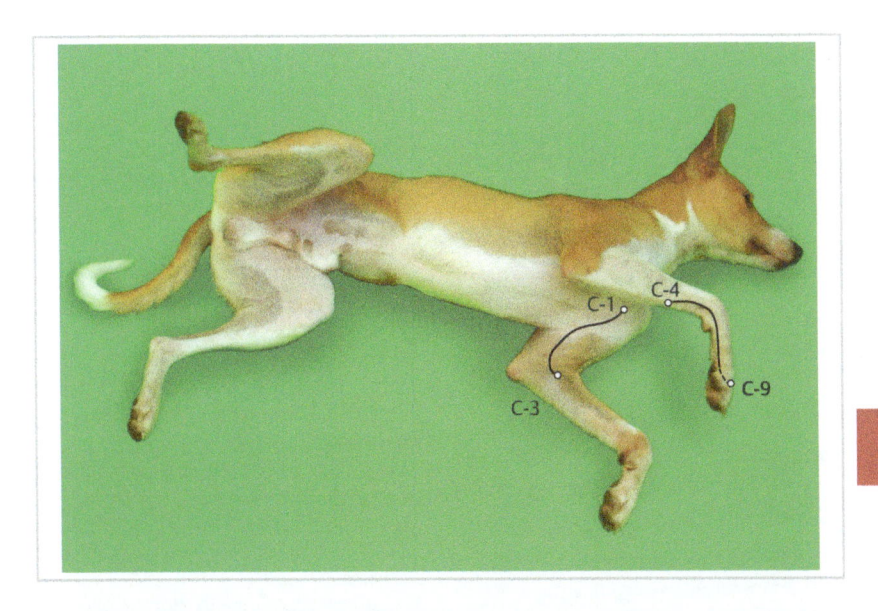

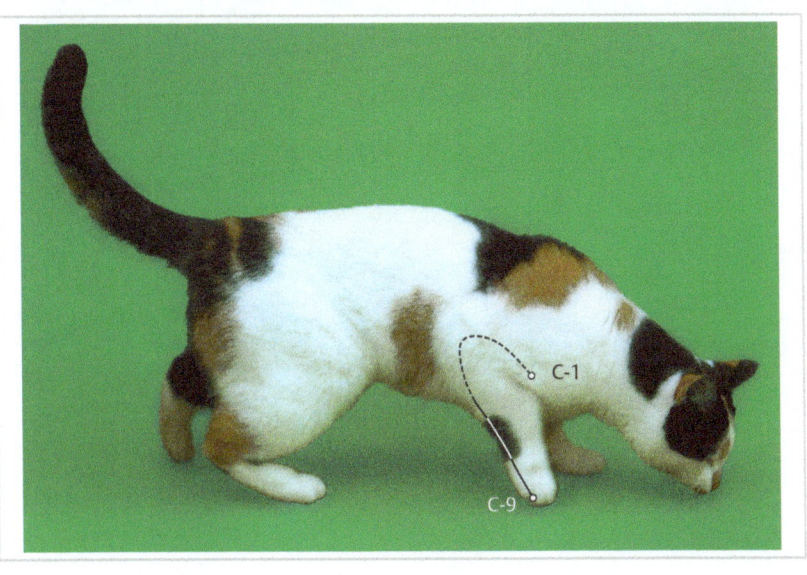

C-1 Nascente Suprema
极泉 *Ji Quan*

Efeito É considerado o ponto de alarme mais distal do coração, ponto de diagnóstico, traz *qi* para todo o canal do coração e o aumenta, tornando o canal e os vasos de conexão transitáveis.

Indicações Dor no tórax, tosse seca, distúrbios cardíacos funcionais, dor nas patas dianteiras. Para isolamento por conta de uma experiência de choque.

Localização Profunda no centro da axila, no 3º espaço intercostal medial aos membros anteriores.

Técnica Até uma profundidade máxima de 0,2 cun; inserção tangencial ao longo da linha da costela, da frente para trás.

> ❗ Plexo axilar. Não agulhe lateralmente através do tríceps, pois há risco de pneumotórax.

C-2 Flexibilidade Verde
青灵 *Qing Ling*

Efeito Torna o canal e os vasos de conexão transitáveis e elimina a dor.

Indicações Influente em relação à melhora da respiração, dor no tórax lateral, dor no ombro e no braço. Melhora a conexão com o *tian*.

Localização Na borda do terço inferior do úmero, na borda medial do músculo bíceps do braço.

Técnica A uma profundidade de 0,3 cun; inserção perpendicular, geralmente recomendada exclusivamente para moxabustão.

C-3 Mar Menor
少海 *Shao Hai*

Ponto *He*-mar, ponto de água

Efeito Remove obstruções no canal, limpa e acalma o *shen*, elimina a fleuma e o excesso de calor, estimula o fluxo de *qi* e sangue do coração.

Indicações Osteocondrite dissecante na articulação do cotovelo, dor relacionada com artrose/artrite na articulação do cotovelo, incongruência relacionada com o crescimento na articulação do cotovelo, neuralgia do nervo ulnar, fadiga psicológica, epilepsia, medo, depressão, falta de libido causada psicologicamente, aumenta as defesas do sistema imunológico em infecções, dor torácica e problemas respiratórios. Estabiliza e acalma, para manter os medos sob controle.

Localização Lado medial dos membros anteriores, com o cotovelo flexionado, no meio entre o final da dobra de flexão do cotovelo e o epicôndilo do úmero.

Técnica Até uma profundidade de cerca de 0,3 cun; inserção perpendicular.

C-3 Mar Menor

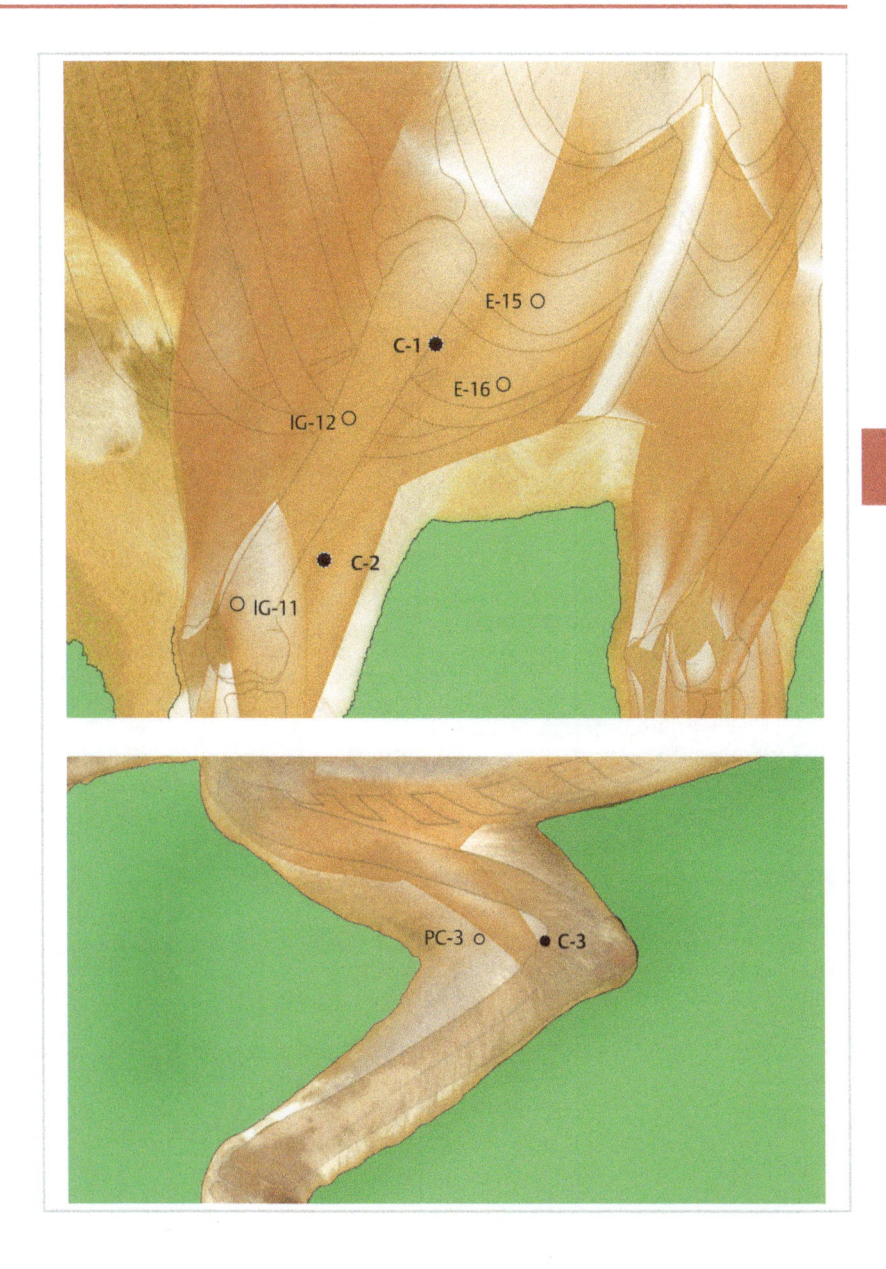

C-4 Caminho da Inteligência
灵道 Ling Dao

Ponto *Jing*-rio, ponto de metal.

Efeito Nutre o coração, fortalece e acalma o *shen*, fortalece a voz, torna os vasos de conexão transitáveis.

Indicações Melhora a circulação e a estimulação nos fusos musculares e tendinosos do músculo flexor ulnar do carpo; distúrbios cardiovasculares; inquietação; dor na pata, no cotovelo e no antebraço; estados de ansiedade; epilepsia; distúrbios do sono com sonhos vívidos; rouquidão/afonia aguda. Para turvação dos sentidos devido à dor suprimida.

Localização 2 cun acima do osso acessório do carpo, na borda caudal do músculo flexor ulnar do carpo.

Técnica Até uma profundidade de cerca de 0,3 cun; inserção perpendicular.

C-5 Comunicação Interior
通里 Tong Li

Ponto de conexão *Luo*.

Efeito Acalma o espírito, fortalece o *qi* do coração e apoia a bexiga urinária.

Indicações Dor nas patas dianteiras, contrações, espasmos, paresia, distúrbios circulatórios nas patas, tendência à taquicardia, hipertonia, tontura, incontinência urinária, urgência urinária por excitação, dor de garganta, náusea, aerofagia, medo do palco, claustrofobia. Tendências autistas que causam timidez e comportamento reservado ou que colocam uma máscara de felicidade. Comportamento incongruente.

Localização 1,5 cun acima do osso acessório do carpo, na borda caudal do músculo flexor ulnar do carpo.

Técnica Até uma profundidade de cerca de 0,3 cun; inserção perpendicular.

HT-6 Fenda *Yin*
阴郄 *Yin Xi*

Ponto *de acúmulo*.

Efeito Acalma o espírito, fortalece o *yin* do coração e o sangue do coração, limpa o fogo do coração e a deficiência de calor.

Indicações Dor na região do coração, respiração ofegante durante a noite, estados de inquietação temerosa, tontura, dor na articulação do carpo. Para histeria sem limites e hiperatividade após trauma ou choque.

Localização 1 cun acima do osso acessório do carpo, na borda caudal do músculo flexor ulnar do carpo.

Técnica Até uma profundidade de cerca de 0,3 cun; inserção perpendicular.

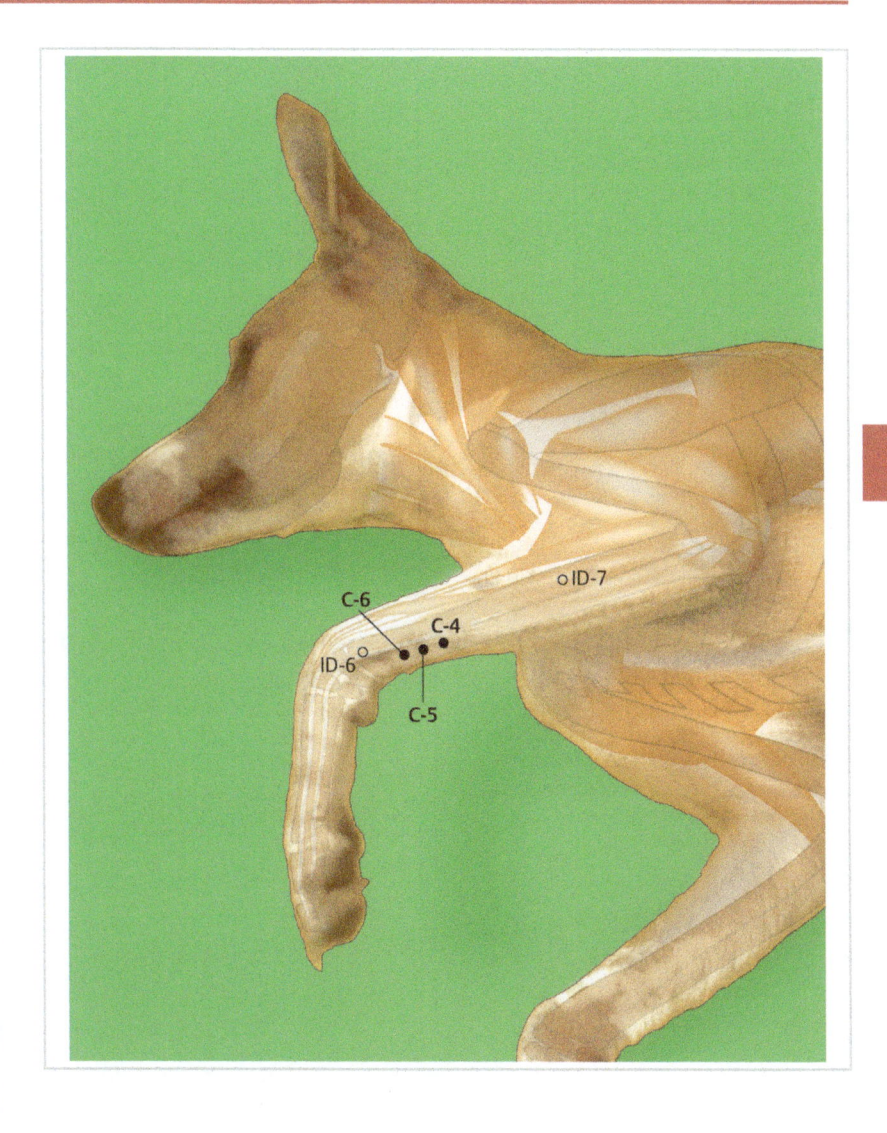

HT-6 Fenda Yin

C-7 Porta da Mente
神门 *Shen Men*

Ponto *fonte Yuan*, ponto *de* sedação, ponto de transporte shu, ponto de terra.

Efeito Acalma o *shen* e o coração, fortalecendo o sangue e o *yin* do coração, resolve a estagnação do *qi* do coração, libera as aberturas do coração, limpa o calor e o fogo, limpa os canais do tórax.

Indicações Problemas cardíacos de causa funcional e orgânica (também devido à tensão físico-psicológica), tosse seca, queixas respiratórias, inquietação geral, irritabilidade, nervosismo, distúrbios do sono, estados depressivos, histeria, urgência urinária, falta de energia, falta de apetite, vômitos, ponto local para dor no antebraço e na articulação do carpo.

Localização Lateral, diretamente dorsal na borda inferior do osso acessório do carpo, na dobra transversal do punho quando a articulação do carpo está flexionada.

Técnica Até uma profundidade de cerca de 0,2 cun; inserção perpendicular.

C-8 Pequena Mansão
少府 *Shao Fu*

Ponto de motilidade *Ying*, ponto de fogo.

Efeito Elimina a deficiência de calor e catarro, bem como o fogo do coração (ponto principal), regula o *qi* do coração e acalma o espírito.

Indicações Dor na região do tórax e do coração; problemas respiratórios; inquietação; medo; psicoses que podem levar ao isolamento; dor nos membros anteriores distais; febre; epilepsia; coceira nos genitais externos; disúria; retenção urinária; enurese (ponto extra).

Localização Superfície palmar da pata. Entre o quarto e o quinto ossos metacarpais em uma covinha (palma manus) diretamente na transição para o coxim proximal à articulação metacarpofalângica.

Técnica Até uma profundidade de cerca de 0,3 cun; inserção perpendicular.

C-8 Pequena Mansão

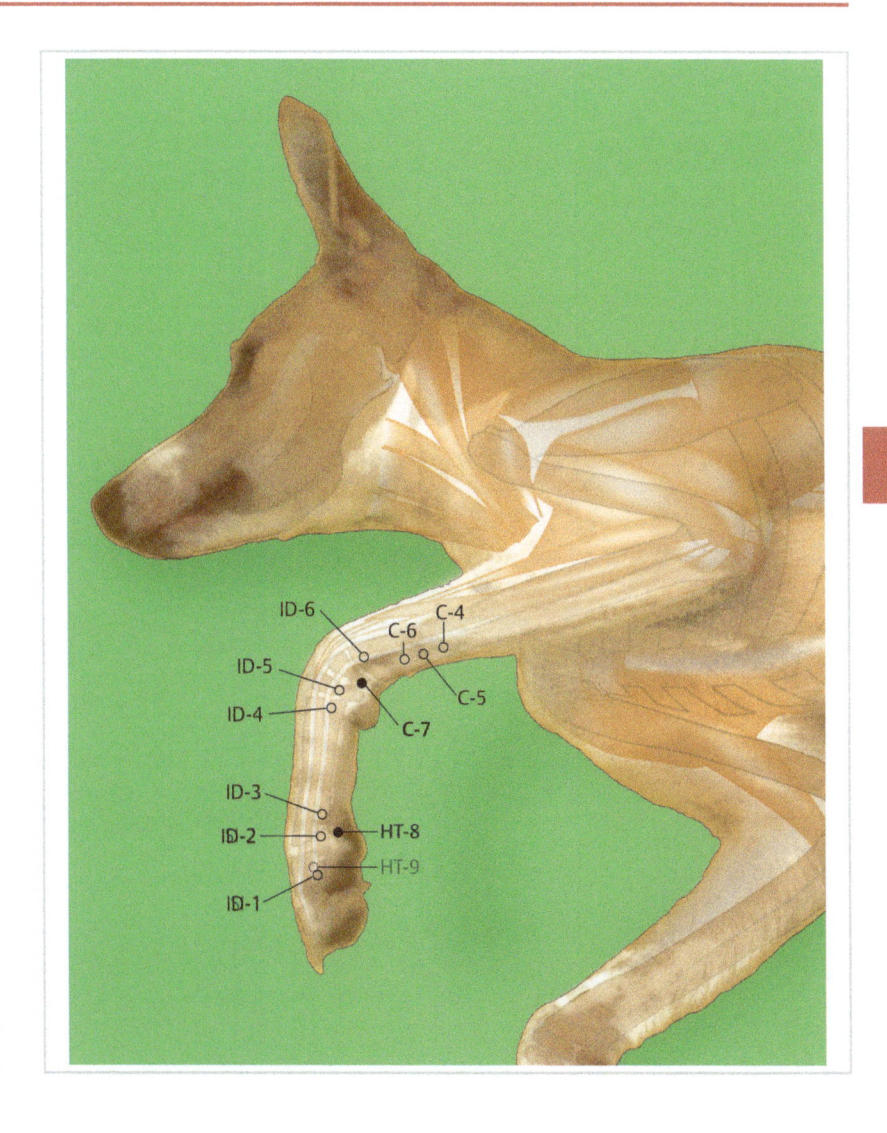

149

C-9 Precipitação do *Yin* Mínimo

少冲 Shao Chong

Ponto de suplementação para o canal do coração, ponto de *Jing*-poço, ponto de madeira.

Efeito Elimina o calor do coração, suprime o vento, libera as aberturas do coração, alivia o excesso e restaura a consciência.

Indicações Debilidade psicológica com necessidade excessiva de comunicação; medo; inquietação; melancolia; perda da libido; um dos pontos mais importantes para emergências como choque, colapso, insolação, apoplexia, coma etc., dor no coração e no peito; contrações e dor na parte interna dos membros anteriores; inquietação; arritmia; insuficiência cardíaca; bradicardia; estados hipotônicos; catarros com hipersecreção nos brônquios; falta de apetite; febre; ponto distal para todos os problemas ao longo do canal; prurido da vulva.

Localização Dorsalmente na dobra medial da unha do quinto dedo da pata dianteira, diretamente acima da extremidade proximal da unha.

Técnica A uma profundidade de cerca de 0,2 cun; inserção oblíqua de baixo para cima em direção à proximal.

C-9 Precipitação do Yin Mínimo

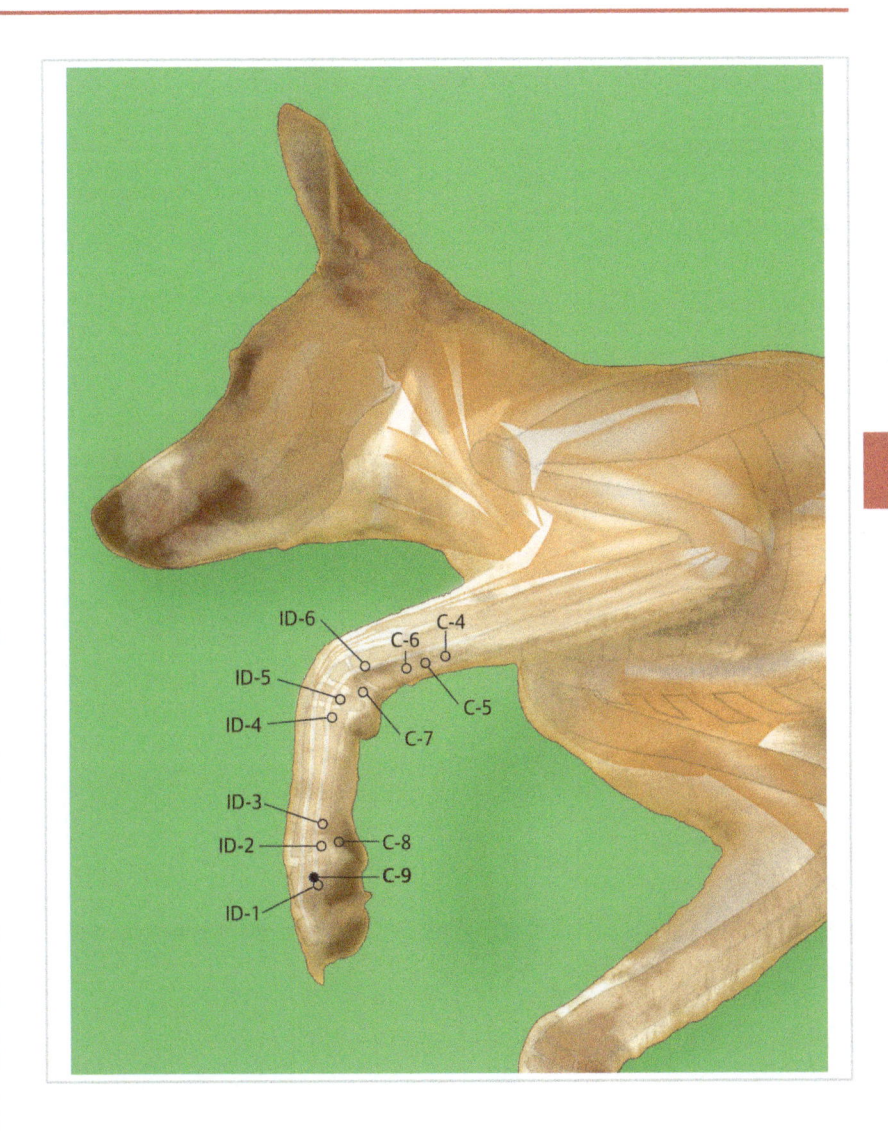

16 Canal do Intestino Delgado

Tai Yang do Membro Torácico (*Shou Tai Yang Xiao Chang Mai* 手太阳小肠脉)

O canal do intestino delgado origina-se no lado lateral do quinto dedo dianteiro e corre ao longo da parte externa da pata em uma direção proximal. Pouco antes do cotovelo, ele cruza brevemente para o lado medial do cotovelo, depois retorna para o lado lateral do braço e passa por trás da articulação do ombro até o ponto ID-10. Ele continua em um caminho em ziguezague pela escápula. A partir do VG-14, o canal vai até a fossa supraclavicular e de lá para a profundidade do coração, continuando ao longo do esôfago em direção caudal até o estômago. De lá ele entra no intestino delgado.

Outro ramo continua da fossa supraclavicular ao longo do pescoço até a bochecha, para o aspecto lateral do olho e de lá para a orelha. Ele contorna a orelha e entra na orelha em ID-19.

Um ramo adicional desce do intestino delgado até o E-39, o ponto mais baixo do intestino delgado.

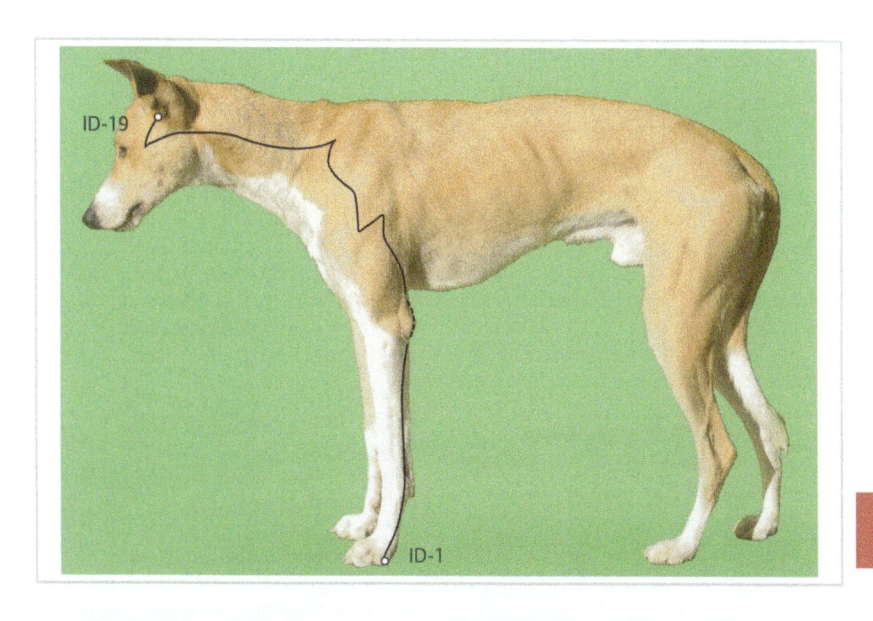

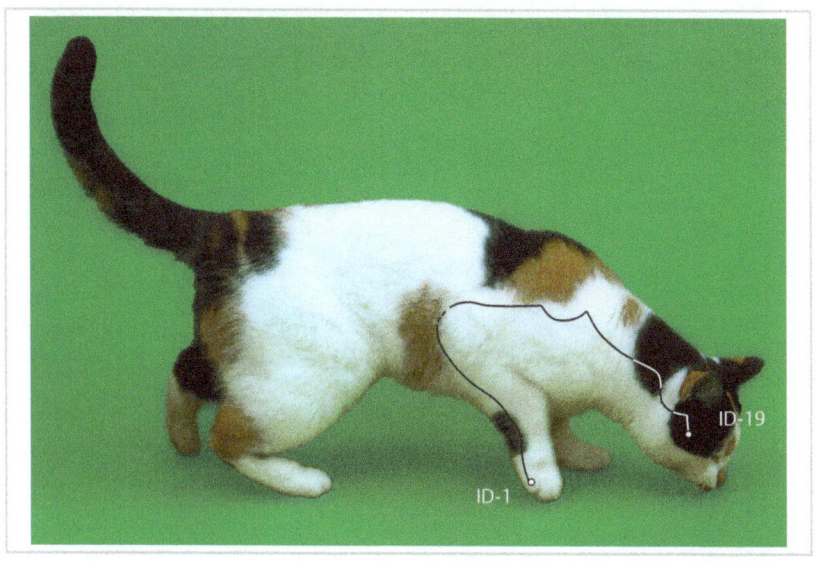

16 Canal do Intestino Delgado

ID-1 Pântano Menor
少泽 Shao Ze

Ponto *Jing*-poço, ponto de metal.

Efeito Expulsa o vento e o calor do canal, libera os orifícios e elimina as obstruções no canal.

Indicações Espasmos dos músculos do antebraço, dor no tórax, mastite, lactação deficiente, faringite, laringite, exaustão, torcicolo, náusea, hiper e hipossalivação e defeitos visuais; o ponto tem forte afinidade com as membranas mucosas. Ajuda a uma integração mais suave de traços desconhecidos.

Localização Na dobra lateral da unha do quinto dedo da pata dianteira.

Técnica Até uma profundidade de cerca de 0,2 cun; inserção oblíqua para cima.

ID-2 Vale Frontal
前谷 Qian Gu

Ponto *Ying*-manancial, ponto de água.

Efeito Retira o calor e move o *qi* ao longo do canal.

Indicações Dor no antepé e na pata dianteira e na área do pescoço e da cabeça, mastite, falta de lactação, gripes e resfriados, sangramentos nasais, turvação da córnea. Ajuda a fortalecer a confiança em suas próprias percepções.

Localização Laterodistal à base da falange proximal do quinto dedo.

Técnica Até uma profundidade de aproximadamente 0,2 cun; inserção perpendicular.

ID-3 Riacho Posterior
后溪 Hou Xi

Ponto de transporte *Shu*, ponto de madeira, ponto de suplementação, abridor do vaso governador (*du mai*), ponto de interseção com o vaso motilidade de *yang* (*yang qiao mai*).

Efeito Retira o vento interno do vaso governador (*du mai*) e do canal do intestino delgado, limpa o canal, elimina a umidade, apoia os tendões.

Indicações Epilepsia, dor de cabeça, dor no pescoço e na coluna torácica, dor no ombro, limpa a garganta, mastite, agalactia, problemas nas patas dianteiras ao longo do canal em combinação com B-62 para tratar toda a coluna e o pescoço, cãibras nas patas, epilepsia, espasmos, cãibras em geral, condições resultantes de derrame, ajuda as membranas mucosas, conjuntivite com lacrimejamento, blefarite. Ajuda a distinguir entre o que é bom e o que é prejudicial.

Localização Proximal à cabeça do quinto osso metacarpiano, diretamente proximolateral à articulação metacarpofalângica do quinto dedo.

Técnica Até uma profundidade de cerca de 0,3 cun; inserção perpendicular.

ID-3 Riacho Posterior

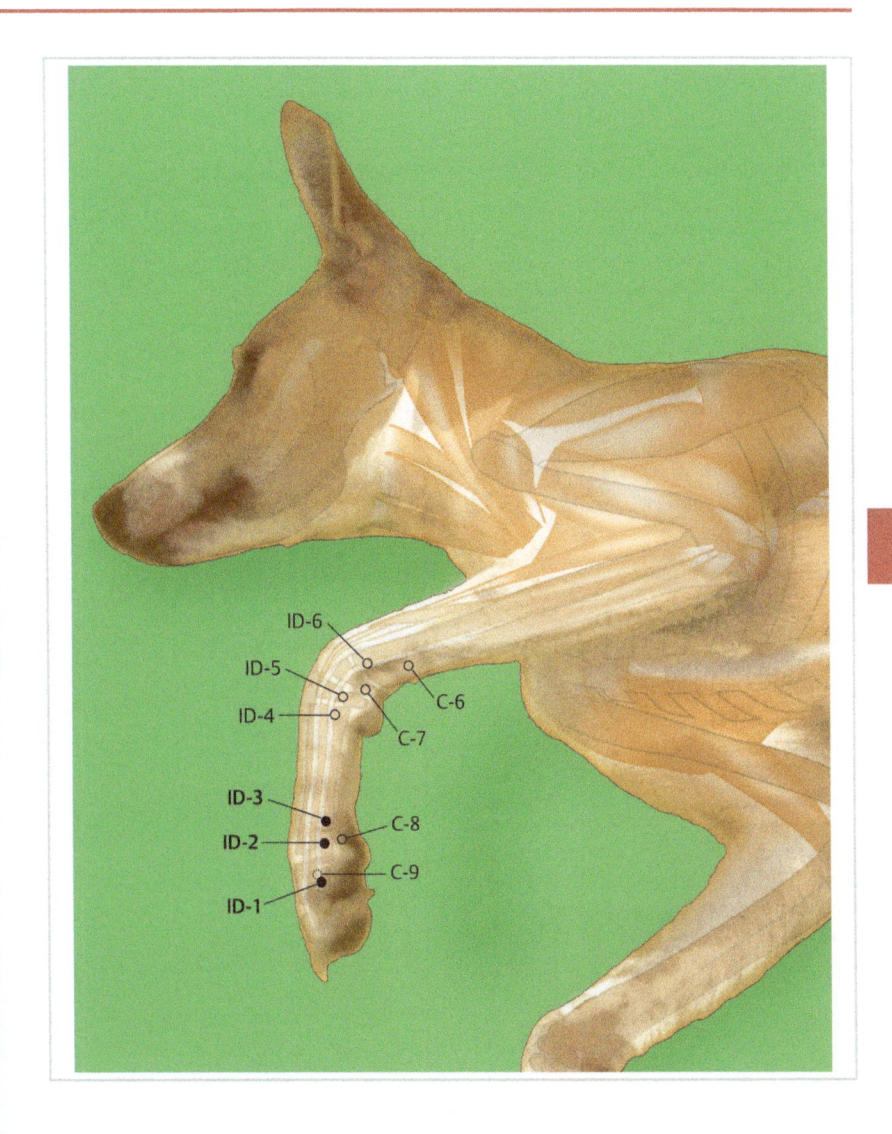

ID-4 Osso do Punho
腕骨 Wan Gu

Ponto fonte *Yuan*.

Efeito Limpa o calor úmido e ativa o canal.

Indicações Dor nos dedos da frente e no carpo, epicondilite do úmero ulnar, vômito, lacrimejamento.

Localização Lateral na articulação do carpo entre o osso ulnar do carpo e a base do quinto metacarpo.

Técnica Até uma profundidade de 0,2 cun; inserção perpendicular.

ID-5 Vale do *Yang*
阳谷 Yang Gu

Ponto *Jing*-rio, ponto de fogo.

Efeito Limpa o *shen*, dissipa o calor úmido externo e resolve as obstruções no canal.

Indicações Dor e inchaço no carpo e no pescoço e garganta, bem como no ombro, dor na mandíbula (dramática), distúrbios febris, irritação meníngea. Regula os casos de abstinência devido à sobrecarga de informações.

Localização Lateral na articulação do carpo entre o osso ulnar do carpo e o osso acessório do carpo.

Técnica Até uma profundidade de cerca de 0,2 cun; inserção perpendicular.

ID-6 Nutrindo o Velho
养老 Yang Lao

Ponto de acúmulo.

Efeito Apoia os tendões e remove obstruções no canal.

Indicações Dores fortes ou agudas nas articulações superiores dos membros anteriores, ombros e pescoço; rigidez na parte de trás do pescoço; hemiplegia; visão prejudicada; distúrbios febris. Ajuda na digestão de experiências não processadas.

Localização Proximolateral diretamente acima do carpo, ligeiramente radial à ponta do processo estiloide da ulna.

Técnica Até uma profundidade de cerca de 0,3 cun; inserção perpendicular.

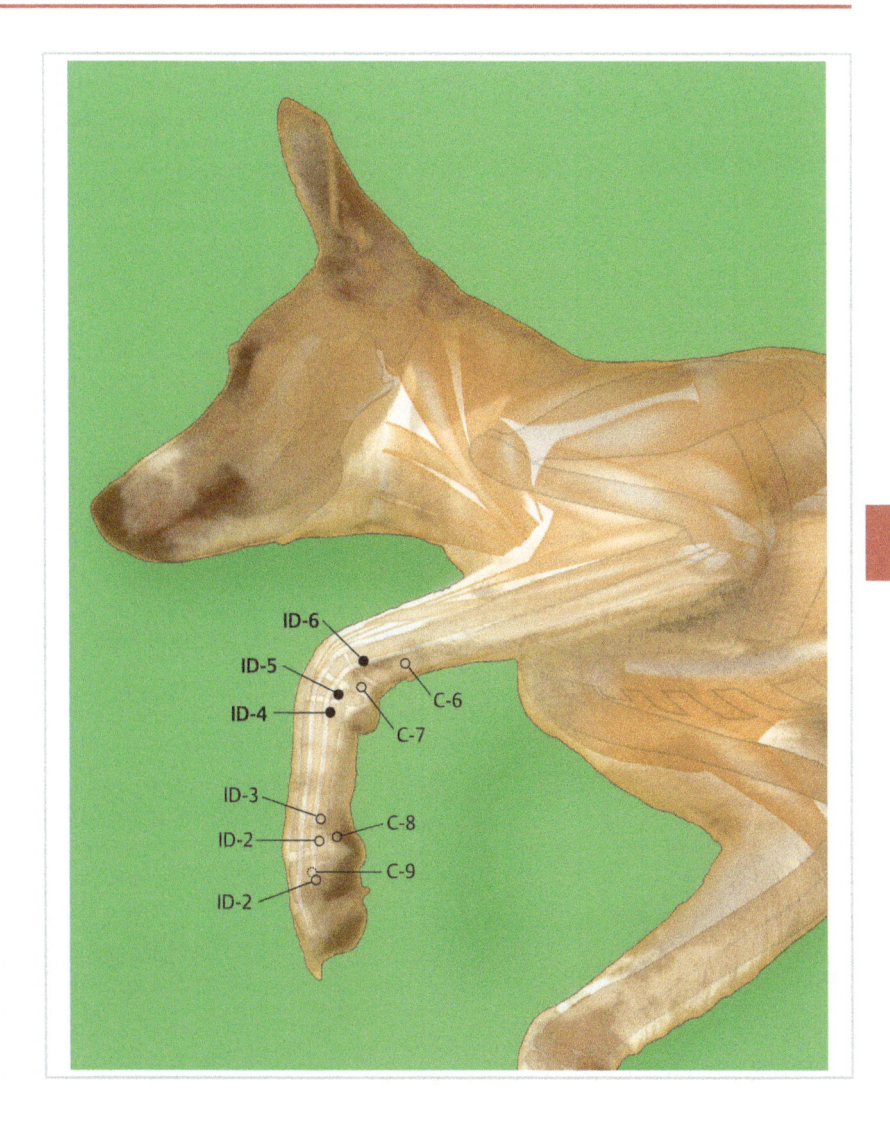

ID-6 Nutrindo o Velho

ID-7 Ramificação do Canal Energético
支正 Zhi Zheng

Ponto de conexão *Luo*.

Efeito Afeta o intestino delgado diretamente por meio do canal de conexão Luo longitudinal, limpa o calor e libera a superfície, eliminando obstruções no canal.

Indicações Dor nos dedos e nas patas, espasmos dos músculos do antebraço, febre, pescoço rígido, irritabilidade e apatia alternadas, tendência à taquicardia com medo, inflamações na mandíbula, cólicas intestinais, obstipação.

Localização Caudolateral no meio (borda cranial) do antebraço no ventre do músculo extensor ulnar do carpo.

Técnica A uma profundidade de cerca de 1 cun; inserção perpendicular.

ID-8 Mar do Intestino Delgado
小海 Xiao Hai

Ponto *He-mar*, ponto terra, ponto de sedação.

Efeito Elimina o calor úmido e as obstruções no canal, acalma o espírito.

Indicações Inchaço agudo das glândulas na parte de trás do pescoço e da garganta, neuralgia ou paralisia do nervo ulnar, todos os problemas do cotovelo (osteocondrose dissecante, incongruência), dor no ombro e no pescoço, epilepsia, perda de audição, dor de dente e gengivite, dor no abdome inferior. Para movimentos involuntários. Proporciona estabilidade emocional.

Localização Medial no cotovelo, entre o epicôndilo medial do úmero e o olécrano, a cerca de 1 cun da ponta do olécrano.

Técnica A uma profundidade de cerca de 0,2 cun; inserção quase perpendicular, ligeiramente voltada para o crânio.

ID-9 Normalização do Ombro
肩真 Jian Zhen

Efeito Move o *qi* ao longo do curso do canal e elimina o vento.

Indicações Dor na articulação do ombro e dor na área da escápula, dor no cotovelo, analgesia.

Localização Caudomedial ao úmero em uma grande depressão ao longo da borda posterior do músculo deltoide, onde se conecta à cabeça lateral do músculo tríceps.

Técnica Até uma profundidade de 0,5 cun; inserção perpendicular de dentro para fora.

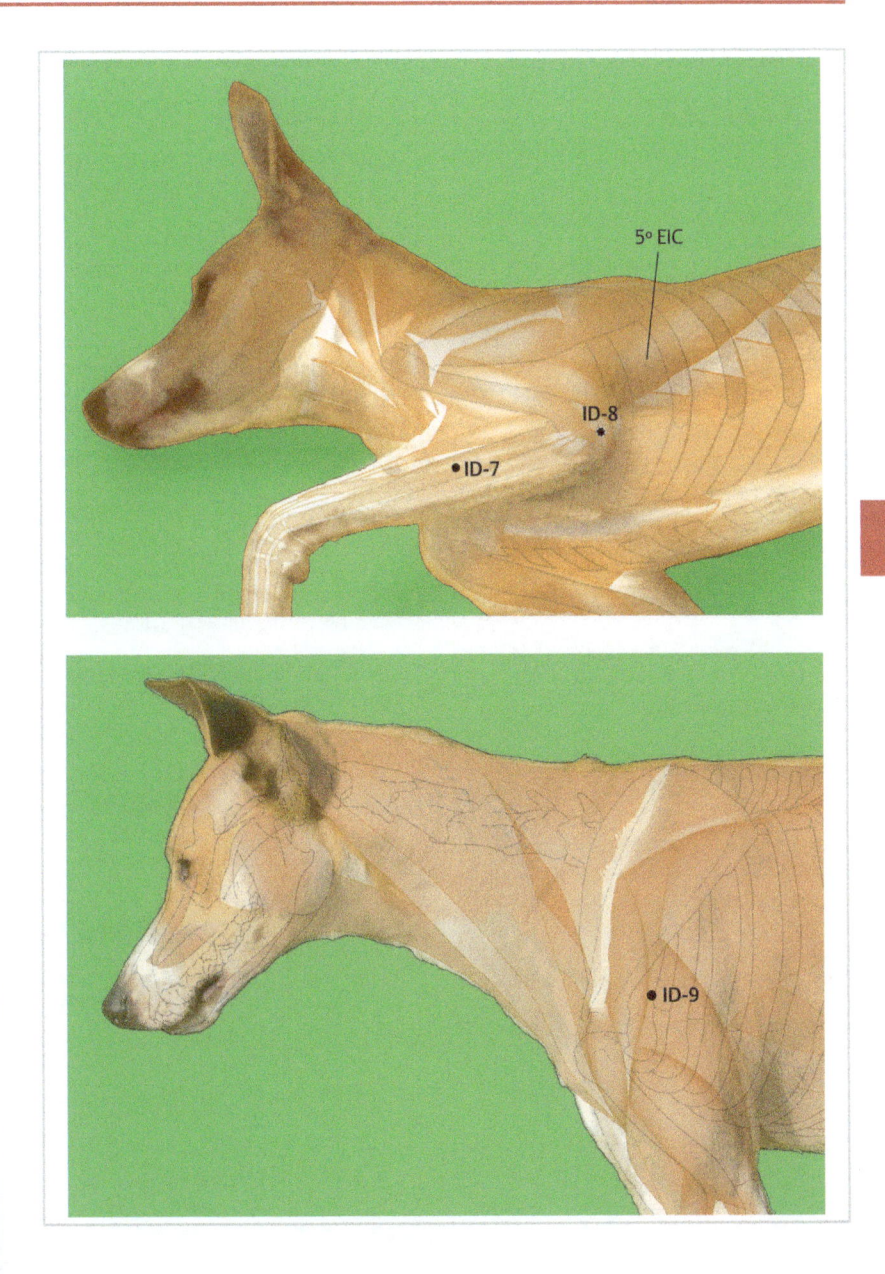

ID-9 Normalização do Ombro

5º EIC

ID-8

• ID-7

• ID-9

ID-10 Ponto do Úmero
臑俞 *Nao Shu*

Ponto de interseção dos canais do intestino delgado e da bexiga com o vaso motilidade de *yang* (*yang qiao mai*) e o vaso de ligação *yang* (*yang wei mai*).

Efeito   Remove obstruções dolorosas no canal.

Indicações   Dor e fraqueza na região do pescoço e dos ombros, cãibras nas patas.

Localização   Diretamente na borda posterior da articulação do ombro no músculo deltoide, na parte acromial do lado lateral.

Técnica   A uma profundidade de cerca de 0,5 a 1 cun; inserção perpendicular.

ID-11 Encontro Celestial
天宗 *Tian Zong*

Efeito   Move o *qi* ao longo do curso do canal, libera o tórax.

Indicações   Dor na área da bochecha e do queixo, pescoço, ombros e membros anteriores; capacidade prejudicada de mover os membros anteriores para trás; inchaço e desvio lateral do ombro; dor mamária durante a lactação. Ajuda a se livrar do perfeccionismo.

Localização   Central na fossa infraespinhosa nos músculos infraespinhoso e deltoide, diretamente acima do acrômio.

Técnica   Até uma profundidade de cerca de 1,5 cun; inserção perpendicular.

ID-12 Agarrando o Vento
秉风 *Bing Feng*

Ponto de interseção dos canais do intestino delgado, do intestino grosso, do triplo aquecedor e da vesícula biliar.

Efeito   Move o *qi* ao longo do curso do canal e elimina o vento.

Indicações   Capacidade prejudicada de trazer as patas dianteiras para trás, inchaço e desvio lateral do ombro, tensão no pescoço dorsal devido à falta de propósito.

Localização   No terço inferior da fossa supraespinhal, na altura do acrômio e ID-11 nos músculos supraespinhal e omotransverso.

Técnica   Até uma profundidade de cerca de 1,5 cun; inserção perpendicular.

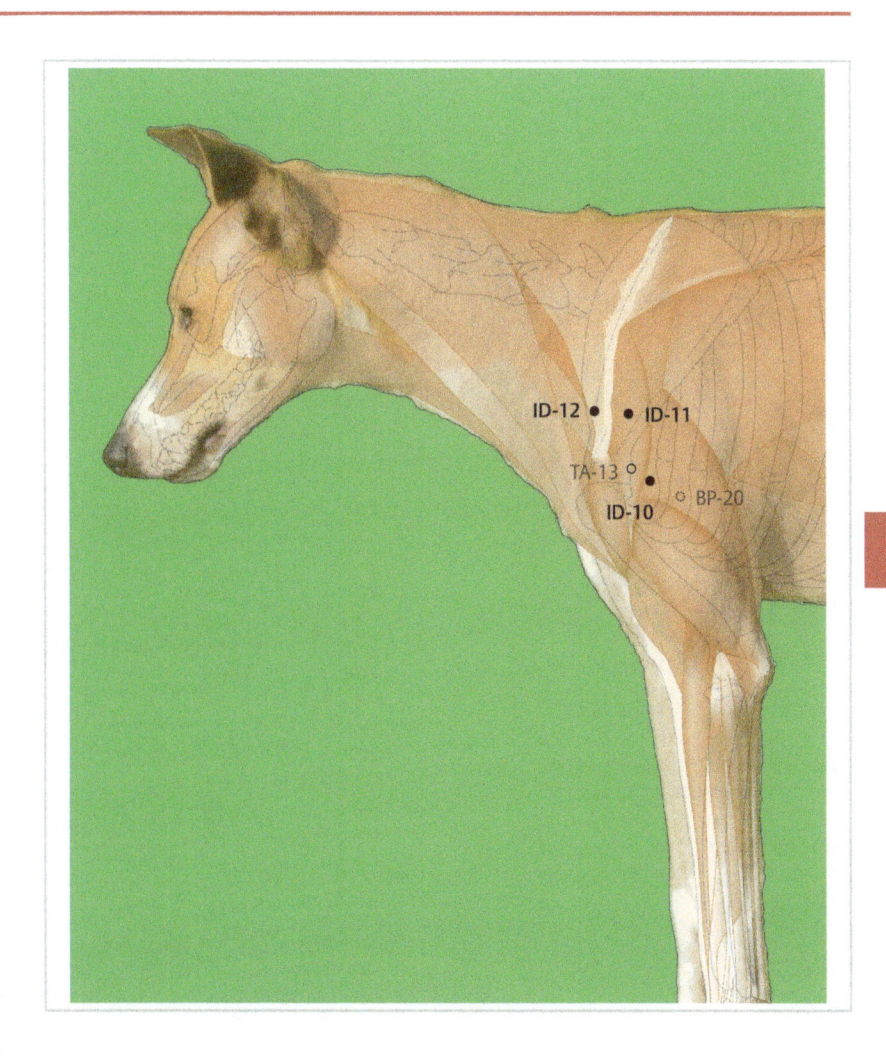

ID-12 Agarrando o Vento

ID-13 Muro Torto
曲垣 Qu Yuan

Efeito Move o *qi* ao longo do curso do canal.

Indicações Contrações musculares dolorosas na área do ombro, inchaço e desvio lateral do ombro.

Localização Lateral na borda cranial da escápula acima do ID-12 e no ângulo entre a borda inferior da parte cervical do músculo trapézio e o músculo omotransverso.

Técnica Até uma profundidade de cerca de 1,5 cun; inserção perpendicular.

ID-14 Ponto do Lado da Escápula
肩外俞 Jian Wai Shu

Efeito Move o *qi* ao longo do curso do canal, elimina o vento e o frio.

Indicações Dor na articulação do ombro e na escápula, escleroses no pescoço e na cernelha.

Localização Na altura do ângulo cranial da escápula, na extremidade superior da borda anterior da escápula, na transição de osso para cartilagem, lateral à primeira vértebra torácica.

Técnica A uma profundidade de cerca de 1 cun; inserção oblíqua de lateral para cima.

ID-15 Ponto Central do Ombro
肩中俞 Jian Zhong Shu

Efeito Move o *qi* ao longo do curso do canal e ajuda a diminuir o *qi* pulmonar.

Indicações Dor na escápula, inchaço na articulação do ombro, dor e esclerose no pescoço e na cernelha, tosse, dispneia. Abre a percepção pouco clara.

Localização Cranial ao ID-14 no sulco pré-escapular, lateral à borda inferior da sétima vértebra cervical.

Técnica Até uma profundidade de cerca de 1,5 cun; inserção perpendicular.

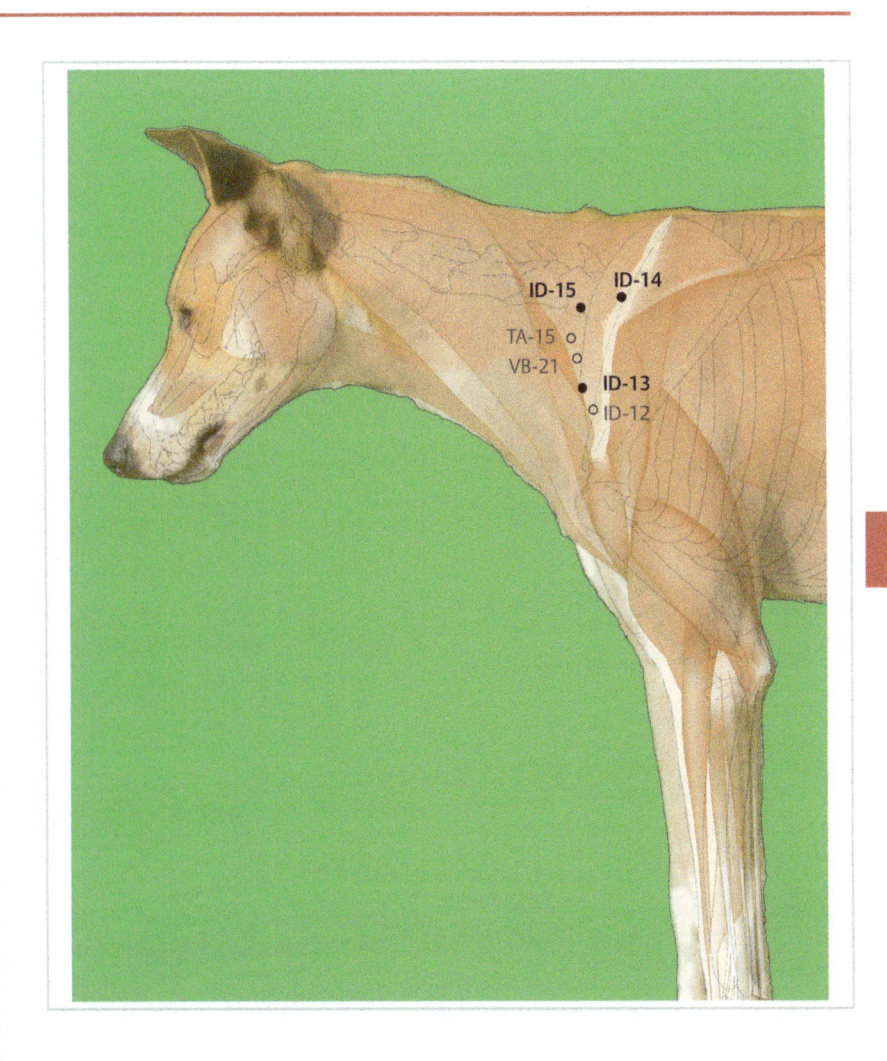

ID-15 Ponto Central do Ombro

ID-16 Janela Celestial
天窗 Tian Chuang

Efeito Move o qi ao longo do curso do canal; elimina o calor; apoia as orelhas, o pescoço e a voz.

Indicações Dor no pescoço, dor e esclerose na cernelha, torcicolo, inchaço nos pulsos, bócio, perda súbita da voz ou surdez, limpeza excessiva.

Localização Na borda dorsal da parte mastoide do músculo cleidocefálico entre os processos transversos da segunda e terceira vértebras cervicais.

Técnica A uma profundidade de cerca de 1 cun; inserção perpendicular.

ID-17 Hóspede Celestial
天容 Tian Rong

Ponto de união com o canal da vesícula biliar.

Efeito Diminui o qi rebelde; apoia o pescoço, a garganta e as orelhas.

Indicações Tosse, dispneia, pulmões inchados, qualquer forma de inflamação no pescoço e na garganta, estroma.

Localização Em uma depressão entre o canto da mandíbula e a borda cranial do músculo esternocleidomastóideo, acima da artéria carótida, da veia jugular e do gânglio cervical cranial.

Técnica Até uma profundidade de cerca de 0,5 cun; inserção perpendicular.

❗ Vasos sanguíneos e tecido nervoso.

ID-18 Fenda Zigomática
权髎 Quan Liao

Ponto de interseção com o canal do triplo aquecedor.

Efeito Retira o vento, elimina o calor e reduz o inchaço.

Indicações Paralisia do nervo facial, neuralgia trigeminal do segundo ramo, inchaço infraorbital, sinusite maxilar, dor de dente na mandíbula superior; para acalmar.

Localização Abaixo do canto lateral do olho, ventral ao processo temporal do osso zigomático.

Técnica Até uma profundidade de aproximadamente 0,2 cun; inserção perpendicular.

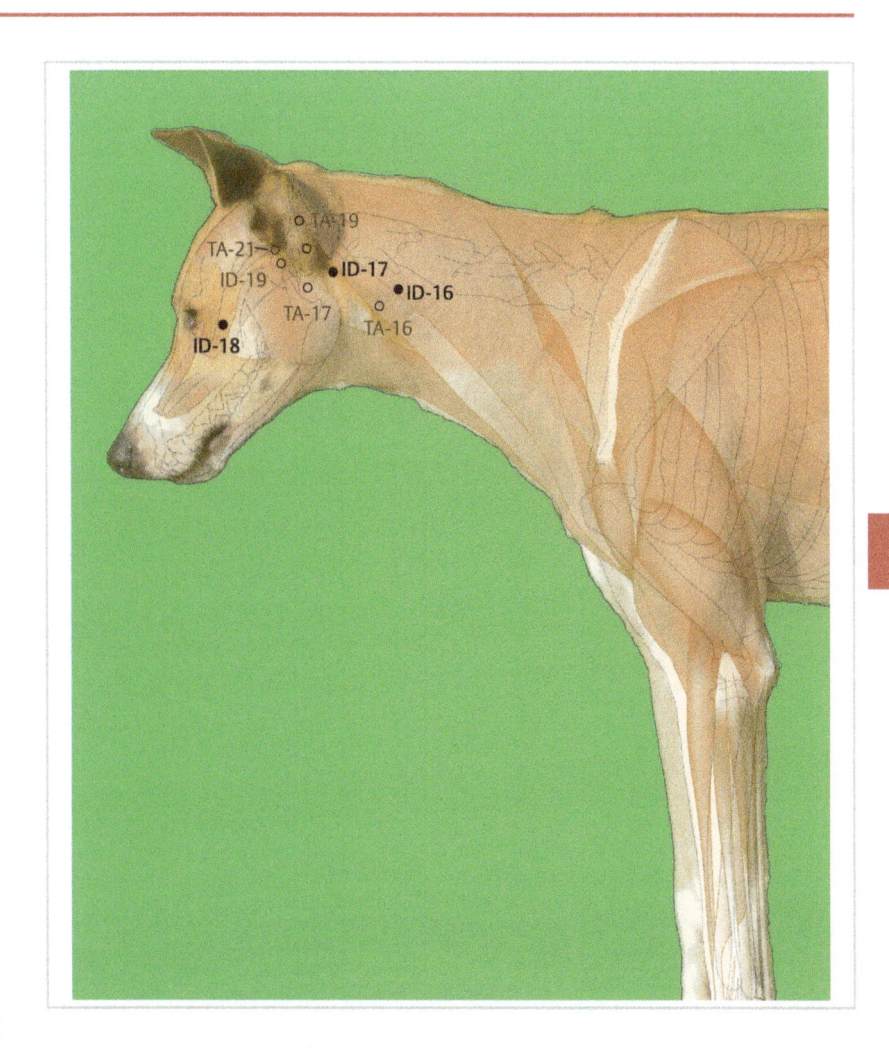

ID-18 Fenda Zigomática

ID-19 Palácio Auditivo
听宫 *Ting Gong*

Ponto de interseção dos canais do intestino delgado, do triplo aquecedor e da vesícula biliar.

Efeito Estimula todos os canais *yang*, acalma o espírito.

Indicações Otite externa, otite média, artrite da articulação temporomandibular, laringite, surdez, epilepsia. Melhora a capacidade de se concentrar no que é essencial.

Localização Na frente da orelha, caudal à mandíbula, rostral ao trágus, diretamente ventral ao TA-21, ligeiramente dorsal aos côndilos quando a boca está aberta.

> Verso mnemônico para os três pontos localizados um abaixo do outro na orelha. TA-21 na parte superior, ID-19 no meio, VB-2 abaixo (2 + 19 = 21).

Técnica Até uma profundidade de cerca de 0,3 cun; inserção perpendicular.

ID-19 Palácio Auditivo

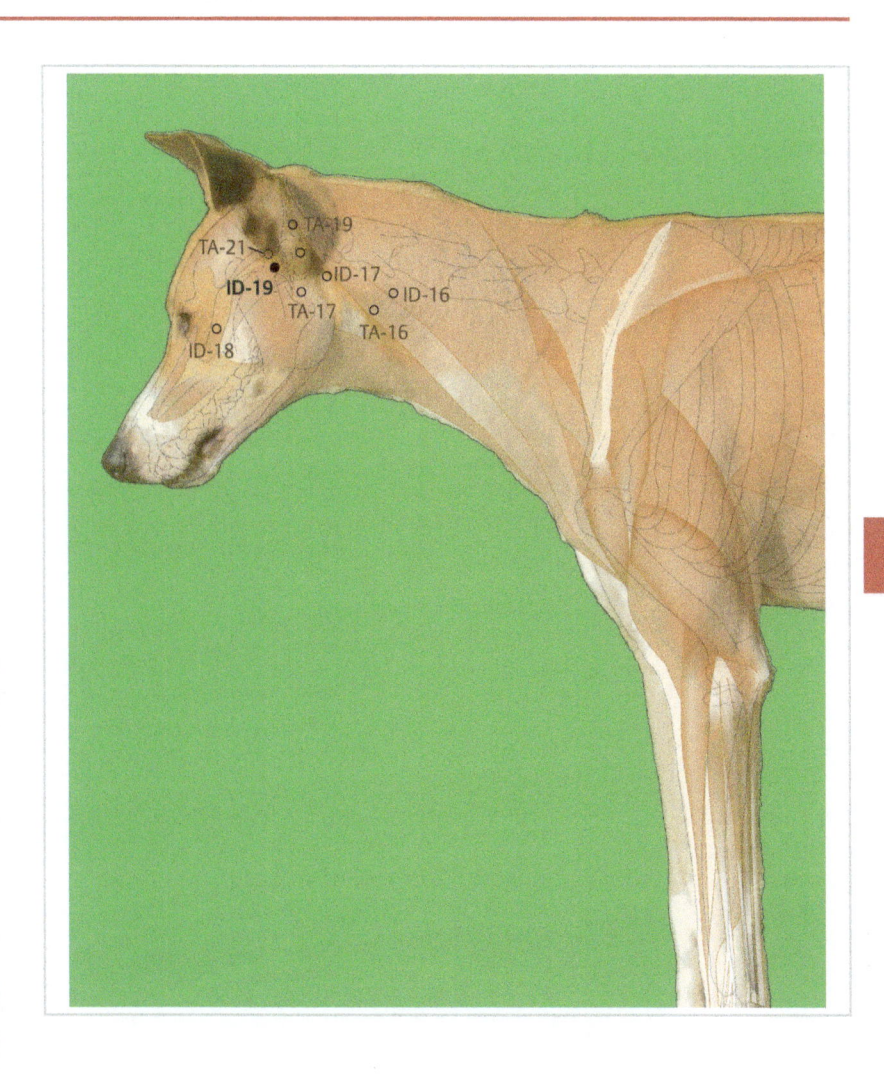

17 Canal da Bexiga

*Tai Yang do Membro Pélvico
(Zu Tai Yang Pang Guang
Mai 足太阳膀胱脉)*

O canal da bexiga começa perto do olho. Do canto medial em B-1, ele sobe pela testa. A partir daí um ramo vai até as têmporas. Outro ramo entra no cérebro a partir da testa e depois se encontra com o VG-17, onde sai para a superfície e se divide nos canais interno e externo da bexiga nas proximidades de B-10. Esses canais correm paralelamente em ambos os lados da coluna vertebral em uma direção caudal.

O ramo medial desce pela parte posterior do pescoço, encontra o VG-14 e o VG-13 e segue lateralmente à linha média até a região lombar. A partir daí, um ramo vai para o interior da bexiga e dos rins e outro ramo corre ao longo do sacro, atravessando a garupa até a dobra do joelho e o ponto B-40.

O canal externo da bexiga corre ao longo da borda medial da escápula e, em seguida, paralelamente à linha média, lateral ao canal interno da bexiga, até a área glútea, atravessa o VB-30 e se encontra com o canal interno da bexiga no B-40. A partir da prega poplítea, o canal da bexiga reunido passa pelo músculo gastrocnêmio distal à parte lateral do tarso, para terminar na prega ungueal lateral do quinto dedo da pata traseira.

17 Canal da Bexiga

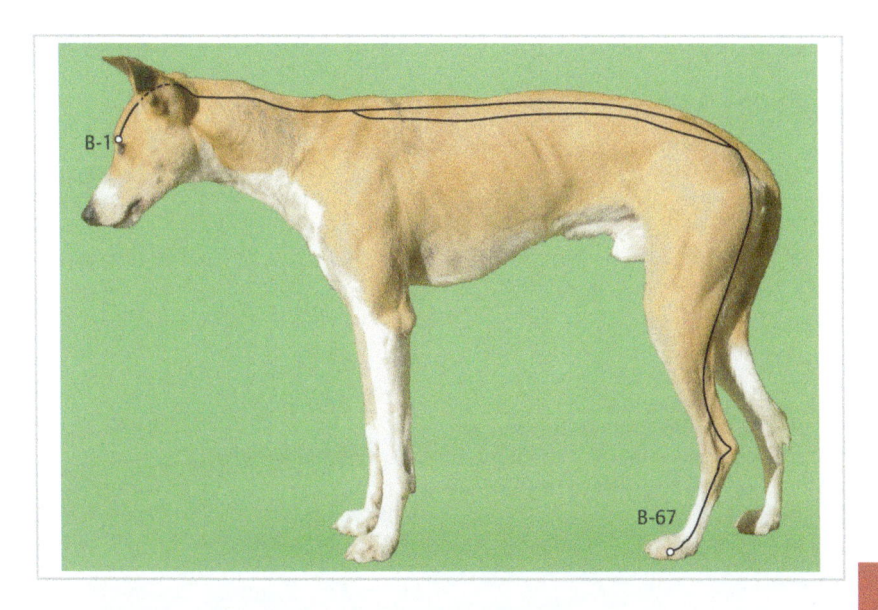

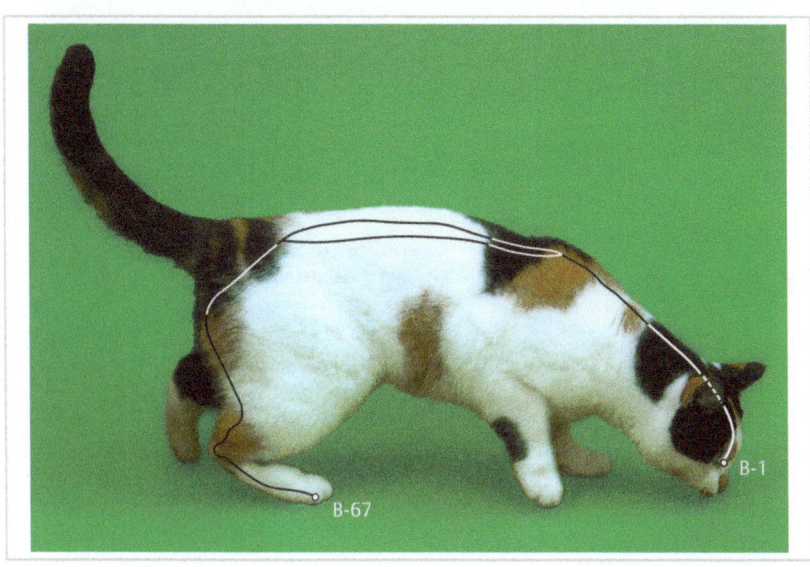

B-1 Olhos Brilhantes
睛明 Jing Ming

Ponto de interseção dos canais da bexiga, do intestino delgado, do estômago, da vesícula biliar e do triplo aquecedor, do vaso governador (*du mai*) e dos vasos de motilidade *yin* e *yang* (*yin qiao mai* e *yang qiao mai*).

Efeito Expulsa o vento, elimina o calor e limpa os olhos.

Indicações Conjuntivite, ceratite, catarata, ponto de apoio para atrofia do nervo óptico, lacrimejamento com exposição ao vento, neuralgia do trigêmeo; para acalmar e iluminar o humor.

Localização 0,1 cun nasal ao canto medial.

Técnica A uma profundidade de 0,3 cun; inserção ligeiramente oblíqua para baixo a partir de cima.

! Não estimular.

B-2 Coleta de Bambu
攢竹 Zan Zhu

Efeito Expulsa o vento, interrompe a dor, elimina obstruções no canal, clareia os olhos, acalma o *gan*.

Indicações Distúrbios oculares, como conjuntivite, ceratite; sinusite frontal; espirros constantes (dependendo da causa, também chamados de "espirros reversos"); neuralgia do trigêmeo; para acalmar.

Localização Na extremidade medial da sobrancelha, na borda nasal da órbita, dorsal à B-1.

Técnica Até uma profundidade de aproximadamente 0,1 cun; inserção perpendicular.

B-3 O Fluir da Sobrancelha
眉冲 Mei Chong

Efeito Move o *qi* ao longo do curso do canal, retira o vento, apoia os olhos e o nariz.

Indicações Distúrbios oculares com inchaço das pálpebras, sinusite frontal, convulsões epileptiformes, lesões no nariz. Enfraquece os medos, tornando-os conscientes.

Localização 0,5 cun lateral à linha média, aproximadamente na metade da crista frontal externa.

Técnica Até uma profundidade de aproximadamente 0,1 cun; inserção perpendicular.

! Não estimular.

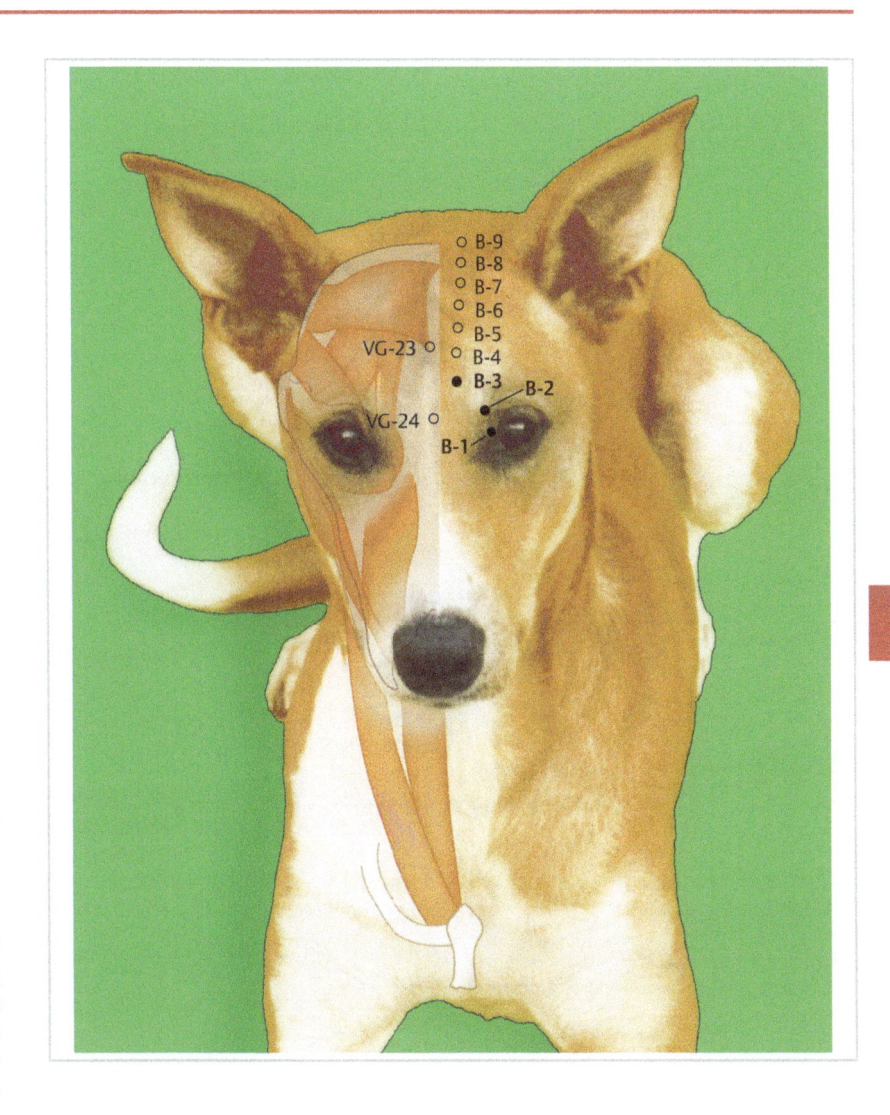

B-3 O Fluir da Sobrancelha

B-4 Virada Irregular
曲差 *Qu Cha*

Efeito   Move o *qi* ao longo do curso do canal, retira o vento, apoia os olhos e o nariz.

Indicações   Conjuntivite, rinite, blefarite, sinusite, lesões no nariz.

Localização   0,5 cun lateral à linha média, em uma linha sagital com B-2 na altura da borda rostral da orelha, caudal à crista frontal externa.

Técnica   Até uma profundidade de cerca de 0,1 cun; inserção perpendicular.

B-5 Quinto Lugar
五处 *Wu Chu*

Efeito   Retira o vento, elimina o calor, reduz o *yang*, limpa a cabeça.

Indicações   Convulsões epileptiformes, espasmos, rigidez na coluna vertebral, acalma ataques de pânico.

Localização   Em uma linha sagital com B-2 a B-7, em uma direção caudal.

Técnica   Até uma profundidade de aproximadamente 0,1 cun; inserção perpendicular.

B-6 Recebendo a Luz
承光 *Cheng Guang*

Efeito   Retira o vento, elimina o calor, limpa a cabeça, apoia os olhos e o nariz.

Indicações   Dor na cabeça e nos olhos, tontura, náusea, paresia do nervo facial, olfato prejudicado, depressão.

Localização   Em uma linha sagital com B-2 a B-7.

Técnica   Até uma profundidade de cerca de 0,1 cun; inserção perpendicular.

B-7 Conexão Celestial
通天 *Tong Tian*

Efeito   Apoia o nariz, limpa a cabeça.

Indicações   Síndrome cervical, rinite, sinusite, medo.

Localização   0,5 cun lateral à linha média no nível do canal auditivo.

Técnica   Até uma profundidade de aproximadamente 0,1 cun; inserção tangencial.

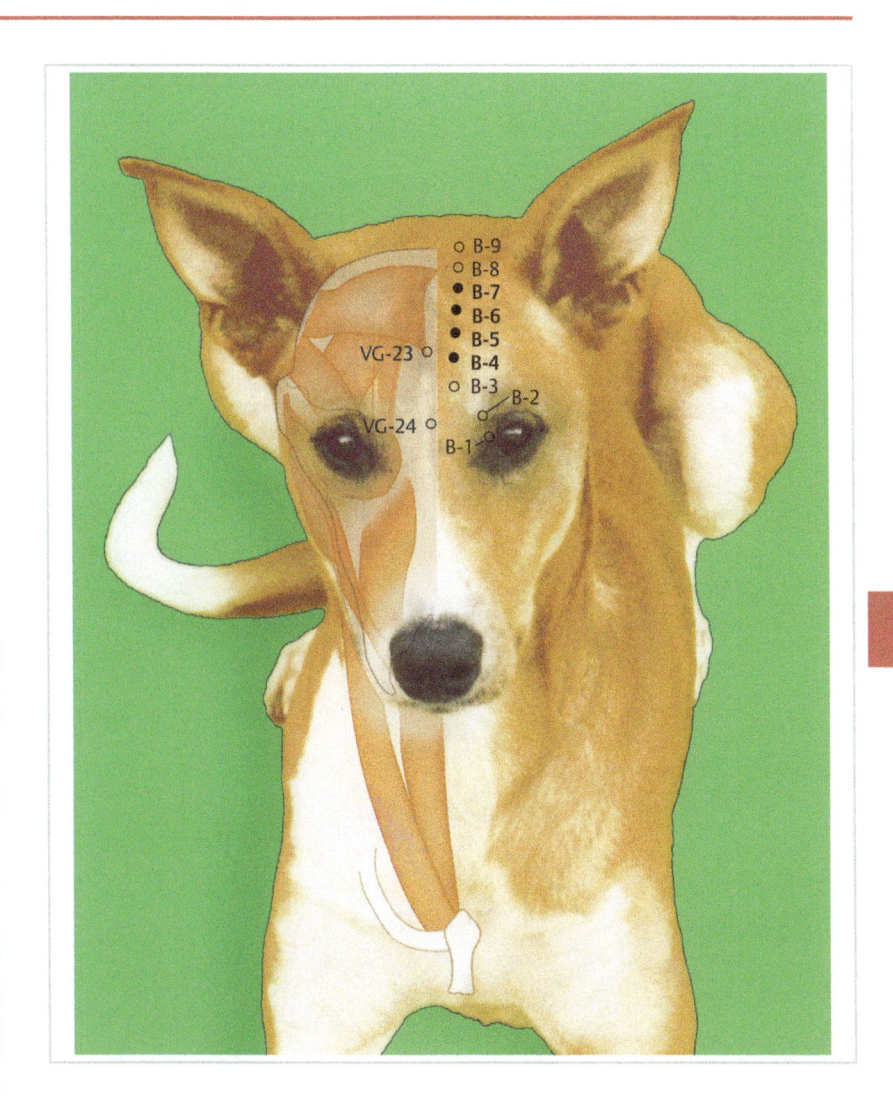

B-7 Conexão Celestial

B-9
B-8
B-7
B-6
B-5
VG-23   B-4
         B-3   B-2
VG-24
         B-1

B-8 Declínio dos Vasos
络却 *Luo Que*

Efeito Apoia os olhos, os ouvidos e o nariz, retira o vento, acalma o espírito e transforma a fleuma.

Indicações Rinite, epistaxe, síndrome cervical, problemas na mandíbula, bócio.

Localização A meio caminho entre B-7 e B-9 em uma linha sagital ligeiramente lateral à linha média.

Técnica Até uma profundidade de aproximadamente 0,1 cun; inserção tangencial.

B-9 Travesseiro Jade
玉枕 *Yu Zhen*

Efeito Apoia o nariz e os olhos, conduz o qi de lá para o cérebro, retira o vento e o frio, resolve obstruções no canal.

Indicações Rinite, perda do olfato, síndrome cervical, problemas na mandíbula. Traz clareza aos medos.

Localização Na crista temporal, lateral à linha média, em uma linha com B-3 a B-8.

Técnica Até uma profundidade de aproximadamente 0,1 cun; inserção perpendicular.

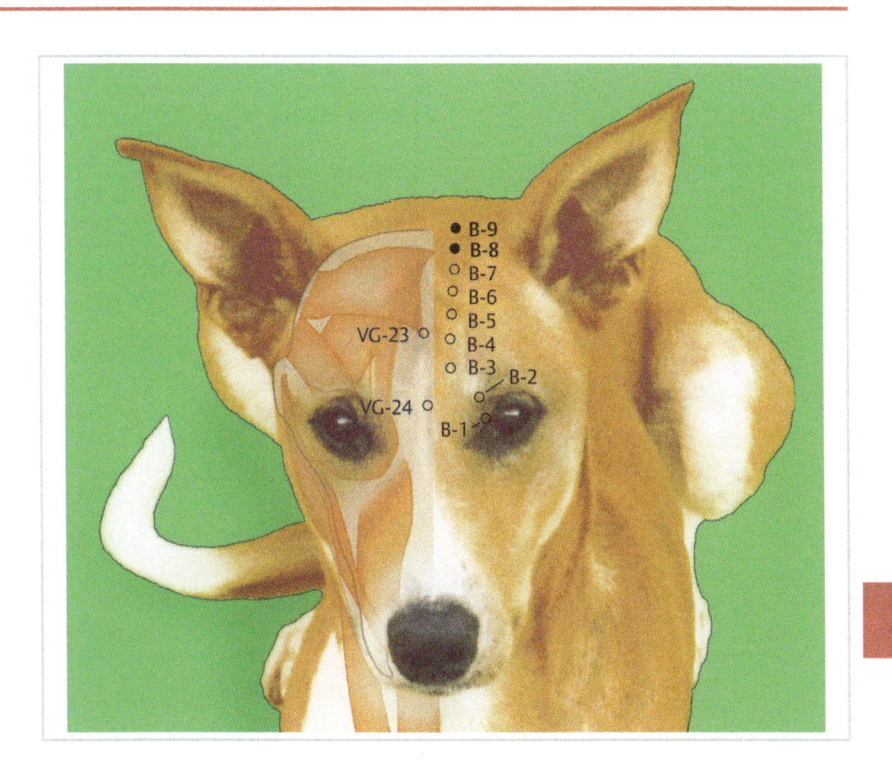

B-9 Travesseiro Jade

175

B-10 Pilar Celestial
络却 *Tian Zhu*

Efeito Expulsa o vento, limpa os olhos, apoia a cabeça, remove obstruções do canal.

Indicações Problemas localizados como síndrome cervical, ombro, costas; fortalece a coluna lombar; ajuda com problemas da pata traseira contralateral, discos intervertebrais e espondiloses; distúrbios oculares; encefalite; torcicolo; reduz a pressão arterial ("ponto vago"); arteriosclerose. Conecta a cabeça e as emoções.

Localização Entre a 1ª e a 2ª vértebra cervical, na borda posterior da asa do atlas, 1,5 cun lateral, na origem do músculo trapézio, atrás do qual o canal da bexiga se separa nos ramos interno e externo.

Técnica A uma profundidade de cerca de 1 cun; inserção perpendicular.

B-10 Pilar Celestial

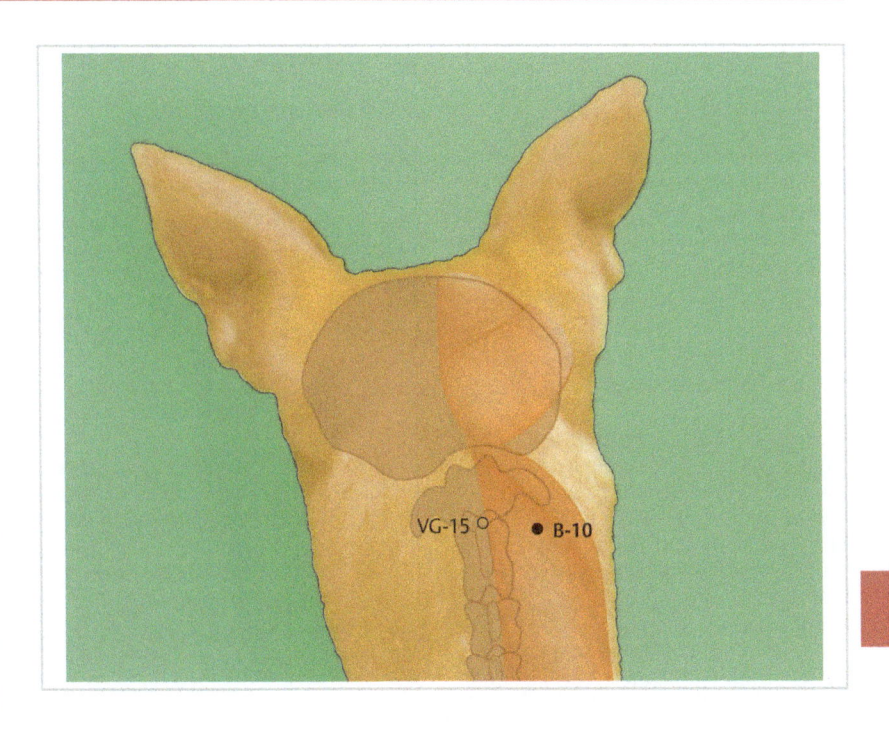

B-11 Grande Obturador
大杼 *Da Zhu*

Ponto de interseção dos canais da bexiga, do intestino delgado e do triplo aquecedor, o vaso concepção (*ren mai*) e o vaso governador (*du mai*), ponto mestre dos ossos, um ponto do mar de sangue.

Efeito Fortalece o *qi*, elimina o vento e os fatores patogênicos, nutre o sangue, alivia a dor, nutre os tendões, estabiliza a estrutura óssea, cura o tecido ósseo.

Indicações Todas as doenças ósseas, também de natureza degenerativa; dor no pescoço, nas costas e nas patas dianteiras; problemas no trato respiratório; febre; artrose; problemas nos discos cervicais. Cria perseverança, coragem para fazer algo.

Localização 1,5 cun lateral à borda posterior do processo espinhoso da primeira vértebra torácica, a meio caminho entre o processo espinhoso e a borda medial da escápula.

Técnica A uma profundidade de cerca de 1 cun; inserção perpendicular.

❗ Risco de pneumotórax.

B-12 Porta de Vento
风门 *Feng Men*

Ponto de interseção entre o canal da bexiga e o vaso governador (*du mai*).

Efeito Dissipa o vento, abre e fortalece a superfície, apoia a função pulmonar de distribuição e redução do *qi*.

Indicações Problemas do trato respiratório e da traqueia; bronquite; asma; espirros; dor na garganta, na escápula e nas costas; coceira, possivelmente com urticária.

Localização 1,5 cun lateral à borda posterior do processo espinhoso da segunda vértebra torácica.

Técnica A uma profundidade de cerca de 1 cun; inserção perpendicular.

❗ Risco de pneumotórax.

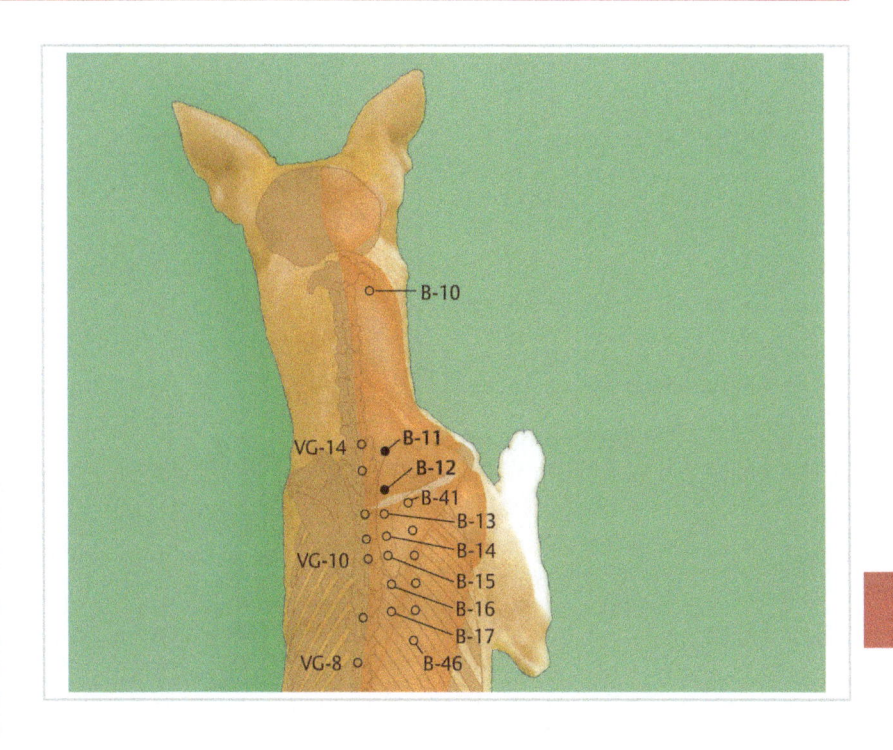

B-12 Porta de Vento

B-13 Ponto do Pulmão
肺俞 *Fei Shu*

Efeito Apoia a função pulmonar de distribuição e redução do *qi*, regula e fortalece o *qi* pulmonar, acalma a tosse e elimina o calor.

Indicações Resfriado comum; bronquite; febre; problemas do trato respiratório, inclusive crônicos; problemas nas extremidades mediais; dermatite pruriginosa.

Localização 1,5 cun lateral à borda posterior do processo espinhoso da terceira vértebra torácica.

Técnica A uma profundidade de aproximadamente 1 cun; inserção perpendicular.

❗ Risco de pneumotórax.

B-14 Ponto do Pericárdio
厥阴俞 *Jue Yin Shu*

Efeito Equilibra e reduz o *qi*, distribui o *qi* do fígado e libera o tórax, regula o coração.

Indicações Ansiedade; problemas do trato respiratório; resfriado com febre; problemas nos membros anteriores; problemas e dores no peito, costelas, esterno, miocardite, pericardite.

Localização 1,5 cun lateral à borda posterior do processo espinhoso da quarta vértebra torácica.

Técnica A uma profundidade de cerca de 1 cun; inserção perpendicular.

❗ Risco de pneumotórax.

B-15 Ponto do Coração
心俞 *Xin Shu*

Efeito Apoia o coração, acalma o espírito, acelera o sangue, regula a circulação de *qi* e *xue*, elimina o fogo relacionado com o calor.

Indicações Problemas cardíacos, ansiedade, dor na área das escápulas, epilepsia.

Localização 1,5 cun lateral à borda posterior do processo espinhoso da 5ª vértebra torácica.

Técnica A uma profundidade de cerca de 1 cun; inserção perpendicular.

❗ Risco de pneumotórax.

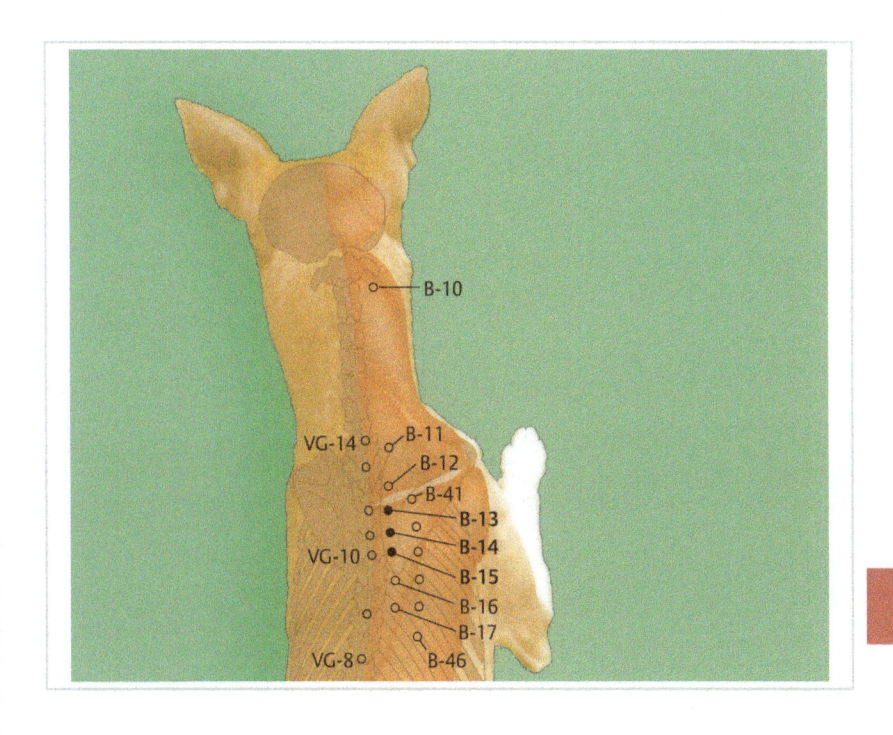

B-15 Ponto do Coração

B-16 Ponto do Vaso Governador
督俞 *Du Shu*

Efeito Acelera o sangue (*xue*).

Indicações Miocardite, pericardite, dor nas costas, dor abdominal, distúrbios cutâneos pruriginosos.

Localização 1,5 cun lateral à borda posterior do processo espinhoso da 6ª vértebra torácica.

Técnica A uma profundidade de aproximadamente 1 cun; inserção perpendicular.

❗ Risco de pneumotórax.

B-17 Ponto de Diafragma
膈俞 *Ge Shu*

Efeito Ponto influente para o diafragma, a respiração e o sangue. Diminui o *qi* rebelde, nutre e acelera o sangue, esfria o calor do sangue, estanca o sangramento, abre o tórax, fortalece o *qi* e o sangue, regula o *qi* do estômago.

Indicações Fortalece o sangue e o sistema imunológico em hemorragias, para todos os distúrbios sanguíneos, problemas no tórax e seus órgãos, regula o pâncreas, espasmos esofágicos, dor generalizada.

Localização 1,5 cun lateral à borda posterior do processo espinhoso da 7ª vértebra torácica.

Técnica A uma profundidade de aproximadamente 1 cun; inserção perpendicular.

❗ Risco de pneumotórax.

B-18 Ponto do Fígado
肝俞 *Gan Shu*

Efeito Fortalece a função do fígado de promover o fluxo harmonioso de *qi*, nutre o fígado e o sangue, dispersa e transforma a umidade e o calor da vesícula biliar (*dan*) e do fígado (*gan*), clareia os olhos, ilumina o olhar, expulsa o vento.

Indicações Problemas relacionados com a função muscular; problemas nos tendões, estômago, olhos, fígado e vesícula biliar; distúrbios hormonais; fortalece o sistema imunológico; dores na parte superior do corpo.

Localização 1,5 cun lateral à borda posterior do processo espinhoso da 10ª vértebra torácica.

Técnica A uma profundidade de cerca de 1 cun; inserção perpendicular.

❗ Risco de pneumotórax.

B-18 Ponto do Fígado

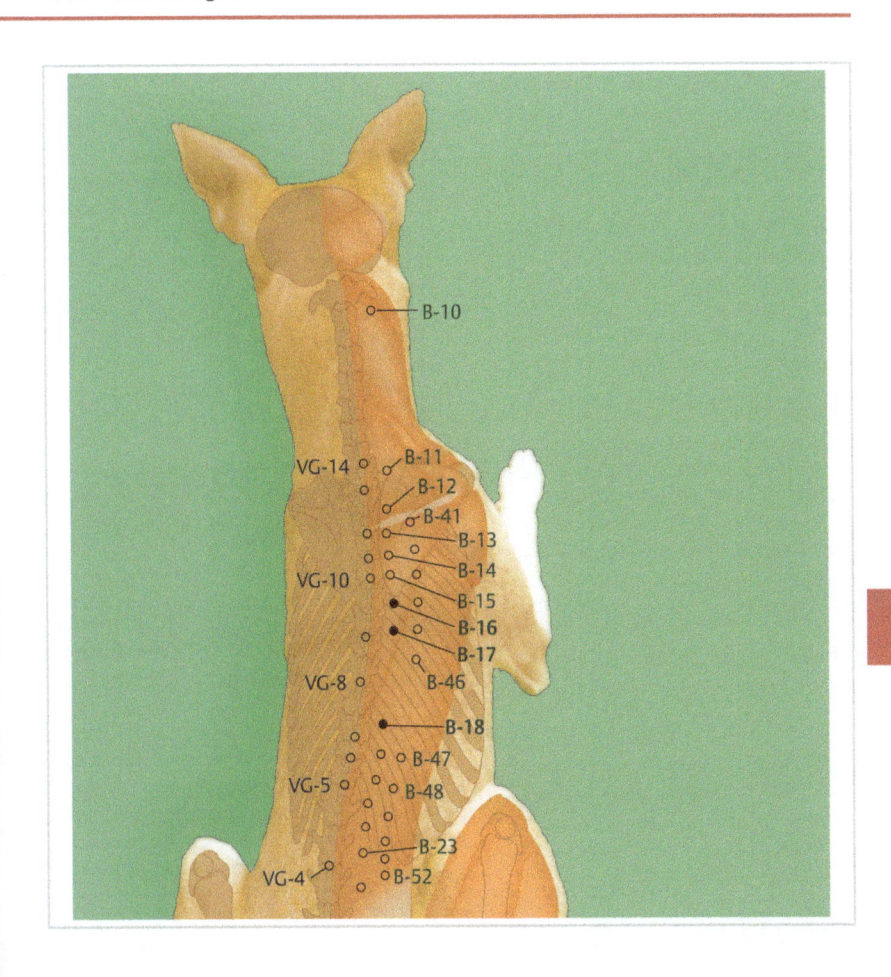

B-19 Ponto da Vesícula Biliar

胆俞 *Dan Shu*

Efeito Fortalece a função do fígado de promover o fluxo harmonioso de *qi*, dispersa e transforma a umidade e o calor de *dan* e *gan*, elimina fatores patogênicos dos canais do triplo aquecedor e da vesícula biliar, *shao yang*, acalma o estômago.

Indicações Problemas ao longo do canal; problemas nos tendões e músculos, cérebro, estômago; dor na área lateral das costelas.

Localização 1,5 cun lateral à borda posterior do processo espinhoso da 11ª vértebra torácica.

Técnica A uma profundidade de cerca de 1 cun; inserção perpendicular.

❗ Risco de pneumotórax.

B-20 Ponto do Baço-Pâncreas

脾俞 *Pi Shu*

Efeito Fortalece a função de transformação e transporte do baço-pâncreas, fortalece a função do baço-pâncreas (*pi*) de fluxo de *qi* direcionado para cima, dispersa e transforma a umidade.

Indicações Problemas ao longo do canal, problemas do joelho medial, sangramento, problemas estomacais, problemas digestivos, problemas com o pâncreas, edemas, ascite, ajuda em problemas obstétricos, estimula o sistema imunológico.

Localização 1,5 cun lateral à borda posterior do processo espinhoso da 12ª vértebra torácica (último espaço intercostal).

Técnica A uma profundidade de cerca de 1 cun; inserção perpendicular.

❗ Risco de pneumotórax.

B-21 Ponto do Estômago

胃俞 *Wei Shu*

Efeito Fortalece a função do estômago (*wei*) de mover o *qi* para baixo, resolve a dor da cólica, dispersa e transforma a umidade, resolve a estagnação no estômago.

Indicações Problemas na lateral do joelho, problemas estomacais, vômitos, cólicas, distúrbios digestivos.

Localização 1,5 cun lateral à borda posterior do processo espinhoso da 13ª vértebra torácica.

Técnica A uma profundidade de cerca de 1 cun; inserção perpendicular.

❗ Risco de pneumotórax.

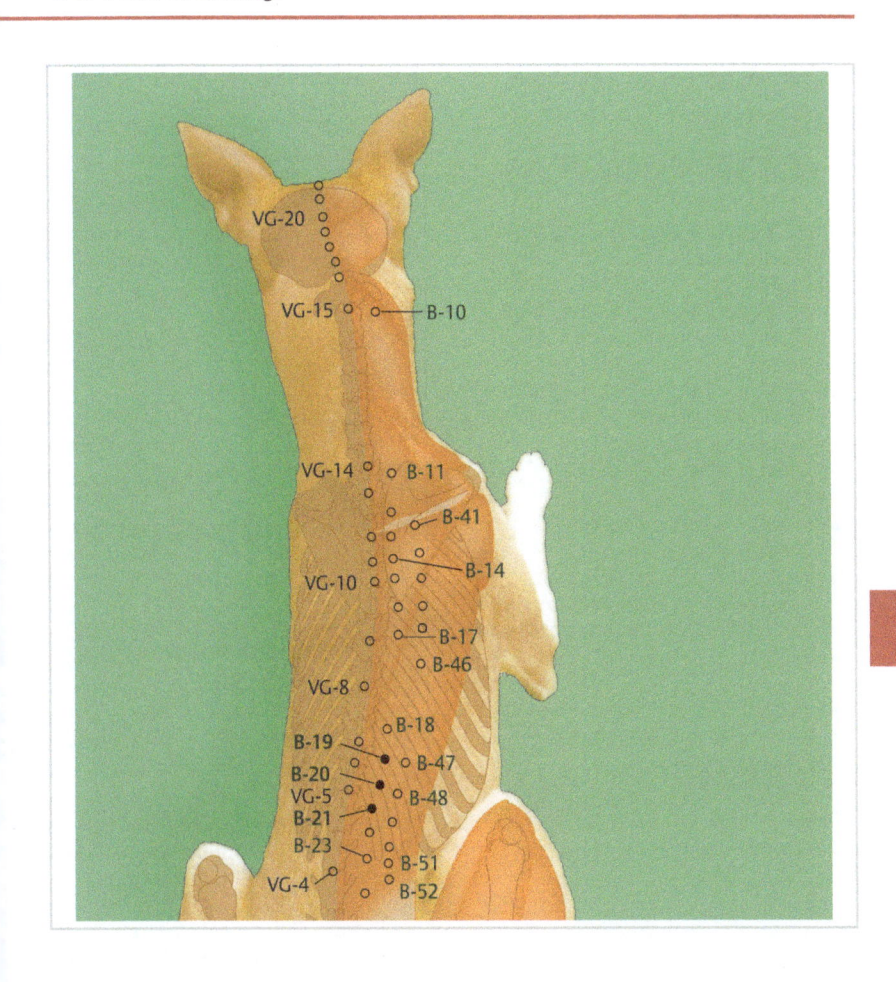

B-21 Ponto do Estômago

B-22 Ponto do Triplo Aquecedor
三焦俞 *San Jiao Shu*

Efeito Regula as funções transformadoras do *qi*, dispersa a umidade, abre as vias aquáticas, regula o transporte de fluidos no Jiao inferior. (O triplo queimador é importante para os desequilíbrios endócrinos da tireoide, das glândulas suprarrenais e das gônadas e para os problemas emocionais correspondentes). Ele regula o estômago, bem como a dor e a rigidez na região lombar.

Indicações Distúrbios digestivos, disenteria, espasmos gastrointestinais, lombalgia, nefrite, edemas, ascite, distúrbios endócrinos, distensão abdominal com emaciação, problemas localizados no disco intervertebral.

Localização 1,5 cun lateral à borda caudal do processo espinhoso da primeira vértebra lombar.

Técnica A uma profundidade de cerca de 1 cun; inserção perpendicular.

B-23 Ponto do Rim
肾俞 *Shen Shu*

Efeito Suplementa o *yin* dos rins e a essência; fortalece a medula, os ossos e as orelhas; dispersa e resolve a umidade; fortalece a função dos rins de regular as vias aquáticas; fortalece o *yang* e o *qi* dos rins; abre as vias aquáticas; apoia e aquece o útero; regula o transporte de fluidos no Jiao inferior; fortalece a parte inferior das costas e os joelhos.

Indicações Problemas urogenitais e lombossacrais, asma, problemas no tornozelo, problemas de ouvido, nefrite, problemas ovarianos, problemas andrológicos, distúrbios reprodutivos, dor no quadril, frio ou paralisia nas patas traseiras, poliúria, diarreia crônica.

Localização 1,5 cun lateral à borda caudal do processo espinhoso da 2ª vértebra lombar.

Técnica A uma profundidade de cerca de 1 cun; inserção perpendicular.

B-24 Ponto do Mar de *Qi*
气海俞 *Qi Hai Shu*

Efeito Fortalece a região lombar, regula o *qi* e o sangue, remove obstruções.

Indicações Dor na região lombossacra, fadiga, apatia, sistema imunológico enfraquecido.

Localização 1,5 cun lateral ao processo espinhoso ventral da 3ª vértebra lombar.

Técnica A uma profundidade de cerca de 1 cun; inserção perpendicular.

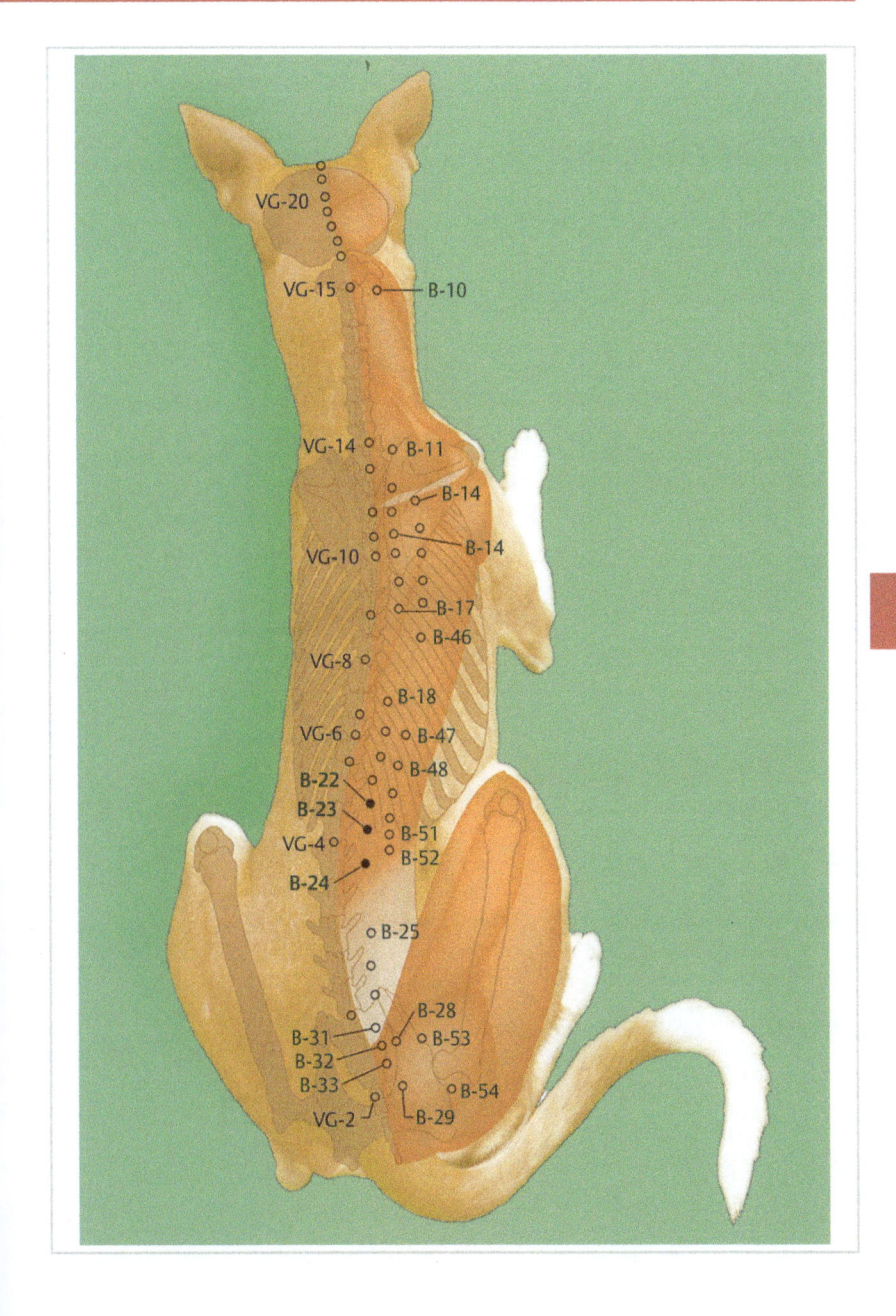

B-24 Ponto do Mar de Qi

B-25 Ponto do Intestino Grosso

大肠俞 *Da Chang Shu*

Efeito Apoia a função de transporte do intestino, alivia a plenitude e a distensão abdominal, fortalece a região lombar e o sacro, remove obstruções do canal.

Indicações Dor na face, boca, nuca, ombro e na área lateral da pata dianteira; dor na região lombar e no quadril; queixas isquiáticas; problemas gastrointestinais; cólicas; obstipação; enterite; diarreia; tenesmo, problemas no reto e no ânus; febre; rinite; dispneia.

Localização 1,5 cun lateral ao processo espinhoso ventral da quinta vértebra lombar.

Técnica A uma profundidade de cerca de 1 cun; inserção perpendicular.

B-26 Ponto do Portão da Essência

关元俞 *Guan Yuan Shu*

Efeito Regula o Jiao inferior, infertilidade, retenção de placenta, problemas nos rins e na bexiga, prolapso retal.

Indicações Lombalgia, espasmos intestinais, edemas na área genital, problemas digestivos, diarreia, endometriose, suporte durante a terapia hormonal, incontinência urinária, cistite, problemas na articulação iliossacral.

Localização 1 cun lateral ao processo espinhoso ventral da sexta vértebra lombar.

Técnica A uma profundidade de cerca de 1 cun; inserção perpendicular.

B-27 Ponto do Intestino Delgado

小肠俞 *Xiao Chang Shu*

Efeito Retira a umidade turva e elimina o calor úmido, regula os órgãos abdominais e a bexiga, remove a estagnação e dispersa as massas.

Indicações Dor na região posterior das costas, problemas digestivos, isquialgia, dor na parte inferior do abdômen, andropatias, impotência, complicações obstétricas, problemas urinários, incontinência, uretrite, cistite.

Localização 1 cun lateral ao processo espinhoso ventral da sétima coluna lombar pelo início do sacro.

Técnica A uma profundidade de cerca de 1 cun; inserção perpendicular.

! Contraindicado durante a gravidez.

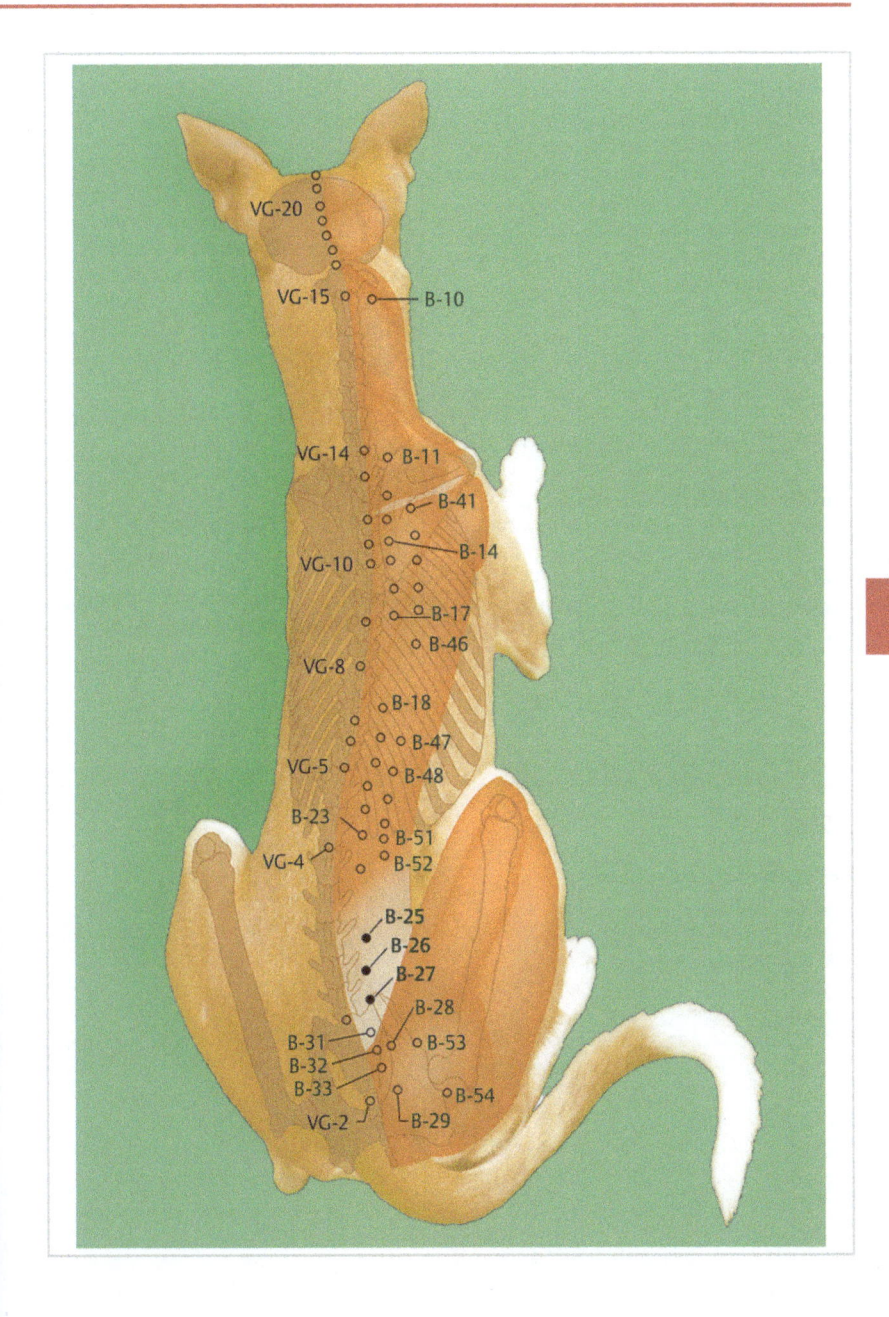

B-27 Ponto do Intestino Delgado

B-28 Ponto da Bexiga
膀胱俞 Pang Guan Shu

Efeito Fortalece o *yang* dos rins, regula a passagem da água no *Jiao* inferior, elimina a umidade, limpa o calor, apoia as funções dos sistemas urinário e reprodutivo, elimina obstruções no canal.

Indicações Rigidez e dor no pescoço e nas costas; síndrome da cauda equina; problemas no trato urogenital; órgãos genitais, libido e reprodução enfraquecidos; dor abdominal; cólica; tosse; resfriados.

Localização Lateral ao segundo forame sacral, em uma depressão entre a borda medial do ílio dorsal e o sacro.

Técnica A uma profundidade de cerca de 1 cun; inserção perpendicular.

❗ Contraindicado durante a gravidez.

B-29 Ponto do Meio da Espinha
中膂俞 Zhong Lü Shu

Efeito Apoia as costas, expulsa o frio, controla a diarreia.

Indicações Rigidez e dor na parte inferior das costas nas regiões lombar e sacral, síndrome da cauda equina, proctite, enterocolite, distúrbios do trato urinário, problemas urinários, problemas ginecológicos, problemas andrológicos, impotência, problemas no reto e no ânus.

Localização No nível do espaço sacrococcígeo entre o sacro e a primeira vértebra coccígea em uma linha entre o tubérculo isquiádico e a espinha ilíaca cranial dorsal.

Técnica A uma profundidade de cerca de 1 cun; inserção perpendicular.

B-30 Ponto do Anel Branco
白环俞 Bai Huan Shu

Devido ao número reduzido de vértebras sacrais em cães e gatos em comparação com os humanos, o B-30 não existe.

B-30 Ponto do Anel Branco

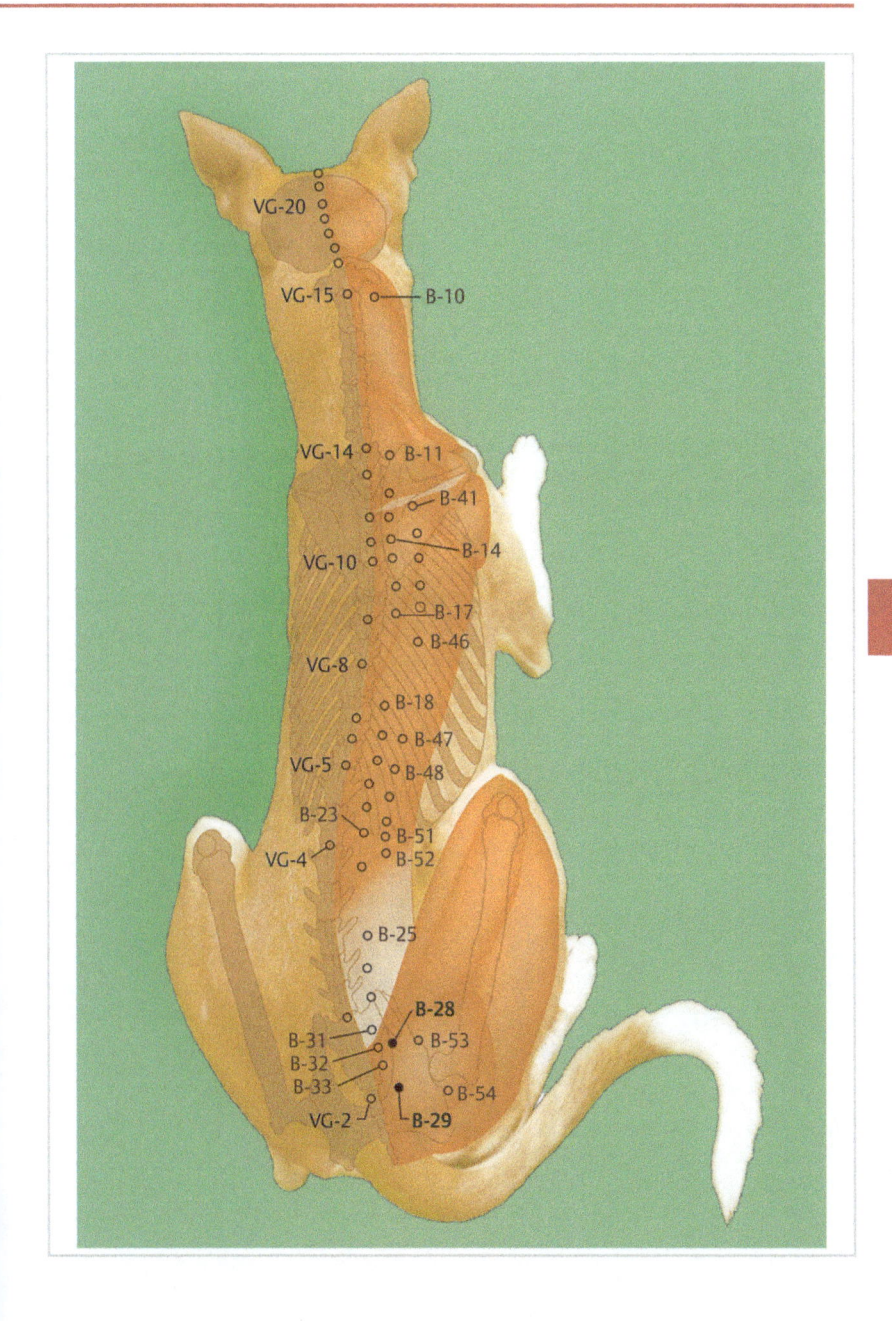

B-31 – B-34 Oito Buracos de Osso
八髎 *Ba Liao*

B-31 Orifício Ósseo Superior
上髎 *Shang Liao*

Ponto de união com o canal da vesícula biliar em VB-30.

Efeito Regula o *Jiao* inferior, nutre os rins, promove a essência *jing*, suplementa a região lombar e os joelhos.

Indicações Dor e edemas na pata traseira, paralisia no quadril e no pênis, síndrome da cauda equina, problemas na articulação iliossacral, infertilidade em virtude de alterações no colo do útero.

Localização 0,5 cun lateral à linha média, acima do primeiro forame sacral, dorsomedial ao B-27.

Técnica Até uma profundidade de cerca de 0,5 cun; inserção perpendicular.

B-32 Segundo Furo Ósseo
次髎 *Ci Liao*

Ponto de união com o canal da vesícula biliar em VB-30.

Efeito Regula o Jiao inferior, nutre os rins, promove a essência *jing*, suplementa a região lombar e os joelhos.

Indicações Dor e edemas na perna traseira, paralisia no quadril e no pênis, síndrome da cauda equina, problemas na articulação iliossacral, infertilidade devido a alterações no colo do útero, problemas vaginais.

Localização 0,5 cun lateral à linha média, acima do segundo forame sacral, dorsomedial ao B-28.

Técnica Até uma profundidade de cerca de 0,5 cun; inserção perpendicular.

B-33 Terceiro Orifício Ósseo
中髎 *Zhong Liao*

Ponto de união com o canal da vesícula biliar em VB-30.

Efeito Regula o *Jiao* inferior, nutre os rins, promove a essência *jing*, suplementa a região lombar e os joelhos, facilita a micção e a defecação.

Indicações Dor na região lombar, dor e edemas na pata traseira, paralisia no quadril e no pênis, síndrome da cauda equina, problemas na articulação iliossacral, ciclo estral irregular, diarreia, constipação, maior influência na bexiga.

Localização 0,5 cun lateral à linha média, acima do segundo forame sacral, dorsomedial ao B-29.

Técnica Até uma profundidade de cerca de 0,5 cun; inserção perpendicular.

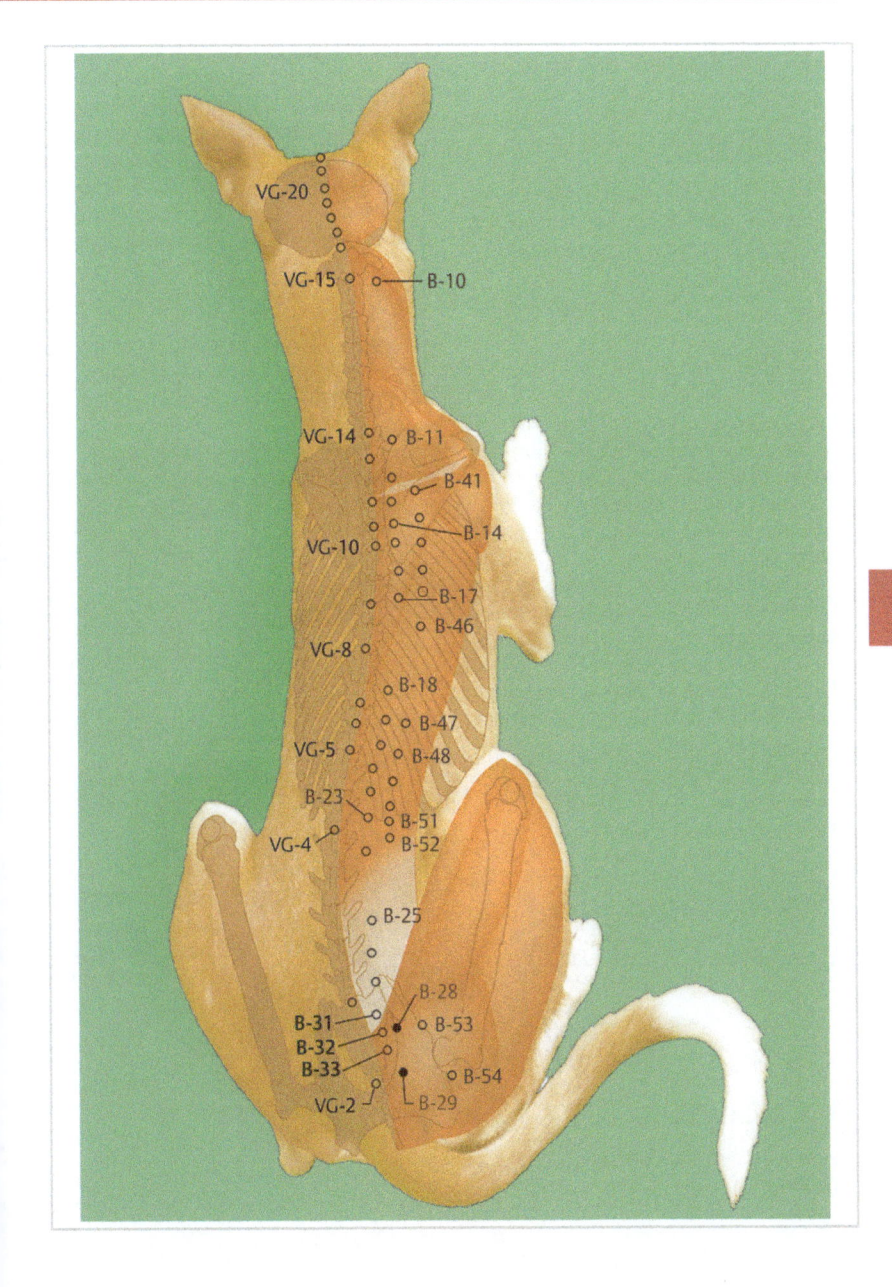

B-33 Terceiro Orifício Ósseo

B-34 Orifício Ósseo Inferior
下髎 *Xia Liao*

Devido ao número reduzido de vértebras sacrais em cães e gatos em comparação com os humanos, o B-34 não existe.

B-35 Encontro de *Yang*
会阳 *Hui Yang*

Efeito Movimenta o *qi* localmente na região anal e na parte inferior do cólon, bem como na parte inferior da coluna vertebral, eliminando o calor úmido.

Indicações Inflamação das glândulas anais; vaginite; orquite; diarreia; prolapso retal; artrite da articulação do quadril; miosite nos músculos da pata traseira; paralisia no lombo, no nervo ciático, no nervo femoral e no pênis; problemas vaginais e cervicais; paresia ou paralisia nas patas traseiras.

Localização No canal muscular lateral à base da cauda, 0,5 cun lateral ao vaso governador, localizado ao levantar a cauda, na altura da transição da primeira para a segunda vértebra coccígea.

Técnica Até uma profundidade de cerca de 0,5 cun; inserção perpendicular.

B-36 Sustentar e Apoiar
承扶 *Cheng Fu*

Ponto local, ponto de diagnóstico para o quadril.

Efeito Ativa o canal e relaxa os tendões.

Indicações Movimento prejudicado na pata traseira, rotação pélvica, luxação da articulação do quadril, miosite no bíceps femoral, isquialgia, lombalgia, prolapso retal, inflamação do saco anal, problemas de próstata, distúrbios testiculares e vaginais. É útil para a sensação de que a pessoa tem de carregar todo o peso sozinha.

Localização No canal muscular entre o bíceps femoral e o músculo semitendinoso, diretamente ventral à tuberosidade do ísquio.

Técnica A uma profundidade de cerca de 1 cun; inserção perpendicular.

B-37 Portão da Abundância
殷门 *Yin Men*

Efeito Ativa o canal e resolve obstruções em seu curso.

Indicações Claudicação na pata traseira, lombalgia, gonite, rotação pélvica, luxação da articulação do quadril, miosite do bíceps femoral, isquialgia.

Localização No canal muscular entre o músculo bíceps femoral e o músculo semitendíneo, 3 cun ventral ao B-36, no meio de uma linha imaginária do B-36 ao B-40.

Técnica A uma profundidade de cerca de 1 cun; inserção perpendicular.

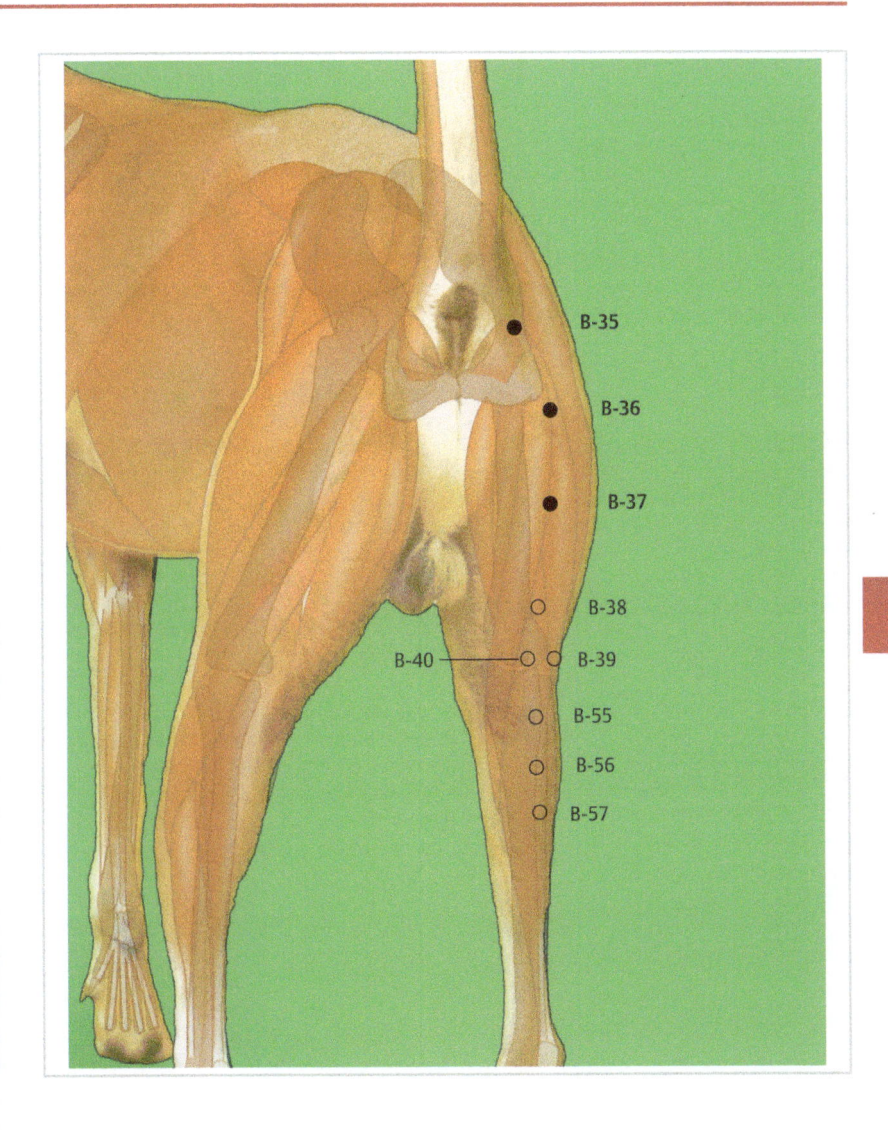

B-37 Portão da Abundância

B-38 Fissura Flutuante
浮郄 *Fu Xi*

Efeito Resolve obstruções ao longo do canal, evita contrações e elimina o calor.

Indicações Espasmos musculares, paralisia e dor lateral nas patas traseiras, gonite, gonartrose, rotação pélvica, miosite do bíceps femoral, problemas com o nervo ciático, cistite, hemorragia (sangramento), obstipação.

Localização No canal muscular entre o bíceps femoral, medial ao seu tendão terminal e o músculo semitendíneo, 3 cun ventral ao B-37, proximolateral à cavidade do joelho.

Técnica A uma profundidade de aproximadamente 1 cun; inserção perpendicular.

B-39 *Yang* de Suporte
委阳 *Wei Yang*

Ponto do mar inferior do *Jiao* inferior.

Efeito Ponto de diagnóstico para o tornozelo; excesso de fluidos (*jin ye*), especialmente no Jiao inferior; abre as vias aquáticas; apoia a bexiga; para excesso no Jiao inferior.

Indicações Claudicação e dor na pata traseira e no tarso, distúrbios no trato urogenital, cistite, problemas urinários, retenção urinária, cólica do rim e do trato urinário, para teimosia.

Localização Lateral à prega poplítea na borda medial do tendão terminal do bíceps femoral, diretamente lateral ao B-40, em uma depressão na extremidade do canal entre o bíceps femoral e o músculo semitendíneo.

Técnica A uma profundidade de aproximadamente 1 cun; inserção perpendicular.

B-39 Yang de Suporte

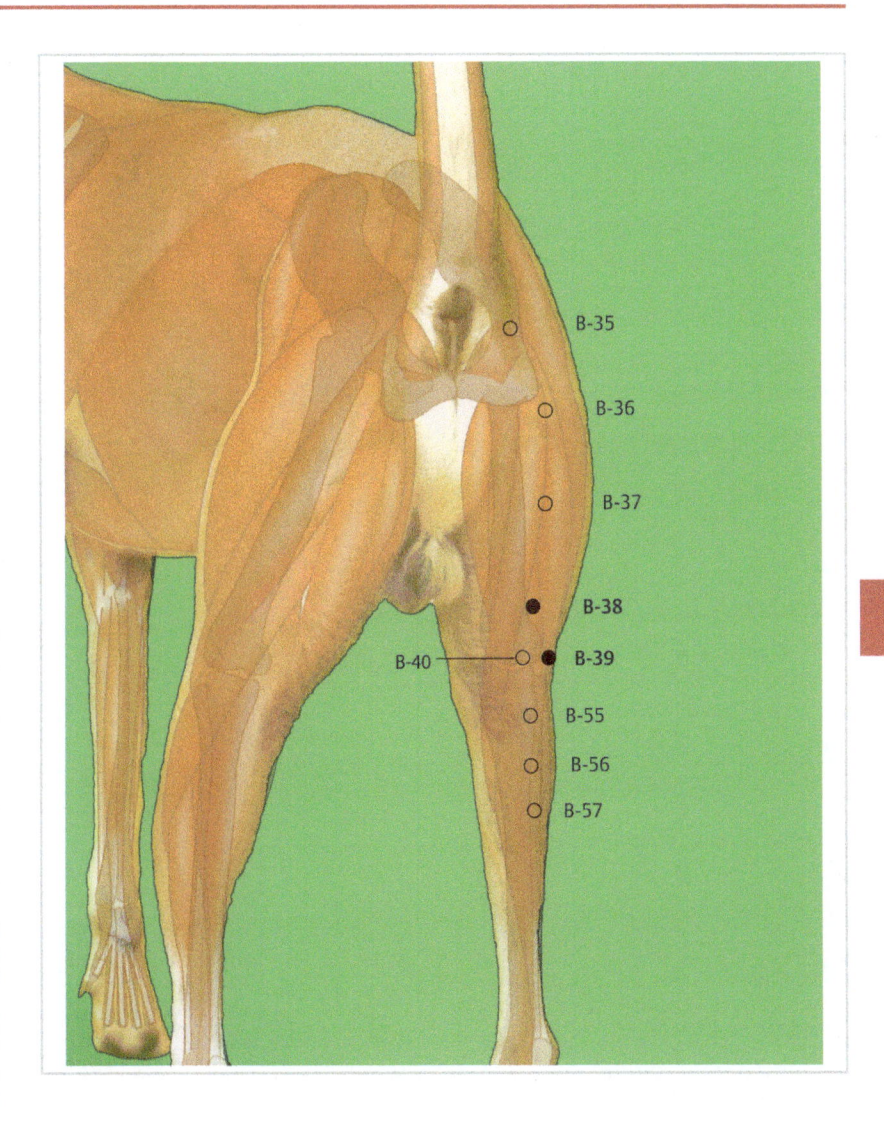

B-40 Médio de Suporte
委中 *Wei Zhong*

Ponto *He*-mar, ponto terra, ponto mestre para a região lombar e o quadril.

Efeito Limpa o calor, elimina o calor do verão, dispersa a umidade, resfria o sangue, remove as obstruções dos canais, remove a estagnação do sangue, relaxa os tendões.

Indicações Artrite do joelho, do quadril e da região lombar; todos os problemas da coluna vertebral; fraqueza nas patas traseiras; paresia e paralisia caudais; trato gastrointestinal; trato genital; distúrbios inflamatórios da pele; febre; perda de peso relacionada ao calor; todos os problemas do sistema urogenital. Estabiliza e centraliza.

Localização No meio da dobra poplítea, no centro da fenda transversal na fossa poplítea, entre o bíceps femoral e o músculo semitendíneo.

Técnica Até uma profundidade de aproximadamente 1,5 cun; inserção perpendicular.

B-40 Médio de Suporte

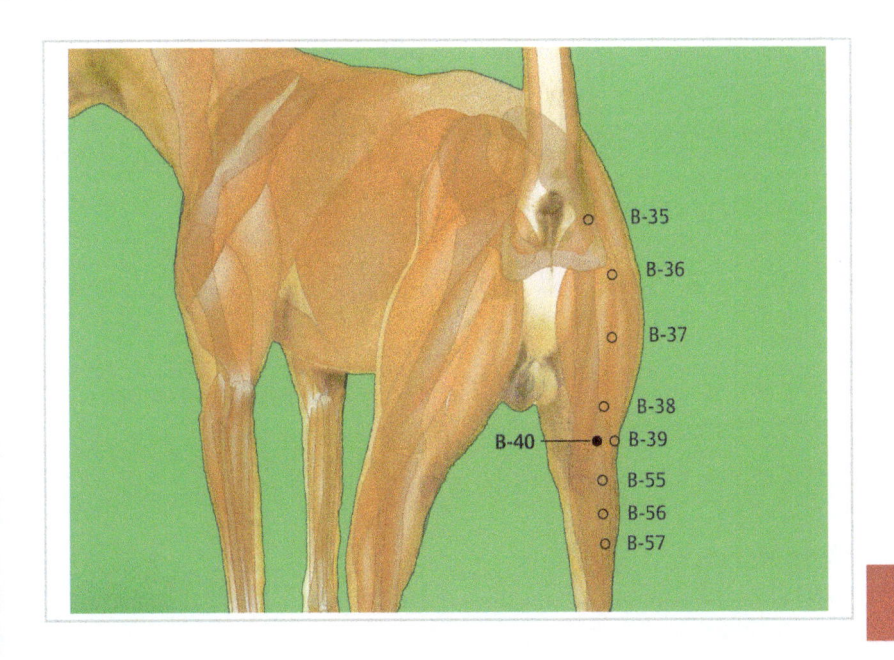

> **B-41 a B-54**
> Esses pontos formam o canal externo da bexiga. Eles têm um efeito comparável ao dos pontos do canal interno da bexiga que se encontram aproximadamente no mesmo nível. Como resultado da curva das costelas, cada um deles está associado ao ponto no canal interno da bexiga que fica um pouco mais cranialmente. Em casos isolados na literatura, elas estão, portanto, parcialmente associadas a um ponto mais atrás no canal interno da bexiga.

Efeito Especialmente eficaz para vento ou traqueia, elimina o vento frio.

Indicações Dor e tensão na parte de trás do pescoço, dor no ombro. Ajuda no processamento de perdas.

Localização 3 cun laterais à linha média dorsal e 1,5 cun laterais à B-12 na borda caudal do processo espinhoso da segunda vértebra torácica.

Técnica Até uma profundidade de cerca de 0,5 cun; inserção perpendicular.

> Risco de pneumotórax.

B-41 Ramo Anexo

附分 *Fu Fen*

Ponto de interseção dos canais do intestino delgado e da bexiga.

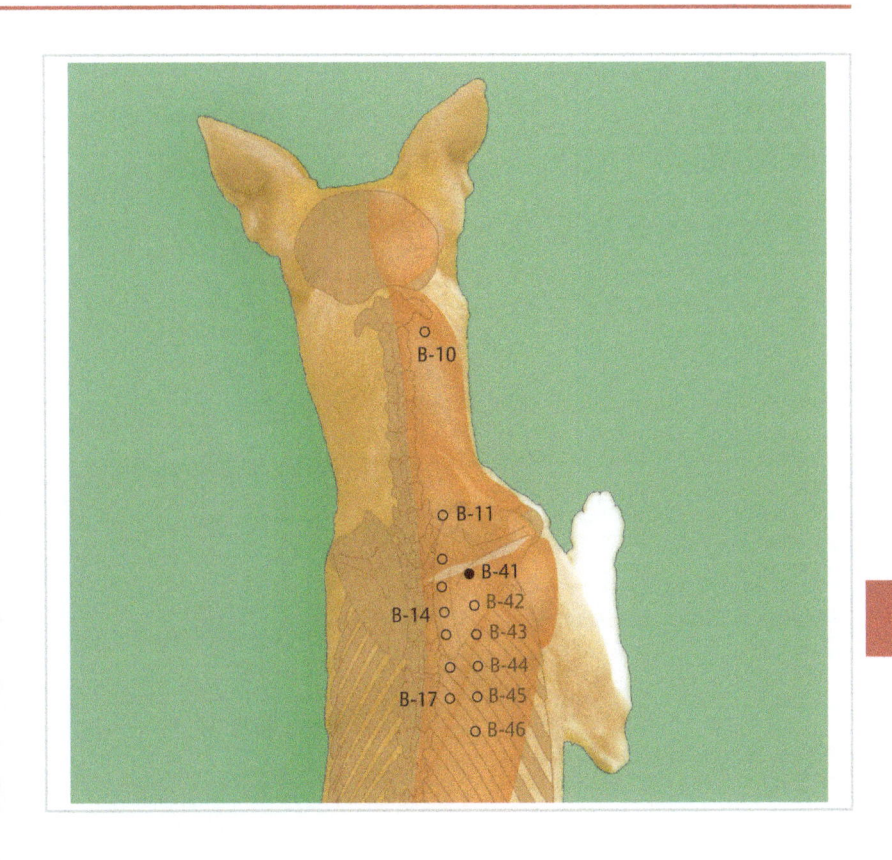

B-41 Ramo Anexo

B-42 Porta da Alma Corpórea
魄户 *Po Hu*

Efeito Abriga o *po* da alma corpórea, que está conectado ao canal do pulmão, e o trata de problemas emocionais, estimula a diminuição do *qi* do pulmão, elimina o calor, regula o *qi*, verifica a tosse e a asma, ativa o canal.

Indicações Dor na parte superior das costas, bem como nos ombros e na área das escápulas, estimula o espírito, problemas pulmonares, pleurite, vômitos. Para a rejeição de todos os instintos ou para padrões de comportamento viciantes. Para a alma animal, estimula a mente.

Localização 3 cun laterais à linha média dorsal e 1,5 cun laterais ao B-13 na borda caudal do processo espinhoso da terceira vértebra torácica.

Técnica Até uma profundidade de cerca de 0,5 cun; inserção perpendicular.

❗ Risco de pneumotórax.

B-43 Ponto da Região Vital
膏肓俞 *Gao Huang Shu*

Efeito Suplementa o *qi*, fortalece o *qi* de defesa (*wei*), nutre a essência, nutre o *yin* dos pulmões, controla a tosse e acalma a asma, elimina a fleuma, limpa o calor.

Forte ponto de suplementação para todas as três partes do triplo aquecedor.

Indicações Todas as doenças crônicas em pacientes debilitados, problemas pulmonares crônicos, como bronquite, pleurite. Para um coração partido.

Localização 3 cun laterais à linha média dorsal e 1,5 cun laterais ao B-14 na borda caudal do processo espinhoso da quarta vértebra torácica.

Técnica Até uma profundidade de cerca de 0,5 cun; inserção perpendicular.

❗ Risco de pneumotórax. Devido ao possível efeito na circulação, é melhor aplicar moxa brevemente do que agulhas.

B-44 Morada do Espírito
神堂 *Shen Tang*

Efeito Acalma a disposição, move o *qi* ao longo do canal, libera o tórax.

Indicações Problemas emocionais relacionados com o coração, problemas respiratórios, dor no ombro. Distanciamento devido a choque ou doença grave.

Localização 3 cun lateral à linha média dorsal e 1,5 cun lateral ao B-15 na borda caudal do processo espinhoso da quinta vértebra torácica.

Técnica Até uma profundidade de cerca de 0,5 cun; inserção perpendicular.

❗ Risco de pneumotórax.

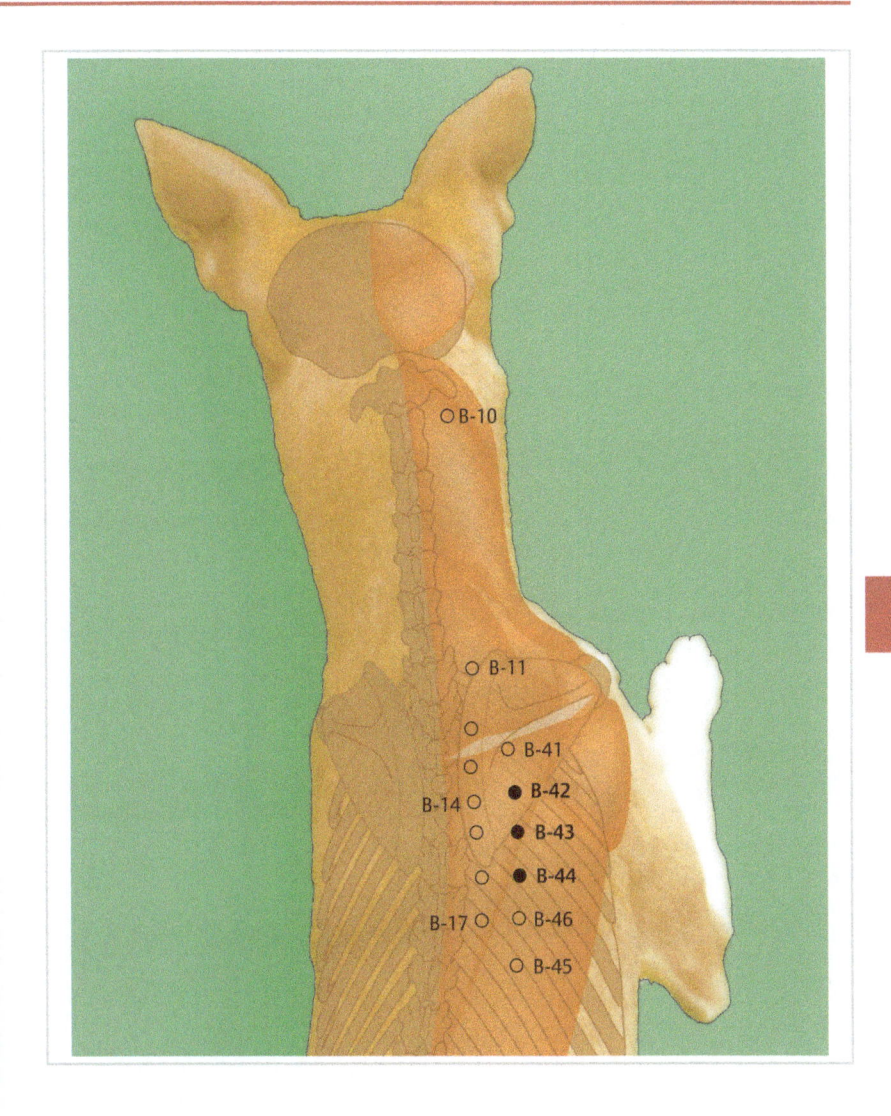

B-44 Morada do Espírito

B-45 Som do Suspiro
譩嘻 *Yi Xi*

Efeito Elimina o vento, limpa o calor, reduz o *qi* dos pulmões e alivia a dor.

Indicações Dor persistente nas costas ao longo da coluna, problemas pulmonares, vômitos, estados de exaustão que não querem acabar.

Localização 3 cun laterais à linha média dorsal e 1,5 cun laterais à B-16 na borda caudal do processo espinhoso da sexta vértebra torácica.

Técnica Até uma profundidade de cerca de 0,5 cun; inserção perpendicular.

❗ Risco de pneumotórax.

B-46 Passagem de Diafragma
膈关 *Ge Guan*

Efeito Regula o diafragma, reduz o *qi* rebelde e fortalece o *Jiao* central.

Indicações Neuralgias intercostais, dor paravertebral, dificuldade para engolir, dispneia, urticária.

Localização 3 cun laterais à linha média dorsal e 1,5 cun laterais a B-17 na borda caudal do processo espinhoso da sétima vértebra torácica, lateral a B-17.

Técnica Até uma profundidade de cerca de 0,5 cun; inserção perpendicular.

❗ Risco de pneumotórax.

B-47 Porta da Alma Etérea
魂门 *Hun Men*

Efeito Regula e harmoniza o *qi* do fígado e cria raízes na alma etérea.

Indicações Problemas emocionais como frustração, raiva, depressão, relacionados com o fígado; dor muscular regional; pleurodinia; dor no abdome superior; distensão, hepatopatias. Canaliza sonhos selvagens.

Localização 3 cun laterais à linha média dorsal e 1,5 cun laterais ao B-18 na borda caudal do processo espinhoso da 10ª vértebra torácica.

Técnica Até uma profundidade de cerca de 0,5 cun; inserção perpendicular.

❗ Risco de pneumotórax.

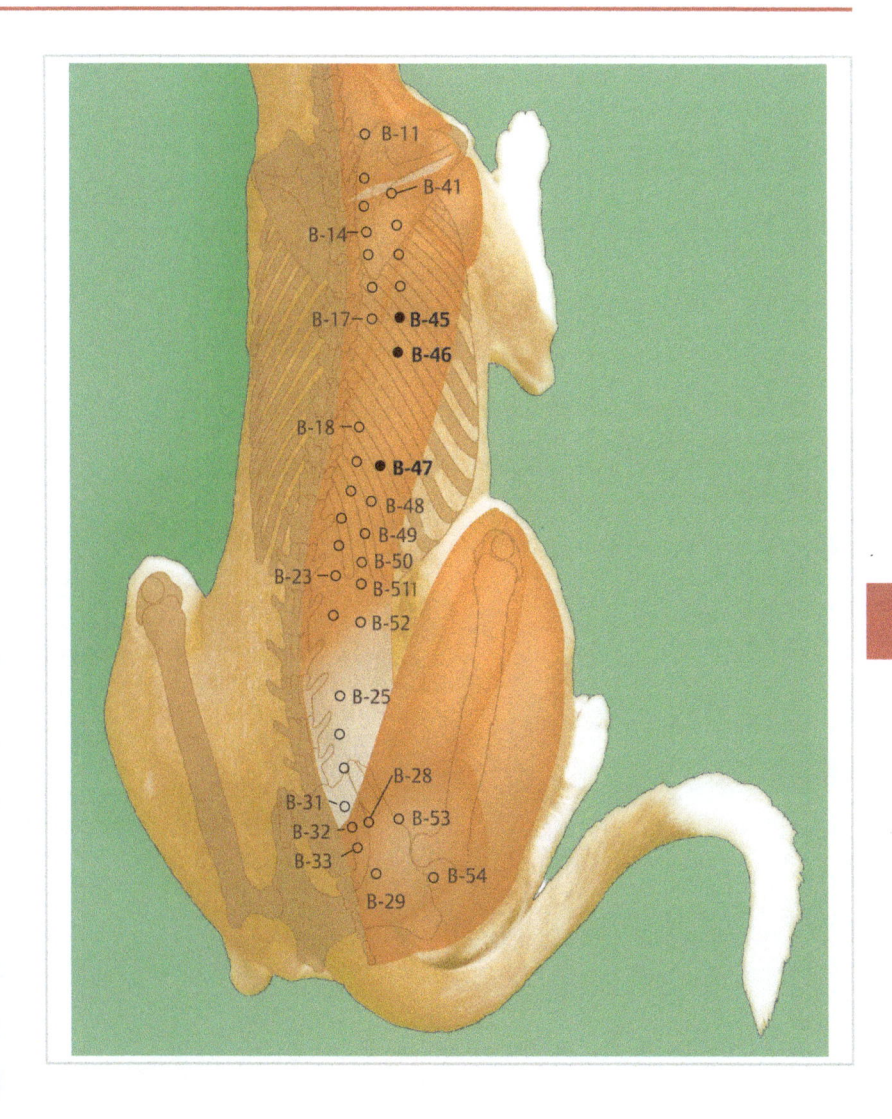

B-47 Porta da Alma Etérea

B-48 Conexão Principal de Yang

阳纲 *Yang Gang*

Efeito Regula a vesícula biliar e elimina o calor úmido.

Indicações Meteorismo, hepatopatias, diarreia ou movimentos intestinais irregulares. Ajuda na tomada de decisões.

Localização 3 cun laterais à linha média dorsal e 1,5 cun laterais à B-19 na borda caudal do processo espinhoso da 11ª vértebra torácica.

Técnica Até uma profundidade de cerca de 0,5 cun; inserção perpendicular.

❗ Risco de pneumotórax.

B-49 Residência da Ideia

意舍 *Yi She*

Efeito Suplementa o baço-pâncreas e o estômago, regula o calor úmido.

Indicações Trata o aspecto psicológico do baço-pâncreas, distúrbios digestivos e hepatopatia.

Localização 3 cun laterais à linha média dorsal e 1,5 cun laterais ao B-20 na borda caudal do processo espinhoso da 12ª vértebra torácica.

Técnica Até uma profundidade de cerca de 0,5 cun; inserção perpendicular.

❗ Risco de pneumotórax.

B-50 Reservatório do Estômago

胃仓 *Wei Cang*

Efeito Harmoniza o *Jiao* central.

Indicações Problemas digestivos, constipação, cólicas, meteorismo.

Localização 3 cun lateral à linha média dorsal e 1,5 cun lateral ao B-21 na borda caudal do processo espinhoso da 13ª vértebra torácica na transição toracolombar.

Técnica Até uma profundidade de cerca de 0,5 cun; inserção perpendicular.

❗ Risco de pneumotórax.

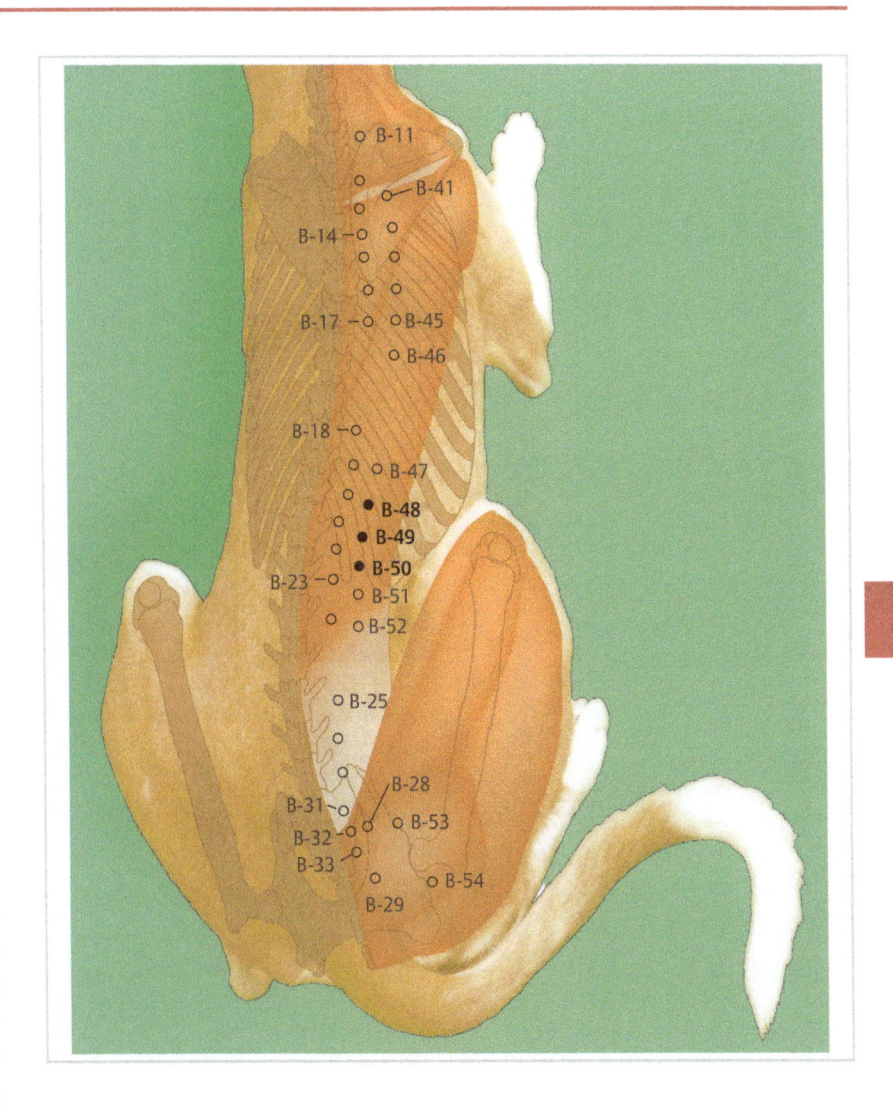

B-50 Reservatório do Estômago

B-51 Portal Vital
育门 *Huang Men*

Efeito Regula o triplo aquecedor, resolve a estagnação, apoia as mamas.

Indicações Problemas no epigástrio, abdômen superior, hipocôndrio e baço-pâncreas; mastite.

Localização 3 cun lateral à linha média dorsal e 1,5 cun lateral à B-22 na borda caudal do processo espinhoso da primeira vértebra lombar.

Técnica Até uma profundidade de cerca de 0,5 cun; inserção perpendicular.

B-52 Câmara de Testamento
志室 *Zhi Shi*

Efeito Como o B-23, mas o B-52 reforça ainda mais o seu efeito, fortalece o espírito e a vontade (*zhi*), suplementa os rins e a essência, fortalece a região lombar.

Indicações Dor na coluna lombar, nefropatias, inflamação nos órgãos genitais, impotência, problemas urinários, dificuldade para engolir, coceira e dermatite com exsudação.

Localização 3 cun lateral à linha média dorsal, na linha externa do canal da bexiga, na borda lateral do músculo *longissimus* das costas, lateral ao B-23, na borda caudal do processo espinhoso da segunda vértebra lombar.

Técnica Até uma profundidade de cerca de 0,5 cun; inserção perpendicular.

B-53 Energia da Bexiga
胞肓 *Bao Huang*

Efeito Abre as vias aquáticas no *Jiao* inferior, estimula a transformação e a eliminação de fluidos; enquanto o B-51 atua no *Jiao* superior, o B-53 regula no *Jiao* inferior, apoia o pênis.

Indicações Problemas urinários, cistite, espasmos intestinais, obstipação, diarreia, problemas da articulação iliossacral. Abre a parte inferior das costas queimadas após um trauma.

Localização 3 cun laterais à linha média dorsal e 1,5 cun laterais ao B-27, no final do primeiro terço da distância entre o tubérculo coxal e o tubérculo isquiático.

Técnica A uma profundidade de aproximadamente 1 cun; inserção perpendicular.

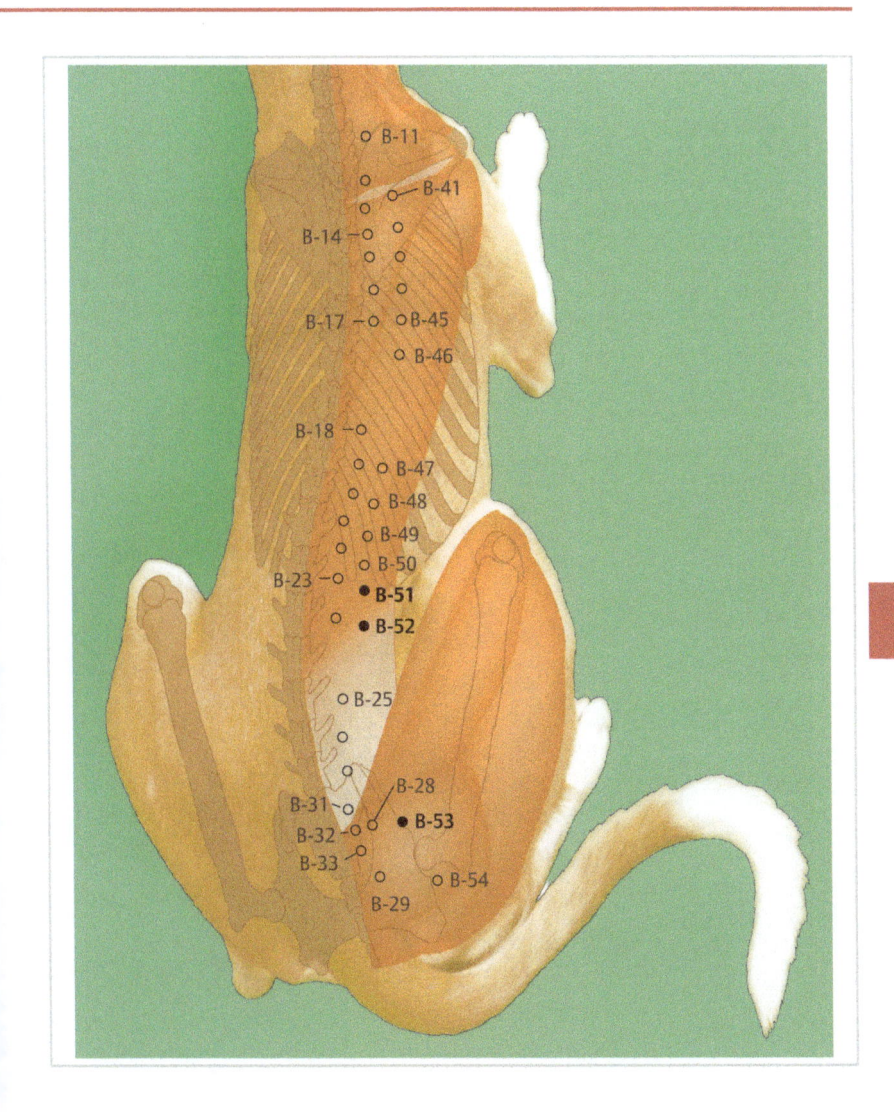

B-53 Energia da Bexiga

B-54 Limite da Ordem
秩边 *Zhi Bian*

Efeito Ponto mestre para as patas traseiras, apoia a região lombar.

Indicações Dor na pata traseira, especialmente na pélvis e no quadril; torção da articulação pélvica; artrite do quadril; miosite; isquialgia; disúria; cistite; problemas de próstata; diarreia.

Localização Dorsal ao trocanter maior no final do segundo terço de uma linha imaginária entre o tubérculo coxal e a tuberosidade isquiática.

Técnica A uma profundidade de aproximadamente 1 cun; inserção perpendicular.

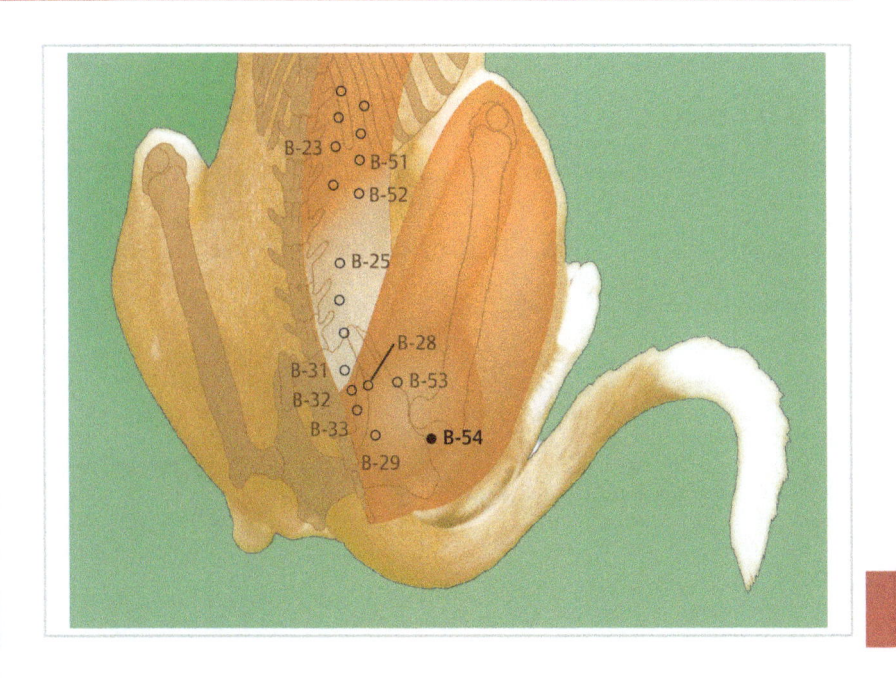

B-54 Limite da Ordem

B-55 Confluência do *Yang*
合阳 **He Yang**

Efeito Ativa o *qi* ao longo do canal, alivia a dor.

Indicações Inchaço e dor na parte posterior da pata e na região lombar, dor nos órgãos genitais e devido a hérnias. Possibilita a movimentação para frente.

Localização Abaixo do B-40 centralmente no músculo gastrocnêmio no nível da cabeça da fíbula.

Técnica Até uma profundidade de cerca de 0,5 cun; inserção perpendicular.

B-56 Suporte de Tendões
承筋 **Cheng Jin**

Efeito Move o *qi* ao longo do canal, relaxa os tendões.

Indicações Espasmos e contrações nas patas traseiras distais e na coluna vertebral inferior, obstipação.

Localização abaixo do B-55 centralmente no músculo gastrocnêmio.

Técnica Até uma profundidade de cerca de 0,5 cun; inserção perpendicular.

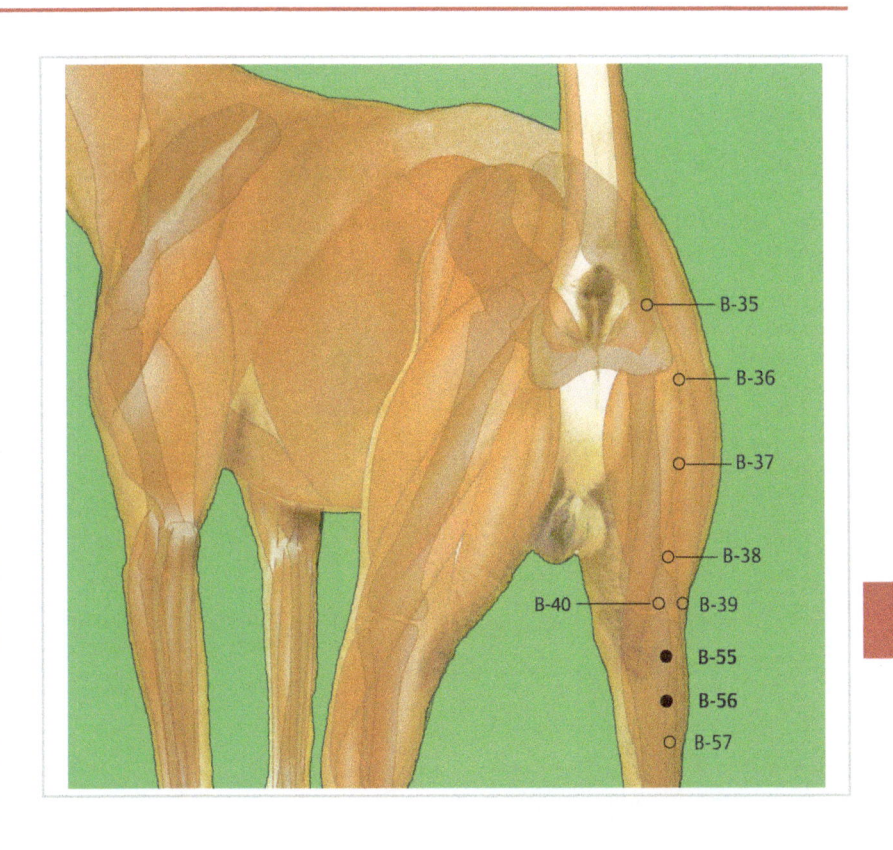

B-56 Suporte de Tendões

213

B-57 Suporte de Montanha
承山 Cheng Shan

Efeito Relaxa os tendões, fortalece o sangue, elimina o calor e remove as obstruções no canal.

Indicações Ponto distal para dor na região lombar, relaxa os músculos da parte inferior de todo curso da pata, espasmos musculares nas patas traseiras de cães de corrida, problemas com o tendão de Aquiles, sangue nas fezes causado por congestão sanguínea, problemas do ânus, prolapso do útero e da vulva, problemas digestivos, dor na região dos rins; para estabilização.

Localização Na transição do músculo gastrocnêmio para o tendão de Aquiles, centralmente na tíbia.

Técnica Até uma profundidade de cerca de 0,4 cun; inserção perpendicular.

B-57 Suporte de Montanha 215

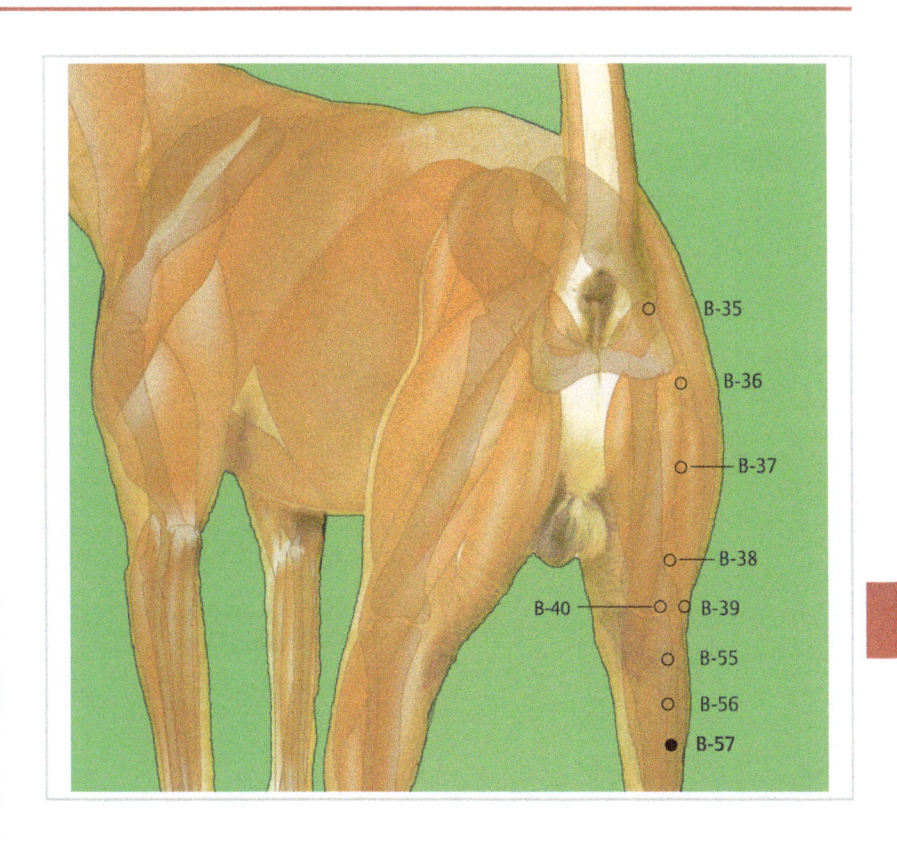

B-58 Voar em Ascendência
飞扬 Fei Yang

Ponto de conexão *Luo*.

Efeito Remove obstruções no canal, expulsa o vento do intestino delgado e dos canais da bexiga, fortalece o rim.

Indicações Debilidade das patas traseiras, problemas nos joelhos e tornozelos, nefropatias, cistite. Relaxa em casos de agitação excessiva e revitaliza em casos de imobilidade.

Localização Lateral no início do tendão de Aquiles, caudal à veia safena antes de ela se separar nos ramos cranial e caudal.

Técnica Até uma profundidade de cerca de 0,2 cun; inserção perpendicular.

B-59 *Yang* do Pé
跗阳 *Fu Yang*

Ponto de interseção do canal da bexiga e do vaso motilidade de *yang* (*yang qiao mai*), ponto de acúmulo do vaso motilidade de *yang*.

Efeito Fortalece a parte traseira e elimina as obstruções do canal.

Indicações Debilidade na pata traseira, inchaço no tornozelo, dor e fraqueza na região lombar, discopatia. Descarrega emoções tóxicas. Em conjunto com IG-4 para envenenamento físico.

Localização Abaixo do tendão de Aquiles, na frente do calcâneo, 3 cun acima do B-60.

Técnica Até uma profundidade de cerca de 0,2 cun; inserção perpendicular.

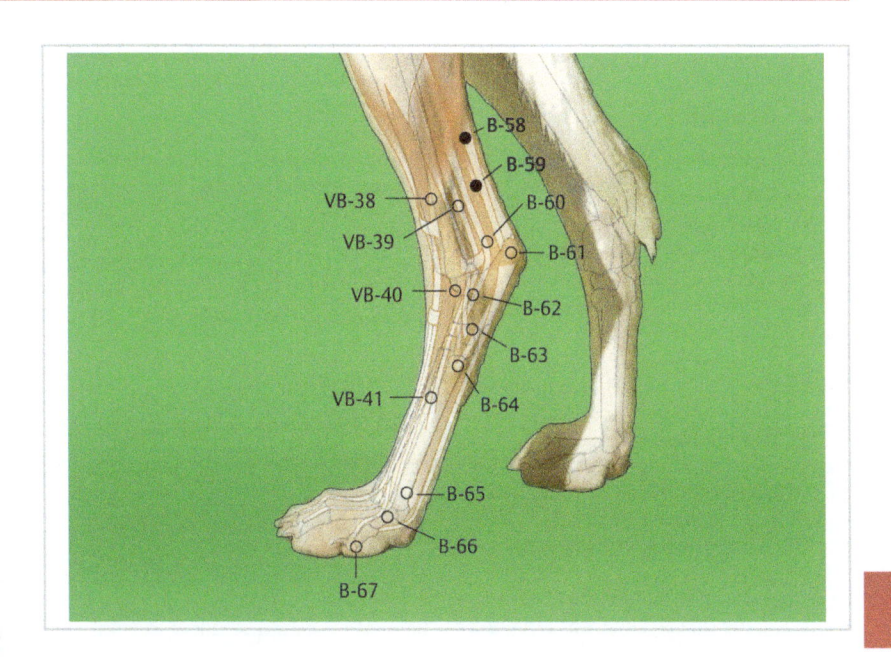

B-59 Yang do Pé

B-60 Montanhas
昆仑 Kun Lun

Ponto do *Jing*-rio ponto de fogo.

Efeito Elimina o vento e o frio dos ossos, limpa o calor, reduz o *yang*, remove as obstruções dos canais, relaxa os tendões, fortalece a região lombar e os joelhos, alivia o inchaço e a dor em todo o corpo, promove as contrações durante o parto.

Indicações Dor ou sensibilidade prejudicada no tornozelo, nas costas, na cabeça e no pescoço; síndrome cervical; isquialgia; paresia/paralisia das patas traseiras; problemas do trato urogenital; complicações obstétricas; retenção de placenta; linfadenopatia. Elimina a frieza emocional.

Localização Entre o maléolo lateral e a tuberosidade do calcâneo, em uma linha com a ponta do maléolo entre o osso e o tendão de Aquiles, exatamente lateral ao ponto R-3 localizado centralmente.

Técnica Até uma profundidade de cerca de 0,2 cun; inserção perpendicular.

❗ Contraindicado durante a gravidez.

B-61 Servente que Venera
仆参 Pu Can

Ponto de interseção do canal da bexiga e do vaso motilidade de *yang* (*yang qiao mai*).

Efeito Ativa o canal e resolve as obstruções nele existentes, relaxa os tendões.

Indicações Fraqueza da extremidade inferior, inchaço e dor no tornozelo, problemas no tendão de Aquiles, isquialgia, síndrome cervical. Remove os efeitos posteriores de experiências de choque quando usado em conjunto com VG-20, B-11 e B-23 como pontos de dragão externos, todos usados bilateralmente.

Localização Lateral na ponta do calcâneo.

Técnica Até uma profundidade de aproximadamente 0,2 cun; inserção tangencial.

B-62 Canal Estendido
申脉 Shen Mai

Ponto de abertura para o vaso motilidade de *yang* (*yang qiao mai*).

Efeito Elimina o vento interno, relaxa os tendões, fortalece os olhos, clareia o espírito, remove obstruções no canal.

Indicações Inchaço e dor no tornozelo, dor nas costas, dor no pescoço, estagnação nos músculos laterais das costas, síndrome cervical, inquietação, insônia (agulha para sedação, suplementação em conjunto com R-6), convulsões epileptiformes.

Localização Em uma depressão logo distal ao maléolo lateral.

Técnica A uma profundidade de cerca de 0,2 cun; inserção ligeiramente oblíqua a partir da distal.

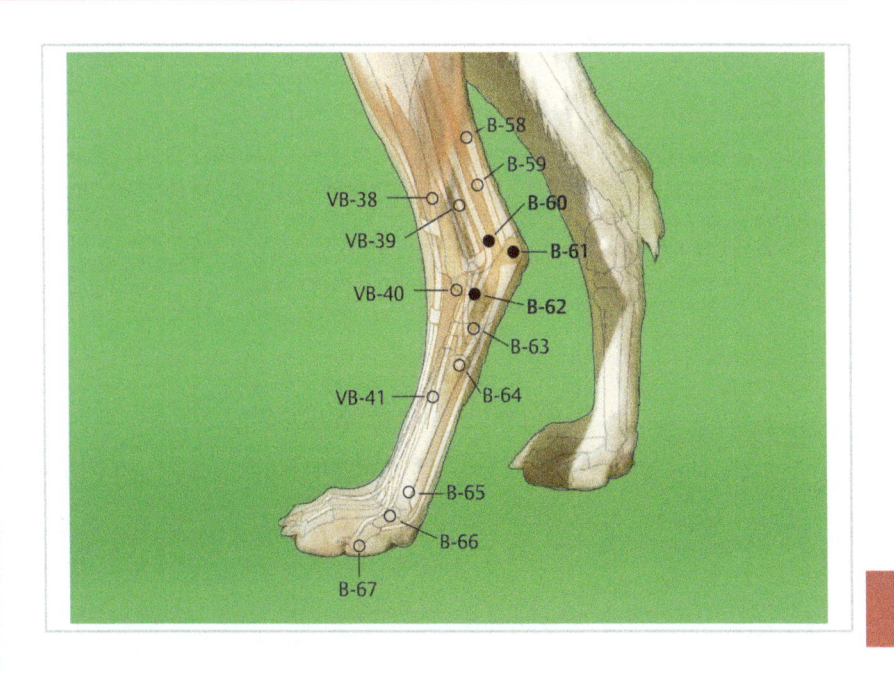

B-62 Canal Estendido 219

B-63 Portão de Ouro
金门 Jin Men

Ponto de acúmulo, ponto de interseção com o vaso de ligação yang (*yang wei mai*).

Efeito Elimina o vento, relaxa os tendões e alivia a dor.

Indicações Inchaço, dor e artrite na área do tarso, problemas nas articulações do joelho, convulsões epileptiformes, movimentos instáveis.

Localização Abaixo de B-62, distal à tuberosidade do calcâneo.

Técnica A uma profundidade de cerca de 0,2 cun; inserção ligeiramente oblíqua a partir da distal.

B-64 Grande Osso
京骨 Jing Gu

Ponto fonte *Yuan*.

Efeito Limpa o calor, elimina o vento, acalma o espírito, limpa a cabeça e os olhos, relaxa os tendões.

Indicações Inchaço, dor e artrite na área do tarso; inchaço e dor na área do meio do pé; inflamações do tendão de Aquiles; pescoço rígido; lombalgia; dor em queimação ao urinar; cistite; inflamações oculares. Fortalece a resistência das costas e da psique.

Localização Lateral à base do quinto osso metatarsal.

Técnica A uma profundidade de cerca de 0,2 cun; inserção oblíqua a partir da distal.

B-65 Osso Permanente
束骨 Shu Gu

Ponto de transporte *Shu*, ponto de madeira, ponto de sedação.

Efeito Elimina o calor, reduz o inchaço, elimina o vento, limpa a cabeça e os olhos.

Indicações Tendinite, entorses, inchaço e artrite no tornozelo, dor no quadril, ponto distal para dor no pescoço, cólica renal. Quando tratado com moxa, estimula a cicatrização óssea e rompe padrões rígidos de comportamento.

Localização Proximolateral à cabeça do quinto osso metatarsal.

Técnica Até uma profundidade de cerca de 0,1 cun; inserção perpendicular.

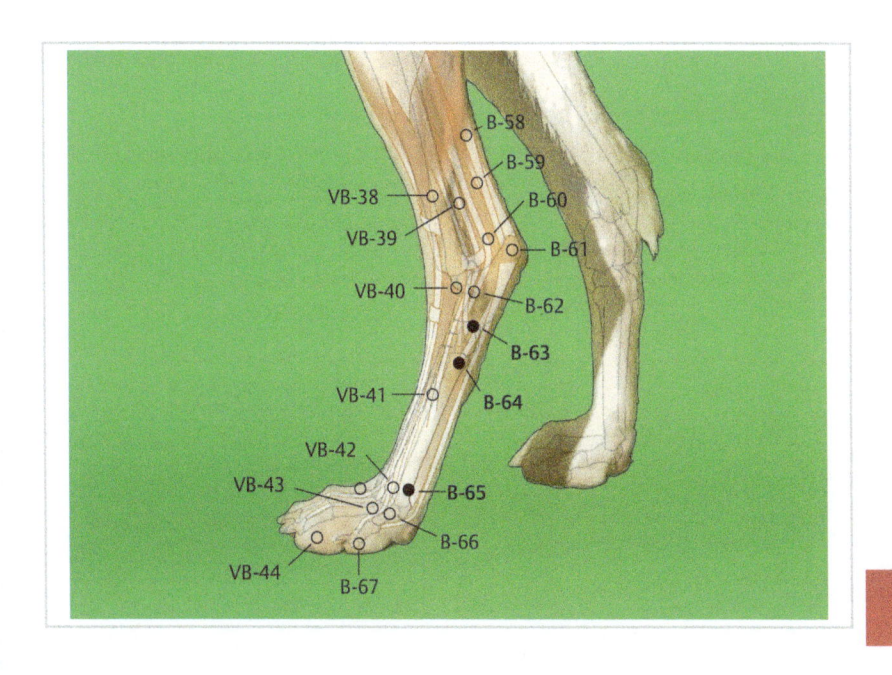

B-65 Osso Permanente

B-66 Passagem do Vale
足通谷 *Zu Tong Gu*

Ponto *Ying*-manancial, ponto de água.

Effect Limpa o calor e a cabeça, dissipa o vento.

Indicações Entorses e inchaço no tornozelo, tendinite, síndrome cervical, cistite aguda, fraqueza do esfíncter anal. Fortalece em situações de medo.

Localização Na depressão na frente e abaixo da articulação metatarsofalângica do quinto dedo da pata traseira.

Técnica Até uma profundidade de cerca de 0,2 cun; inserção perpendicular.

B-67 Alcançando o *Yin*
至阴 *Zhi Yin*

Ponto *Jing*-poço, ponto de metal, ponto de suplementação.

Efeito Dissipa o vento, limpa a cabeça e os olhos, movimenta o sangue, elimina obstruções ao longo do canal.

Indicações Problemas nas articulações das costas, joelhos, tornozelos e dedos dos pés; incontinência e retenção urinária; *retentio secundinarum*; inflamações oculares; coceira generalizada; problemas ao longo do canal; febre.

Localização Na dobra lateral da unha do quinto dedo da pata traseira.

Técnica A uma profundidade de cerca de 0,2 cun; inserção oblíqua a partir da distal.

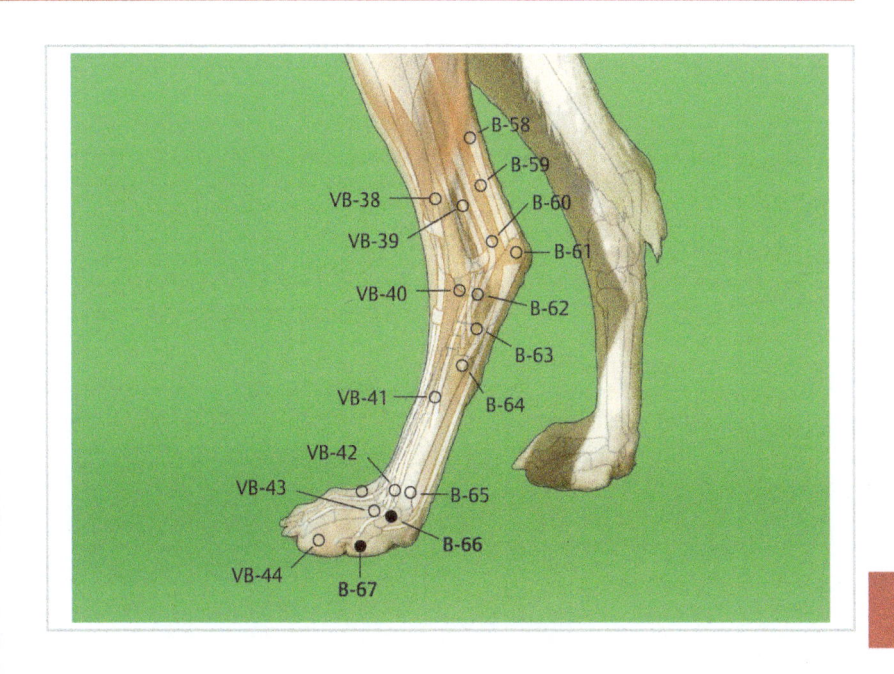

B-67 Alcançando o Yin

18 Canal do Rim

Shao Yin do Membro Pélvico (Zu Shao Yin Shen Mai 足少阴肾脉)

Curso externo: O canal do rim começa na sola do pé, abaixo do coxim metacárpico. De acordo com algumas fontes, ele começa no lado medial do quinto dedo da pata traseira. A partir daí ele corre ao longo do aspecto caudomedial do membro para cima, até o tarso, e através do joelho até a virilha. Depois o canal do rim corre 0,5 cun lateral à linha média, lateral ao vaso concepção (*ren mai*) até o R-21, lateral ao processo xifoide. Em seguida, continua um pouco mais lateralmente até o R-27.

Curso interno: No ponto R-10 da articulação do joelho, um ramo corre para o *Jiao* inferior, conecta-se com a bexiga (*pang guang*) e o rim (*shen*) e depois sobe para o pulmão (*fei*). Do pulmão, o canal continua até a cabeça, onde se conecta com os olhos e os ouvidos.

18 Canal do Rim

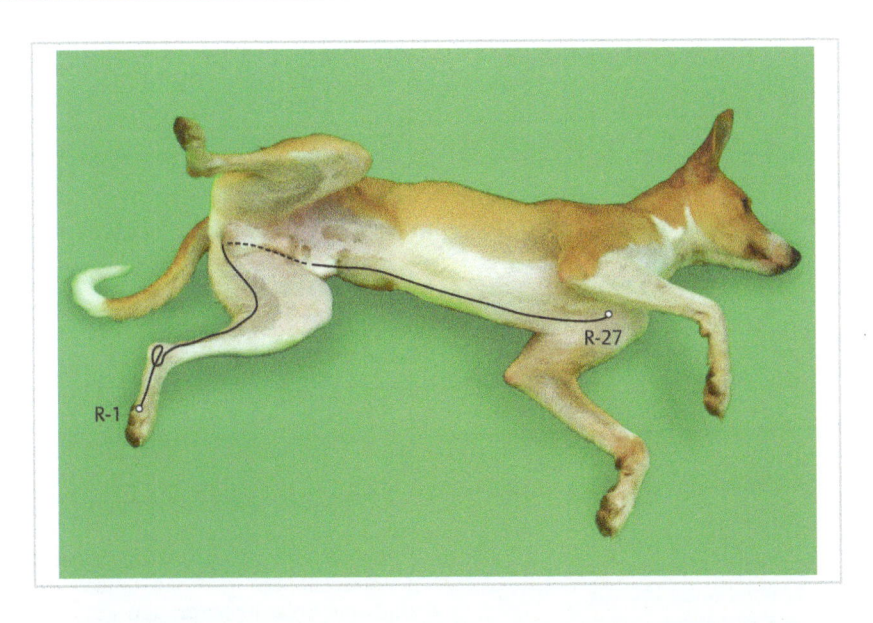

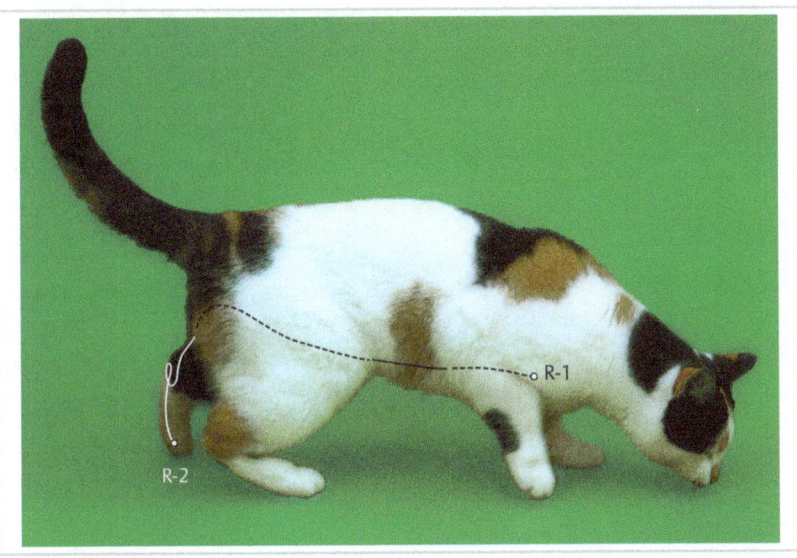

R-1 Nascente Jorrando
涌泉 Yong Quan

Ponto *Jing*-poço, ponto de madeira, ponto de sedação.

Efeito Suplementa o *yin*, elimina o calor, suprime o vento, acalma o espírito e restaura a consciência.

Indicações Choque; febre alta; medo, em conjunto com alta tensão no corpo ou trauma; expectativa de catástrofes; ponto distal para todos os problemas ao longo do canal; distúrbios funcionais no rim; epilepsia; paralisias; todas as formas de deficiência de *yin*; problemas localizados; dor no calcanhar.

Localização Plantar entre o segundo e o terceiro ossos metatarsais, centralmente sob ao coxim metacárpico.

Técnica A uma profundidade de cerca de 1 cun; inserção oblíqua de proximal a distal sob o coxim metacárpico.

R-2 Blazing Valley
然谷 Ran Gu

Ponto *Ying*-manancial, ponto de fogo.

Efeito Elimina a deficiência de calor, regula os rins e o *Jiao* inferior.

Indicações Artrite da articulação do tornozelo, entorse do tornozelo, inchaço, tendinite, disfunção sexual, vaginite, dor escrotal, nefropatias, imobilidade emocional.

Localização Na borda caudomedial do primeiro osso metatarsal.

Técnica A uma profundidade de cerca de 0,2 cun; inserção oblíqua para cima.

R-3 Grande Riacho
太溪 Tai Xi

Ponto de transporte *Shu*, ponto de terra, ponto de fonte *yuan*.

Efeito Suplementa o rim e promove a essência, suplementa o *yang* do rim, apoia a função renal do metabolismo de fluidos, fortalece a região lombar e os joelhos, elimina a deficiência de calor, regula o útero.

Indicações Ponto local para a articulação do tornozelo; dor na região lombar; paralisia das patas traseiras; dores de crescimento; problemas do trato urogenital, especialmente do rim; cistite; distúrbios funcionais do rim; diabetes *mellitus* com perda de peso; ciclo estral irregular; infertilidade. Ajuda a superar os medos por meio da reflexão.

Localização Em uma depressão entre o maléolo medial e o tendão de Aquiles na altura da ponta do maléolo medial (oposto ao B-60).

Técnica A uma profundidade de cerca de 0,2 cun; inserção perpendicular ou ligeiramente oblíqua em uma direção proximal.

R-3 Grande Riacho

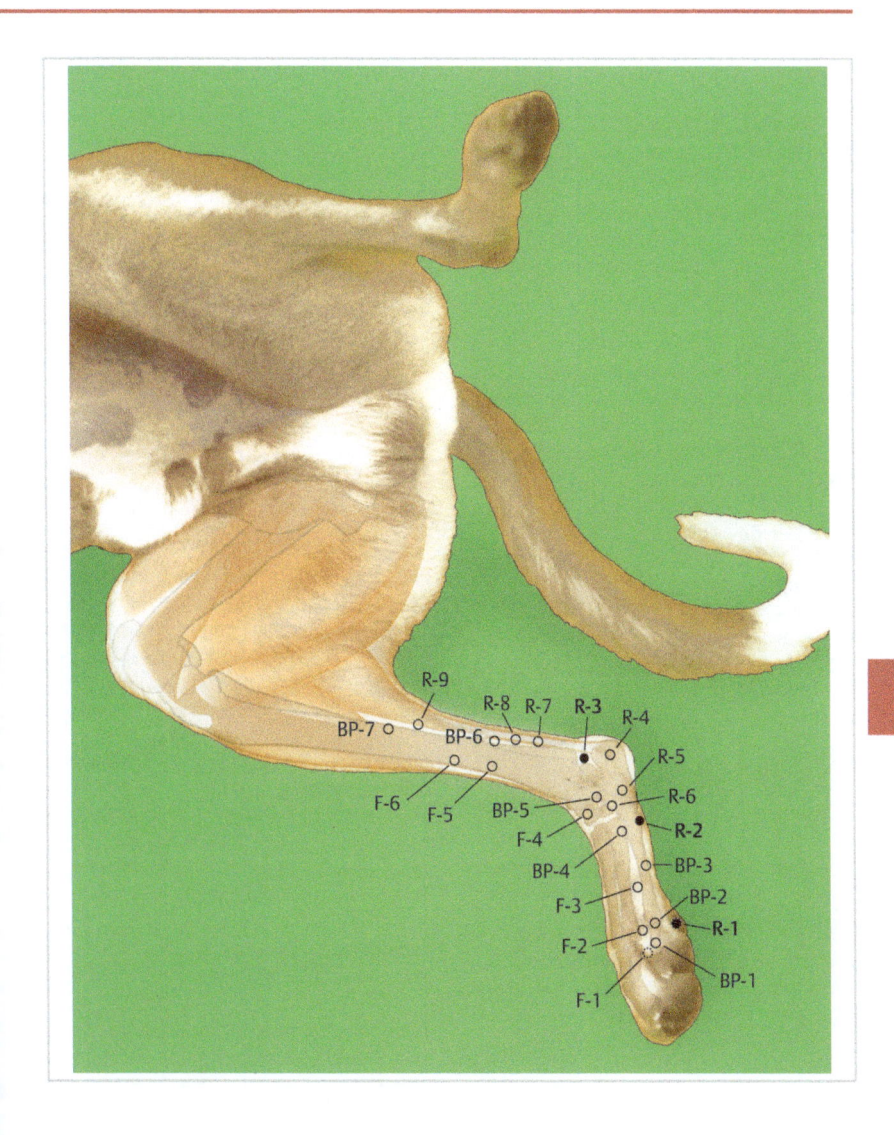

R-4 Grande Sino
大钟 *Da Zhong*

Ponto de conexão *Luo*.

Efeito Esse ponto está conectado ao canal da bexiga, o que é bom para tratar a dor nas costas causada por deficiência renal crônica.

Indicações Artrite na articulação do tornozelo, dor na área lombossacra, disúria, problemas na bexiga, sensação generalizada de frio, falta de energia. Resolve a hostilidade e a desconfiança extremas que levam ao afastamento.

Localização 0,5 cun caudodistal ao R-3 na borda medial do calcâneo no início do tendão de Aquiles.

Técnica A uma profundidade de cerca de 0,2 cun; inserção oblíqua em uma direção proximal.

R-5 Fonte de Água
水泉 *Shui Quan*

Ponto de acúmulo, regula o vaso penetrante (*chong mai*) e o vaso concepção (*ren mai*).

Efeito Interrompe a dor abdominal aguda, ajuda a urinar, promove a circulação sanguínea e regula o útero.

Indicações Cistite aguda, uretrite, distúrbios urinários, inclusive com litíase, dor e inflamação no tornozelo. Fortalece as costas contra fobias.

Localização Caudomedial ao calcâneo na transição para a cabeça do tálus.

Técnica Até uma profundidade de cerca de 0,2 cun; inserção oblíqua em uma direção proximal.

R-6 Mar Brilhante
照海 *Zhao Hai*

Ponto de abertura do vaso de motilidade *yin* (*yin qiao mai*).

Efeito O melhor ponto para nutrir o *yin* dos rins, faz com que o vaso de motilidade do yin (*yin qiao mai*) traga energia *yin* para os olhos, resfria o sangue, apoia a garganta, promove a função uterina, acalma o espírito, abre o tórax.

Indicações Dor localizada; distúrbios da pele causados pelo calor no sangue; insônia; epilepsia; prolapso uterino; ciclo estral irregular; dor torácica; olhos e laringe secos, especialmente em pacientes idosos. Para depressão existencial.

Localização Em uma depressão distal ao maléolo medial da tíbia.

Técnica A uma profundidade de cerca de 0,2 cun; inserção oblíqua em direção proximal.

R-6 Mar Brilhante

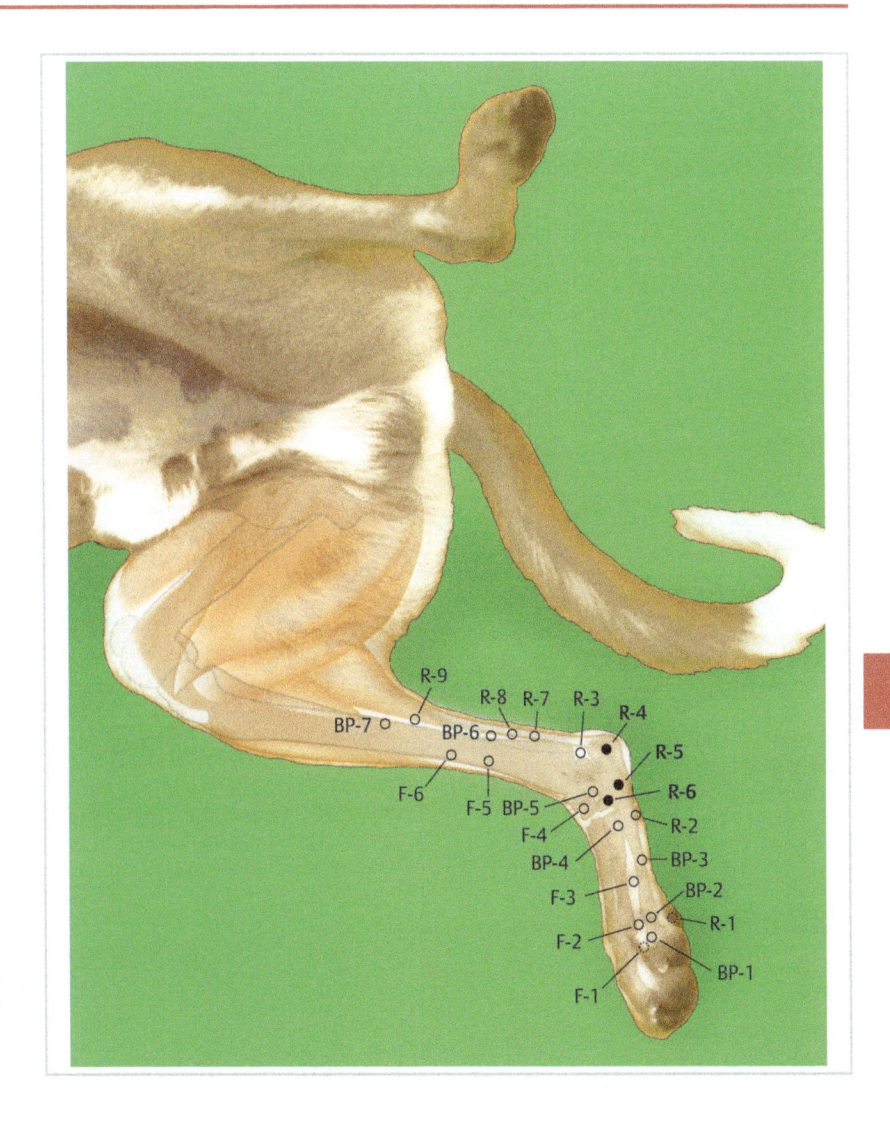

R-7 Corrente de Retorno
复溜 Fu Liu

Ponto do *Jing*-rio, ponto de metal, ponto de suplementação.

Efeito Suplementa o *yang* dos rins, apoia a função renal do metabolismo de fluidos, alivia a umidade, especialmente no *Jiao* inferior, regula a transpiração, elimina o calor úmido e fortalece a região lombar.

Indicações Edemas, especialmente na parte inferior das patas traseiras; dor na parte inferior das costas e no tornozelo; problemas do trato urogenital, possivelmente com espasmos abdominais; diarreia; problemas obstétricos. Coloca os sentimentos em movimento.

Localização 2 cun proximal à ponta do maléolo medial, cerca de 1 cun caudoventral ao BP-6, na borda cranial do tendão de Aquiles.

Técnica Até uma profundidade de aproximadamente 0,2 cun; inserção perpendicular.

R-8 Crença na Troca
交信 Jiao Xin

Ponto de acúmulo do vaso de motilidade do yin (*yin qiao mai*).

Efeito Limpa o calor, retira a umidade, interrompe a dor abdominal, elimina acúmulos, regula o vaso concepção (*ren mai*) e o vaso penetrante (*chong mai*) e, portanto, também o ciclo estral.

Indicações Problemas na coluna vertebral, problemas na parte inferior das patas traseiras, orquite, dor no pênis, disúria, dor de hérnia, diarreia, obstipação. A falta de senso de confiança básica leva ao controle excessivo e, portanto, à impotência.

Localização 0,5 cun mais cranialmente no nível de R-7 na borda caudal da tíbia.

Técnica Até uma profundidade de cerca de 0,3 cun; inserção perpendicular.

R-9 Casa de Hóspedes
筑宾 Zhu Bin

Efeito Regula o *qi*, transforma o catarro e elimina o calor.

Indicações Dor ou espasmos musculares, hérnias dolorosas, espasmos abdominais, para fortalecer a autoconfiança.

Localização Na borda caudomedial, no meio do comprimento da tíbia.

Técnica Até uma profundidade de cerca de 0,8 cun; inserção perpendicular.

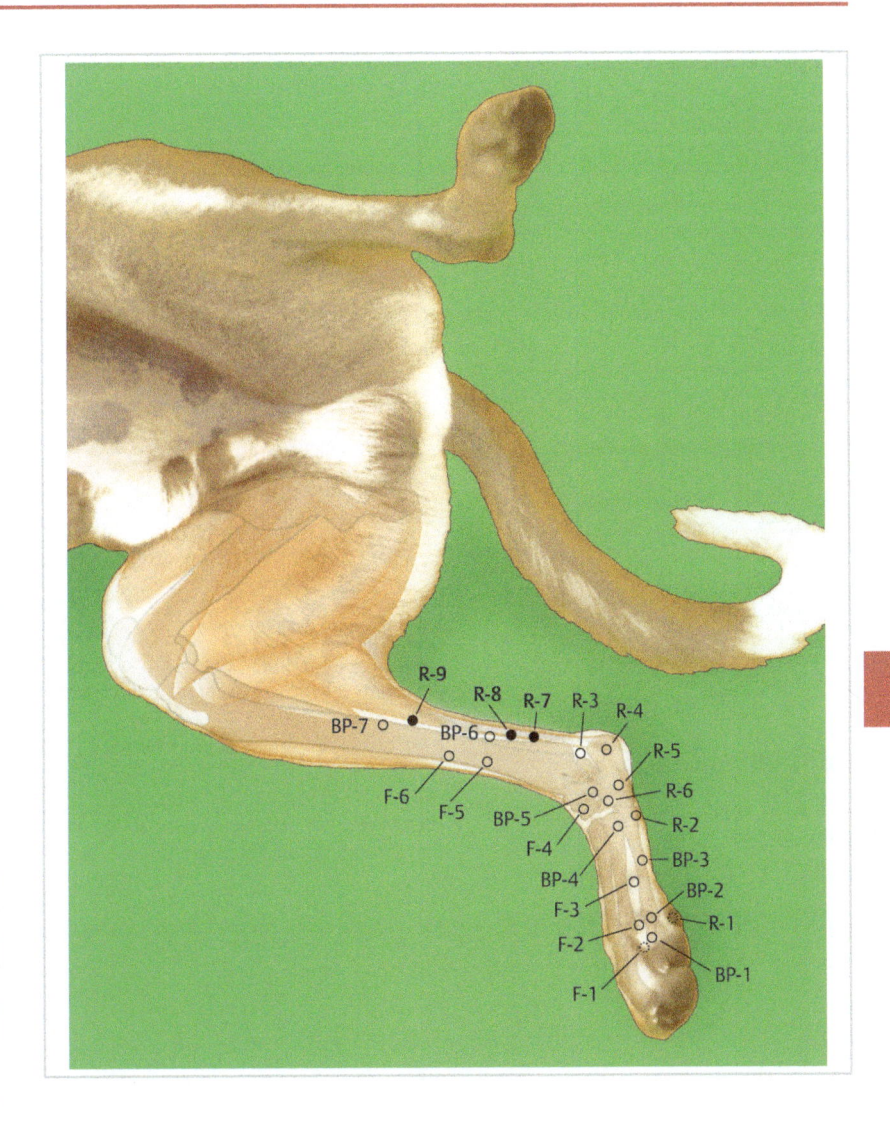

R-9 Casa de Hóspedes   231

R-10 Vale do *Yin*
阴谷 *Yin Gu*

Ponto He-mar, ponde de água.

Efeito Suplementa o *yin* dos rins, expulsa o calor úmido do *Jiao* inferior, move o *qi* ao longo do canal.

Indicações Dor no joelho, letargia causada pelo medo, problemas do trato urinário com micção dolorosa ou difícil, dor na parte interna da pata traseira e na articulação do joelho, doenças dos órgãos genitais em cães e gatos machos, prostatite, vaginite.

Localização No lado medial da fossa poplítea, logo cranial ao B-40, entre os músculos semimembranoso e semitendíneo.

Técnica A uma profundidade de cerca de 1 cun; inserção perpendicular.

R-11 Osso Púbico
横骨 *Heng Gu*

Ponto de interseção com o vaso concepção (*ren mai*).

Efeito Regula a sexualidade.

Indicações Distúrbios da micção, incontinência, mastite, dor nos órgãos genitais, impotência.

Localização Na borda cranial da sínfise pélvica, cerca de 0,5 cun lateral ao VC-2.

Técnica Até uma profundidade de cerca de 0,5 cun; inserção perpendicular.

R-12 Grande Luminosidade
大赫 *Da He*

Ponto de interseção com o vaso penetrante (*chong mai*).

Efeito Suplementa o rim, reúne a essência.

Indicações Doenças urogenitais, impotência, infertilidade, prolapso uterino, mastite, estados de fraqueza generalizada.

Localização 1 cun cada cranial ao R-11 e lateral ao VC-3.

Técnica Até uma profundidade de cerca de 0,5 cun; inserção perpendicular.

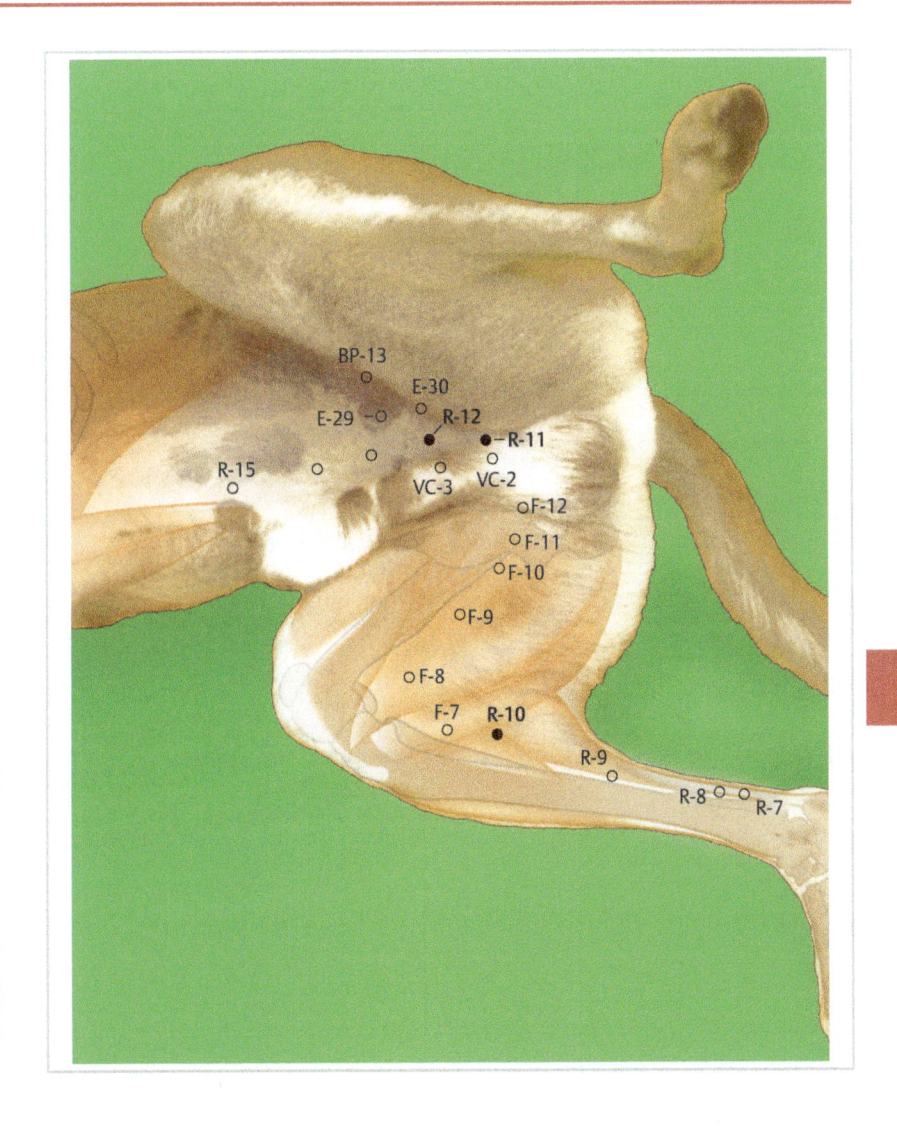

R-12 Grande Luminosidade

R-13 Buraco de *Qi*
气穴 *Qi Xue*

Ponto de interseção com a embarcação de passagem (*chong mai*).

Efeito Regula o *Jiao* inferior.

Indicações Distúrbios urogenitais, mastite, dor na parte inferior do abdômen e nos órgãos genitais.

Localização 1 cun lateral ao VC-4, 1 cun lateral à linha média na metade do caminho entre o umbigo e a sínfise pélvica.

Técnica Até uma profundidade de cerca de 0,5 cun; inserção perpendicular.

R-14 Plenitude Quádrupla
四满 *Si Man*

Ponto de interseção com o vaso penetrante (*chong mai*).

Efeito Move o *qi* ao longo do canal, resolve a estase de sangue, apoia o *Jiao* inferior, regula as vias aquáticas.

Indicações Incontinência urinária, diarreia, hérnias, dor na parte inferior do abdômen e nos órgãos genitais, problemas pós-parto.

Localização 2 cun caudal ao umbigo, 1 cun lateral ao VC-5.

Técnica Até uma profundidade de cerca de 0,5 cun; inserção perpendicular.

R-15 Fluxo Central
中注 *Zhong Zhu*

Ponto de interseção com o vaso penetrante (*chong mai*).

Efeito Regula o *Jiao* inferior e os intestinos.

Indicações Dor abdominal, especialmente na parte inferior do abdômen; problemas digestivos; ciclo estral irregular; mastite.

Localização 1 cun lateral ao VC-7 e 1 cun da linha média.

Técnica Até uma profundidade de cerca de 0,5 cun; inserção perpendicular.

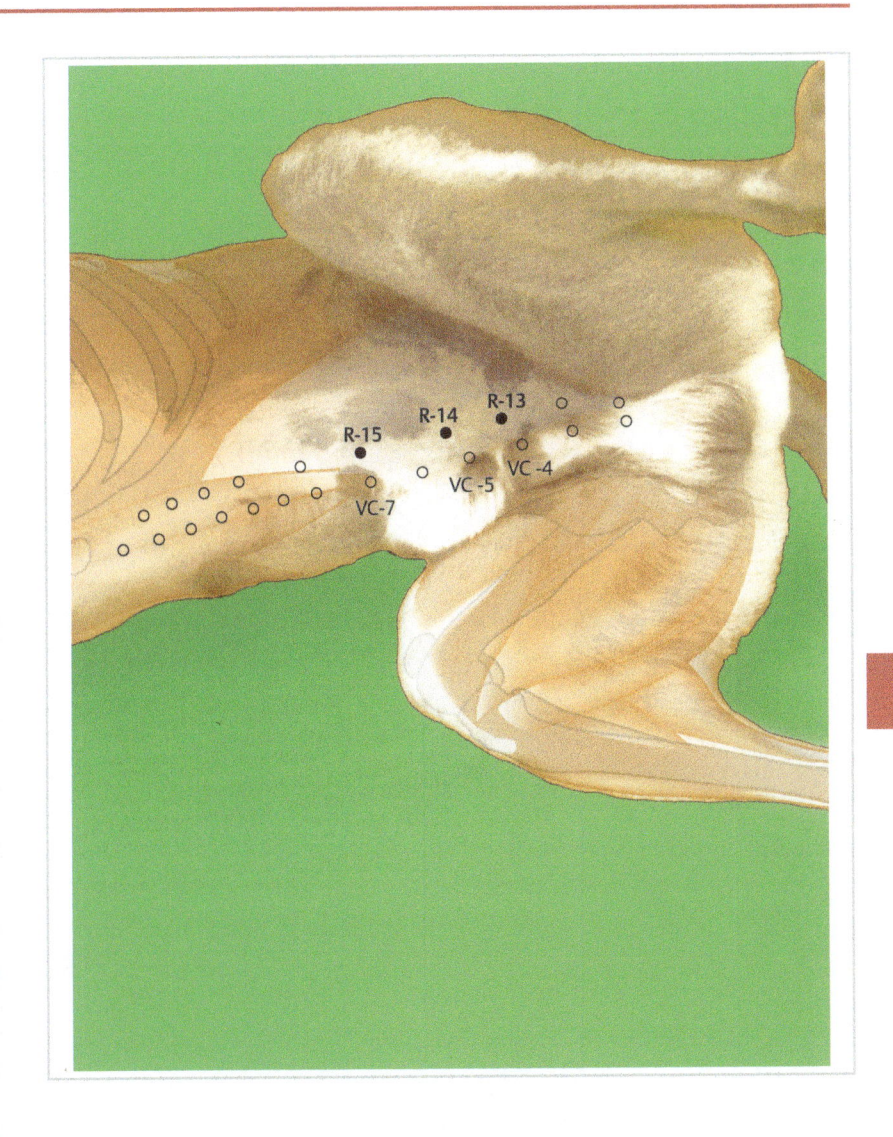

R-15 Fluxo Central

R-16 Ponto do Peritônio
肓俞 *Huang Shu*

Ponto de interseção com o vaso penetrante (*chong mai*).

Efeito Move o *qi* ao longo do canal, regula e aquece os intestinos.

Indicações Distúrbios digestivos, mastite, esterilidade, dor na parte inferior do abdômen e nos órgãos genitais.

Localização 1 cun lateral ao VC-8 e 1 cun lateral à linha média próxima ao umbigo.

Técnica Até uma profundidade de cerca de 0,5 cun; inserção perpendicular.

R-17 Armazém Curvo
商曲 *Shang Qu*

Ponto de interseção com o vaso penetrante (*chong mai*).

Efeito Move *o qi* ao longo do curso do canal.

Indicações Cólicas, problemas digestivos, mastite, dor na parte superior do abdômen. Libera traumas.

Localização 1 cun lateral ao VC-10.

Técnica Até uma profundidade de cerca de 0,3 cun; inserção perpendicular.

R-18 Fechadura de Pedra
石关 *Shi Guan*

Ponto de interseção com o vaso penetrante (*chong mai*).

Efeito Move o *qi* ao longo do canal e resolve a estase de sangue, regula o *Jiao* inferior.

Indicações Problemas digestivos, mastite, dor na parte superior do abdômen e na área do estômago, pedras nos rins. Para sentimentos de petrificação.

Localização 1 cun lateral ao VC-11 abaixo do último arco costal.

Técnica Até uma profundidade de cerca de 0,3 cun; inserção perpendicular.

❗ Risco de pneumotórax.

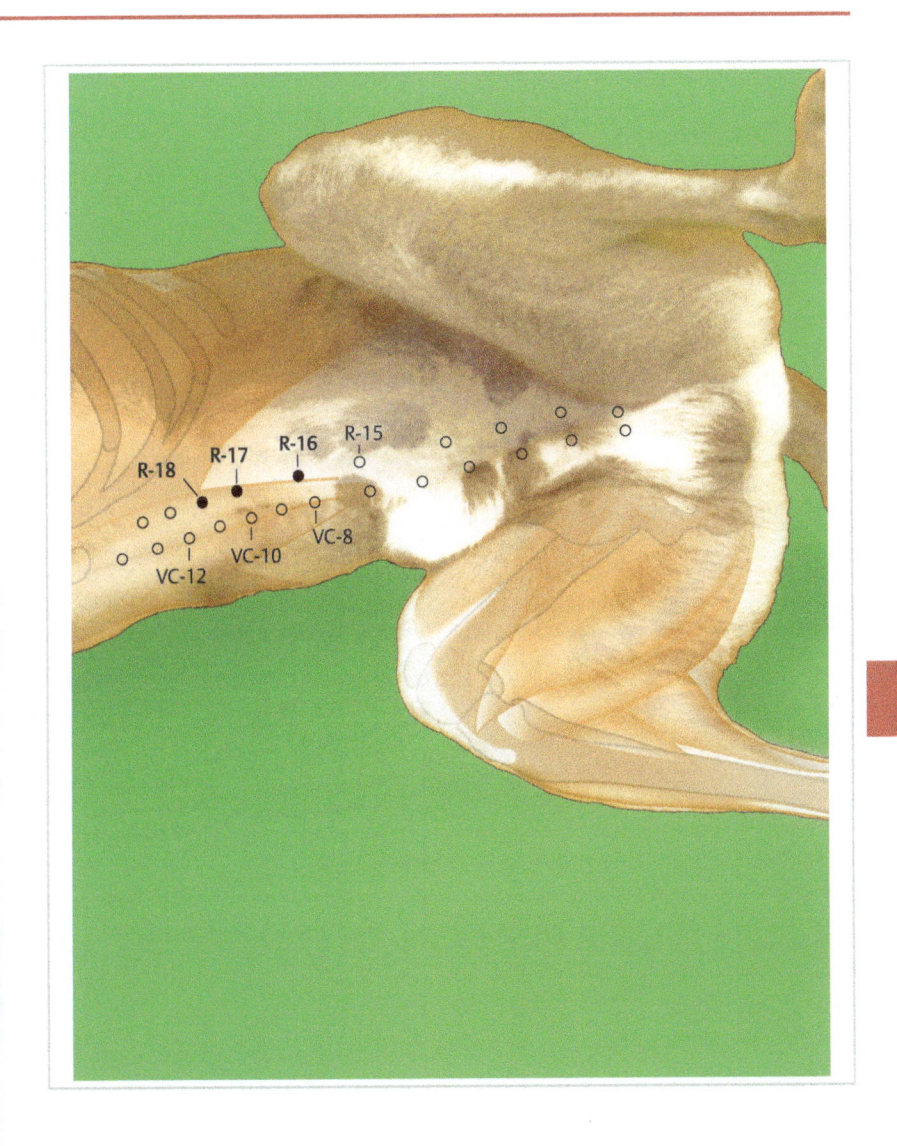

R-18 Fechadura de Pedra

R-19 Reunião do Yin
阴都 Yin Du

Ponto de interseção com o vaso penetrante (*chong mai*).

Efeito Reduz o *qi* rebelde e harmoniza o estômago.

Indicações Digestão enfraquecida no estômago, dor no abdome superior com estagnação, mastite.

Localização 1 cun lateral ao VC-12.

Técnica Até uma profundidade de cerca de 0,3 cun; inserção perpendicular.

❗ Risco de pneumotórax.

R-20 Atravessar o Vale Abdominal
通谷 Tong Gu

Ponto de interseção com o vaso penetrante (*chong mai*).

Efeito Harmoniza o Jiao central, transforma a fleuma, libera o tórax.

Indicações Digestão enfraquecida, dor na parte superior do abdome, vômitos, mastite. Conecta-se com a confiança no fluxo da vida.

Localização 1 cun lateral ao VC-13.

Técnica Até uma profundidade de cerca de 0,3 cun; inserção perpendicular.

❗ Risco de pneumotórax.

R-21 Cárdia
幽门 Xuan Zhong

Ponto de interseção com o caso penetrante (*chong mai*).

Efeito Diminui o *qi* rebelde, harmoniza o Jiao central e o superior.

Indicações Cólicas; problemas digestivos; vômitos; mastite; dor na parte superior do abdome; sensação de congestão, também na área do tórax.

Localização 1 cun lateral ao VC-14, caudolateral ao processo xifoide.

Técnica Até uma profundidade de cerca de 0,3 cun; inserção perpendicular.

❗ Risco de pneumotórax.

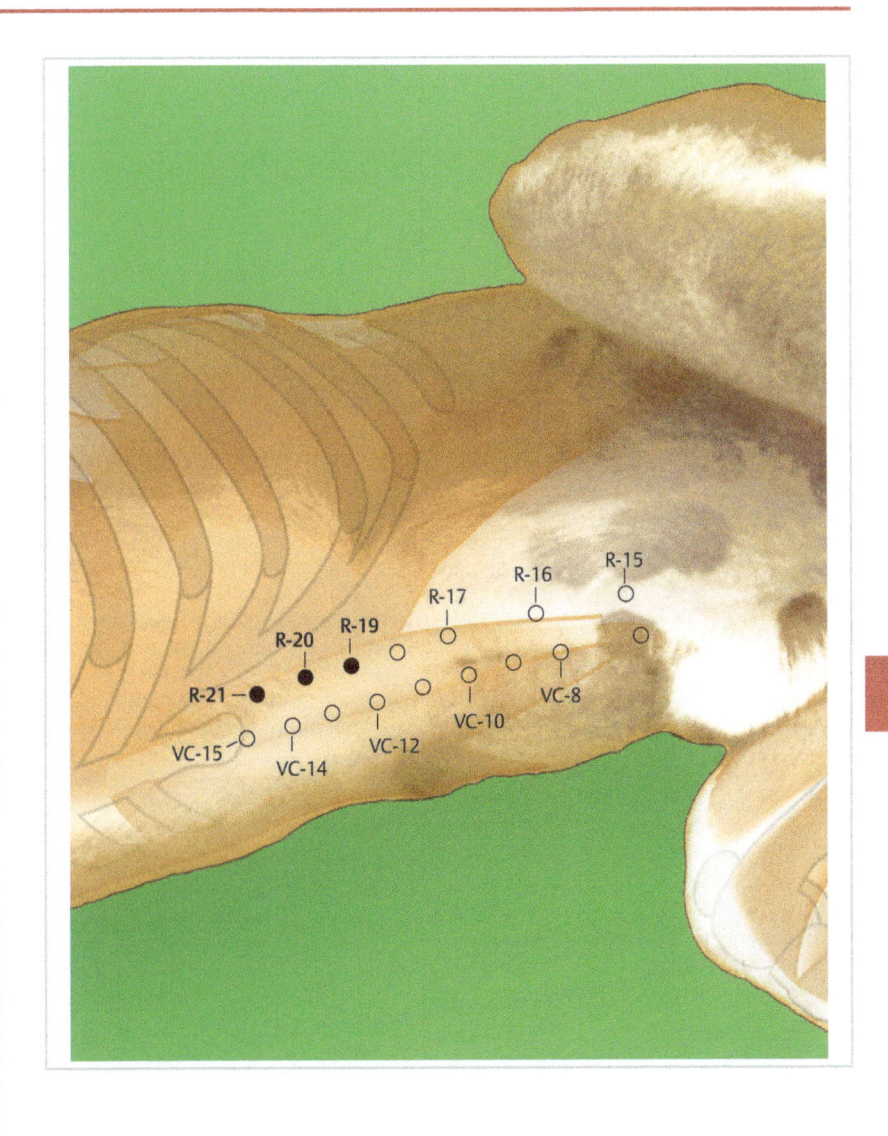

R-21 Cárdia

R-22 Caminhada pelo Corredor
步廊 *Bu Lang*

Efeito Libera o tórax, reduz o estômago rebelde e o *qi* do pulmão.

Indicações Bronquite, pleurite, dispneia, mastite na área superior.

Localização No quinto espaço intercostal, 1 cun lateral à linha média, próximo ao esterno, na altura da articulação do cotovelo.

Técnica Até uma profundidade de aproximadamente 0,1 cun; inserção perpendicular.

❗ Risco de pneumotórax.

R-23 Posse da Mente
神封 *Shen Feng*

Efeito Libera o tórax, reduz o *qi* rebelde do estômago e dos pulmões e apoia as tetas superiores.

Indicações Neuralgia intercostal, pleurodinia, dispneia, tosse, mastite das tetas superiores, fraqueza generalizada com vômito. Estabiliza a autopercepção.

Localização No quarto espaço intercostal, 1 cun lateral à linha média e ao esterno.

Técnica Até uma profundidade de cerca de 0,2 cun; inserção perpendicular.

❗ Risco de pneumotórax.

R-24 Ruínas Espirituais
灵墟 *Ling Xu*

Efeito Libera o tórax, reduz o *qi* rebelde do estômago e dos pulmões e apoia as tetas superiores.

Indicações Tosse dolorosa, neuralgia intercostal, falta de apetite com vômitos.

Localização No terceiro espaço intercostal, 1 cun lateral à linha média e ao esterno.

Técnica Até uma profundidade de cerca de 0,2 cun; inserção perpendicular.

❗ Risco de pneumotórax.

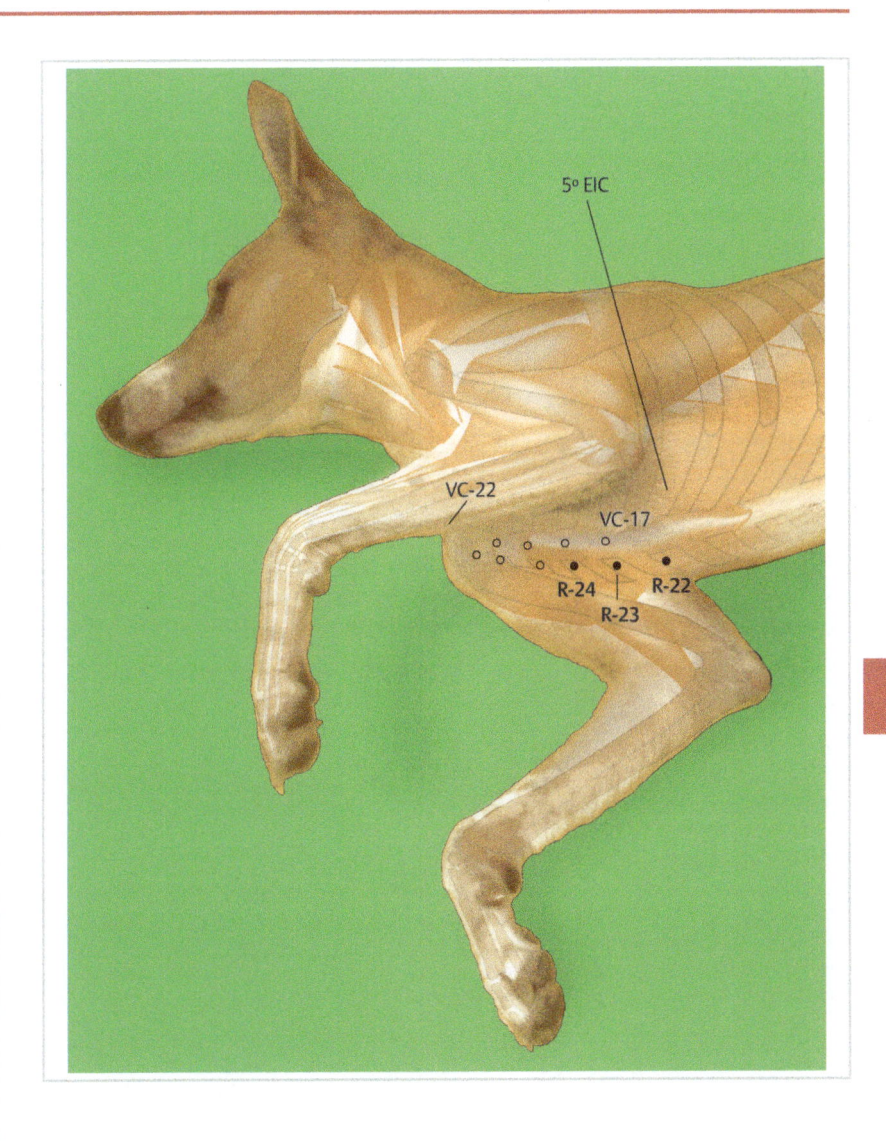

R-24 Ruínas Espirituais

5º EIC

VC-22

VC-17

R-24

R-23

R-22

R-25 Armazém do Espírito
神藏 Shen Cang

Efeito Libera o tórax, reduz o *qi* rebelde do estômago e dos pulmões e apoia as tetas superiores.

Indicações Tosse dolorosa e espástica com falta de ar, anorexia, espasmos do esôfago.

Localização No 2º espaço intercostal, 1 cun lateral à linha média e ao esterno.

Técnica Até uma profundidade de cerca de 0,2 cun; inserção perpendicular.

❗ Risco de pneumotórax.

R-26 Centro Vívido
彧中 Yu Zhong

Efeito Transforma a fleuma e reduz o *qi* rebelde dos pulmões e do estômago, libera o tórax e apoia as tetas.

Indicações Tosse dolorosa e espástica com falta de ar; tosse com catarro; dor no tórax e nos flancos; mastite na parte superior das tetas. Fortalece a autoconfiança.

Localização No primeiro espaço intercostal, 1 cun lateral à linha média e ao esterno.

Técnica Até uma profundidade de cerca de 0,2 cun; inserção perpendicular.

❗ Risco de pneumotórax.

R-27 Mansão do *Shu*
俞府 Shu Fu

Efeito Libera o tórax, harmoniza o estômago, reduz o *qi* rebelde, controla a tosse, acalma a asma e dissolve a fleuma.

Indicações Tosse espasmódica, asma, bronquite com catarro abundante, dor no peito, espasmos do esôfago. Permite a conservação das próprias reservas.

Localização Entre o corpo e o manúbrio do esterno e a primeira costela acima do músculo peitoral descendente.

Técnica Até uma profundidade de cerca de 0,2 cun; inserção perpendicular.

❗ Pneumotórax e grandes vasos localizados na parte inferior.

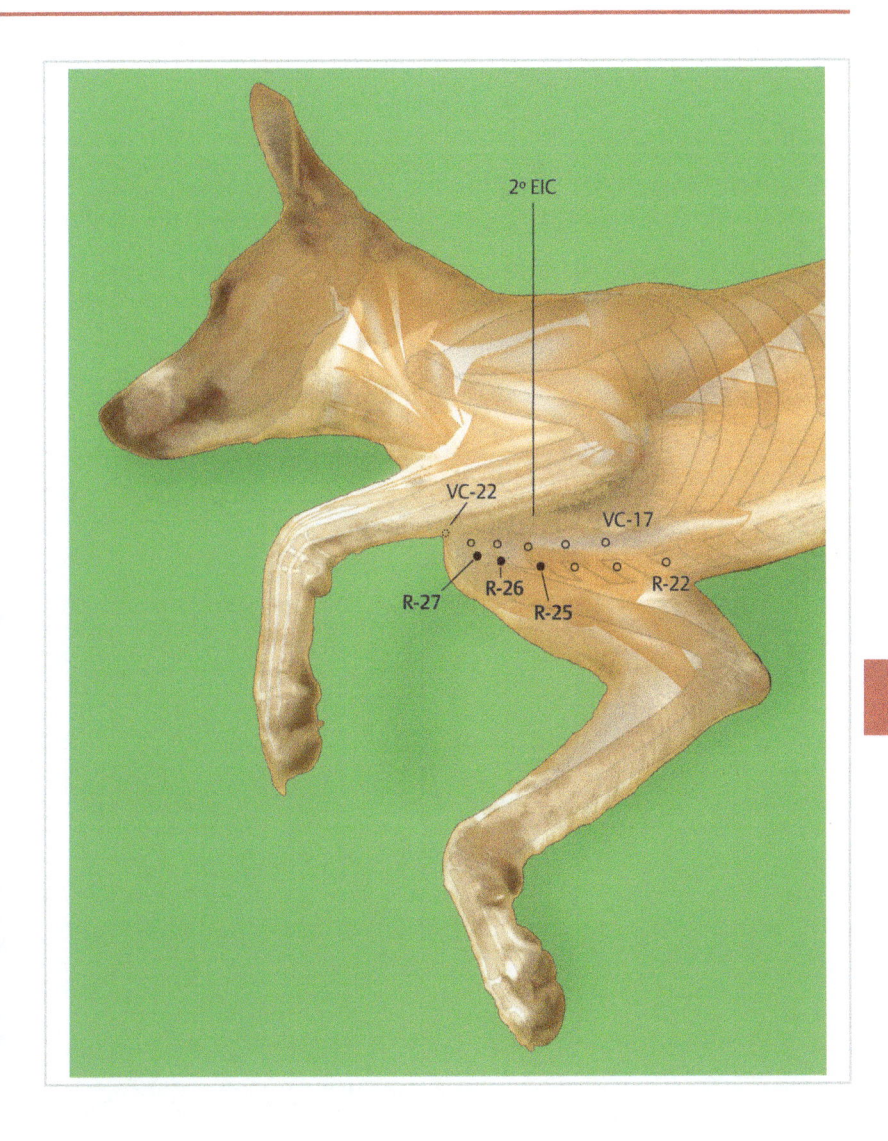

R-27 Mansão do *Shu*

19 Canal do Pericárdio

Jue Yin do Membro Pericárdio *(Shou Jue Yin Xin Bao Ma* 手厥阴心包脉*)*

O canal começa no centro do tórax e se conecta aqui ao pericárdio. A partir daí, um ramo passa pelo diafragma e desce até as três seções do triplo aquecedor. Outro ramo vai do tórax até o início do curso externo do canal.

O curso externo do canal do pericárdio começa no quarto espaço intercostal lateral à linha da teta, continua ao longo da parte interna do membro anterior até o cotovelo e muda para o lado palmar, seguindo o curso do nervo mediano. O ponto final está localizado, dependendo da fonte, na ponta do terceiro dedo da pata dianteira, medialmente à dobra da unha.

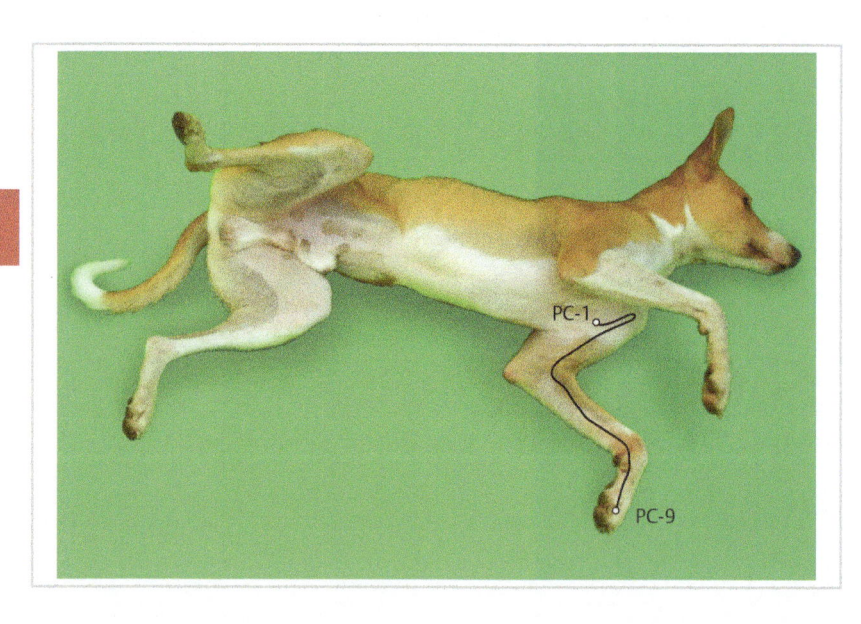

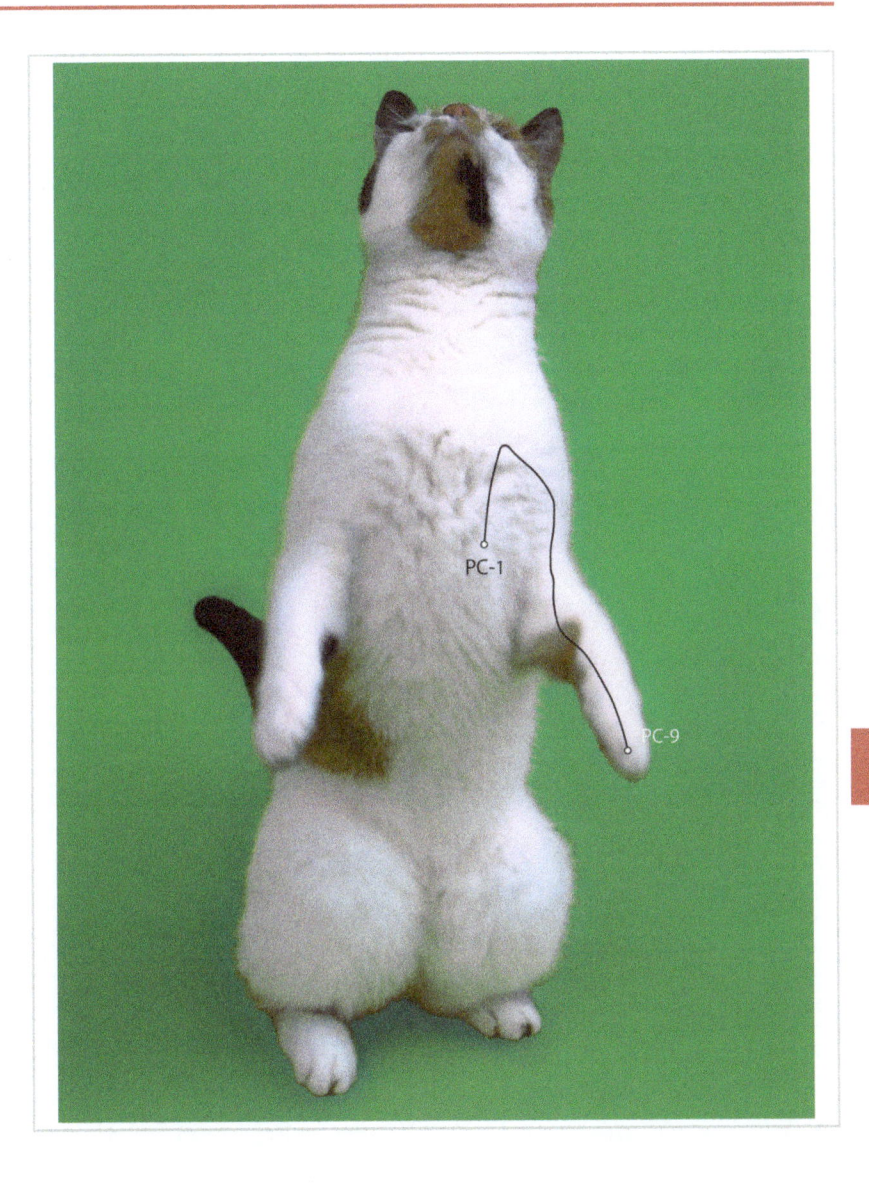

19 Canal do Pericárdio

PC

PC-1 Lago Celestial
天池 *Tian Chi*

Ponto de interseção com os canais da vesícula biliar e do fígado.

Efeito Libera o tórax, transforma a fleuma, regula o *qi* rebelde.

Indicações Linfadenopatia, especialmente na axila; tosse; dor no tórax em decorrência de cãibras; neuralgia do plexo braquial. Causa reabertura após fechamento em razão da decepção no coração.

Localização Na axila, entre o 4º espaço intercostal e o aspecto medial do cotovelo, acima do músculo peitoral.

Técnica Até uma profundidade de cerca de 0,3 cun; inserção tangencial para baixo.

> ❗ Risco de pneumotórax.

PC-2 Fonte Celestial
天泉 *Tian Quan*

Efeito Libera o tórax, move o *qi* ao longo do canal, fortalece o sangue.

Indicações Dor na parte interna da parte superior do braço, ombro e tórax. Reconecta um coração afetuoso quando os interesses/atribuições sexuais levaram à indiferença.

Localização Na parte interna da pata dianteira, diretamente abaixo da articulação do ombro.

Técnica Até uma profundidade de cerca de 0,5 cun; inserção perpendicular.

PC-3 Charco Tortuoso
曲泽 *Qu Ze*

Ponto *He*-mar, ponto de água.

Efeito Esfria e movimenta o sangue, acalma o estômago, acalma o espírito, movimenta o *qi* ao longo do canal.

Indicações Erupções cutâneas, irritação, alergia e coceira, problemas gastrointestinais, problemas cardíacos, insolação, nervosismo por excesso de proximidade, ataques explosivos de raiva, espasmos febris, dor no cotovelo e nos membros anteriores.

Localização Aproximadamente no meio entre P-5 e C-3, central na dobra do cotovelo, medial ao tendão do músculo bíceps do braço.

Técnica Até uma profundidade de cerca de 0,4 cun; inserção perpendicular.

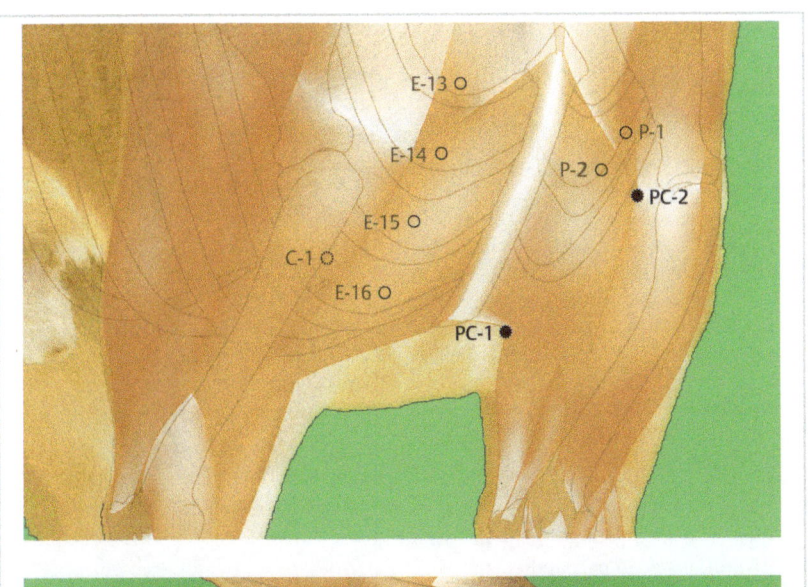

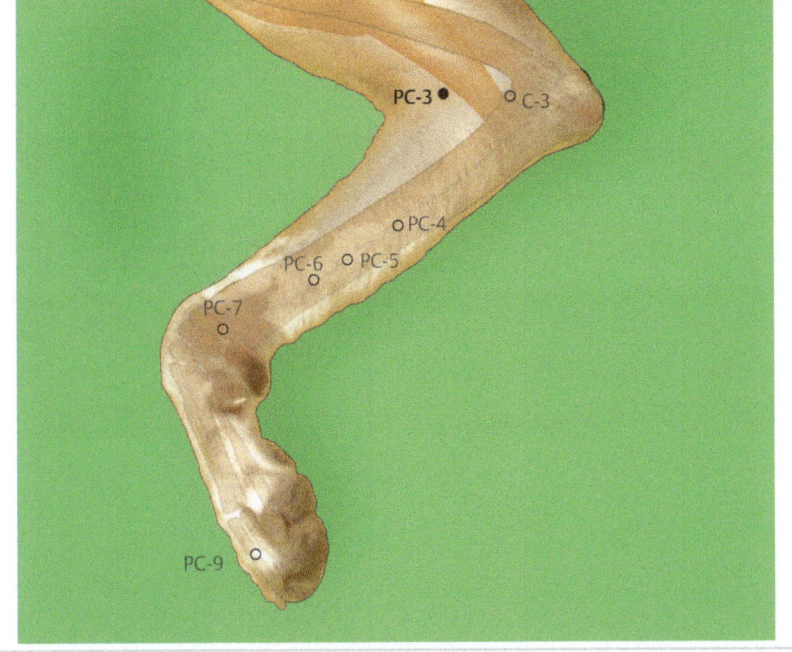

PC-3 Charco Tortuoso

PC-4 Porta da Fenda
郄门 Xi Men

Ponto de acúmulo.

Efeito Resfria o sangue em caso de problemas de pele/pelo.

Indicações Dor no coração e no peito; taquicardia; ansiedade; medo inadequado em humanos ou animais, possivelmente após choque; mastopatia; energia reduzida.

Localização No meio da parte inferior da pata, entre o músculo flexor superficial dos músculos flexor dos dedos e flexor ulnar do carpo, 5 cun proximal ao PC-7.

Técnica Até uma profundidade de cerca de 0,4 cun; inserção perpendicular.

PC-5 Mensageiro Intermediário
间使 Jian Shi

Ponto do *Jing*-rio, ponto de metal, ponto de conexão Luo do grupo dos três canais de *yin* das patas dianteiras.

Efeito Transforma a fleuma, acalma o espírito e reduz o *qi* rebelde.

Indicações Dor no cotovelo ou no braço, dor abdominal e vômito, epilepsia, irritabilidade, agitação exagerada após a perda de um parceiro.

Localização Medial no meio do antebraço, no início do terço inferior, entre os tendões do flexor radial do carpo e os músculos flexores superficiais dos músculos flexores dos dedos, 3 cun acima do PC-7.

Técnica Até uma profundidade de cerca de 0,3 cun; inserção perpendicular.

PC-6 Portão Interno
内关 Nei Guan

Ponto de conexão *Luo*, abridor do vaso de ligação *yin* (*yin wei mai*).

Efeito Ponto mestre para o peito e o coração, ponto forte para acalmar o coração e o espírito e para aliviar a ansiedade, regula o *qi* e o sangue, harmoniza o estômago.

Indicações Inflamação da articulação do carpo; problemas cardíacos; problemas do tórax; acalma o espírito; problemas na parte superior do abdômen; suprime o medo; promove o sono; alivia enjoos de viagem, náuseas e vômitos; harmoniza a função estomacal; harmoniza o senso interno de si mesmo com a atividade externa.

Localização Medial 2 cun acima da dobra do carpo, entre os tendões dos músculos flexores superficiais dos músculos flexor superficial dos dedos e flexor radial do carpo, lateral através da TA-5.

Técnica Até uma profundidade de cerca de 0,3 cun; inserção perpendicular.

PC-6 Portão Interno 249

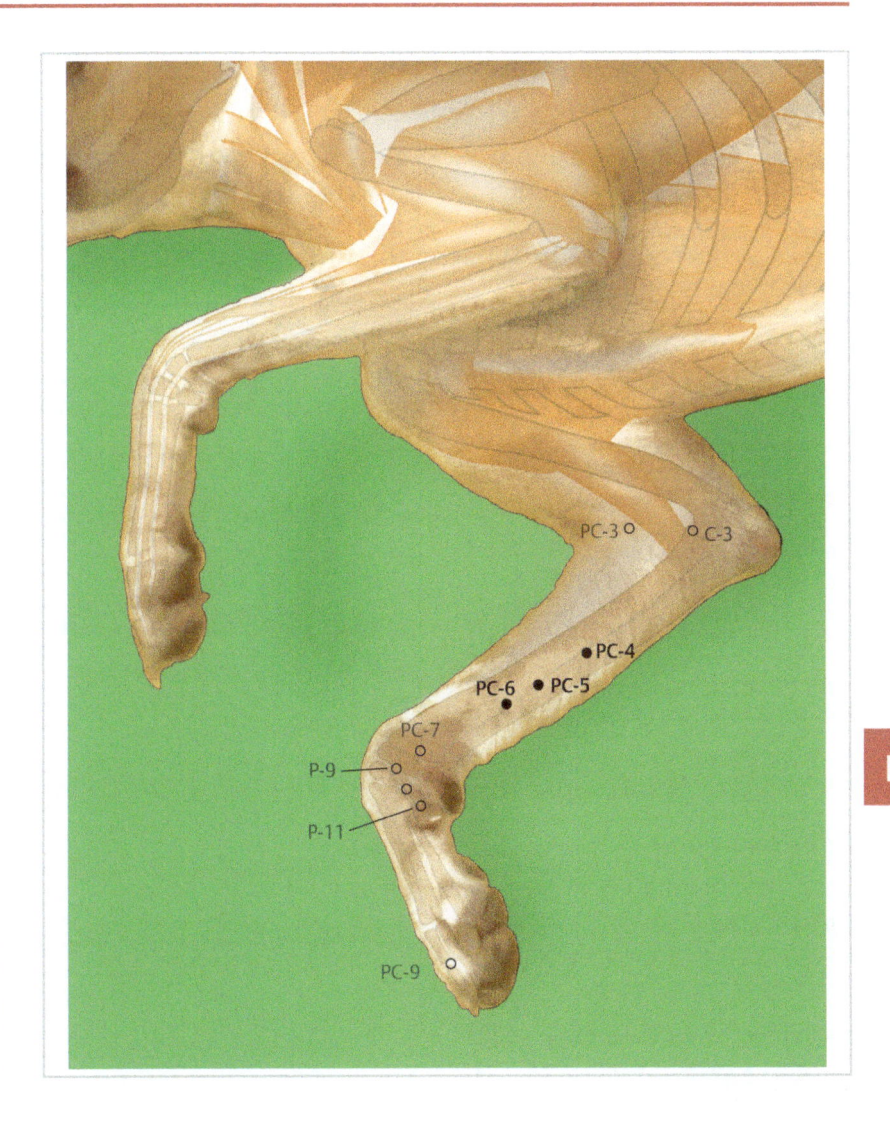

PC-7 Grande Colina
大陵 *Da Ling*

Ponto de transporte *Shu*, ponto de terra, ponto fonte *yuan*, ponto de sedação.

Efeito Bom ponto local, acalma o espírito, tão forte quanto o C-7, elimina o calor do coração, libera o tórax.

Indicações Inflamação da articulação do carpo, contrações na pata e na parte inferior da pata dianteira, dores cardíacas e abdominais, má circulação, epilepsia, irritabilidade, faringite, comportamento sexual exagerado, irritabilidade, emoções flutuantes.

Localização Medial na dobra da articulação do carpo, entre os tendões dos músculos flexor radial do carpo e flexor ulnar do carpo, proximal ao osso radial do carpo.

Técnica Até uma profundidade de cerca de 0,3 cun; inserção perpendicular.

PC-8 Templo do Trabalho
劳宫 *Lao Gong*

Ponto *Ying*-manancial, ponto de fogo.

Efeito Limpa o calor do coração, acalma o espírito, harmoniza o estômago e limpa o *Jiao* central.

Indicações Ulceração da língua; gastrite; vômito; pododermatite; problemas cardíacos; epilepsia; distúrbios mentais; dor na parte inferior da pata dianteira, na pata e no cotovelo; paralisias. Equilibra as emoções flutuantes e a hipersexualidade exigente.

Localização Entre o terceiro e o quarto ossos do metacarpo, alternativamente entre o segundo e o terceiro ossos do metacarpo, proximal à articulação metacarpofalângica, no aspecto mais proximal do coxim metacárpico.

Técnica A uma profundidade de cerca de 0,5 cun; inserção oblíqua de trás para a frente e para cima.

PC-9 Meio do Movimento
中冲 *Zhong Chong*

Ponto *Jing*-poço, ponto de madeira, ponto de suplementação.

Efeito Elimina o calor e afasta o vento.

Indicações Reanimação, ponto de choque, distúrbios cardíacos, paresia dos membros anteriores, alergias, febre. Ponto de emergência para perda de consciência devido ao vento interno. Em conjunto com o TA-1, promove um comportamento mais carinhoso em relação ao parceiro.

Localização No terceiro dedo da pata dianteira, medialmente à dobra da unha.

Técnica Até uma profundidade de cerca de 0,2 cun; inserção oblíqua para cima.

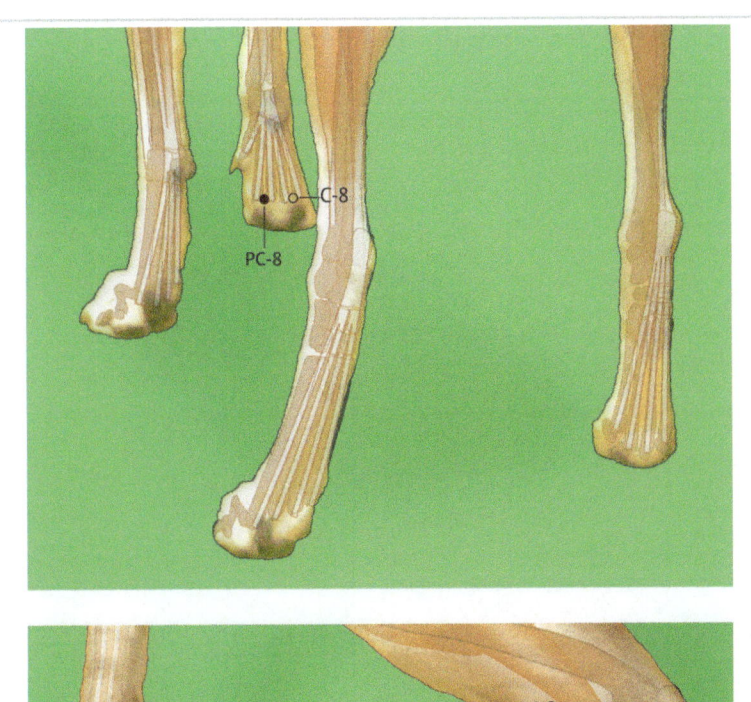

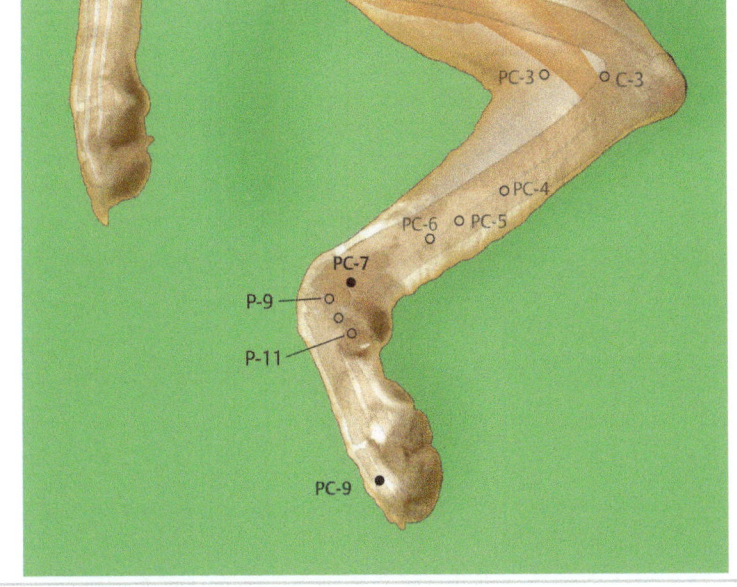

PC-9 Meio do Movimento

20 Canal do Triplo Aquecedor

Shao Yang do Membro Torácico *(Shou Shao Yang San Jiao Mai* 手少阳三焦脉)

O curso externo do canal do triplo aquecedor o começa no lado lateral da quarta garra e segue em direção cranial até o carpo, onde muda para o lado lateral. A partir daí segue em direção caudal, até o aspecto caudal do olécrano e dos ombros, e depois continua lateralmente ao longo do pescoço, passando pela garganta.

Após circundar a orelha, o canal do triplo aquecedor termina na borda lateral superior da órbita. Começando no ombro, um ramo interno vai até o pericárdio e, de lá, através do diafragma, para os três níveis do *Jiao* superior, central e inferior. Um segundo ramo passa por trás da orelha e depois pela orelha em direção à frente, onde faz contato com o canal da vesícula biliar.

20 Canal do Triplo Aquecedor

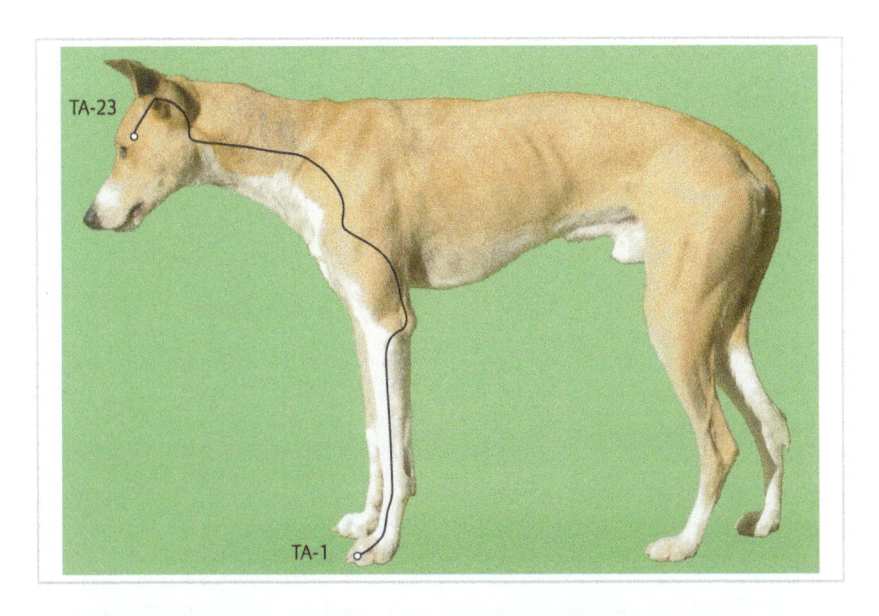

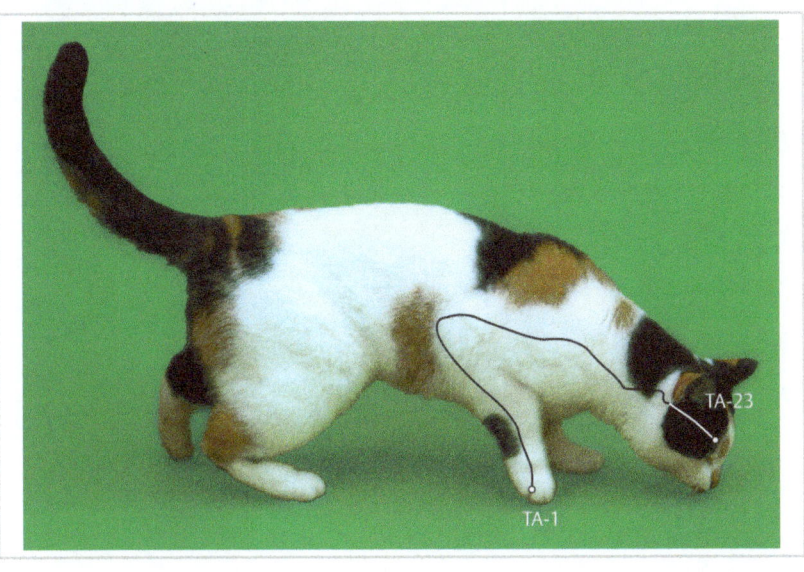

TA-1 Começo do Movimento

关冲 *Guan Chong*

Ponto *Jing*-poço ponto de metal.

Efeito Limpa o calor, dissipa o vento, move o sangue, move o *qi* ao longo do canal.

Indicações Dor de cabeça, laringite, otite, disfunções hormonais, tendência a alergias, inflamações na pata dianteira. Ajuda no comportamento social adequado que permite uma interação genuína. Proporciona calor e flexibilidade.

Localização Lateral no quarto dedo da pata dianteira, a 0,1 cun de distância da dobra da unha.

Técnica A uma profundidade de cerca de 0,1 cun; inserção oblíqua para cima.

TA-2 Portal do Fluido

液门 *Ye Men*

Ponto *Ying*-manancial, ponto de água.

Efeito Limpa o calor, dissipa o vento, acalma o espírito, apoia os ouvidos, move o *qi* ao longo do canal.

Indicações Otite média, febre, laringite, gengivite, inflamações das garras e ao longo do curso do canal, ponto geralmente relaxante. Para permitir um comportamento social adequado.

Localização Dorsalmente, entre o quarto e o quinto dedo da pata dianteira, no nível das articulações metacarpofalangeanas.

Técnica Até uma profundidade de cerca de 0,2 cun; inserção perpendicular.

TA-3 Ilha do Meio

中渚 *Zhong Zhu*

Ponto de transporte *Shu*, ponto de madeira, ponto de suplementação.

Efeito Limpa o calor externo e interno, dissipa o vento, apoia os ouvidos, remove obstruções no canal, regula o *qi*.

Indicações Otite; dor no pescoço e nas patas dianteiras; problemas localizados, como periostite ou formação de calos. Para regular a instabilidade emocional extrema com dor abdominal devido à estagnação do *qi* do fígado.

Localização Entre o 4° e o 5° osso metacarpal, em uma depressão proximal à articulação metacarpofalângica, cerca de 0,1 cun acima da TA-2.

Técnica Até uma profundidade de aproximadamente 0,2 cun; inserção perpendicular.

TA-3 Ilha do Meio

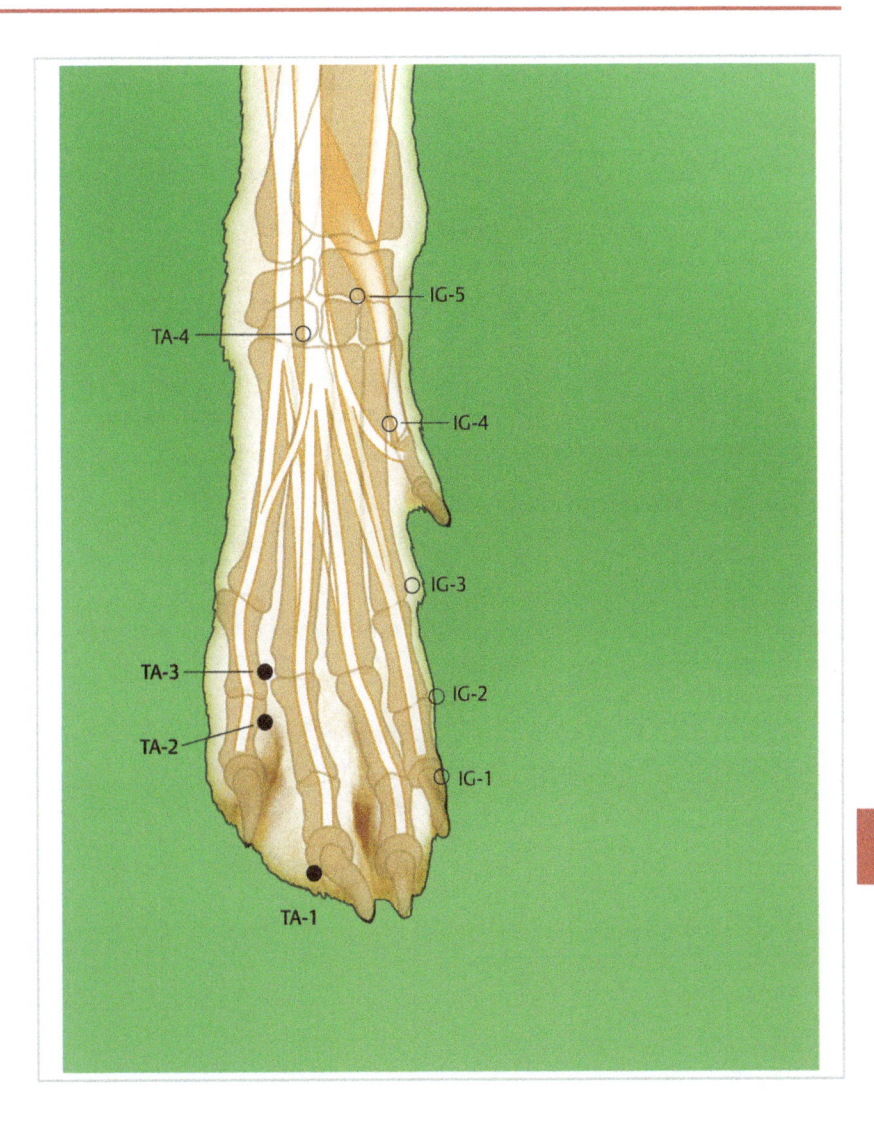

TA-4 Lago do Yang
阳池 Yang Chi

Ponto fonte *Yuan*.

Efeito Relaxa os tecidos conjuntivos e os tendões, remove os bloqueios de *qi* no canal, elimina o calor, regula o estômago, promove o transporte dos fluidos, apoia a fonte de *qi*, suplementa o vaso penetrante (*chong mai*) e o vaso concepção (*ren mai*).

Indicações Dor na pata dianteira e no ombro, regula e complementa a função estomacal, prurido vulvar.

Localização Dorsolateral no carpo, em uma depressão entre os ossos do carpo radial e ulnar, lateral ao tendão do extensor digital comum.

Técnica Até uma profundidade de aproximadamente 0,2 cun; inserção perpendicular.

TA-5 Fechadura Exterior
外关 Wai Guan

Ponto de conexão *Luo*, abridor do vaso de ligação do yang (*yang wei mai*).

Efeito Abre o exterior, dissipa o vento-calor, elimina obstruções no curso do canal, acalma o *yang* do fígado, apoia os ouvidos.

Indicações Dor na área temporomandibular, dor no pescoço, dor nos membros anteriores, paralisia nos membros anteriores, problemas de ouvido, febre, dor de cabeça, disfunções hormonais, hipertrofia prostática. Abre a porta adequadamente para contatos sociais.

Localização Dorsal no espaço entre o rádio e a ulna, próximo ao rádio, 2 cun acima do carpo, em frente ao PC-6.

Técnica Até uma profundidade de cerca de 0,5 cun; inserção perpendicular.

TA-6 Vala do Braço
支沟 Zhi Gou

Ponto do *Jing*-rio, ponto de fogo.

Efeito Elimina o calor, inclusive o calor do sangue; dissipa o vento; regula o *qi* no tripo aquecedor.

Indicações Dor na pata dianteira, no ombro, na parede lateral da costela e na axila; febre; obstipação; afecções inflamatórias da pele, como urticária. Traz luz e calor para a psique e regula o comportamento de contato excessivamente exigente.

Localização Entre o rádio e a ulna, 1 cun proximal à TA-5.

Técnica Até uma profundidade de cerca de 0,5 cun; inserção perpendicular.

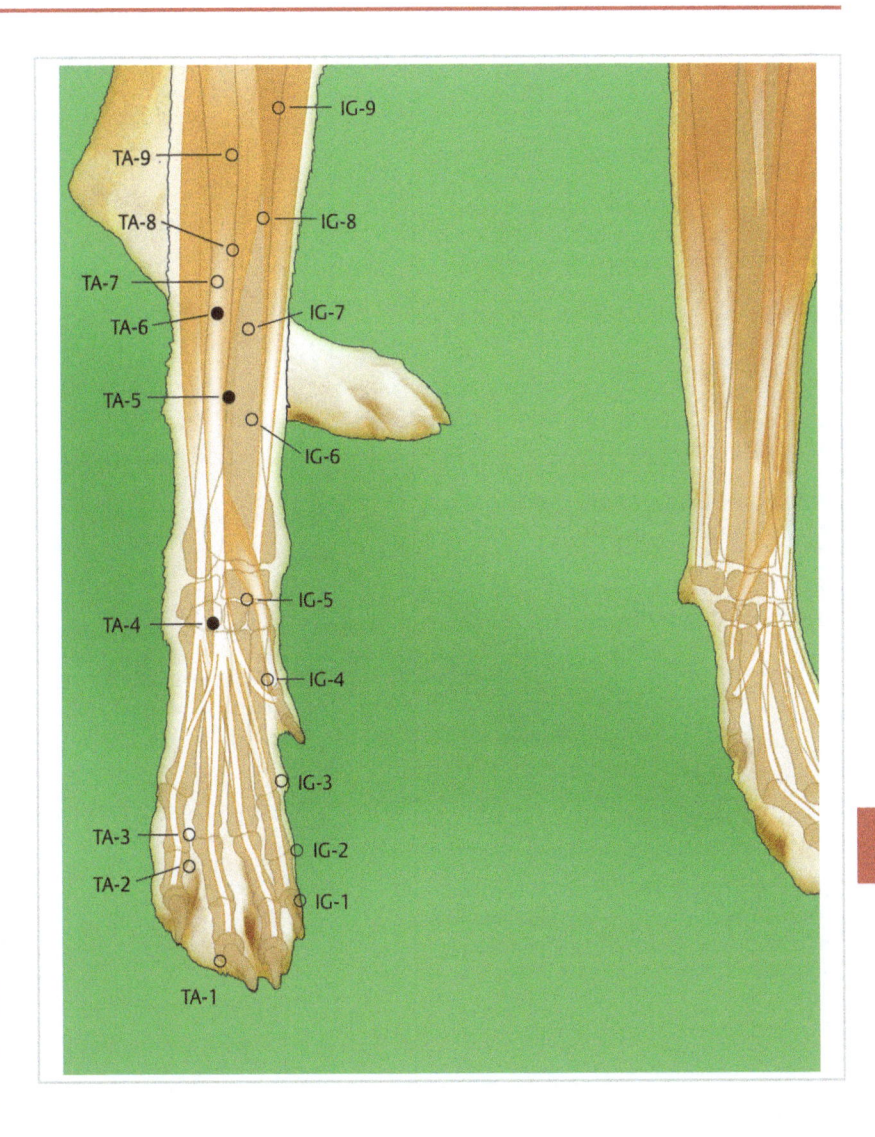

TA-6 Vala do Braço

TA-7 Unir e Convergir
会宗 *Hui Zong*

Ponto de acúmulo.

Efeito Elimina obstruções no canal; apoia os olhos e os ouvidos; alivia a dor nos olhos, nas têmporas e nas sobrancelhas.

Indicações Dor e espasmos nas patas dianteiras, epilepsia. Para permitir a maturidade adequada à idade.

Localização 0,2 cun lateral à TA-6 na borda radial da ulna.

Técnica Até uma profundidade de cerca de 0,3 cun; inserção perpendicular.

TA-8 União dos Três Colaterais *Yang*
三阳络 *San Yang Luo*

Ponto de conexão *luo* do grupo dos três canais *yang* da pata dianteira.

Efeito Limpa o calor e elimina as obstruções no canal.

Indicações Síndrome de obstrução dolorosa no braço, no pescoço, no ombro, na parte posterior da cabeça e na parede torácica lateral. Canaliza as energias para frente.

Localização Lateralmente na pata dianteira, na linha entre a dobra transversal da articulação do carpo e o epicôndilo lateral do úmero, 0,5 cun proximal à TA-6.

Técnica Até uma profundidade de cerca de 0,3 cun; inserção perpendicular.

TA-9 Quatro Rios
四渎 *Si Du*

Efeito Apoia o pescoço e as orelhas.

Indicações Espasmos e dor, paralisia das patas dianteiras, dor nos incisivos inferiores, dormência súbita, perda súbita da voz. Para se preparar para novos contatos sociais após uma decepção.

Localização Ventral à tuberosidade lateral do rádio, centralmente entre a dobra transversal da articulação do carpo e o epicôndilo lateral do úmero, no canal muscular entre os músculos extensor comum dos dedos e extensor lateral dos dedos.

Técnica Até uma profundidade de cerca de 0,5 cun; inserção perpendicular.

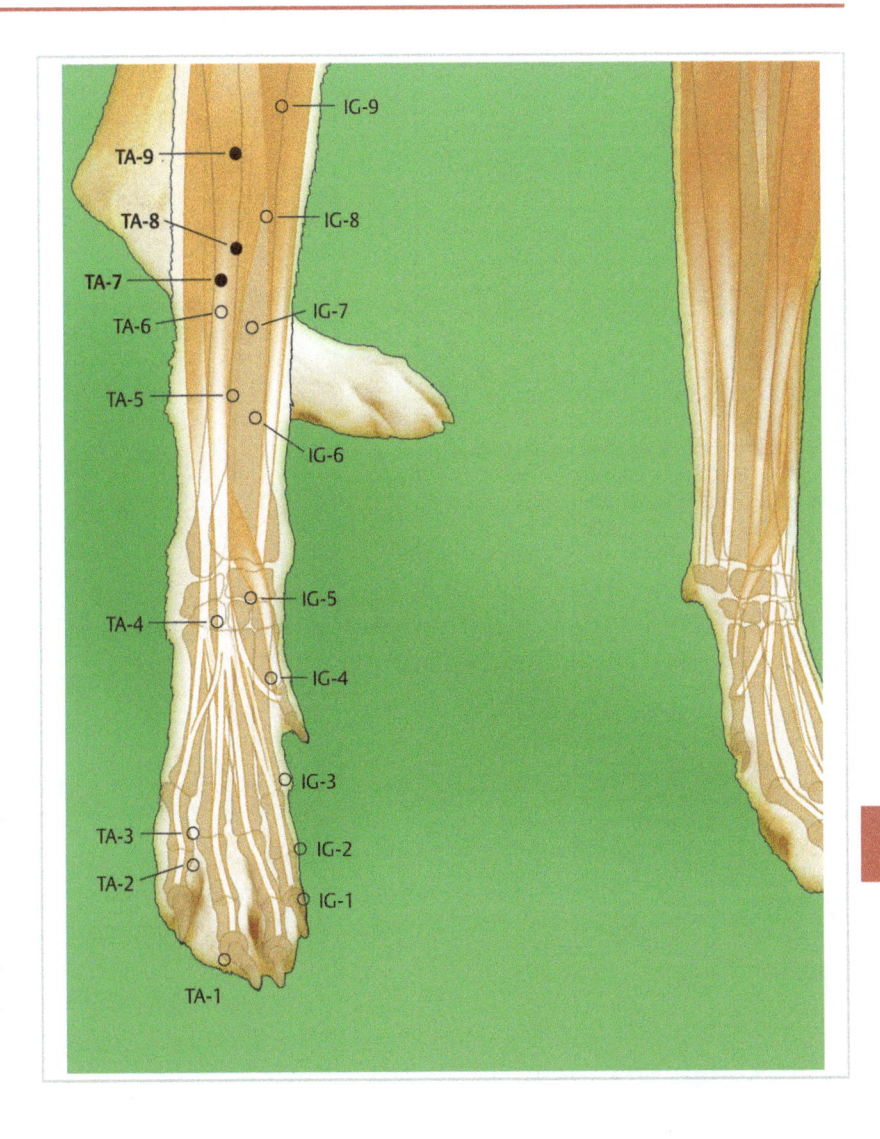

TA-9 Quatro Rios

TA-10 Poço Celestial
天井 Tian Jing

Ponto *He*-mar, ponto terra, ponto de sedação.

Efeito Elimina estagnações, relaxa os tendões, acalma o espírito, remove a umidade e a fleuma, resolve nós, regula o *qi* de alimentação (*gu*) e o *qi* de defesa (*wei*), elimina o calor.

Indicações Remove o inchaço nos gânglios linfáticos; glândulas inchadas ao longo do pescoço e da garganta; dor na região temporal da cabeça, pescoço e membros anteriores, especialmente no cotovelo; convulsões; depressão e alterações de humor; apatia após trauma psicológico; perda de apetite relacionada ao estresse; distúrbios inflamatórios do trato respiratório. Estabiliza o comportamento irascível ou histérico e ancora a psique.

Localização Centralmente acima do cotovelo, imediatamente proximal ao olécrano na fossa do olécrano.

Técnica A uma profundidade de cerca de 0,5 cun; inserção oblíqua em uma direção craniodistal em direção ao tendão do tríceps.

TA-11 Abismo Frio e Profundo
清冷淵 Qing Leng Yuan

Efeito Elimina o calor e a umidade, ativa o canal.

Indicações Dor na parte lateral da pata dianteira, especialmente na cernelha e no cotovelo. Fornece calor para contatos sociais.

Localização Centralmente acima do cotovelo e acima da fossa olecraniana, 1 cun acima da TA-10.

Técnica A uma profundidade de cerca de 0,5 cun; em uma direção craniodistal em direção ao tendão do tríceps.

TA-12 Alívio de Sede
消泺 Xiao Luo

Efeito Elimina as obstruções no canal.

Indicações Síndrome cervical, dor, distúrbios circulatórios e fraqueza nos membros anteriores, paralisia do nervo radial. Substitui o controle excessivo pelo gosto pela vida.

Localização Central na parte superior do braço, abaixo do ombro, no sulco entre a cabeça longa e a cabeça lateral do músculo tríceps do braço.

Técnica A uma profundidade de cerca de 1 cun; inserção perpendicular.

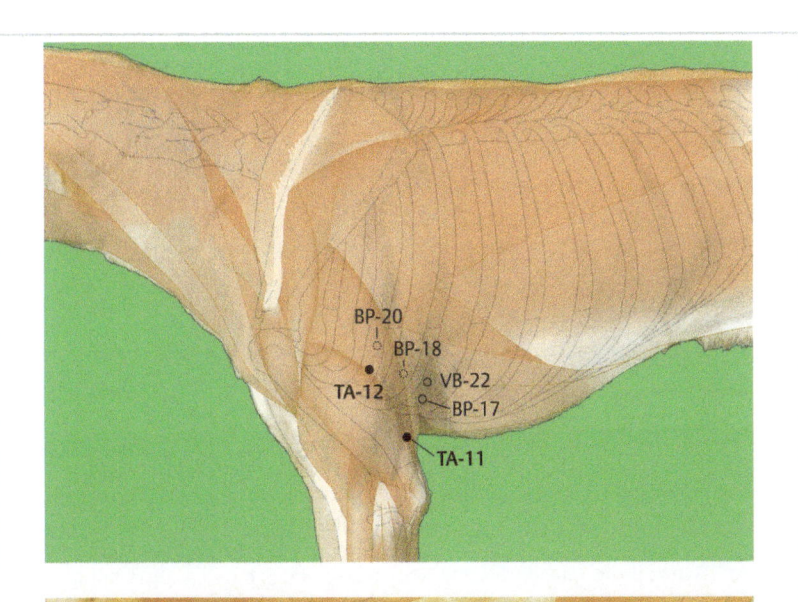

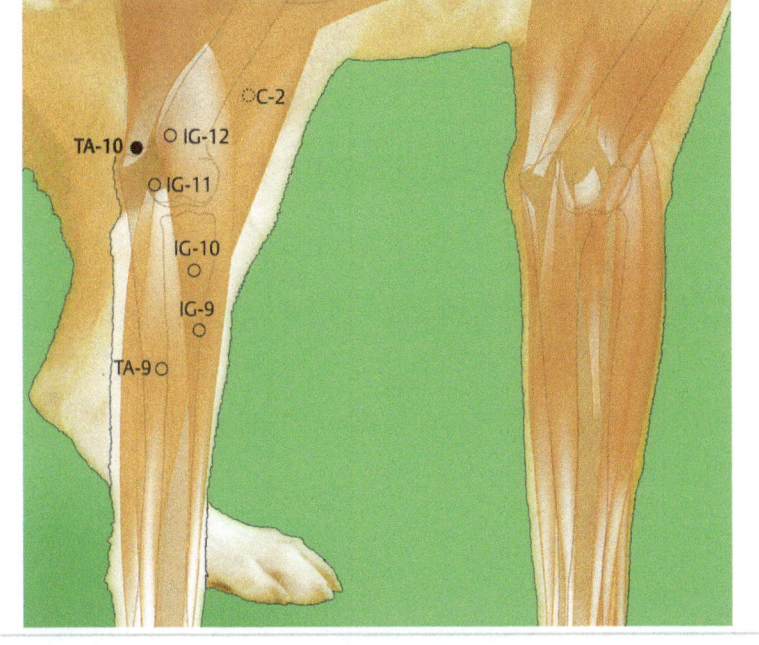

TA-12 Alívio de Sede

TA-13 Cruzamento dos Braços

臑会 *Nao Hui*

Ponto de conexão com o vaso de ligação *yang* (*yang wei mai*).

Efeito Resolve obstruções no canal, regula o *qi* e transforma a fleuma.

Indicações Dor na pata dianteira e no ombro, inchaço dos gânglios linfáticos na área do pescoço.

Localização Lateral ao ombro, diretamente na borda caudal da parte escapular do músculo deltoide, na transição para o músculo tríceps do braço.

Técnica A uma profundidade de cerca de 1 cun; inserção perpendicular.

TA-14 Fenda do Ombro

肩髎 *Jian Liao*

Efeito Limpa o calor, dispersa o vento e a umidade, resolve obstruções no canal.

Indicações Problemas localizados no ombro, paralisia do músculo supraescapular e do nervo radial. Substitui a pressão interna excessiva e a atividade pela alegria.

Localização Caudodistal ao acrômio, proximal ao tubérculo maior do úmero na borda caudal do músculo deltoide.

Técnica Até uma profundidade de cerca de 0,5 cun; inserção perpendicular.

TA-15 Fenda Celestial

天髎 *Tian Liao*

Ponto de interseção com o vaso de ligação *yang* (*yang wei mai*) e o canal da vesícula biliar.

Efeito Resolve obstruções no curso do canal, regula o *qi* no *Jiao* superior.

Indicações Problemas nos ombros, dor no pescoço e na pata dianteira, doenças respiratórias crônicas. Para animar quando estiver desanimado.

Localização Na borda cranial do músculo trapézio, na altura do meio da espinha da escápula, proximal ao acrômio.

Técnica Até uma profundidade de cerca de 0,8 cun; inserção perpendicular.

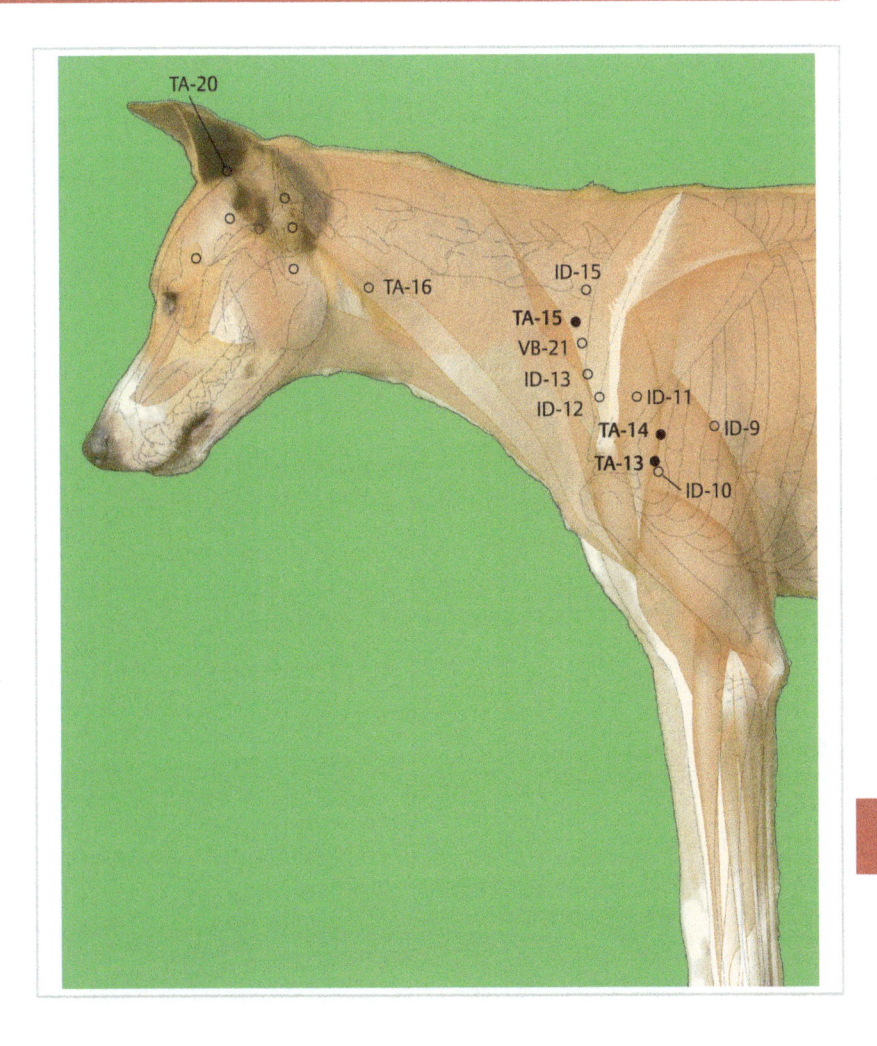

TA-15 Fenda Celestial

TA-16 Janela Celestial
天牖 *Tian You*

Efeito   Regula e reduz o *qi*, apoia a cabeça.

Indicações   Dor no pescoço, neuralgia occipital, torcicolo. Ajuda a coordenar as energias internas e a equilibrá-las com alegria.

Localização   Cranial e ventral ao ID-16, entre a segunda e a terceira vértebra cervical.

Técnica   Até uma profundidade de cerca de 0,5 cun; inserção perpendicular.

TA-17 Escudo Contra o Vento
翳风 *Yi Feng*

Ponto de conexão com o canal da vesícula biliar.

Efeito   Dissipa o vento, limpa o calor, apoia os ouvidos, resolve obstruções no canal.

Indicações   Otite, surdez, paralisia do nervo facial, neuralgia do trigêmeo. Estabiliza em casos de adaptação excessiva nas interações sociais.

Localização   Ventral à orelha, na depressão entre a mandíbula e o processo mastoide abaixo da abertura acústica externa.

Técnica   Até uma profundidade de aproximadamente 0,3 cun; inserção tangencial.

❗ Vizinhança da artéria carótida externa.

TA-18 Canal de Convulsão
瘛脉 *Chi Mai*

Efeito   Acalma o vento, alivia o medo e fortalece os ouvidos.

Indicações   Paresia do nervo facial, otite, deficiência auditiva, deficiência visual, epilepsia.

Localização   Caudal à base da orelha, em uma depressão entre a abertura acústica externa e o processo jugular.

Técnica   Até uma profundidade de cerca de 0,3 cun; inserção tangencial.

❗ Vizinhança da artéria carótida externa.

TA-19 Descanso do Cérebro
颅息 *Lu Xi*

Efeito   Limpa o calor, acalma o medo, apoia os ouvidos.

Indicações   Paresia do nervo facial, distúrbios auditivos, otite, pescoço rígido. Para tensão mental excessiva.

Localização   Caudal à aurícula, na altura do canto lateral.

Técnica   Até uma profundidade de cerca de 0,3 cun; inserção perpendicular.

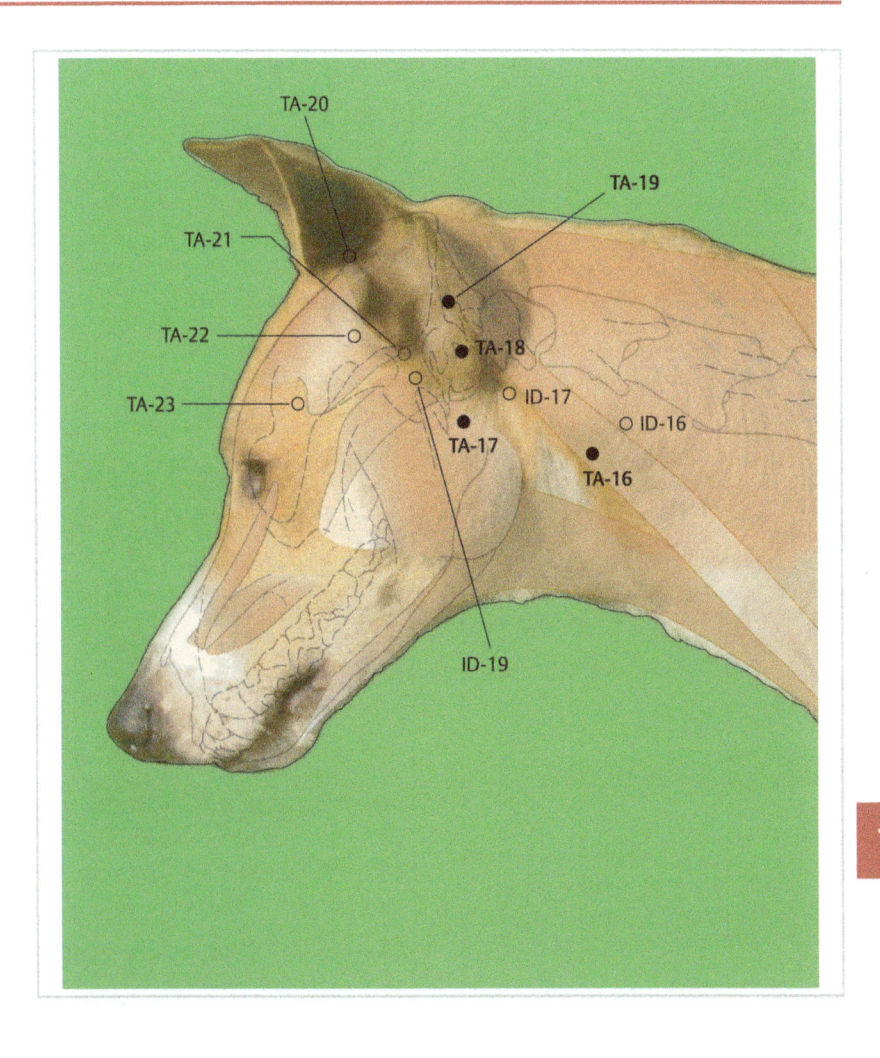

TA-19 Descanso do Cérebro

TA-20 Centro de Ramificação Lateral

角孙 *Jiao Sun*

Ponto de união com os canais da vesícula biliar e do intestino delgado.

Efeito Elimina o calor; apoia as orelhas, os dentes e as gengivas.

Indicações Paresia do nervo facial, otite no pescoço, distúrbios auditivos, problemas temporomandibulares.

Localização Na fixação dorsal do pavilhão auricular ao osso temporal.

Técnica Até uma profundidade de aproximadamente 0,2 cun; inserção perpendicular.

TA-21 Porta da Orelha

耳门 *Er Men*

Efeito Apoia os ouvidos, elimina o calor.

Indicações Otite, distúrbios auditivos, surdez, problemas temporomandibulares, gengivite, dor de dente nos molares superiores, distúrbios de equilíbrio, neuralgia do trigêmeo.

Localização Acima do ID-19, atrás da mandíbula, no sulco rostral à borda do trágus, rostral à abertura acústica externa.

Técnica Até uma profundidade de cerca de 0,5 cun; inserção perpendicular.

TA-22 Forame da Harmonia da Orelha

和髎 *He Liao*

Ponto de união com os canais da vesícula biliar e do intestino delgado.

Efeito Elimina a estagnação do vento e do *qi*.

Indicações Otite, problemas temporomandibulares, distúrbios da audição e do equilíbrio, paresia do nervo facial.

Localização Caudal ao processo coronoide da mandíbula, dorsal ao processo zigomático do osso temporal.

Técnica Até uma profundidade de cerca de 0,5 cun; inserção perpendicular.

TA-23 Depressão da Sobrancelha

丝竹空 *Si Zhu Kong*

Ponto de união com o canal da vesícula biliar.

Efeito Dissipa o vento, elimina a estagnação do *qi* e clareia os olhos.

Indicações Problemas oculares, lipedemas, paresia do nervo facial, dores de cabeça causadas pelo *yang* do fígado, epilepsia. Permite a harmonia na convivência por meio da adaptação.

Localização Acima do canto lateral do olho, na altura do processo zigomático do osso frontal.

Técnica Até uma profundidade de cerca de 0,3 cun; inserção perpendicular.

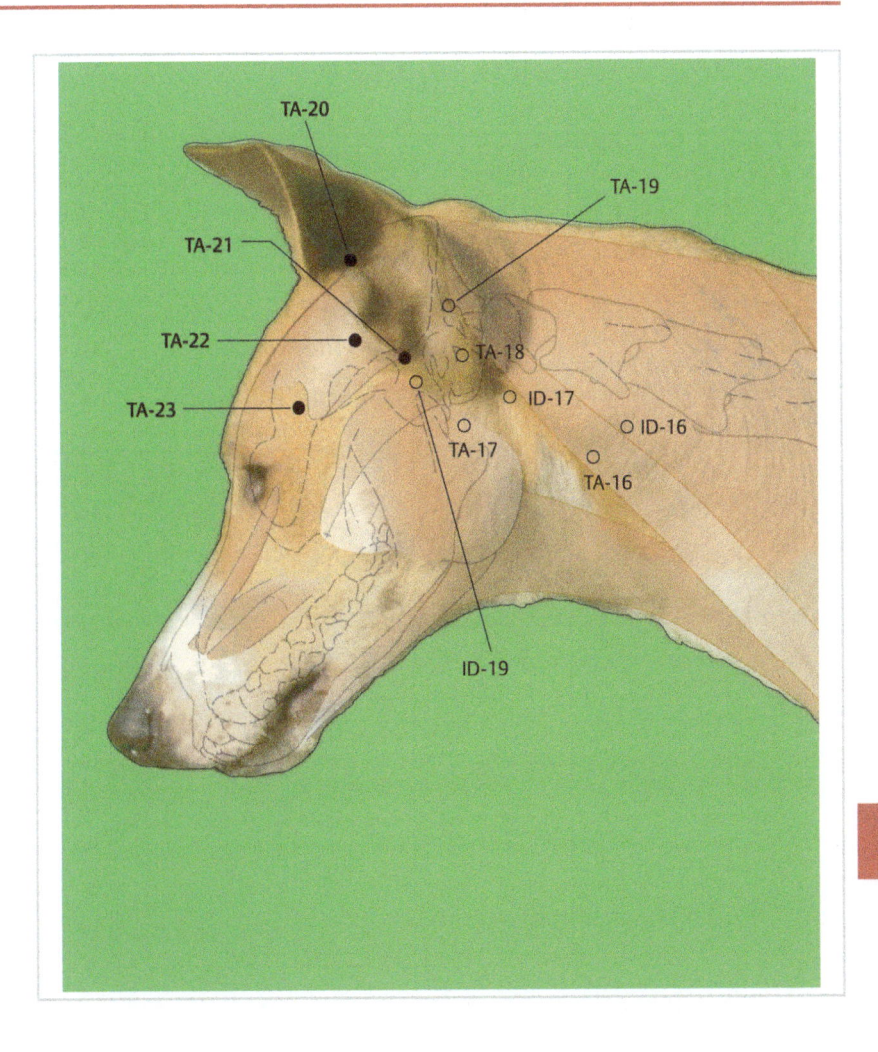

TA-23 Depressão da Sobrancelha

21 Canal da Vesícula Biliar

Shao Yang do Membro Pélvico *(Zu Shao Yang Dan Mai* 足少阳胆脉*)*

O canal da vesícula biliar começa no canto externo do olho com um caminho em zigue-zague pela cabeça. Em seguida atravessa a articulação da mandíbula e contorna a orelha até a base posterior da orelha. A partir daí ele sobe novamente pela testa e desce até o forame supraorbital. Em seguida, corre caudalmente pela cabeça até o aspecto dorsolateral da cabeça e do pescoço, pelo ombro e pela lateral do tórax, até a ponta da última costela. Então ele sobe até a altura do tubérculo coxal e do trocânter maior. Em seguida, desce novamente ao longo do aspecto lateral da pata traseira até o tarso, onde muda para a área dorsolateral do pé. Ele termina no lado lateral do quarto dedo.

Um ramo do canal da vesícula biliar deixa a superfície do corpo cranialmente pela parede lateral do tórax e, a partir daí, penetra profundamente no corpo. Outro ramo vai até a vesícula biliar (*dan*) e o fígado (*gan*). Na cabeça, os ramos se encontram com diferentes pontos dos outros canais *yang*.

VB

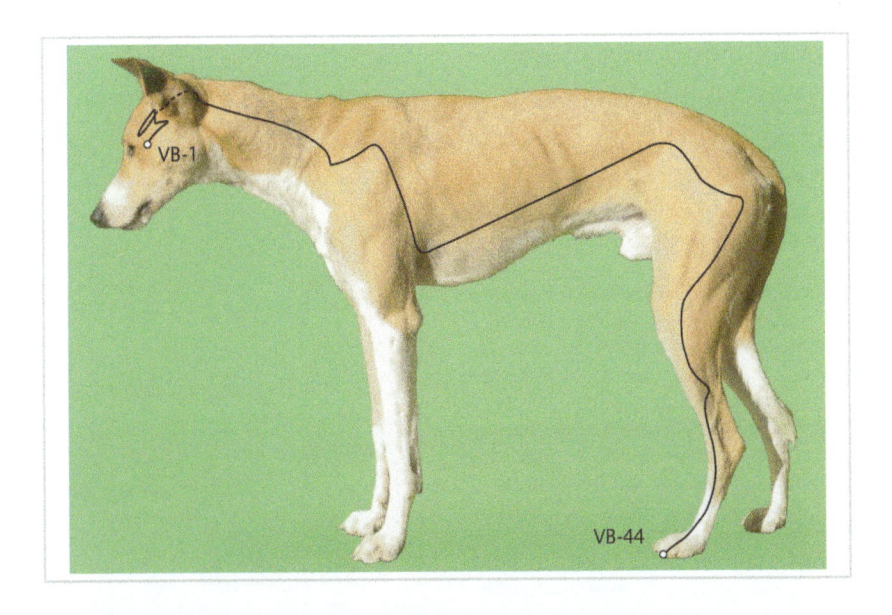

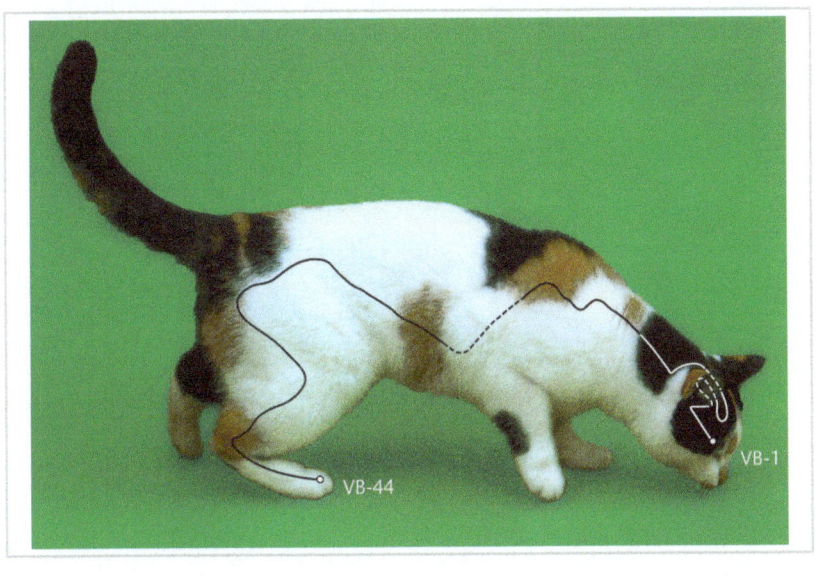

21 Canal da Vesícula Biliar

269

VB

VB-1 Fenda da Pupila
瞳子髎 *Tong Zi Liao*

Ponto de interseção com os canais do intestino delgado e do triplo aquecedor.

Efeito Dissipa o vento e o calor, limpa o fogo e ilumina os olhos.

Indicações Problemas oculares; paresia do nervo facial; neuralgia do trigêmeo; ponto importante para problemas oculares causados por fogo no fígado, como olhos vermelhos e doloridos com irite, ceratite ou conjuntivite; blefarite, além de edema palpebral e catarata. Limpa a visão e coordena o ângulo visual também em um sentido figurado.

Localização Em uma depressão diretamente lateral ao canto externo do olho e à órbita.

Técnica A uma profundidade de cerca de 0,3 cun; inserção oblíqua em direção ao olho.

VB-2 Convergência da Audição
听会 *Ting Hui*

Efeito Remove obstruções no canal, elimina o vento e o calor externos e apoia as orelhas.

Indicações Ponto local para problemas de ouvido, por exemplo, otite média causada por vento e calor externos; otite externa; problemas da articulação temporomandibular; gengivite; paresia do nervo facial. Abre os ouvidos novamente para receber conselhos de fora e para outras perspectivas.

Localização Abaixo da borda anterior da orelha, diretamente abaixo do ID-19, caudal ao processo condilar da mandíbula, em uma depressão que se forma quando a boca está aberta.

Técnica Até uma profundidade de aproximadamente 0,4 cun; inserção perpendicular.

VB-3 Portal Superior
上关 *Shang Guan*

Ponto de interseção com o triplo aquecedor e os canais do estômago.

Efeito Elimina o vento e apoia as orelhas, resolvendo obstruções ao longo do canal.

Indicações Otite, surdez, doenças dos dentes e da mandíbula, paresia do nervo facial. Ajuda a expressar a raiva reprimida.

Localização Com as presas abertas em uma depressão na borda superior do arco zigomático, na metade do caminho entre o canto externo do olho e o TA-21.

Técnica Até uma profundidade de cerca de 0,3 cun; inserção perpendicular.

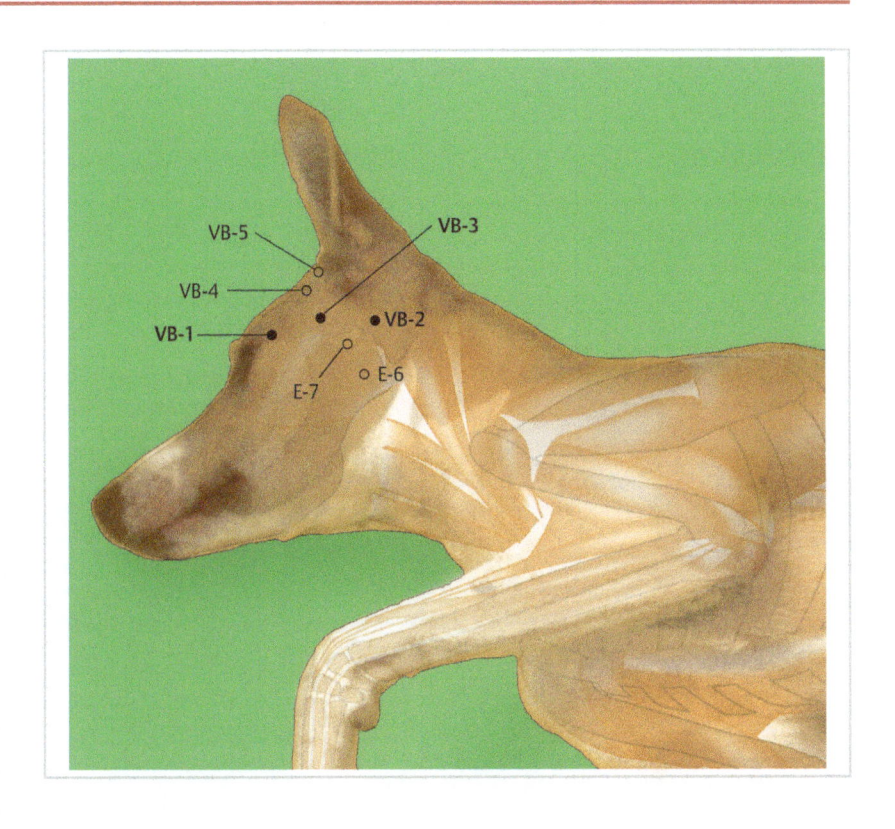

VB-3 Portal Superior

VB-4 Obediência da Mandíbula

颔厌 *Han Yan*

Ponto de interseção com o triplo aquecedor e os canais do estômago.

Efeito Elimina o vento e o calor, resolve obstruções ao longo do canal.

Indicações Otite externa, paresia do nervo facial, neuralgia do trigêmeo. Resolve a obstinação e fortalece a capacidade de tomar decisões.

Localização 1,5 cun dorsal ao VB-3, centralmente localizado acima do arco zigomático.

Técnica Até uma profundidade de cerca de 0,3 cun; inserção perpendicular.

VB-5 Suspensão do Crânio

悬颅 *Xuan Lu*

Ponto de interseção com os canais do triplo aquecedor, do intestino grosso e do estômago.

Efeito Elimina o vento e o calor, resolve obstruções ao longo do canal.

Indicações Otite externa, paresia do nervo facial, neuralgia do trigêmeo, secreção nasal viscosa contínua. Elimina a indecisão bloqueada.

Localização 0,5 cun caudal a VB-4 entre os terços médio e superior da linha de VB-4 a VB-7.

Técnica Até uma profundidade de cerca de 0,3 cun; inserção perpendicular.

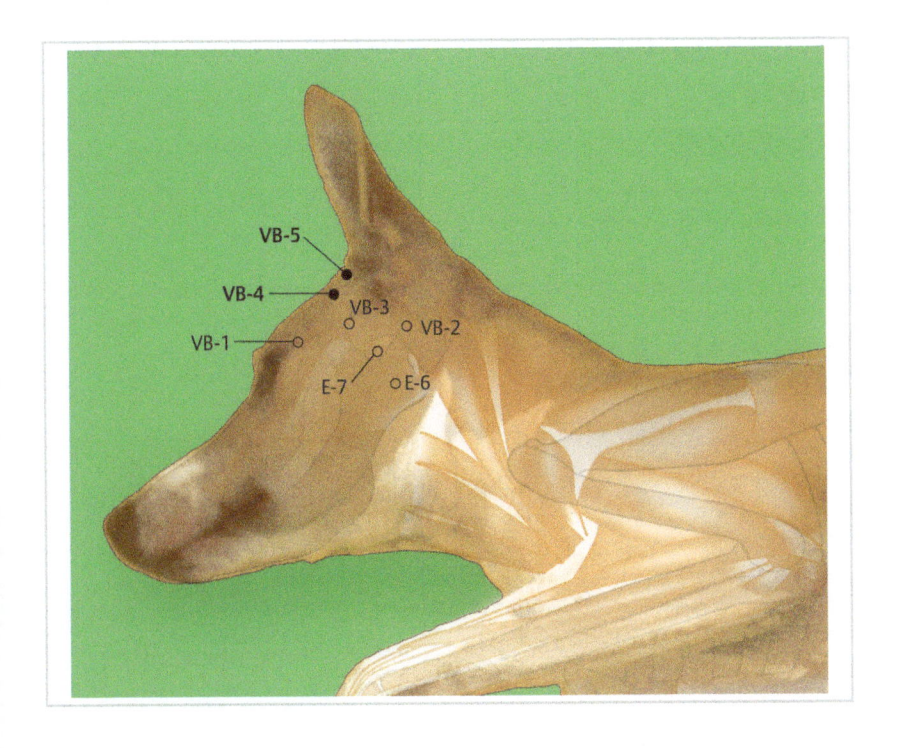

VB-5 Suspensão do Crânio

VB-6 Suspensão do Cabelo
悬厘 *Xuan Li*

Ponto de interseção com os canais do triplo aquecedor, do intestino grosso e do estômago.

Efeito Dissipa o vento e o calor, resolve obstruções no canal.

Indicações Dores de cabeça causadas pelo *yang* do fígado, fogo do fígado ou vento do fígado; conjuntivite; inchaço na cabeça; otite.

Localização No osso temporal, 0,5 cun caudal a VB-5, entre os terços médio e superior da linha de VB-4 a VB-7.

Técnica Até uma profundidade de cerca de 0,3 cun; inserção perpendicular.

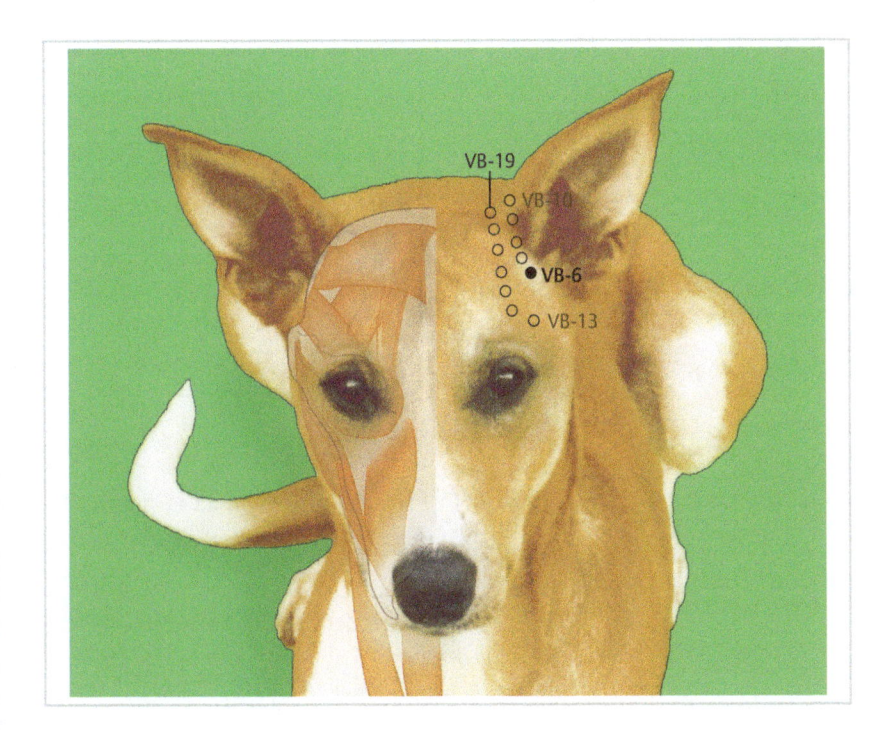

VB-6 Suspensão do Cabelo

VB-7 Curvando sobre a Têmpora

曲鬓 *Qu Bin*

Ponto de interseção com os canais da bexiga, do intestino delgado e do queimador triplo.

Efeito Resolve obstruções no canal, apoia o ouvido e a cabeça.

Indicações Dor na articulação da mandíbula e na parte posterior do pescoço, otite externa.

Localização 0,5 cun caudal ao VB-6 na borda da borda anterior da base da orelha.

Técnica Até uma profundidade de cerca de 0,3 cun; inserção perpendicular.

VB-8 Seguindo o Vale

率谷 *Shuai Gu*

Ponto de interseção com os canais da bexiga e do intestino delgado.

Efeito Elimina o vento, resolve as obstruções no canal, apoia a cabeça, harmoniza e resolve a fleuma-frio no diafragma e no estômago.

Indicações Otite, problemas oculares, dor nas áreas frontal e lateral da cabeça. Tem efeito coletor sobre a falta de atenção.

Localização No músculo temporal medial à fixação da aurícula, na altura do canal auditivo diretamente dorsal ao VB-7.

Técnica Até uma profundidade de cerca de 0,3 cun; inserção perpendicular.

VB-9 Movimento Celestial

天冲 *Tian Chong*

Ponto de interseção com os canais da bexiga e do intestino delgado.

Efeito Limpa o calor, acalma o espírito.

Indicações Otite, gengivite, problemas oculares, dor nas áreas frontal e lateral da cabeça, epilepsia, tendência a espasmos relacionados com o vento.

Localização No músculo temporal medial ao meio da fixação da aurícula, cerca de 1 cun dorsal ao VB-8.

Técnica Até uma profundidade de cerca de 0,3 cun; inserção perpendicular.

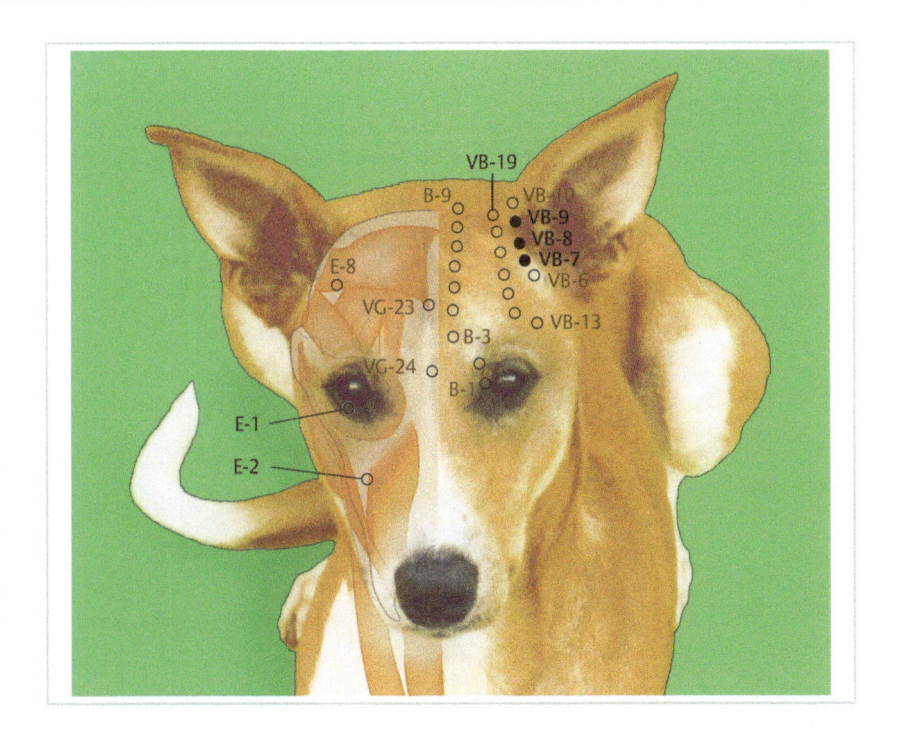

VB-9 Movimento Celestial

277

VB-10 Branco Flutuante
浮白 *Fu Bai*

Ponto de interseção com os canais da bexiga e do intestino delgado.

Efeito Elimina o calor, apoia o pescoço e ativa o canal.

Indicações Otite, problemas oculares, dor nas áreas frontal e lateral da cabeça, amigdalite, bócio, tem um efeito edificante sobre o humor.

Localização Medial à fixação da aurícula em uma linha cerca de 0,5 cun dorsal ao VB-9.

Técnica Até uma profundidade de cerca de 0,3 cun; inserção perpendicular.

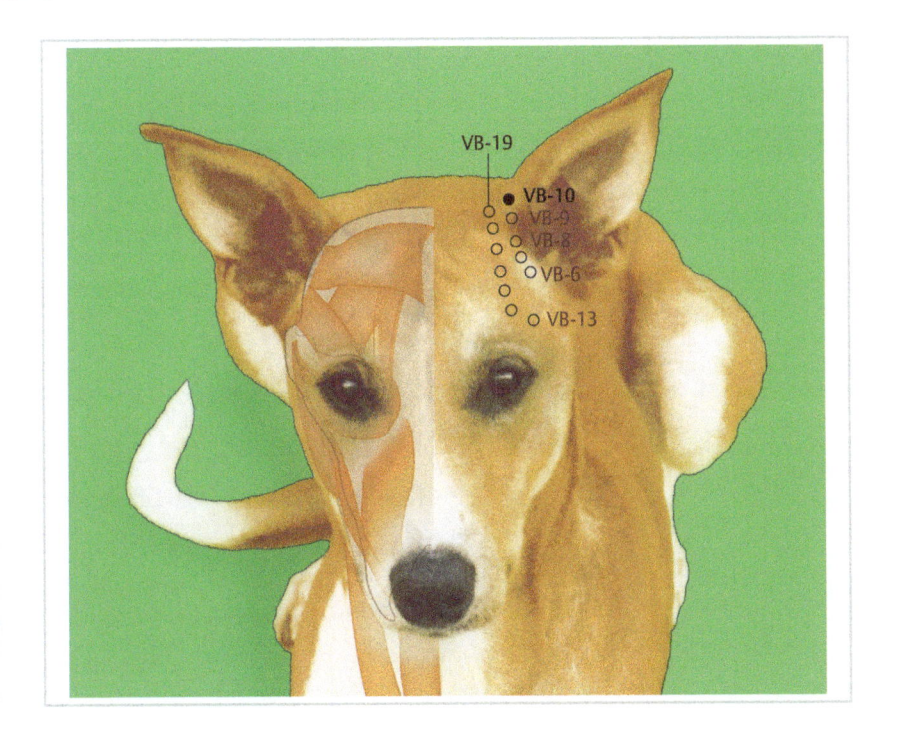

VB-10 Branco Flutuante

VB-11 Orifício do *Yin* da Cabeça

头窍阴 ***Tou Qiao Yin***

Ponto de interseção com os canais da bexiga, do intestino delgado e do triplo aquecedor.

Efeito Ativa o canal, limpa a cabeça, apoia os órgãos sensoriais.

Indicações Otite, parotidite, doenças oculares, amigdalite, dor no pescoço.

Localização Em uma linha medial à fixação da aurícula, no meio entre VB-10 e VB-12.

Técnica Até uma profundidade de cerca de 0,3 cun; inserção perpendicular.

VB-12 Processo Mastoide

完骨 ***Wan Gu***

Efeito Dispersa o vento, acalma espasmos, acalma o espírito, apoia a cabeça.

Indicações Parotidite, otite, doenças oculares, amigdalite, dor no pescoço. Canaliza a rigidez que leva à raiva impotente.

Localização Em uma depressão posterior e inferior ao processo mastoide, 1 cun caudal ao VB-10.

Técnica Até uma profundidade de cerca de 0,3 cun; inserção perpendicular.

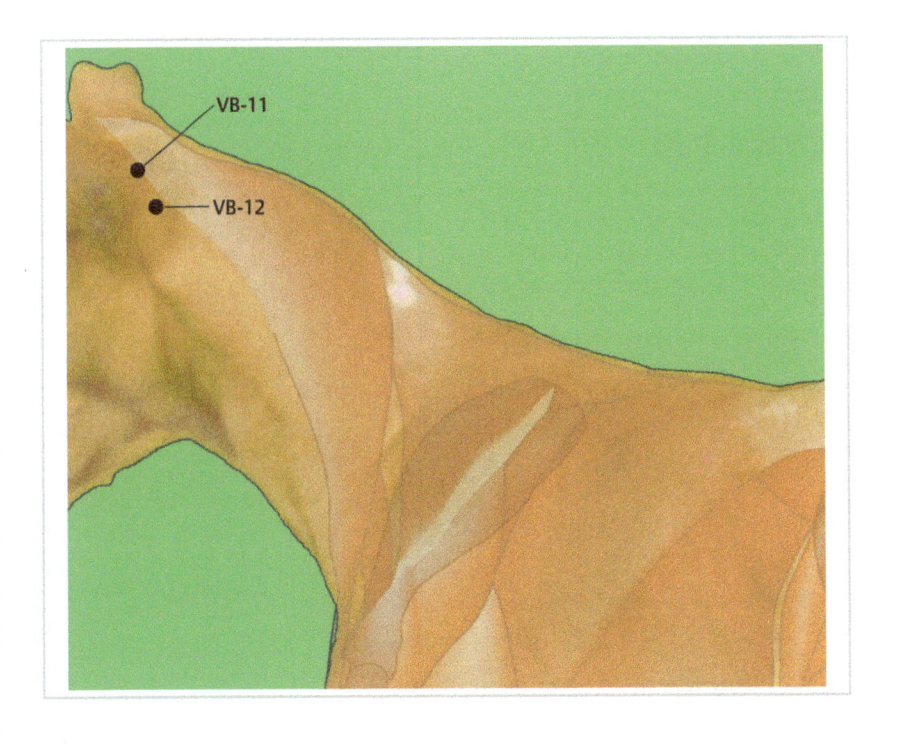

VB-12 Processo Mastoide

VB-13 Origem do Espírito

本神 Ben Shen

Ponto de interseção com o vaso de ligação *yang* (*yang wei mai*).

Efeito Acalma o espírito, elimina o vento, clareia a mente, remove a fleuma.

Indicações Doenças oculares, paresia do nervo facial, pescoço rígido, distúrbios convulsivos.

Localização 1 cun vertical acima do canto externo do olho.

Técnica Até uma profundidade de cerca de 0,2 cun; inserção perpendicular.

VB-14 *Yang* Branco

阳白 Yang Bai

Ponto de interseção com o vaso de ligação *yang* (*yang wei mai*) e os canais do triplo aquecedor, do estômago e do intestino grosso.

Efeito Remove o vento externo e interno, apoia a cabeça, move o *qi* ao longo do canal.

Indicações Altamente eficaz para expulsar o vento externo e interno nos olhos, paralisia facial, dores de cabeça, sinusite, cólica biliar. Também libera pensamentos fixos.

Localização 1 cun acima do centro da sobrancelha, diretamente acima da pupila em uma depressão na borda superior da órbita ocular, atrás do processo zigomático do osso frontal.

Técnica A uma profundidade de cerca de 0,2 cun; inserção oblíqua em direção à frente.

VB-15 Controle de Lágrimas

头临泣 Tou Lin Qi

Ponto de interseção com o vaso de ligação *yang* (*yang wei mai*) e o canal da bexiga (*páng guang*).

Efeito Elimina o vento, apoia a cabeça, move o *qi* ao longo do canal.

Indicações Doenças oculares, olhos lacrimejantes em casos de vento, estados de exaustão com sintomas de resfriado. Para tendência a reagir ao se sentir ofendido.

Localização Verticalmente acima da pupila, atrás do processo zigomático do osso frontal, no início do segundo quinto de uma linha entre VB-14 e VB-19.

Técnica A uma profundidade de cerca de 0,2 cun; inserção oblíqua em direção à frente.

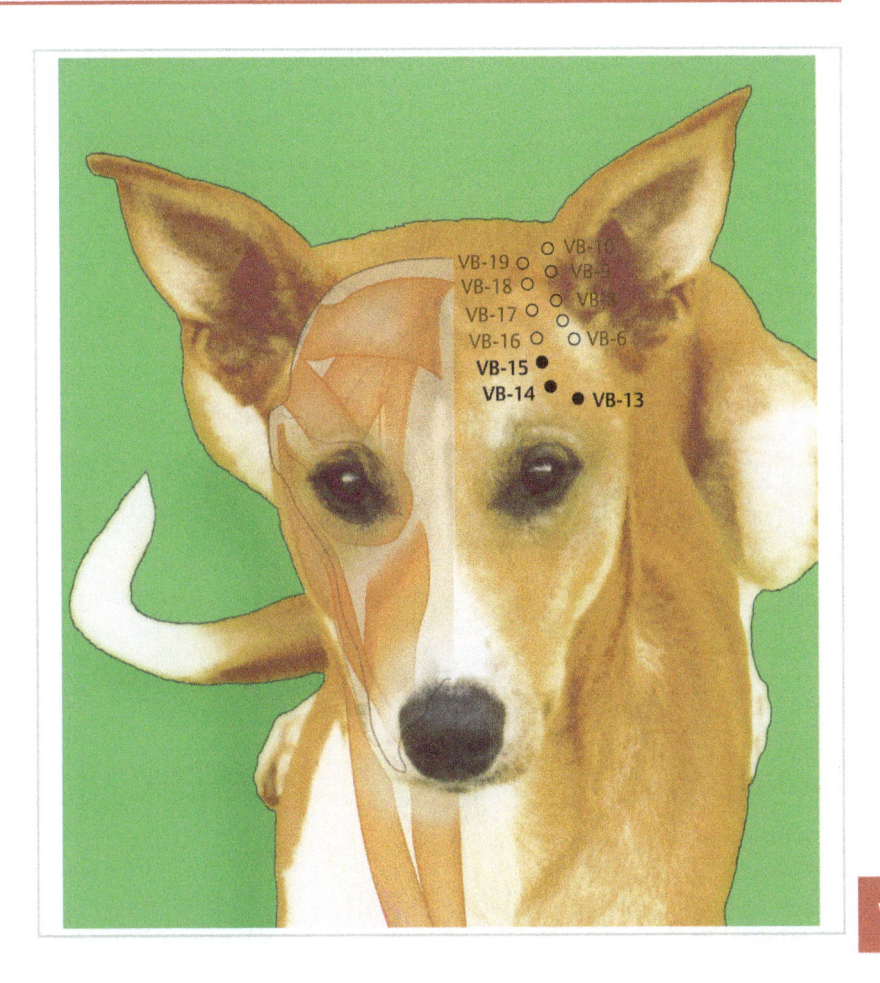

VB-15 Controle de Lágrimas

VB-16 Janela do Olho
目窗 *Mu Chuang*

Ponto de interseção com o vaso de ligação *yang* (*yang wei mai*).

Efeito Elimina o vento, limpa os olhos, move o *qi* ao longo do canal.

Indicações Doenças oculares, edema das pálpebras, vertigem. Promove a bondade e a consideração, a introspecção, a circunspecção e a tolerância.

Localização Verticalmente acima da pupila, atrás do processo zigomático do osso frontal, no início do terceiro quinto de uma linha entre VB-14 e VB-19.

Técnica Até uma profundidade de aproximadamente 0,2 cun; inserção perpendicular.

VB-17 Encontro Correto
正营 *Zheng Ying*

Ponto de interseção com o vaso de ligação *yang* (*yang wei mai*).

Efeito Apoia a cabeça, move o *qi* ao longo do canal.

Indicações Doenças oculares, problemas dentários, dores de cabeça. Estabiliza a personalidade, reduz o medo.

Localização Verticalmente acima da pupila, na altura da borda frontal da base do pavilhão auricular, no início do quarto quinto da linha entre VB-14 e VB-19.

Técnica Até uma profundidade de cerca de 0,3 cun; inserção perpendicular.

VB-18 Apoio da Alma
承灵 *Cheng Ling*

Ponto de interseção com o vaso de motilidade *yang* (*yang qiao mai*).

Efeito Apoia a cabeça, move o *qi* ao longo do canal, reduz o *qi* pulmonar.

Indicações Doenças oculares, rinite, dor no pescoço.

Localização Verticalmente acima da pupila, no centro da fixação do pavilhão auricular, no início dos últimos quintos da linha entre VB-14 e VB-19.

Técnica Até uma profundidade de cerca de 0,3 cun; inserção perpendicular.

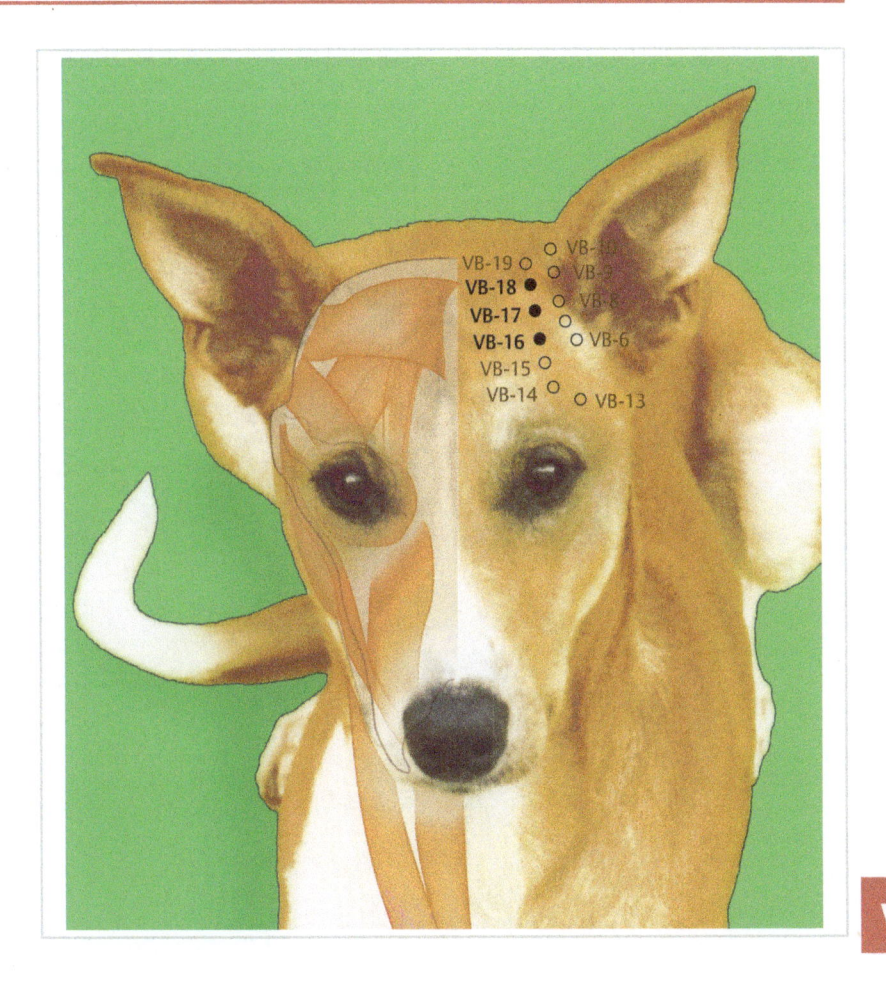

VB-18 Apoio da Alma

VB-19 Cavidade do Cérebro

脑空 *Nao Kong*

Ponto de interseção com o vaso de ligação *yang* (*yang wei mai*).

Efeito Elimina o vento, limpa os órgãos sensoriais, apoia a cabeça, resolve bloqueios de *qi* ao longo do canal.

Indicações Dor no pescoço, sangramento nasal, fotofobia, sinusite, epilepsia, medo, ombros e pescoço tensos.

Localização Lateral na crista nucal em uma continuação da linha entre VB-14 e VB-18.

Técnica A uma profundidade de cerca de 0,2 cun; inserção oblíqua em direção à frente e para cima.

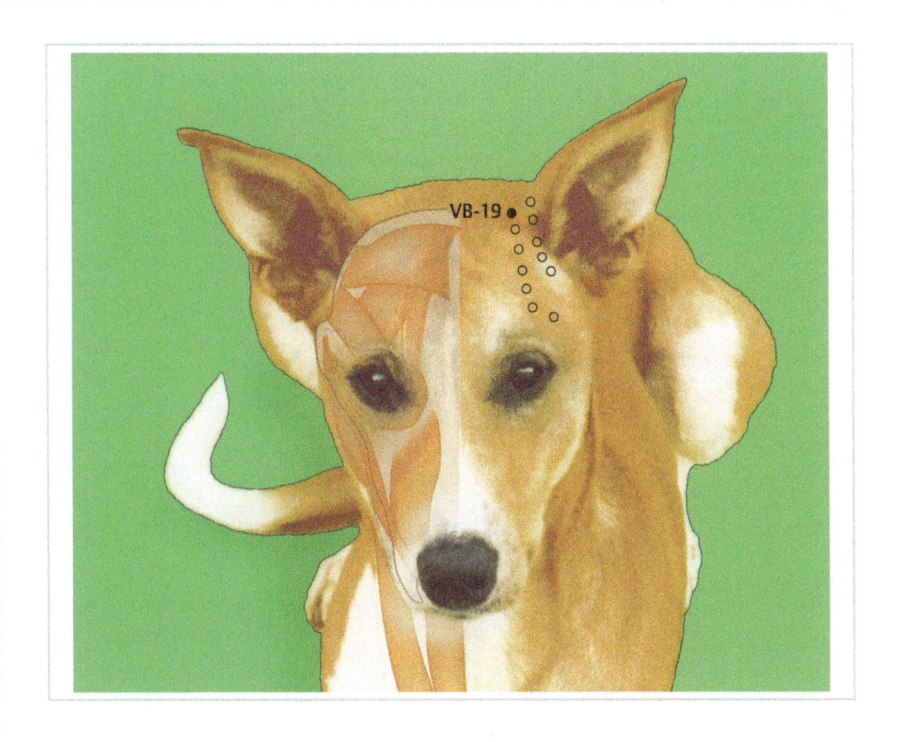

VB-19 Cavidade do Cérebro

VB-20 Lagoa dos Ventos
风池 *Feng Chi*

Ponto de interseção com o vaso de motilidade *yang* (*yang qiao mai*), o vaso de ligação *yang* (*yang wei mai*) e o canal do triplo aquecedor.

Efeito Dispersa o vento externo – calor e vento frio –, dispersa o vento interno, limpa os órgãos sensoriais, ativa o canal, apoia a cabeça, limpa a mente.

Indicações Problemas nos ouvidos, olhos e pescoço; epilepsia; febre; gripe; torcicolo; distúrbios circulatórios no cérebro; espasmos; faringite; rinite; problemas nas articulações do quadril.

Localização Rostromedial à massa lateral do atlas, caudomedial ao processo jugular do occipital, na altura da base da orelha, entre os ventres dos músculos esternomastóideo e esterno-occipital, lateral à VG-16.

Técnica A uma profundidade de cerca de 0,8 cun; inserção oblíqua a partir da parte posterior na direção do olho contralateral.

VB-20 Lagoa dos Ventos

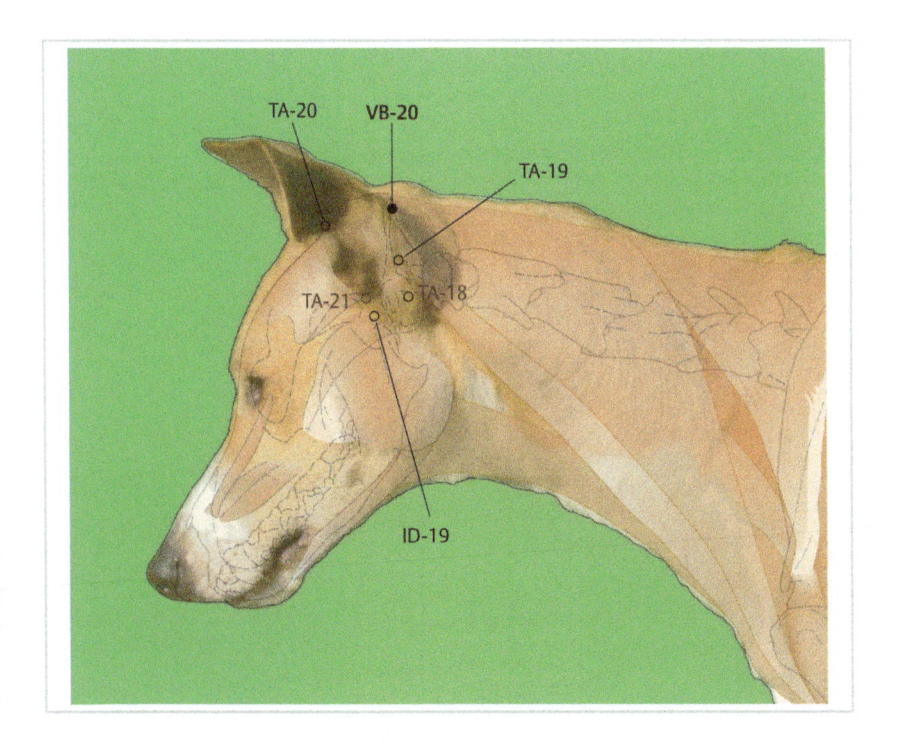

VB-21 Poço do Ombro
肩井 Jian Jing

Ponto de interseção com o vaso de ligação *yang* (*yang wei mai*) e os canais do triplo aquecedor e do estômago.

Efeito Regula o *qi*, diminuindo fortemente; ativa o canal; transforma e reduz a fleuma; elimina os nós; promove a lactação; acelera o parto; portanto, é contraindicado durante a gravidez.

Indicações Ponto local para o tratamento de bloqueios dolorosos na região do ombro e do pescoço; bócio; ponto empírico para todos os tipos de problemas ginecológicos, como retenção de placenta; sangramento pós-parto; mastite; problemas de lactação.

Localização No meio do pescoço, na frente da escápula, no meio do caminho entre a VG-14 e o acrômio, entre a 6ª e a 7ª vértebras cervicais.

Técnica A uma profundidade de cerca de 1 cun; inserção perpendicular.

! Contraindicado durante a gravidez.

VB-22 Depressão da Axila
淵腋 Yuan Ye

Efeito Regula o *qi*, libera o tórax, apoia a axila.

Indicações Neuralgias intercostais, bloqueios de costelas, pleurite, linfadenite axilar, dor no ombro.

Localização No 5º espaço intercostal entre os músculos *latissimus dorsi* e peitoral profundo na axila.

Técnica Até uma profundidade de aproximadamente 0,3 cun; inserção tangencial.

! Risco de pneumotórax.

VB-23 Apoiando os Tendões
輒筋 Zhe Jin

Ponto de interseção com o canal da bexiga.

Efeito Regula o *qi* no triplo aquecedor, libera o tórax, reduz o *qi* rebelde. Libera o *shen*.

Indicações Dor no abdômen superior, dificuldade para respirar, problemas cardíacos funcionais, colecistopatias. Tem um efeito de clareamento semelhante a um *flash*.

Localização No 6º espaço intercostal, cerca de 1 cun abaixo do BP-21 no músculo peitoral.

Técnica Até uma profundidade de aproximadamente 0,3 cun; inserção tangencial.

! Risco de pneumotórax.

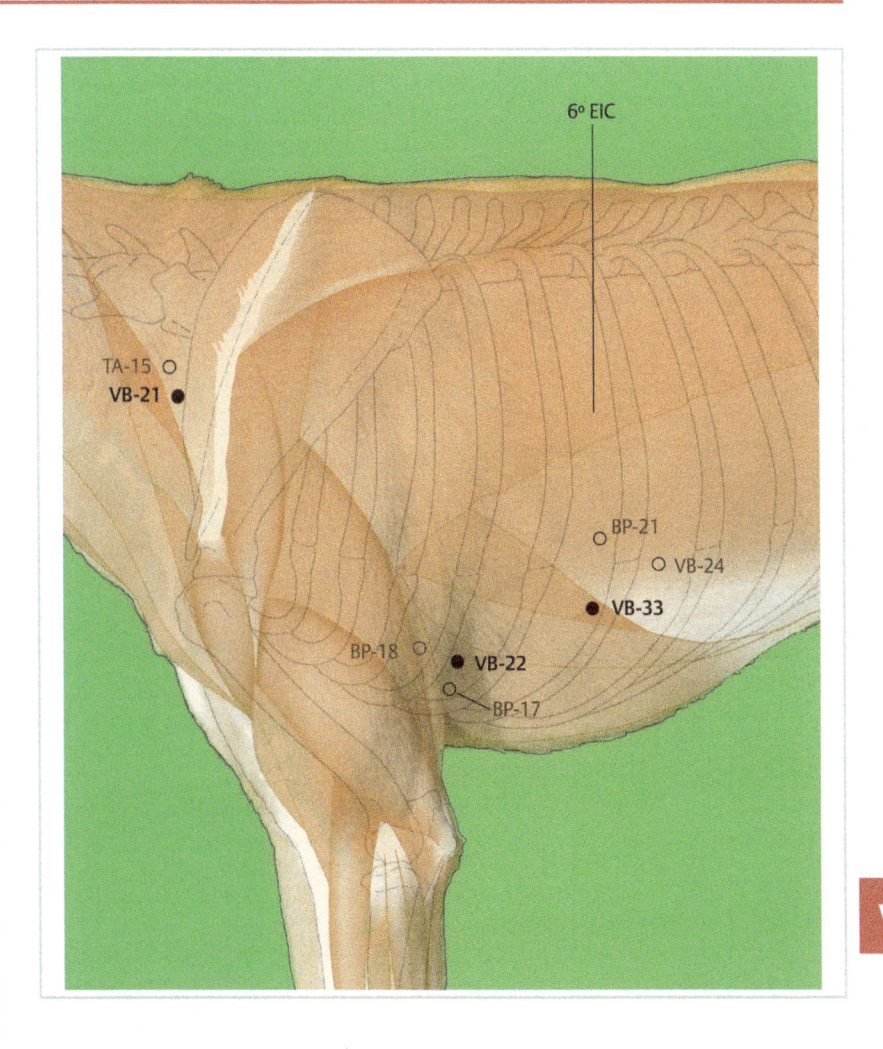

VB-23 Apoiando os Tendões

VB-24 Sol e Lua
日月 *Ri Yue*

Ponto de alarme-*Mu* da vesícula biliar.

Efeito Resolve o calor úmido, apoia as funções da vesícula biliar (*dan*) e do fígado (*gan*), acalma o *qi* do fígado.

Indicações Calor úmido na vesícula biliar (*dan*) e no fígado (*gan*), como icterícia; dor hipocondríaca; cálculos biliares; sensação de peso; apatia; náusea; revestimento pegajoso e amarelo da língua; dificuldade para respirar.

Localização No 7º espaço intercostal, no nível da junção costocondral, corresponde ao 6º espaço intercostal por trás (no entanto, há também referências na literatura ao 10º espaço intercostal, que corresponde ao terceiro por trás).

Técnica Até uma profundidade de aproximadamente 0,3 cun; inserção tangencial.

❗ Risco de pneumotórax.

VB-25 Portão da Capital
京门 *Jing Men*

Ponto de alarme-*Mu* dos rins.

Efeito Suplementa o baço-pâncreas e os rins, regula o fluxo de água e fortalece a área lombar.

Indicações Dor na região lombar, neuralgia intercostal, distúrbios renais, infertilidade, cólica biliar, mastite. Reduz as oscilações emocionais, equilibra os processos de tomada de decisão em situações de liderança.

Localização Na borda caudal da extremidade livre da 13ª costela.

Técnica Até uma profundidade de aproximadamente 0,3 cun; inserção tangencial.

❗ Risco de pneumotórax.

VB-26 Vaso da Cintura
带脉 *Dai Mai*

Ponto de interseção com o vaso cinto (*dai mai*).

Efeito Resolve o calor úmido, regula o útero, regula o vaso cinto, ativa o canal.

Indicações Endometrite, dor abdominal, diagnóstico útil para congestão no vaso cinto, distúrbios inflamatórios na área urogenital. Regula a tensão interna e a sede de ação.

Localização 2 cun abaixo do canal externo da bexiga, cranial à borda anterior do tubérculo coxal.

Técnica Até uma profundidade de cerca de 0,5 cun; inserção perpendicular.

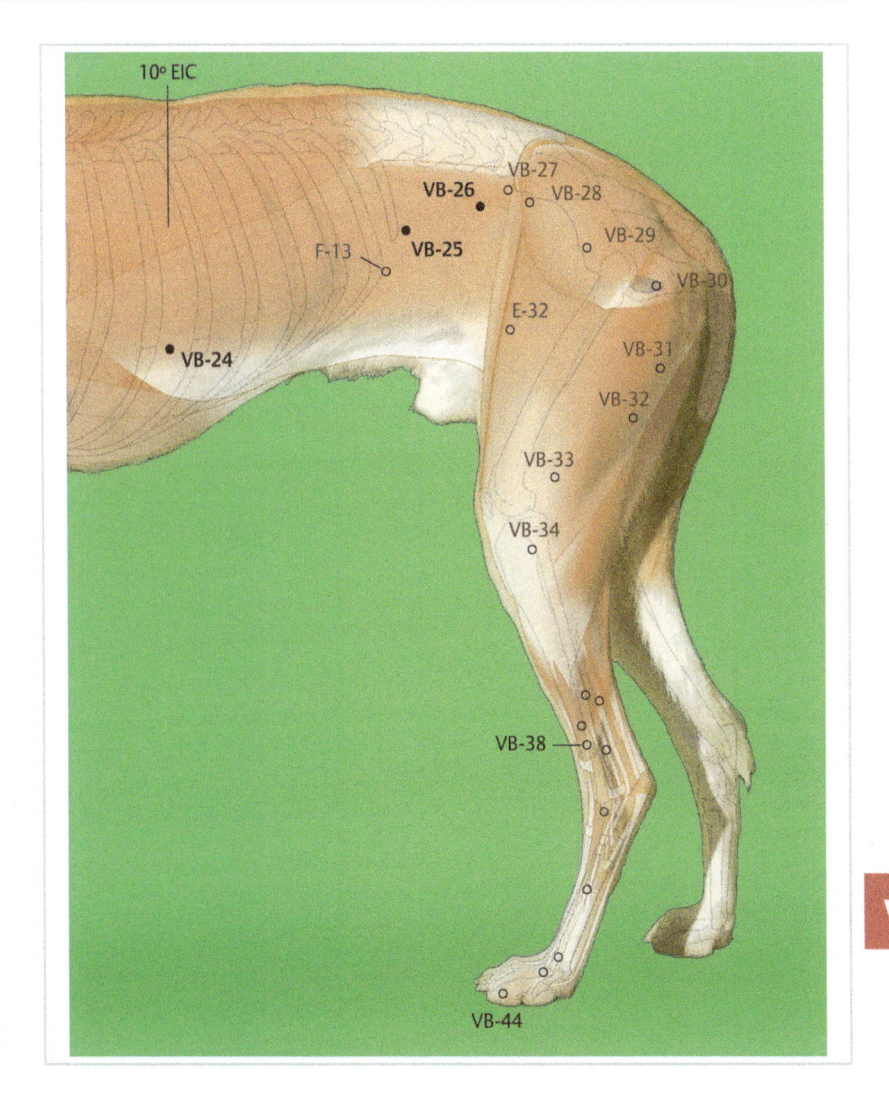

VB-26 Vaso da Cintura

VB-27 Quinto Pivô
五枢 *Wu Shu*

Ponto de interseção com o vaso cinto (*dai mai*).

Efeito Regula o vaso cinto (*dai mai*) e o *Jiao* inferior, transforma a estagnação.

Indicações Ponto de diagnóstico para problemas no quadril, trata todos os problemas da parte posterior das costas, defecação dolorosa, prolapso uterino, dor nos testículos e na parte inferior do abdômen.

Localização Diretamente na frente do canto inferior do ílio, na espinha ilíaca anterossuperior.

Técnica Até uma profundidade de cerca de 0,5 cun; inserção perpendicular.

VB-28 Caminho da Conexão
维道 *Wei Dao*

Ponto de interseção com o vaso cinto (*dai mai*).

Efeito Regula o vaso cinto (*dai mai*) e o Jiao inferior, transforma a estagnação.

Indicações Dor no quadril, endometrite, constipação crônica, dor no *Jiao* inferior, orquite, esterilidade.

Localização Abaixo do ílio, cerca de 0,5 cun caudal ao VB-27, no início da espinha da asa.

Técnica Até uma profundidade de cerca de 0,5 cun; inserção perpendicular.

VB-29 Fenda do Agachamento
居髎 *Ju Liao*

Ponto de interseção com o vaso de motilidade *yang* (*yang qiao mai*).

Efeito Elimina a umidade do vento, resolve obstruções no canal, apoia a pata traseira e a área do quadril.

Indicações Ponto local para todos os problemas dolorosos do quadril, para dor nas costas e na pata traseira, paralisia da pata traseira, dor no ombro, orquite, endometrite, cistite.

Localização Na frente da articulação do quadril, um terço da distância entre o trocânter maior do fêmur e a borda dorsal da espinha ilíaca posterossuperior.

Técnica A uma profundidade de cerca de 2 cun; inserção perpendicular.

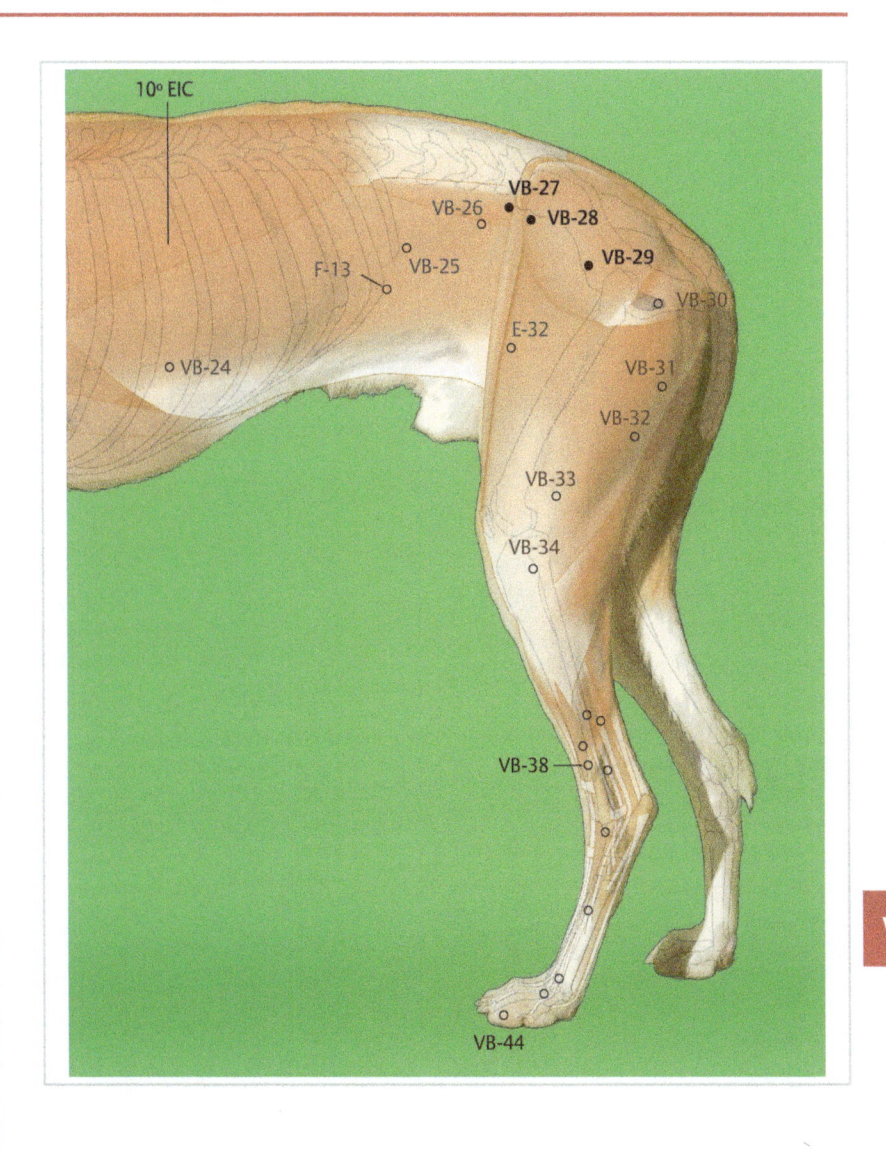

VB-29 Fenda do Agachamento

VB-30 Salto em Círculo
环跳 *Huan Tiao*

Efeito Ponto de interseção com o canal da bexiga.

Remove obstruções no canal, suplementa o *qi* e o sangue, resolve o calor úmido.

Indicações Ciático com dor que se estende pela pata, paralisia da pata traseira, displasia da articulação do quadril, hemiplegia. Libera de uma percepção de falta de liberdade e constrição.

Localização Caudal ao trocânter maior do fêmur, na metade do caminho entre o trocânter e a tuberosidade isquiática.

Na acupuntura veterinária clássica, o *huan tiao* é descrito como localizado diretamente na frente do trocânter maior; a localização do VB-30 é chamada de *huan hou*.

Técnica A uma profundidade de cerca de 2 cun; inserção perpendicular.

VB-31 Mercado do Vento
风市 *Feng Shi*

Efeitos Expulsa o vento, relaxa os tendões, fortalece as patas traseiras e alivia a coceira.

Indicações Coceira em todo o corpo, paralisia das patas traseiras, dor e inchaço nas patas traseiras e na região lombar, problemas na articulação do quadril, isquialgia.

Localização Na borda posterior e aproximadamente no meio da coxa, entre o músculo bíceps da coxa e o músculo semitendíneo, 7 cm acima da dobra do joelho.

Técnica A uma profundidade de cerca de 1 cun; inserção perpendicular.

VB-32 Riacho do Meio
中渎 *Zhong Du*

Efeito Expulsa o vento e a umidade fria.

Indicações Paralisia, inchaço ou fraqueza nas patas traseiras, dor nas patas traseiras e na região lombar, problemas na articulação do quadril, isquialgia.

Localização Na borda posterior e aproximadamente no meio da coxa, entre o músculo bíceps da coxa e o músculo semitendíneo, 5 cm acima da dobra do joelho.

Técnica A uma profundidade de cerca de 1 cun; inserção perpendicular.

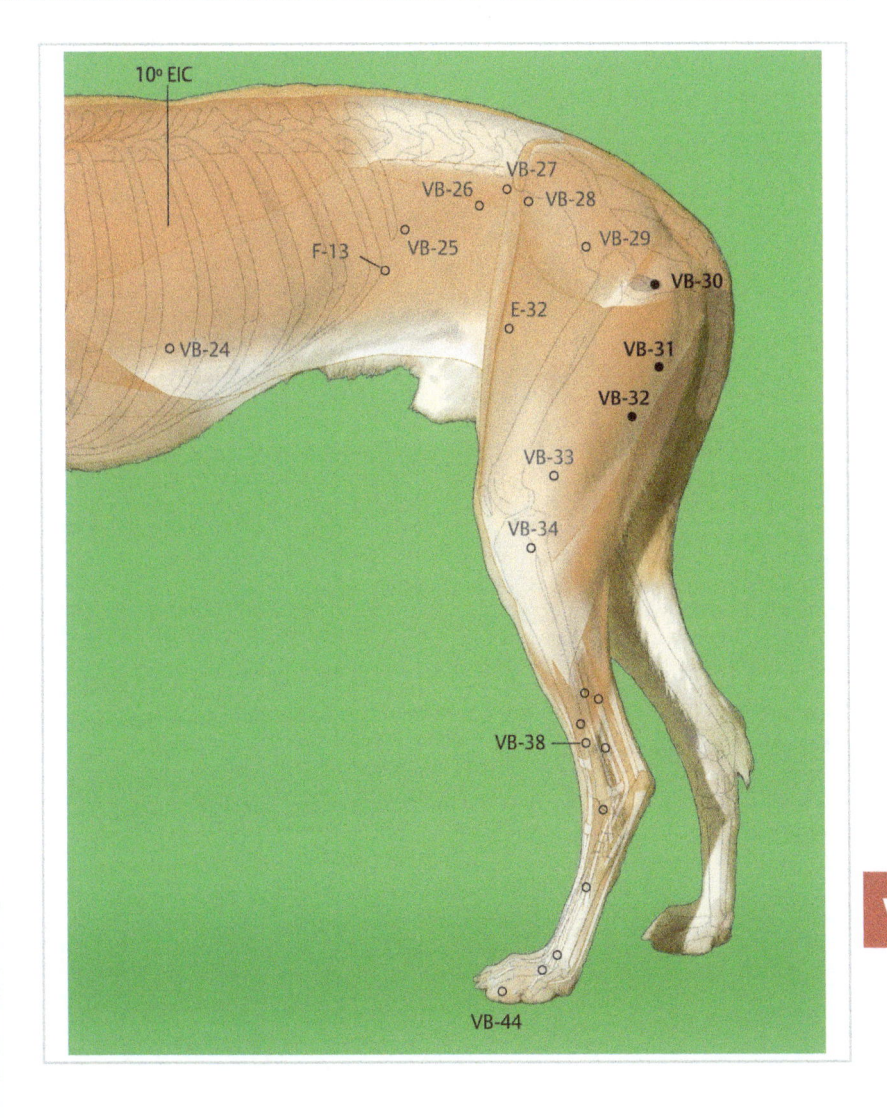

VB-32 Riacho do Meio

VB-33 Lateral à Articulação do Joelho
膝阳关 *Xi Yang Guan*

Efeito Relaxa os tendões, dá suporte às articulações, síndrome de *bi* (impedimento) frio no joelho lateral, elimina a umidade do vento.

Indicações Especialmente contrações dos aspectos laterais dos ligamentos e tendões nessa área, síndrome do vento *bi* (impedimento) no joelho com sensação de dormência, mobilidade reduzida e inchaço na articulação do joelho. Facilita a adaptação adequada às condições externas.

Localização Em uma depressão proximal ao epicôndilo lateral do fêmur no joelho, entre o tendão do músculo bíceps da coxa e o fêmur, 3 cun acima do VB-34 quando o joelho está dobrado.

Técnica A uma profundidade de cerca de 1 cun; inserção perpendicular.

VB-34 Riacho do Monte Yang
阳陵泉 *Yang Ling Quan*

Ponto *He*-mar, ponto de terra, *Hui* - ponto de influência para os tendões.

Efeito Remove as obstruções dos canais, resolve o calor úmido na vesícula biliar (*dan*) e no fígado (*gan*), apoia o fluxo suave do *qi* do fígado por todo o corpo, acalma o *qi* rebelde, relaxa os tendões, harmoniza o *shao yang*.

Indicações Ponto importante para melhorar o fluxo de *qi* e sangue nas patas, especialmente no joelho; problemas nas articulações do joelho; músculos atrofiados; contrações e espasmos musculares; patologias do tendão; dor na área lateral da costela. Pode acompanhar a manifestação de raiva.

Localização Inferolateral ao joelho, em uma depressão cranial e distal à cabeça da fíbula.

Técnica A uma profundidade de cerca de 1 cun; inserção perpendicular.

VB-34 Riacho do Monte *Yang*

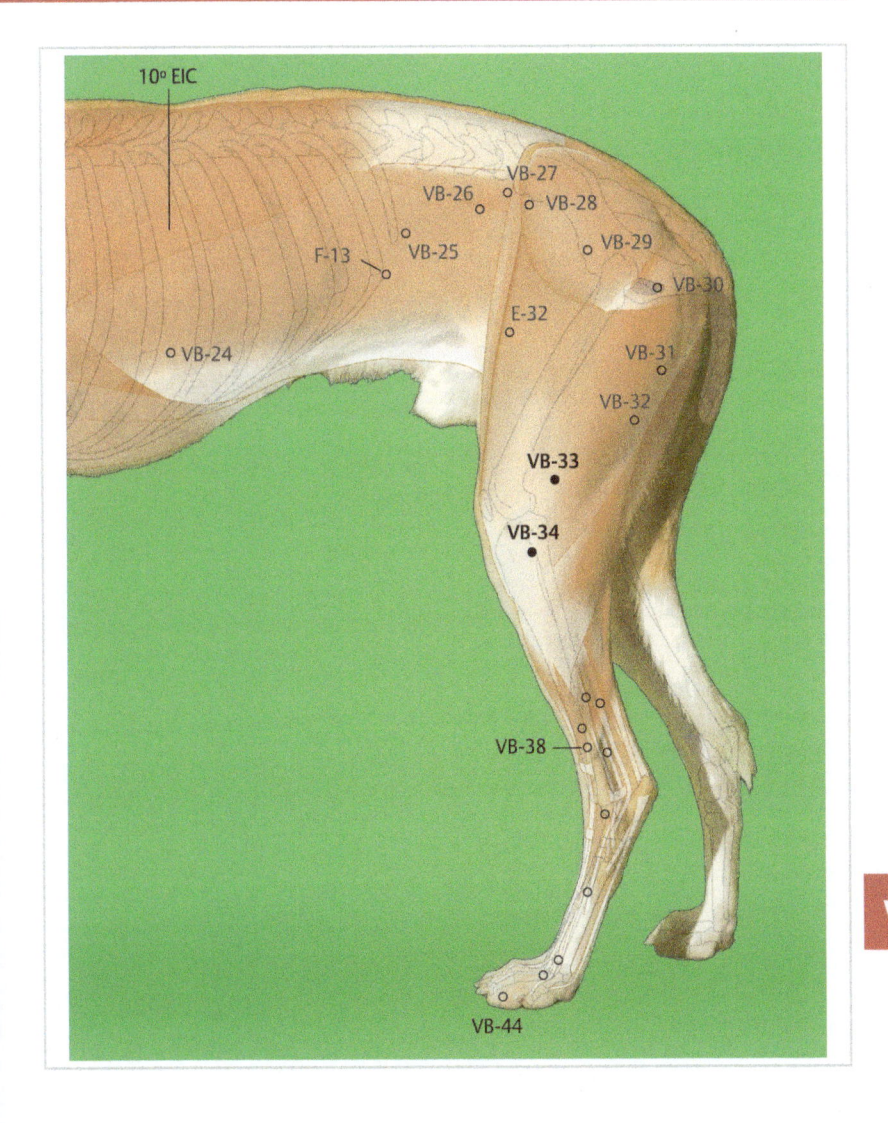

VB-35 Cruzamento do Yang

阳交 *Yang Jiao*

Ponto de acúmulo do vaso de ligação *yang* (*yang wei mai*).

Efeito Remove a congestão dos canais, relaxa os tendões e os nervos e interrompe a dor.

Indicações Dor ao longo do canal da vesícula biliar que é acompanhada de sensibilidade, dormência e espasmos nos músculos das patas; bronquite asmática com estados de medo.

Localização No meio da borda posterior da fíbula, a meio caminho entre o maléolo lateral e a cabeça da fíbula, na mesma altura em uma linha ligeiramente oblíqua que VB-36 e B-58 caudalmente e E-40 e E-39 cranialmente.

Técnica Até uma profundidade de cerca de 0,5 cun; inserção perpendicular.

VB-36 Monte Externo

外丘 *Wai Qiu*

Ponto de acúmulo.

Efeito Elimina as obstruções do canal, limpa o calor patogênico, elimina a congestão do canal e interrompe a dor.

Indicações Indicado para todos os casos de dor aguda no canal ou no órgão, especialmente na parte inferior da pata e na área lateral do pescoço. Aumenta a lucidez em casos com tendência à irascibilidade.

Localização A meio caminho entre o maléolo lateral e a cabeça da fíbula, na mesma altura em uma linha ligeiramente oblíqua que B-58 caudalmente e VB-35, E-40 e E-39 cranialmente.

Técnica Até uma profundidade de cerca de 0,5 cun; inserção perpendicular.

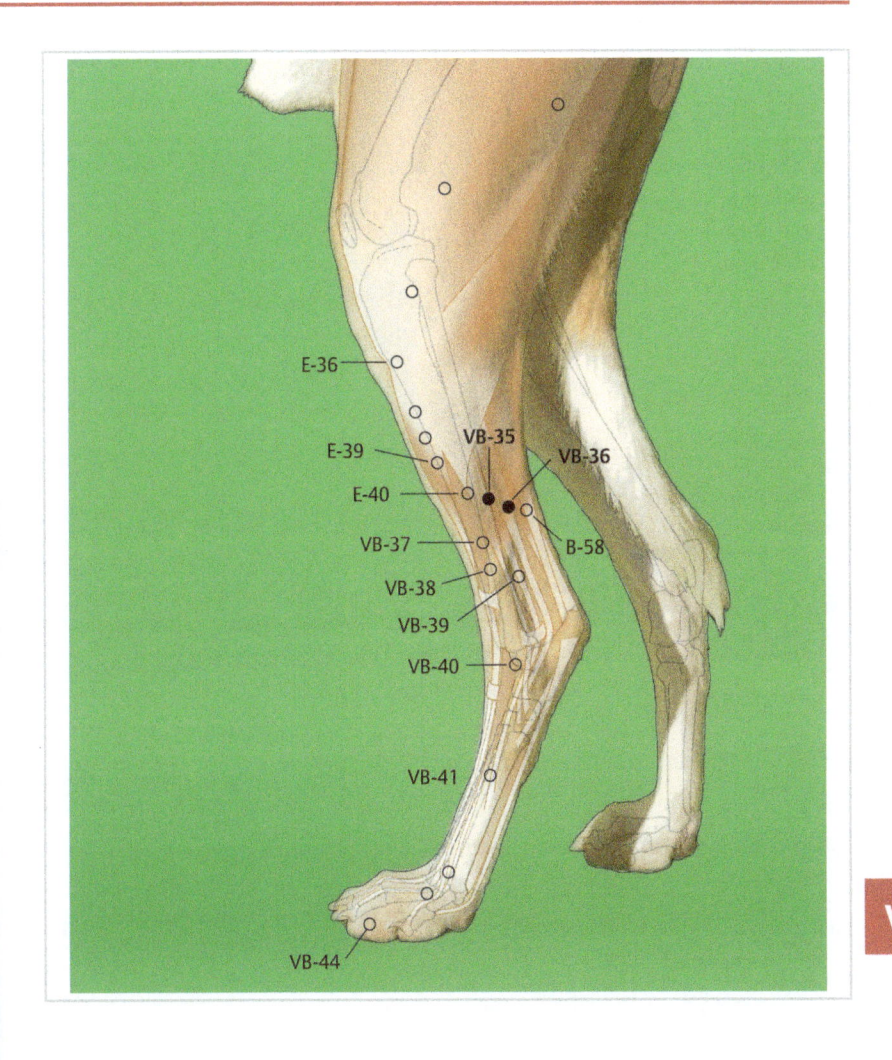

VB-36 Monte Externo

VB-37 Luz Brilhante
光明 *Guang Ming*

Ponto de conexão *de Luo*.

Efeito Ativa o canal, elimina a umidade do vento, apoia os olhos, atrai o fogo para baixo.

Indicações Dor, neuralgia, parestesia na parte inferior da pata e no joelho, dor na região do peito, distúrbios oculares. Traz luz em situações de autoabandono.

Localização Na borda anterior da fíbula, em uma linha entre o maléolo lateral e a cabeça da fíbula, na altura do início do terço distal da pata, onde o ramo cranial da veia safena lateral atravessa a pata.

Técnica A uma profundidade de cerca de 0,3 cun; inserção oblíqua para baixo.

VB-38 Apoio Lateral
阳辅 *Yang Fu*

Ponto de fogo, ponto de sedação.

Efeito Subjuga o *yang* do fígado, limpa o calor, elimina o calor úmido.

Indicações Dor nas patas traseiras e nas articulações, possivelmente com inchaço; linfadenite axilar. Restaura a qualidade do fogo, da brincadeira e da espontaneidade.

Localização 4 cun acima da ponta do maléolo lateral, na borda anterior da fíbula.

Técnica Até uma profundidade de cerca de 0,3 cun; inserção perpendicular.

VB-39 Sino Suspenso
悬钟 *Xuan Zhong*

Hui-ponto de influência para a medula.

Efeito Promove a essência, nutre a medula e os ossos, elimina a umidade do vento, elimina o calor na vesícula biliar e ativa o canal.

Indicações Problemas na medula óssea (cérebro e medula espinal), epilepsia, produção de sangue perturbada, paralisia nas patas traseiras, inchaço e inflamação na articulação do tornozelo, rigidez e dor no pescoço, síndrome *bi* (impedimento) com vento úmido, deficiência de *yin* nos rins. Para um ritmo interno enfraquecido.

Localização 3 cun acima da ponta do maléolo lateral, em uma depressão entre a borda posterior da fíbula e os tendões dos músculos peroneais longo e curto, em frente ao BP-6.

Técnica Até uma profundidade de cerca de 0,2 cun; inserção perpendicular.

VB-39 Sino Suspenso

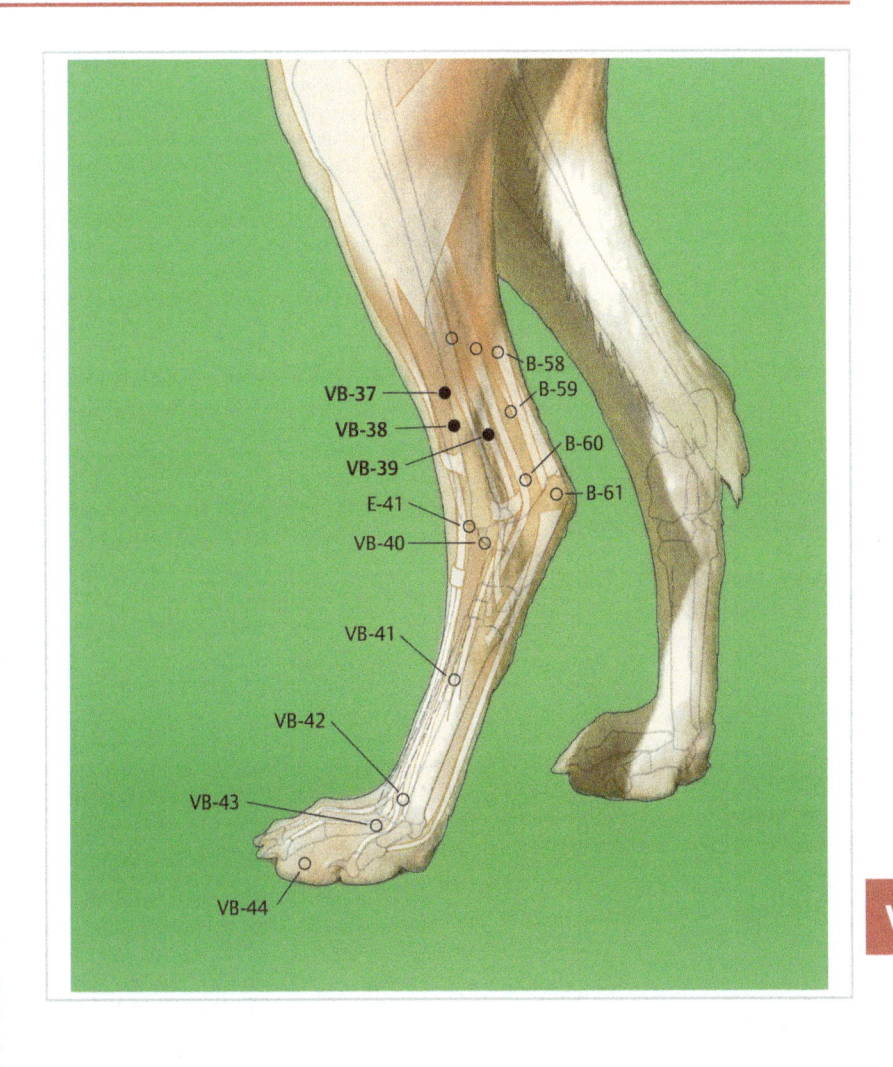

VB-40 Grande Colina
丘墟 Qiu Xu

Ponto fonte *Yuan*.

Efeito Apoia o fluxo suave do *qi* do fígado, elimina o calor úmido da vesícula biliar e ativa o canal.

Indicações Dor e inchaço na articulação do tornozelo; cólica biliar, possivelmente com cálculos; hepatopatia; espasmos musculares; linfadenite axilar. Fortalece o aspecto psicológico da vesícula biliar em casos de confusão interna e desorientação.

Localização Dorsolateral na articulação do tornozelo, distal ao maléolo lateral.

Técnica Até uma profundidade de cerca de 0,2 cun; inserção perpendicular.

VB-41 Controle das Lágrimas Inferiores
足临泣 Zu Lin Qi

Ponto de transporte *Shu*, ponto de madeira, abridor do vaso cinto (*dai mai*).

Efeito Apoia o fluxo suave do *qi* do fígado, transforma a fleuma e resolve os nós, apoia a área lateral das costelas e o tórax, conecta o *Jiao* inferior.

Indicações Vaginite; cistite; uretrite; conjuntivite; mastite; gânglios linfáticos inchados; problemas localizados no metatarso dorsal; síndrome *bi* úmida (impedimento) na cabeça, garganta, quadril e joelho; fraqueza da pata traseira; lombalgia; isquialgia. Relaxa o diafragma e libera a raiva acumulada.

Localização Dorsal na pata traseira, em uma depressão distal à conexão entre o quarto e o quinto ossos metatarsais, lateral ao tendão do músculo extensor longo dos dedos.

Técnica A uma profundidade de aproximadamente 1 cun; inserção oblíqua em uma direção plantar e distal.

VB-42 Cinco Encontros na Terra
地五会 Di Wu Hui

Efeito Distribui o *qi* do fígado e elimina o calor da vesícula biliar.

Indicações Inchaço e dor na área das axilas e na parte dorsal da pata traseira, dor úmida nos dedos, mastite. Estabiliza e coordena os movimentos, também no sentido figurado.

Localização Dorsal na pata traseira, entre as cabeças do 4º e 5º ossos metatarsais.

Técnica Até uma profundidade de aproximadamente 0,2 cun; inserção oblíqua em uma direção distal.

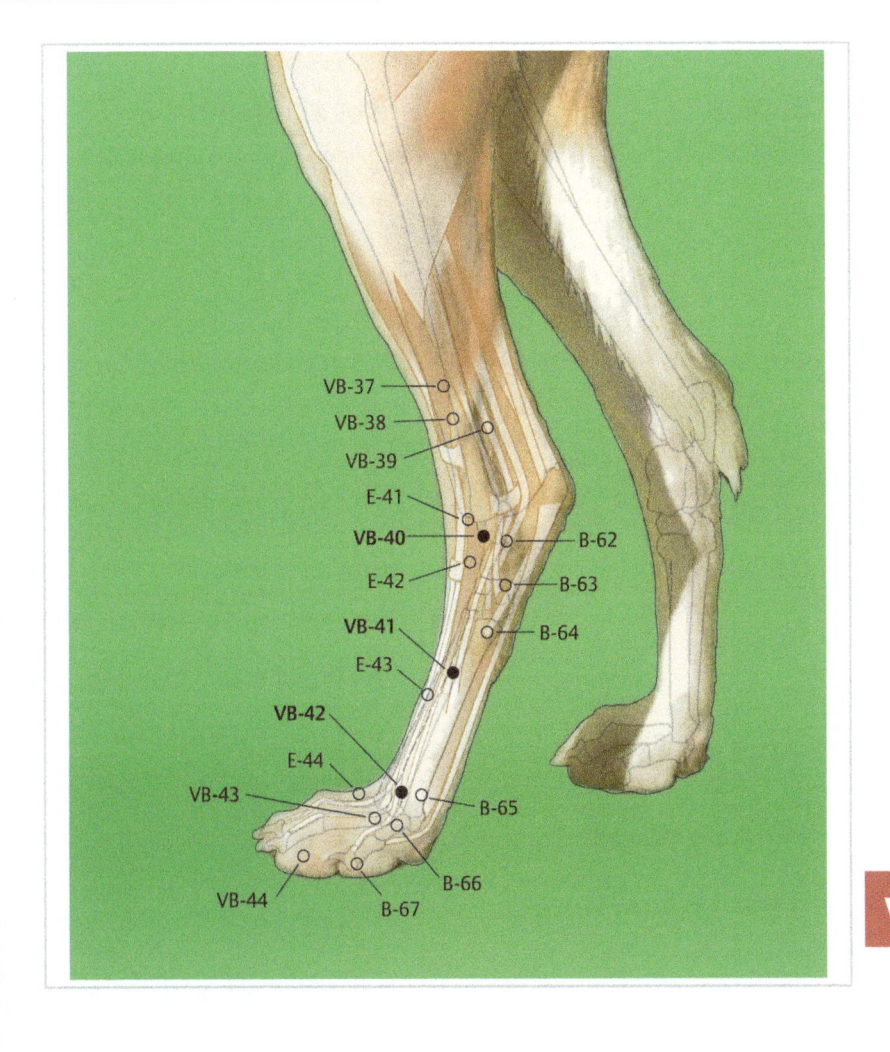

VB-42 Cinco Encontros na Terra

VB-43 Riacho Estreito
侠溪 *Xia Xi*

Ponto *Ying*-manancial, ponto de água, ponto de suplementação.

Efeito Subjuga o *yan* do fígado; apoia a cabeça, os olhos e as orelhas; elimina o calor úmido e resolve inchaços.

Indicações Febre, dor na região do peito, conjuntivite, otite, mastite na região torácica. Cria uma coragem prudente, também em situações difíceis.

Localização Proximal à dobra digital, entre a quarta e a quinta articulações metatarsofalangeana.

Técnica Até uma profundidade de aproximadamente 0,2 cun; inserção perpendicular.

VB-44 Orifício *Yin* do Pé
足窍阴 *Zu Qiao Yin*

Ponto *Jin*-poço, ponto de metal.

Efeito Subjuga o *yang* do fígado; elimina o calor; apoia os olhos, a cabeça e a região lateral das costelas; acalma o espírito em estados de agitação.

Indicações Febre; distúrbios oculares; surdez súbita; em conjunto com VB-11, abre qualquer sensação de plenitude patogênica em casos de deficiência; inflamação da vesícula biliar; estados de choque; dificuldade para respirar; laringofaringite; mastite das glândulas torácicas, quando a tensão excessiva leva a ações estereotipadas.

Localização Proximolateral à dobra da unha do quarto dedo da pata traseira.

Técnica A uma profundidade de cerca de 0,1 cun; inserção oblíqua em uma direção proximal.

VB-44 Orifício *Yin* do Pé

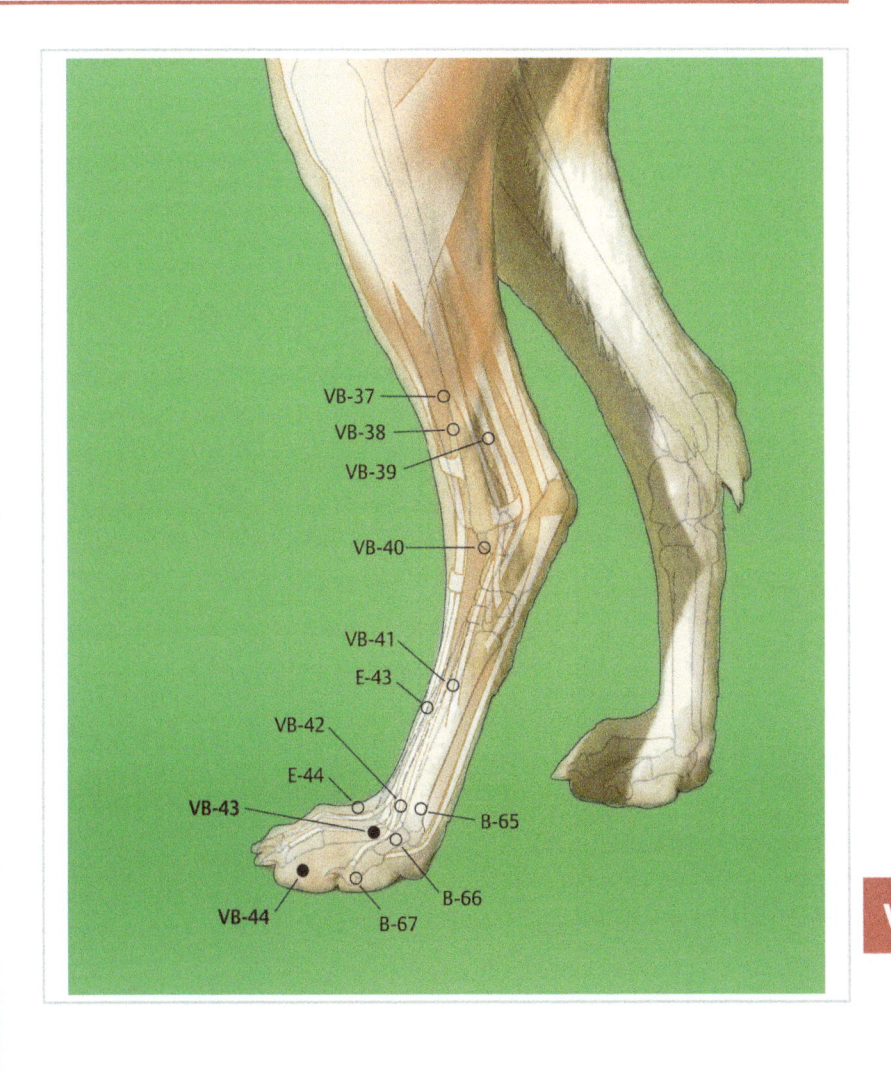

22 Canal do Fígado

Jue Yin do Membro Pélvico (*Zu Jue Yin Gan Mai* 足厥阴肝脉)

O canal hepático inicia seu curso externo lateral ao segundo dedo da pata traseira, sobe pelo maléolo medial e pelo lado medial da pata, contorna a área genital até o abdômen lateral e termina no ponto F-14 no sexto espaço intercostal.

Na região lombar, um ramo interno circunda o estômago antes de se conectar ao fígado e à vesícula biliar. A partir daí ele continua pelo diafragma, envia ramos para as áreas do abdômen e das costelas e sobe para a garganta, para a nasofaringe e para os olhos. então segue para cima até encontrar o vaso governador (*du mai*) no ponto VG-20.

22 Canal do Fígado

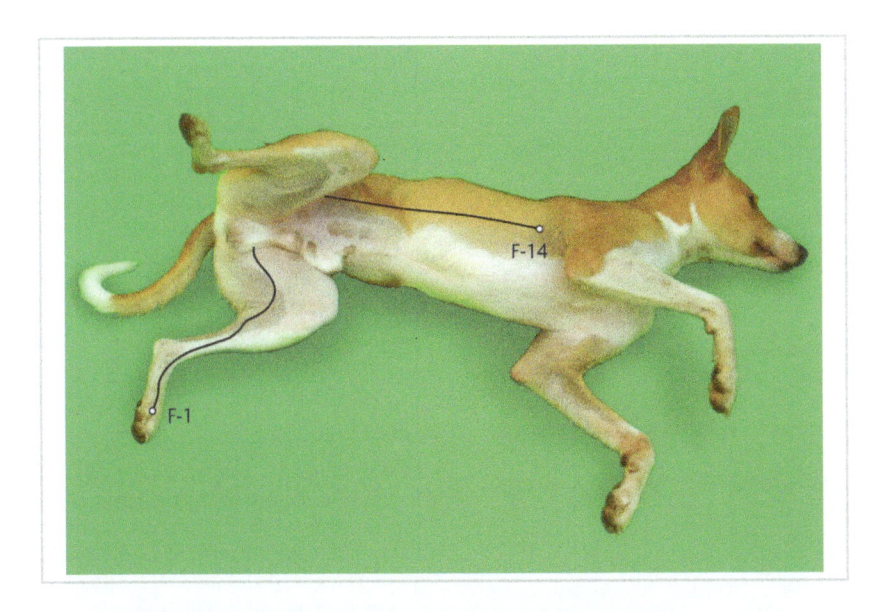

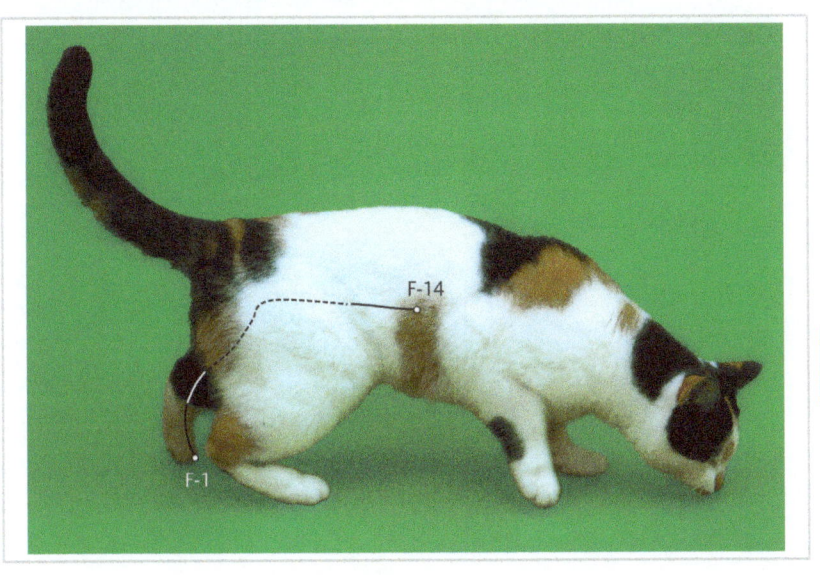

F-1 Grande Espessura
大敦 Da Dun

Ponto *Jing*-poço, ponto de madeira.

Efeito Resolve o calor úmido, promove o fluxo suave do *qi* do fígado, restaura a consciência, interrompe o sangramento uterino, apoia os órgãos genitais e ajuda na micção.

Indicações Dor nos órgãos genitais e na região inguinal, inchaço na bolsa escrotal, dor abdominal, incontinência urinária. Fortalece a autoconfiança.

Localização Na borda lateral do segundo dedo da pata traseira, na dobra ungueal dorsolateral.

Técnica Até uma profundidade de aproximadamente 0,2 cun; inserção perpendicular.

F-2 Passar entre
行间 Xing Jian

Ponto do Yin-manancial, ponto de fogo, ponto de sedação.

Efeito Limpa o fogo do fígado, acalma o *yang* e o vento do fígado, resfria o sangue e estanca o sangramento.

Indicações Doenças oculares, espasmos, constipação, dor de cabeça, insônia, tosse com dor abaixo das costelas, hepatopatias, irritabilidade, agressividade; para equilibrar as emoções.

Localização Na pata traseira, medialmente no segundo dedo do pé, distal à articulação metatarsofalângica, no meio entre os aspectos dorsal e medial do osso.

Técnica A uma profundidade de cerca de 0,3 cun; inserção oblíqua em uma direção caudodistal.

F-3 Grande Jorrante
太冲 Tai Chong

Ponto de transporte *Shu*, ponto de fonte *yuan*, ponto de terra.

Efeito Acalma o *yang* do fígado, acalma o excesso de fígado (*gan*), dissipa o vento interno, promove o fluxo suave do *qi* do fígado, acalma o espírito, acalma espasmos, nutre o sangue do fígado, clareia a cabeça e os olhos, regula o *Jiao* inferior.

Indicações Problemas no fígado e na vesícula biliar, espasmos musculares, dor muscular devido a depósitos de substâncias tóxicas, dor de cabeça, epilepsia, problemas oculares, tendência à ansiedade e insegurança, impaciência, vertigem, coxartrose e displasia da articulação do quadril, distúrbios urogenitais.

Localização Na pata traseira, entre o segundo e o terceiro dedo, um pouco abaixo da metade do comprimento dos ossos metatarsais, no ponto mais largo entre os ossos.

Técnica A uma profundidade de cerca de 0,8 cun; inserção oblíqua em uma direção caudodistal.

> ❗ Contraindicado durante a gravidez.

F-3 Grande Jorrante

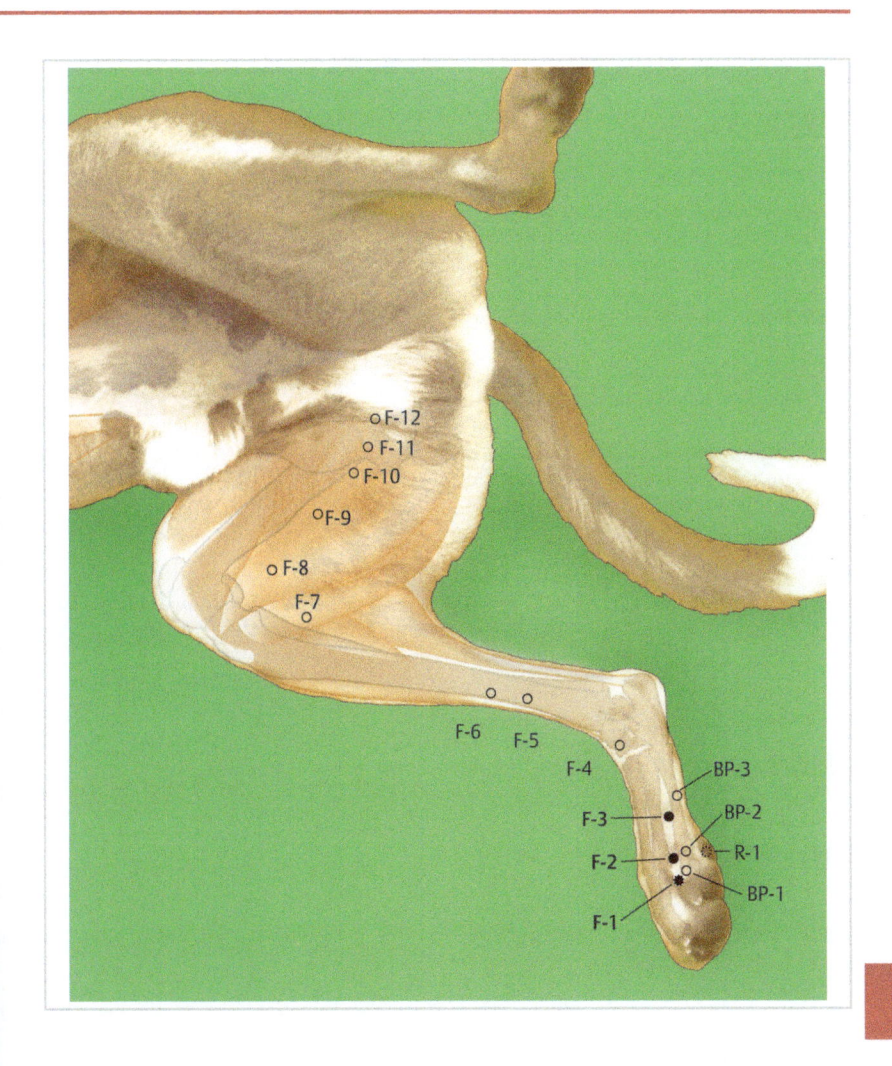

F-4 Margem Média
中封 Zhong Feng

Ponto do *Jing*-rio, ponto de metal.

Efeito Promove o fluxo suave do *qi* do fígado no Jiao inferior e elimina o calor congestionado no canal do fígado.

Indicações Problemas nas articulações do tornozelo, contrações nos tendões, dor nos órgãos genitais externos, hérnias. Canaliza os processos de tomada de decisão.

Localização Na articulação do tornozelo, 1 cm anterior ao maléolo medial, em uma depressão entre os músculos extensores longos dos dedos e os músculos tibiais craniais.

Técnica Até uma profundidade de cerca de 0,3 cun; inserção perpendicular.

F-5 Insetos no Sulco
蠡沟 Li Gou

Ponto de Conexão *Luo*.

Efeito Promove o fluxo suave do *qi* do fígado, elimina o calor úmido do *Jiao* inferior, apoia os órgãos genitais, remove a síndrome do caroço de ameixa (*Mei He Qi*) (o canal *luo* começa nesse ponto e circunda os órgãos genitais).

Indicações Efeito especial na área genital em todos os casos de estagnação do *qi* do fígado, com sinais como globo faríngeo, distensão abdominal, dor ao urinar, retenção urinária, dor lombar, coceira, hepatopatias com fezes ocasionalmente de cor clara e coceira com agressividade contida.

Localização Na borda medial da tíbia, 2 cun acima do maléolo medial.

Técnica Até uma profundidade de cerca de 0,3 cun; inserção perpendicular.

F-6 Capital Central
中都 Zhong Du

Ponto de acúmulo.

Efeito Promove o fluxo suave do *qi* do fígado, regula o *Jiao* inferior, remove a umidade e regula o sangue.

Indicações Problemas urogenitais, dor na parte inferior do abdômen, sangramento uterino, diarreia incontrolável. Útil para manter a concentração em condições marcadas pela dor.

Localização Na borda medial da tíbia, 3 cun acima do maléolo medial.

Técnica Até uma profundidade de cerca de 0,3 cun; inserção perpendicular.

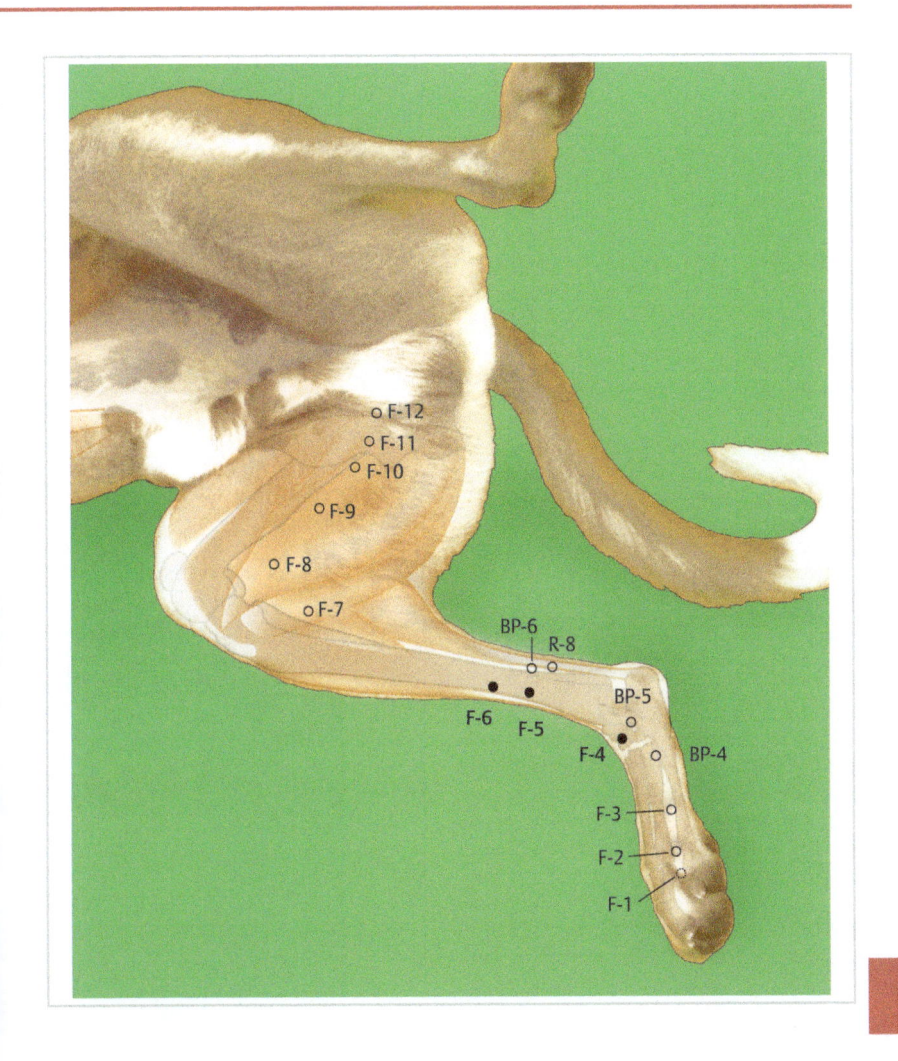

F-6 Capital Central

F-7 Articulação do joelho
膝关 Xi Guan

Efeito   Dispersa a umidade do vento e apoia os joelhos.

Indicações   Dor na parte interna da articulação do joelho, problemas urogenitais, dor na parte inferior do abdômen. Para teimosia extrema.

Localização   Caudodistal ao côndilo medial da tíbia, 1 cun caudal ao BP-9.

Técnica   Até uma profundidade de cerca de 0,5 cun; inserção perpendicular.

F-8 Nascente em Curva
曲泉 Qu Quan

Ponto *He*-mar, ponto de água, ponto de suplementação.

Efeito   Promove a bexiga, elimina o calor úmido do *Jiao* inferior, nutre o sangue e o yin, relaxa os tendões, apoia os órgãos genitais e o útero.

Indicações   Dor no trato urogenital, libido enfraquecida, dor na região medial do joelho e na virilha, alteração da consistência das fezes, fezes de cor viva com coceira, hepatopatia, visão prejudicada, fadiga.

Promove a constância e a flexibilidade, acalma as reações exageradas de calor.

Localização   Atrás do côndilo medial do fêmur, próximo à dobra medial do joelho, em frente à fixação dos músculos semimembranosos e semitendinosos.

Técnica   A uma profundidade de cerca de 1 cun; inserção perpendicular.

F-9 Envoltura *Yin*
曲泉 Yin Bao

Efeito   Regula o *Jiao* inferior.

Indicações   Dor na parte interna da coxa, disúria, ciclos estrais irregulares.

Localização   Central na parte interna da coxa entre os ventres dos músculos grácil e sartório, proximal ao epicôndilo medial do fêmur no nível em que a artéria femoral se torna palpável.

Técnica   A uma profundidade de cerca de 1 cun; inserção perpendicular.

❗ Artéria/veia femoral.

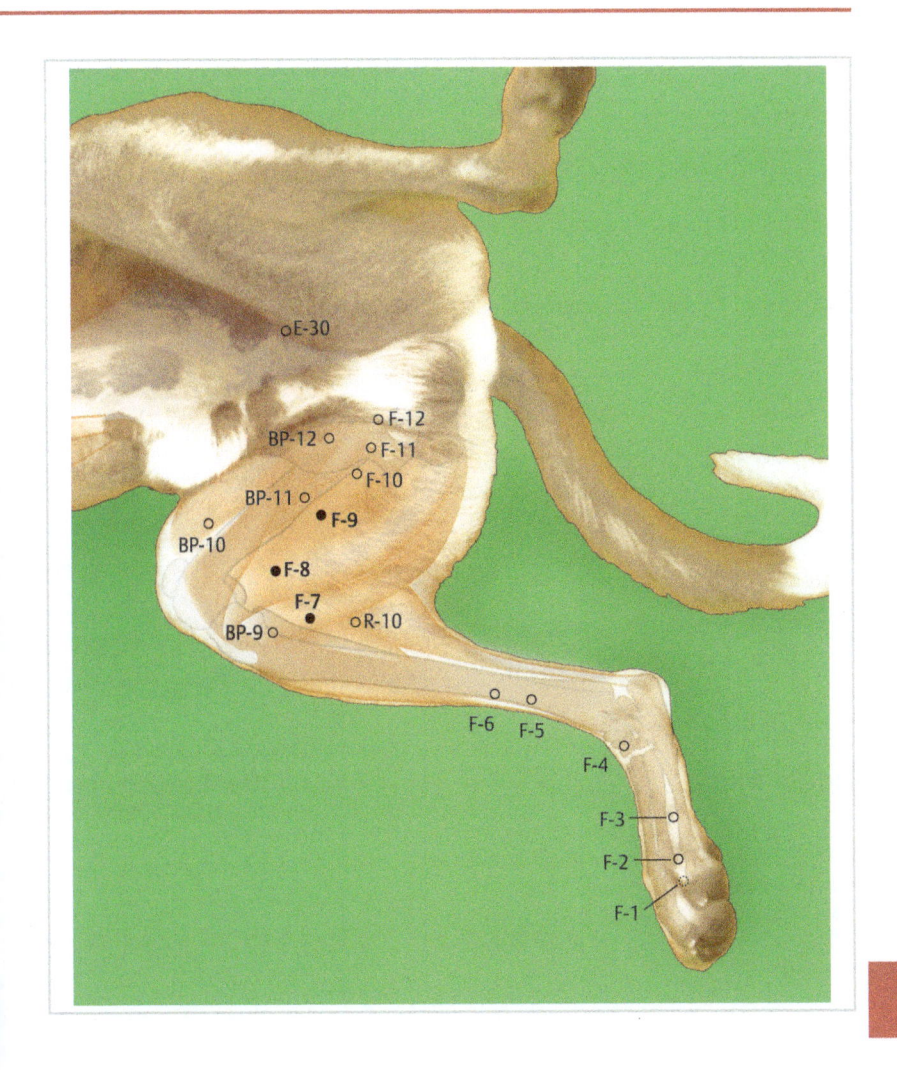

F-9 Envoltura Yin

F-10 Cinco Distâncias da Pata
足五里 *Zu Wu Li*

Efeito Elimina o calor úmido, especialmente no *Jiao* inferior.

Indicações Dor na parte interna da coxa, dor no quadril, lombalgia, disúria, coceira na área genital.

Localização Central na parte interna da coxa, cerca de 2 cun distal ao E-30.

Técnica A uma profundidade de cerca de 1 cun; inserção perpendicular.

❗ Artéria/veia femoral.

F-11 Borda do *Yin*
阴廉 *Yin Lian*

Efeito Apoia o útero.

Indicações Ciclos estrais irregulares; esterilidade em cadelas; dor na parte interna da coxa, na parte inferior do abdômen e nas articulações do quadril. Relaxa a parte inferior do corpo e a atitude em relação à sexualidade.

Localização Central na parte interna da coxa, cerca de 1 cm distal à E-30.

Técnica Até uma profundidade de cerca de 0,5 cun; inserção perpendicular.

❗ Artéria/veia femoral.

F-12 Pulso Urgente
急脉 *Ji Mai*

Efeito Apoia o *Jiao* inferior, remove o frio do canal do fígado.

Indicações Dor na parte inferior do abdômen, na área inguinal e nos órgãos genitais externos. Ajuda quando a pressão interna é descarregada como hipersexualidade.

Localização Central na parte interna da coxa, mais ou menos na área do canal inguinal.

Técnica Até uma profundidade de aproximadamente 0,3 cun; inserção perpendicular (de preferência tratada apenas com moxa).

❗ Artéria/veia femoral.

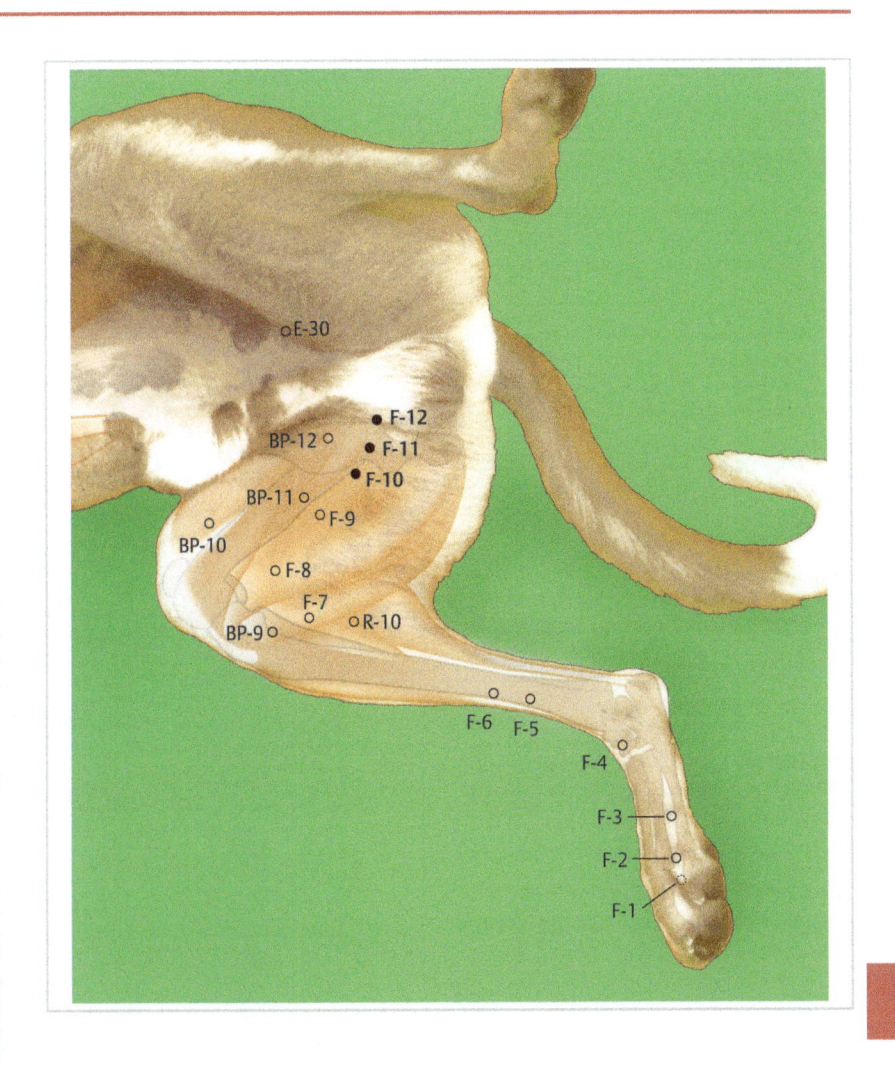

F-12 Pulso Urgente

F-13 Porta Resplandecente
章门 Zhang Men

Ponto de alarme *Mu* do baço-pâncreas, ponto de influência *hui* das vísceras, ponto de interseção com o canal da vesícula biliar.

Efeito Apoia o fluxo harmonioso de *qi*, apoia as funções de transformação do baço-pâncreas, dispersa e transforma a umidade, resolve a estagnação dos alimentos, regula o centro e os *Jiao* inferiores, move o *qi* para cima, para os pulmões, e para baixo, para os rins, harmoniza o fígado e o baço-pâncreas.

Indicações Dor abdominal, diarreia, vômito, hepatopatias, colecistopatias, colangiopatias, gastroduodenite, pancreatite, fadiga durante a convalescença, neuralgia intercostal. Ajuda a liberar um rancor antigo e a ter um novo começo.

Localização Na parede lateral do abdome, na transição para a porção de cartilagem da penúltima costela, ou seja, 12ª costela.

Técnica Até uma profundidade de aproximadamente 0,3 cun; inserção tangencial.

❗ Risco de pneumotórax.

F-14 Porta Cíclica
期门 *Qi Men*

Ponto de alarme *Mu* do fígado, ponto de interseção com o canal do baço e o vaso de ligação *yin* (*yin wei mai*).

Efeito Apoia o fluxo suave do *qi* do fígado, dispersa a estagnação de alimentos, resolve massas, resfria o sangue, harmoniza o fígado e o estômago.

Indicações Problemas musculares, abdômen dolorido e tenso, neuralgia intercostal, hepatite, hipogalactia, mastite, enjoo em viagens, depressão devido à estagnação do *qi* do fígado.

Localização No sexto espaço intercostal ou no sétimo por trás, na altura da transição costocondral da sexta costela. Descrições alternativas colocam o ponto no 10º espaço intercostal.

Técnica Até uma profundidade de aproximadamente 0,3 cun; inserção tangencial.

❗ Risco de pneumotórax.

F-14 Porta Cíclica

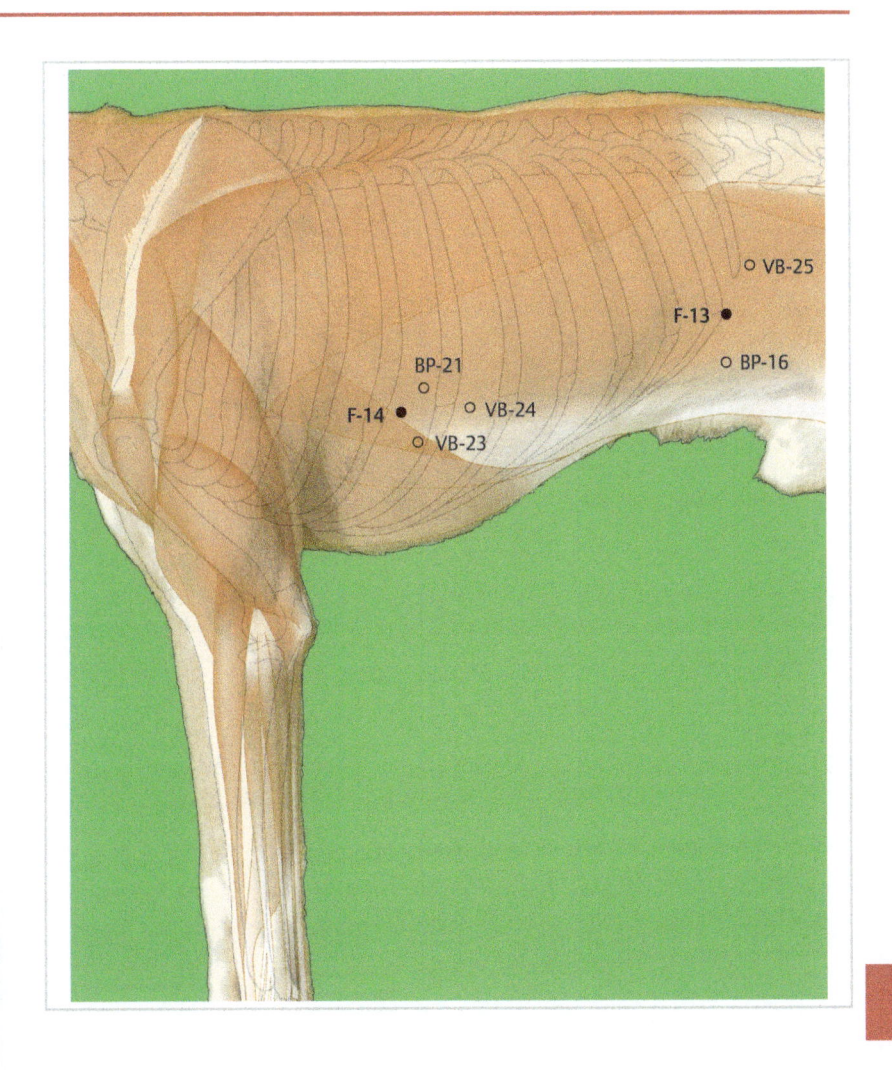

23 Vaso Governador

Vaso Governador
(Du Mai 督脉)

O vaso governador inicia seu curso externo entre a base da cauda e o ânus. A partir daí ele corre ventralmente sob a linha média da cauda até sua ponta e muda para sua linha média dorsal. Prossegue ao longo da linha média do dorso para frente até a VG-16, de onde entra no cérebro na área da parte posterior do pescoço. Externamente, continua a subir pela parte posterior do pescoço e pelo occipital até o ponto mais alto do crânio, em VG-20, de onde atravessa a testa e o nariz até o filtro labial, terminando em VG-28, na parte interna abaixo do lábio superior.

Um ramo se origina na parte inferior do abdômen, vai até os órgãos genitais, contorna o ânus e prossegue dentro da coluna vertebral até os rins. Outro ramo ascende pelo umbigo até o coração, daí para o pescoço, em torno do focinho, e depois para cima, até abaixo dos olhos. Um terceiro ramo, depois de atingir a superfície no B-1, segue um caminho bilateral para o canal da bexiga através da testa e entra no cérebro.

23 Vaso Governador

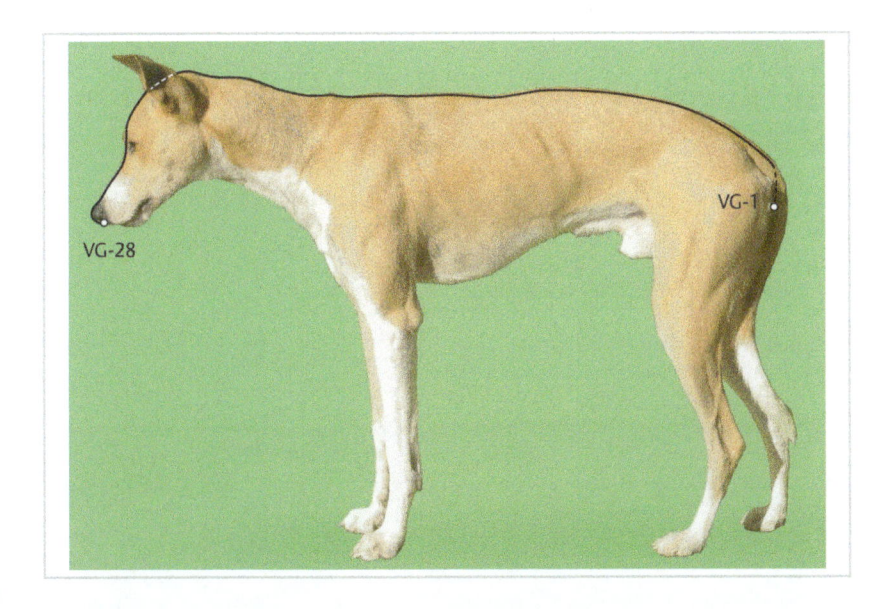

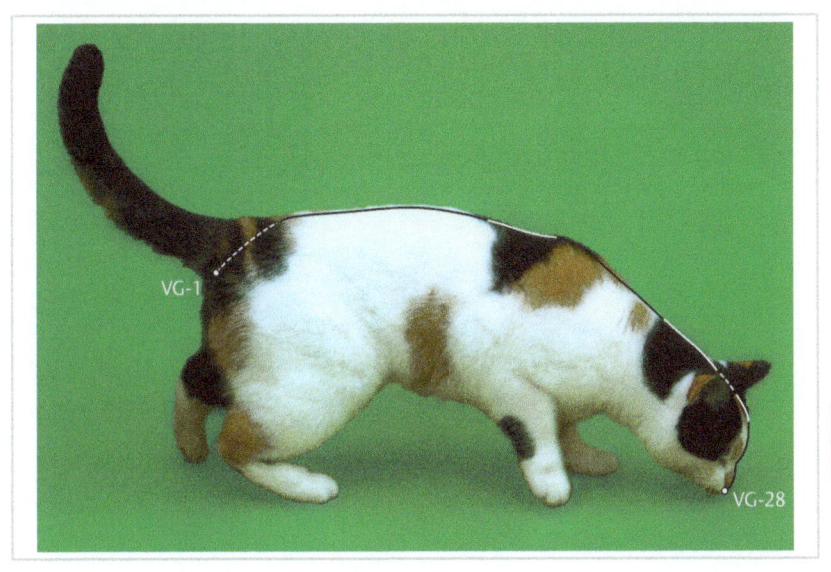

VG-1 O Forte Longo
长强 *Chang Qiang*

Ponto de interseção com o vaso concepção (*ren mai*) e os canais do rim e da vesícula biliar, ponto de conexão *luo* do vaso governador (*du mai*).

Efeito Regula os intestinos, ativa o canal, resolve o calor úmido e acalma o espírito.

Indicações Inchaços, prolapso retal, fraqueza do músculo esfíncter, inflamação do saco anal, eczema anal, retenção de mecônio, problemas gastrointestinais, problemas urogenitais, disfunções das patas traseiras, todos os problemas do vaso governador ou da coluna vertebral, dor na região caudal das costas, constipação, diarreia, tenesmo.

Localização Em uma depressão entre o ânus e a base ventral da cauda, entre o músculo coccígeo e os músculos do esfíncter do ânus.

Técnica Até uma profundidade de cerca de 2 cun; inserção perpendicular.

VG-1 O Forte Longo

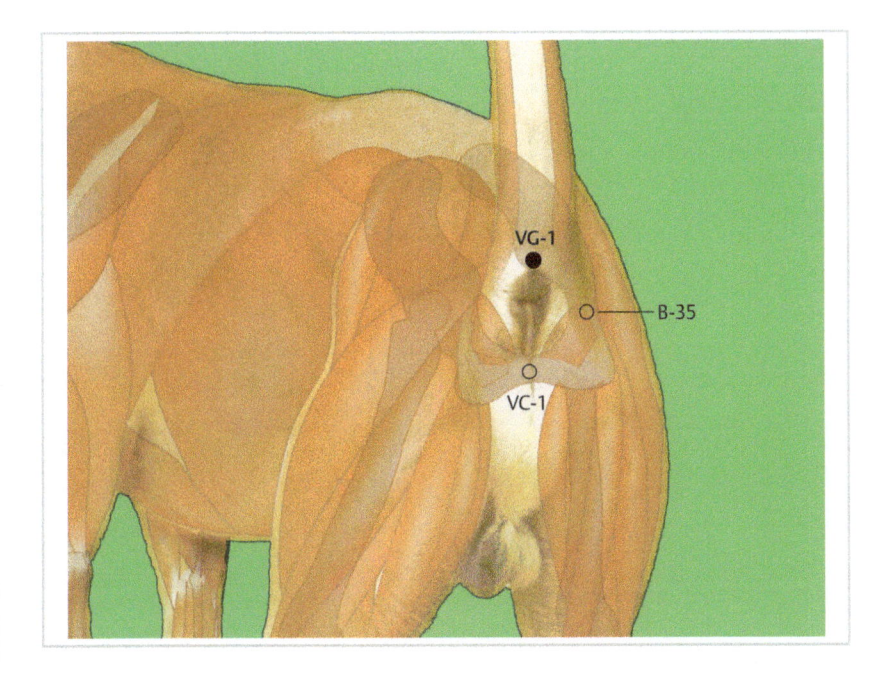

VG-2 Ponta Lombar
腰俞 *Yao Shu*

Efeito Dispersa o vento interno, acalma espasmos e contrações, fortalece a parte posterior das costas.

Indicações Fraqueza da pata traseira, lombalgia, diarreia, prolapso retal, incontinência urinária, problemas urogenitais.

Localização Dorsal no espaço sacrococcígeo.

Técnica Até uma profundidade de cerca de 1,5 cun; inserção perpendicular.

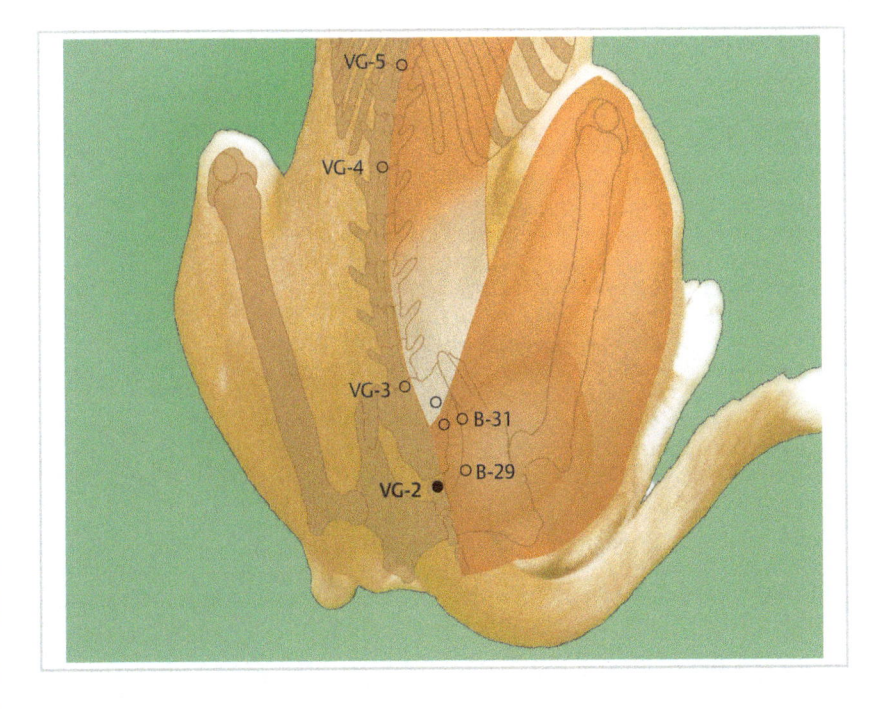

VG-2 Ponta Lombar

VG-3 Portão do Yang Lombar

下百会 Xiao Bai Hui

O VG-3 tem localização e nome variados em diferentes fontes. A localização do VG-3 varia nos espaços intercostais da 4ª à 7ª vértebras lombares e no espaço lombossacral. Às vezes ele também é chamado de VG-3-1 a VG-3-4 porque, evidentemente, o efeito do ponto de acupuntura foi encontrado em toda parte aqui.

Nesse atlas de pontos de acupuntura, a descrição do VG-3 o coloca no espaço lombossacral. Os pontos entre os processos espinhosos da coluna vertebral lombar têm um efeito comparável, porém, mais fraco.

Efeito Suplementa o *yang* dos rins, fortalece a parte inferior das costas e as patas traseiras, regula o *Jiao* inferior, expulsa a umidade do vento.

Indicações Dor na região lombar, especialmente quando se irradia para as patas traseiras; espondilose na coluna lombar; fraqueza e atrofia nas patas traseiras, por exemplo, síndrome da cauda equina; entorse na pata traseira; lombalgia; artrite da articulação do quadril; discopatia; impotência; retenção de placenta; endometrite; artrite na articulação do quadril; cólica; dilatação do estômago.

Localização No espaço lombossacro.

Técnica Até uma profundidade de cerca de 1,5 cun; inserção perpendicular.

VG-4 Portão da Vida

命门 Ming Men

Efeito Suplementa o *yang*, especialmente o *yang* dos rins, suplementa o *qi* original (*yuan*), suplementa o metabolismo de fluidos dos rins, nutre a essência, fortalece a área lombar e os joelhos, remove o frio interno em casos de deficiência de *yang*, elimina o calor, regula o vaso governador (*du mai*).

Indicações Todos os problemas renais, dor na região lombar e nos joelhos, discopatia, espondilose, distúrbios no sistema urogenital, infertilidade, condições de deficiência sexual, exaustão, problemas intestinais com frio e/ou deficiência de *yang*, entorse e reumatismo na pata traseira, problemas no sistema urogenital e na área intestinal.

Localização Dorsal entre a segunda e a terceira vértebras lombares.

Técnica Até uma profundidade de cerca de 1,5 cun; inserção perpendicular.

VG-4 Portão da Vida

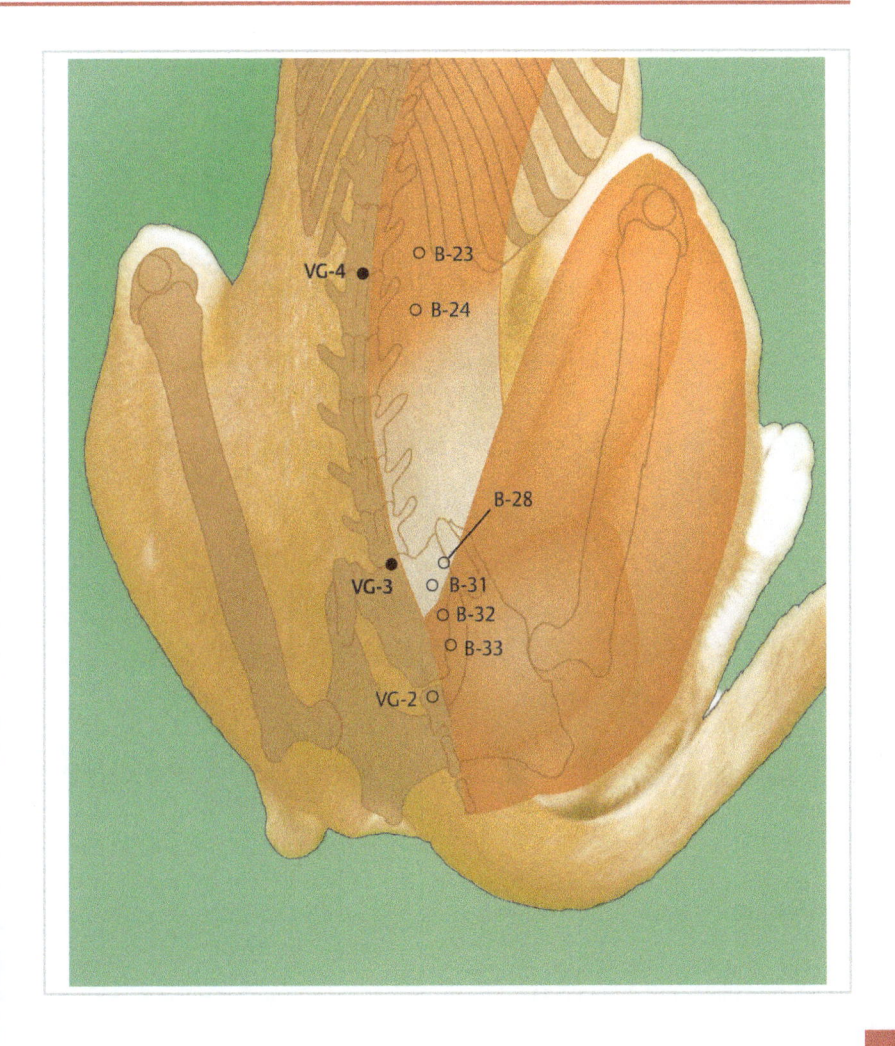

VG-5 Pivô Suspenso
悬枢 *Xuan Shu*

Efeito Apoia a coluna lombar e o *Jiao* inferior.

Indicações Enterite; diarreia; dor na coluna lombar, quadril e coxas; sangramento.

Localização Medialmente entre a última vértebra torácica e a primeira vértebra lombar.

Técnica Até uma profundidade de cerca de 1,5 cun; inserção perpendicular.

VG-6 Meio da Coluna Vertebral
脊中 *Ji Zhong*

Efeito Elimina a umidade, fortalece o baço-pâncreas.

Indicações Sangramento após cirurgia, epistaxe, hematúria, diarreia, dor na região lombar.

Localização Medialmente entre a 12ª e a 13ª vértebras torácicas.

Técnica Até uma profundidade de cerca de 1,5 cun; inserção perpendicular.

VG-7 Pivô Central
中枢 *Zhong Shu*

Efeito Apoia o *Jiao* central e a coluna vertebral.

Indicações Dor estomacal, dor localizada, sangramento após cirurgia, epistaxe, hematúria.

Localização Medialmente entre a 11ª e a 12ª vértebras torácicas.

Técnica Até uma profundidade de cerca de 1,5 cun; inserção perpendicular.

VG-8 Tendão Contraído
筋缩 *Jin Suo*

Efeito Suaviza o fígado, acalma o espírito e o vento.

Indicações Epilepsia, cãibras musculares, espasmos, rigidez no pescoço, cãibras estomacais.

Localização Medialmente entre a nona e a décima vértebras torácicas.

Técnica Até uma profundidade de cerca de 1,5 cun; inserção perpendicular.

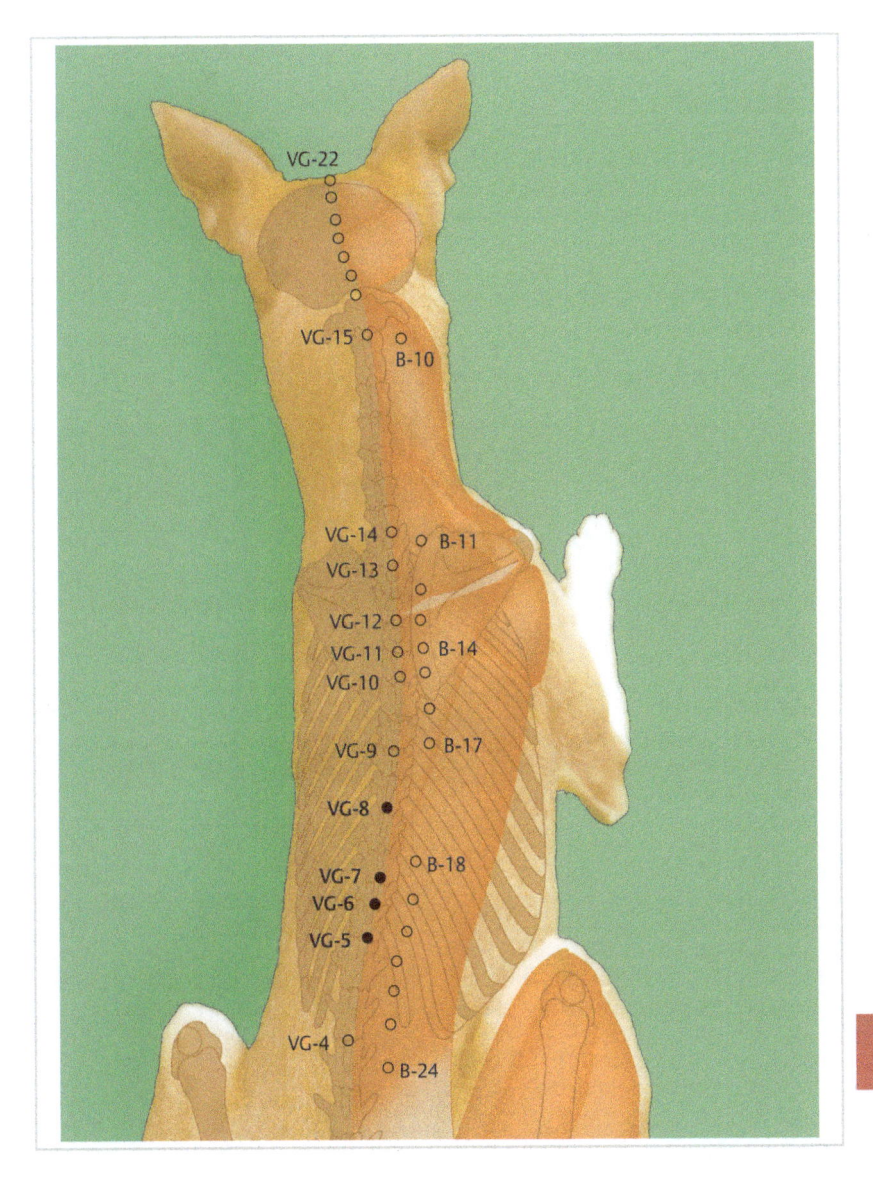

VG-8 Tendão Contraído

VG-9 Atingindo o *Yang*
至阳 Zhi Yang

Efeito Regula o fígado e a vesícula biliar, abre o tórax e o diafragma, movimenta o *qi*, elimina o calor úmido e fortalece o baço-pâncreas.

Indicações Dor hipocondríaca, neuralgia intercostal, icterícia, falta de energia.

Localização Medialmente entre a sétima e a oitava vértebras torácicas. Alternativamente, também é descrita como estando localizada atrás da 10ª vértebra torácica.

Técnica Até uma profundidade de cerca de 1,5 cun; inserção perpendicular.

VG-10 Plataforma Espiritual
灵台 Ling Tai

Efeito Limpa o calor e desintoxica, alivia a tosse e a respiração ofegante.

Indicações Dor localizada nas costas, bronquite, asma, pneumonia.

Localização Entre a quinta e a sexta vértebras torácicas. Alternativamente, também é descrito como estando localizado atrás da sétima vértebra torácica.

Técnica Até uma profundidade de cerca de 1,5 cun; inserção perpendicular.

VG-11 Caminho da Mente
神道 Shen Dao

Efeito Acalma o espírito, regula o coração e os pulmões, elimina o calor e acalma o vento.

Indicações Asma, tosse, problemas cardíacos, ansiedade com falta de ar, dor nas costas, espondilose.

Localização Medialmente entre a 4ª e a 5ª vértebras torácicas.

Técnica Até uma profundidade de cerca de 1,5 cun; inserção perpendicular.

VG-12 Pilar Corpóreo
身柱 Shen Zhu

Efeito Suplementa o *qi* pulmonar, elimina o calor do coração e dos pulmões, remove o vento e acalma o espírito.

Indicações Sensibilidade e dor na região lombar e nas costas, tosse, bronquite.

Localização Medialmente entre a 3ª e a 4ª vértebras torácicas.

Técnica Até uma profundidade de cerca de 1,5 cun; inserção perpendicular.

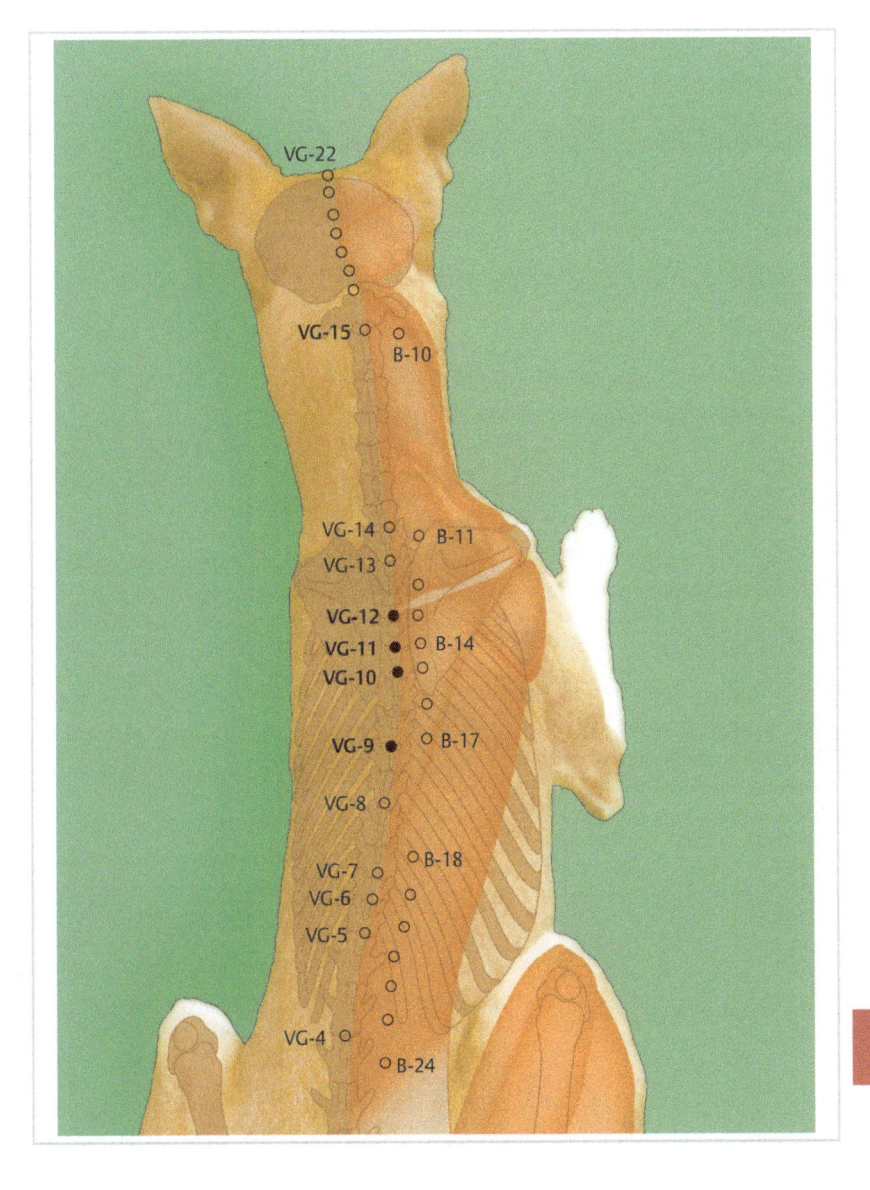

VG-12 Pilar Corpóreo

VG-13 Estrada da Felicidade
陶道 Tao Dao

Efeito Limpa o calor, relaxa o exterior, regula a bexiga e o vaso governador.

Indicações Tosse, asma, enterospasmo, torcicolo, rigidez na coluna vertebral, distúrbios febris.

Localização Em uma depressão entre os processos espinhosos da 1ª e 2ª vértebras torácicas.

Técnica Até uma profundidade de cerca de 1,5 cun; inserção perpendicular.

VG-14 Grande Vértebra
大椎 Da Zhui

Ponto de interseção com os seis canais *yang*, um ponto no mar de *qi*.

Efeito Dissipa o vento-calor, limpa o cérebro, acalma o espírito, suplementa *o yang*, regula o *qi* de alimentação (*gu*) e de defesa (*wei*), limpa o calor, suplementa os estados deficientes, fortalece a superfície.

Indicações Problemas no pescoço, distúrbios da coluna cervical, neuralgias occipitais, doenças infecciosas com ocorrência rítmica, problemas no trato respiratório, asma, tosse, resfriado, febre, insolação, calafrios, cérebro, eczema, falta de energia, epilepsia.

Localização Em uma depressão na linha média dorsal, entre a 7ª vértebra cervical e a 1ª vértebra torácica.

Técnica Até uma profundidade de cerca de 1,5 cun; inserção perpendicular.

VG-15 Portão para Curar a Mudez
哑门 Ya Men

Efeito Ponto de interseção com o vaso de ligação *yang* (*yang wei mai*), um ponto no mar de *qi*.

Indicações Acidente vascular cerebral, torcicolo, neuralgia occipital, convulsões, síndrome cervical.

Localização Medialmente entre o atlas e o eixo.

Técnica A uma profundidade de cerca de 1 cun; inserção em uma direção cranioventral.

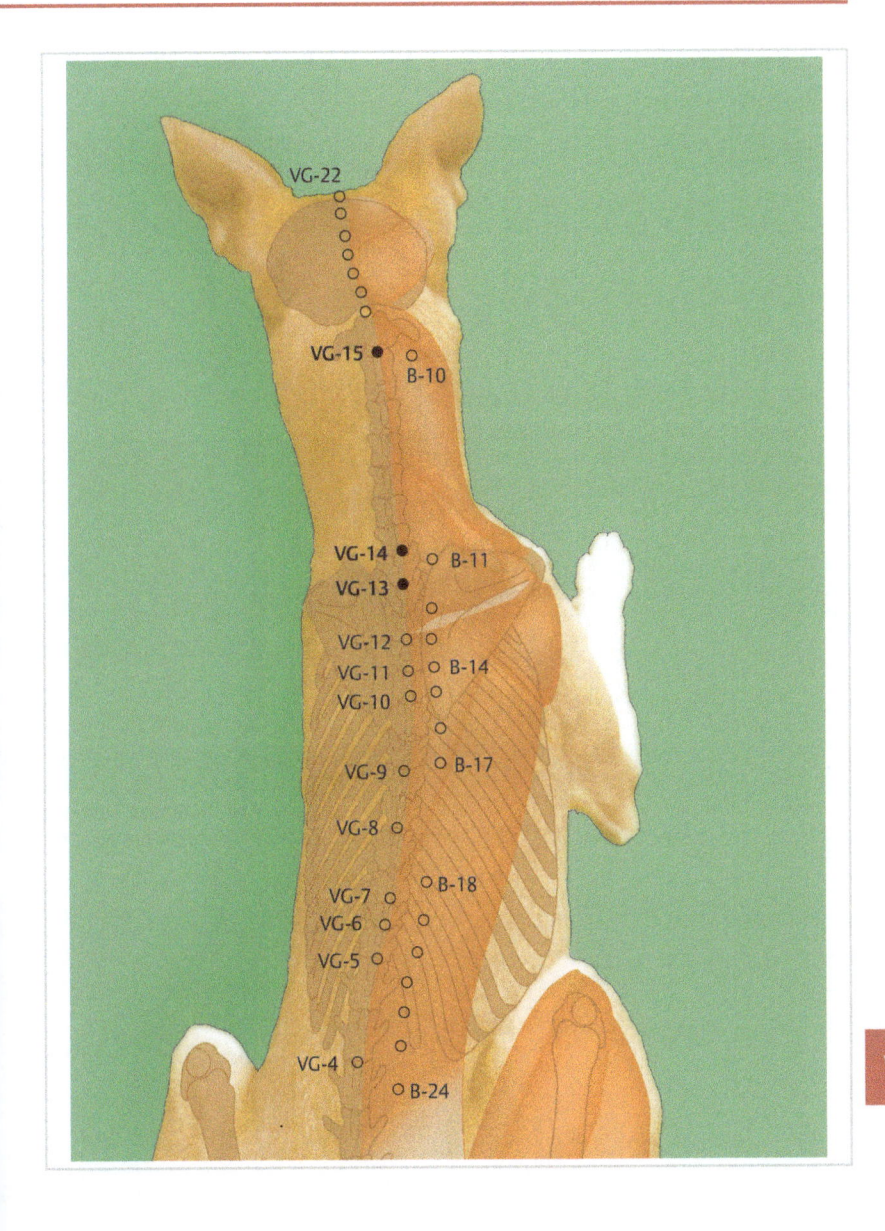

VG-15 Portão para Curar a Mudez

VG-16 Palácio dos Ventos

风府 Feng Fu

Ponto de interseção com o vaso de ligação *yang* (*yang wei mai*), um ponto no mar da medula.

Efeito Expulsa o vento, clareia o espírito, promove o cérebro e a parte de trás do pescoço.

Indicações Pescoço doente, epistaxe, faringite, resfriado, encefalite, problemas hipotalâmicos, tétano, apoplexia pelo vento. Acalma a mente. Com VG-20 para epilepsia.

Localização Na linha média dorsal, diretamente abaixo das protuberâncias occipitais.

Técnica Até uma profundidade de cerca de 0,5 cun; inserção oblíqua em direção à parte posterior.

VG-17 Portão do Cérebro

脑户 Nao Hu

Ponto de interseção com o canal da bexiga.

Efeito Elimina o vento, acalma o espírito, move o *qi* ao longo do canal.

Indicações Epilepsia; dor na cabeça e no pescoço, possivelmente com tontura.

Localização Na linha média dorsal, diretamente abaixo das protuberâncias occipitais.

Técnica A uma profundidade de cerca de 1 cun; inserção tangencial oblíqua em uma direção rostral.

VG-18 Rigidez Central

强间 Qiang Jian

Efeito Elimina o vento, acalma o espírito, move o *qi* ao longo do canal.

Indicações Dor de cabeça, dor no pescoço, convulsões epileptiformes.

Localização Na linha média dorsal da cabeça, rostral às protuberâncias occipitais.

Técnica A uma profundidade de cerca de 0,5 cun; inserção oblíqua em uma direção rostral.

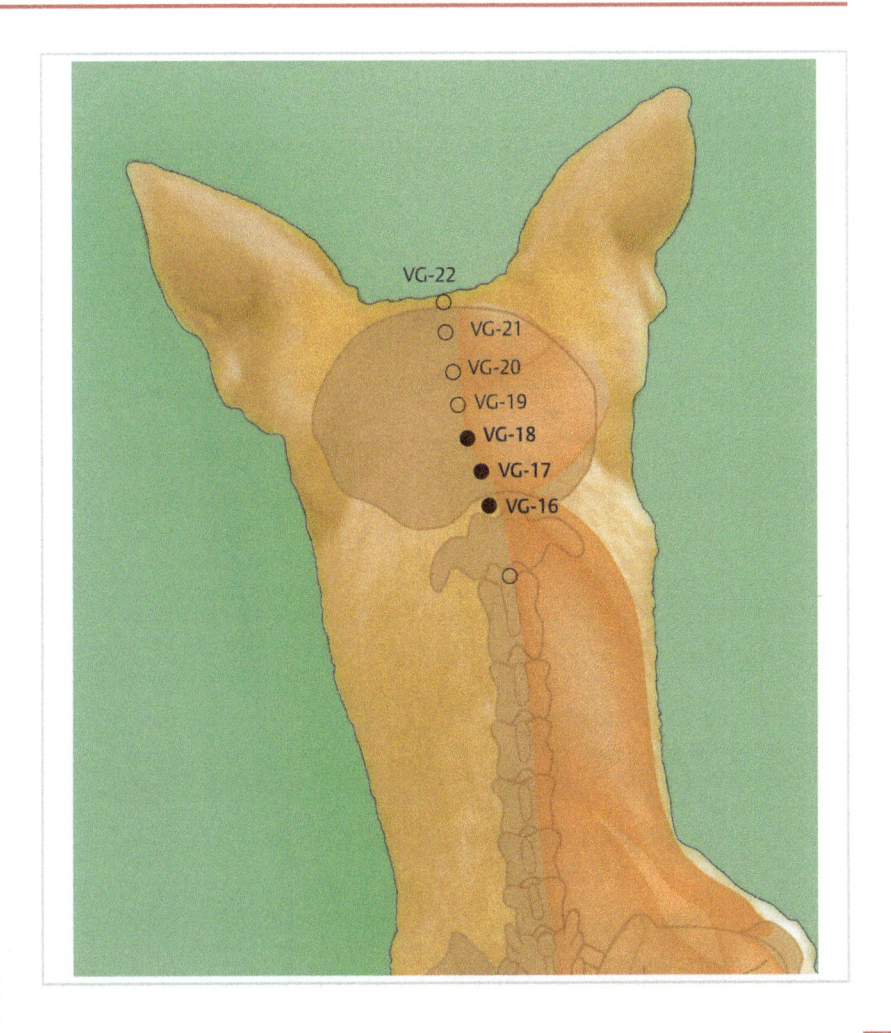

VG-18 Rigidez Central

VG-19 Vertex Posterior
后顶 **Hou Ding**

Efeito Elimina o vento, acalma o espírito, move o *qi* ao longo do canal.

Indicações Estados de excitação, epilepsia, insônia, respiração ofegante, visão prejudicada.

Localização Aproximadamente na metade do caminho entre VG-20 e VG-18.

Técnica A uma profundidade de cerca de 0,5 cun; inserção oblíqua em direção à frente.

VG-20 Cem Encontros
百会 **Bai Hui**

Efeito Promove a função do baço-pâncreas para transportar o *qi* para cima, forte efeito na promoção do *yang*, acalma o vento e a mente, neutraliza o prolapso, apoia o cérebro, clareia e estimula o espírito, nutre o mar da medula.

Indicações Prolapso retal e uterino, incontinência, polidipsia, convulsões, problemas nos ouvidos e nos olhos, estimulação da imunidade, calmante, derrames, epilepsia, distúrbios circulatórios no cérebro, tétano, choque alérgico.

Localização Na linha média dorsal da cabeça, onde se cruza com uma linha entre as bordas rostrais das bases das orelhas, ligeiramente caudal ao ponto mais alto da cabeça.

Técnica A uma profundidade de cerca de 0,5 cun; inserção ligeiramente oblíqua em direção rostral.

VG-21 Vertex Anterior
前顶 **Qian Ding**

Efeito Elimina o vento e apoia a cabeça.

Indicações Rinite grave, epilepsia.

Localização Central na calota craniana, verticalmente acima das bases das orelhas, aproximadamente 0,5 cun na frente do VG-20.

Técnica A uma profundidade de cerca de 0,5 cun; inserção ligeiramente oblíqua em direção rostral.

VG-22 Abismo da Axila
囟会 **Xin Hui**

Efeito Elimina o vento, apoia o nariz.

Indicações Perda do olfato, secreção nasal, dor de cabeça.

Localização Cerca de 0,3 cun cranial ao VG-21.

Técnica A uma profundidade de cerca de 0,5 cun; inserção oblíqua em uma direção rostral.

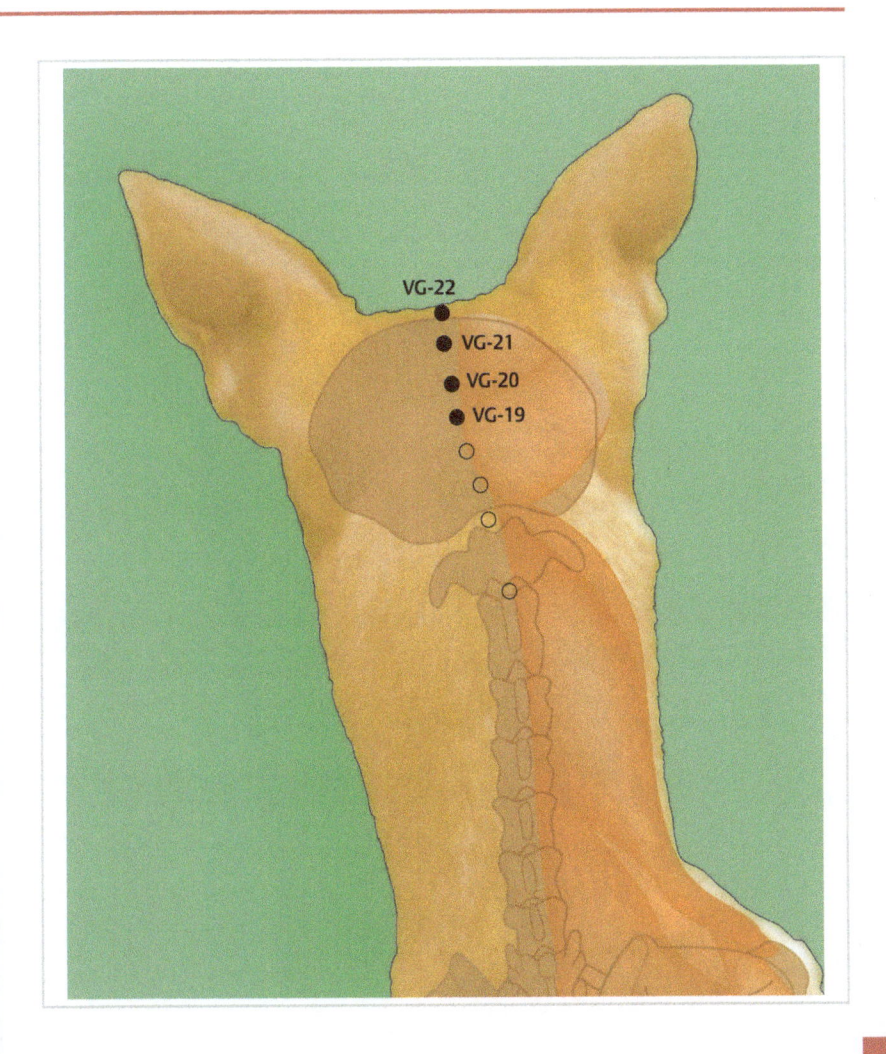

VG-22 Abismo da Axila

VG-23 Estrela Superior
上星 *Shang Xing*

Efeito Elimina o vento e a umidade, acalma o espírito, apoia o nariz e os olhos.

Indicações Sinusite, rinite, problemas oculares, couro cabeludo inchado.

Localização Centralmente na calota craniana entre VG-22 e VG-24.

Técnica A uma profundidade de cerca de 0,5 cun; inserção oblíqua em uma direção rostral.

VG-24 Pátio da Mente
神庭 *Shen Ting*

Ponto de interseção com o canal da bexiga.

Efeito Acalma o espírito; apoia o cérebro, a cabeça, os olhos e o nariz; elimina o vento.

Indicações Medo, convulsões, tétano, encefalite, sinusite, rinite, problemas oculares.

Localização Na linha média dorsal da calota craniana, 1 cun dorsal do canto interno do olho.

Técnica A uma profundidade de cerca de 0,5 cun; inserção oblíqua em uma direção rostral.

VG-25 Extremidade do Nariz
素髎 *Su Liao*

Efeito Apoia o nariz.

Indicações Rinite, congestão pulmonar, hiperemia cerebral, inconsciência, asfixia em recém-nascidos.

Localização No nariz, dorsal ao VG-26, no ponto em que se encontra com o tendão do levantador dos lábios maxilares, na transição da pele com pelos para a pele sem pelos.

Técnica Até uma profundidade de aproximadamente 0,2 cun; inserção perpendicular.

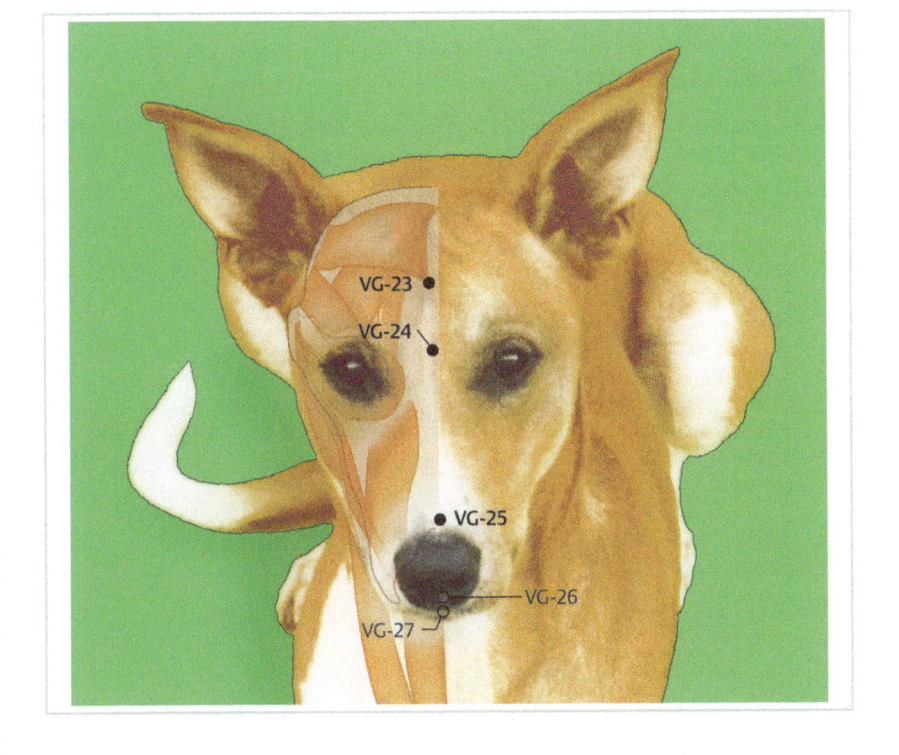

VG-25 Extremidade do Nariz

VG-26 Meio da Pessoa
人中 *Ren Zhong*

Ponto de interseção com os canais do intestino grosso e do estômago.

Efeito Restaura a consciência, acalma o espírito, aumenta a atividade cerebral, aumenta a frequência cardíaca e respiratória, aumenta significativamente a liberação de endorfina, limpa os sentidos, elimina o vento, apoia a coluna lombar.

Indicações Ponto de emergência, ponto para ressuscitação, choque, epilepsia, apneia pós-anestésica, asfixia neonatal, coma, paresia do nervo facial, cãibras nos músculos da mandíbula.

Localização No filtro, na extremidade do "T" invertido.

Técnica Até uma profundidade de cerca de 0,3 cun; inserção perpendicular.

VG-27 Proeminência do Lábio Superior
兑端 *Dui Duan*

Efeito Apoia a boca e o queixo, elimina o calor, produz fluido, acalma o espírito.

Indicações Dor de dente, inflamações da mucosa oral.

Localização Centralmente no lábio superior, na transição da pele peluda para a mucosa.

Técnica Até uma profundidade de cerca de 0,3 cun; inserção perpendicular.

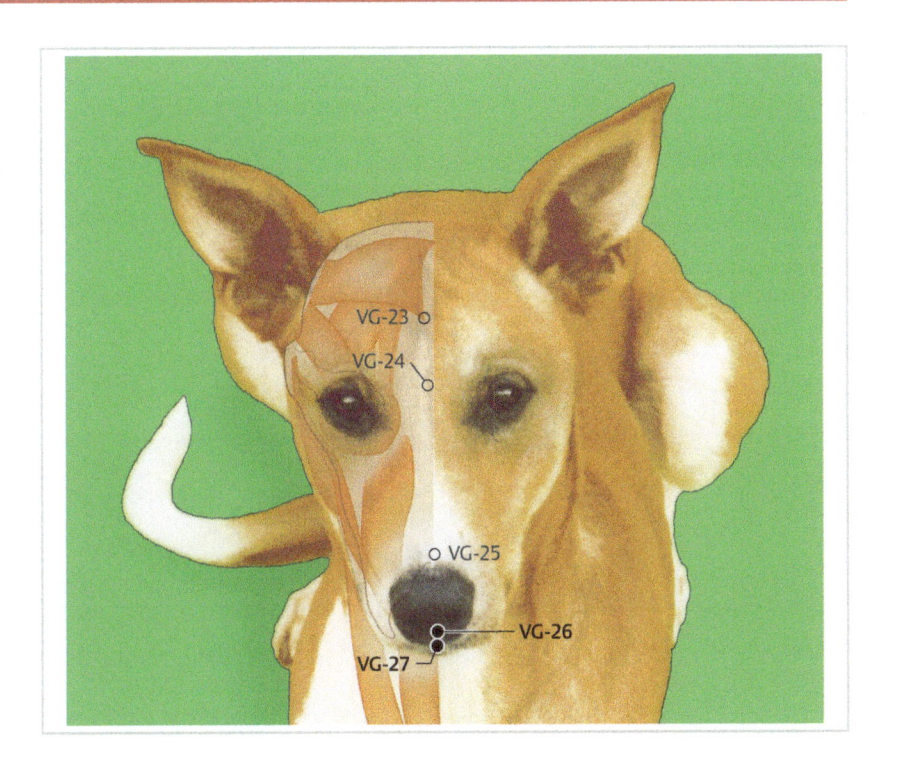

VG-27 Proeminência do Lábio Superior

VG-28 Cruzamento Gengival

龈交 *Yin Jiao*

Ponto de interseção com o vaso de controle (*ren mai*) e o canal do estômago (*wei*).

Efeito Apoia a boca e o queixo, elimina o calor e movimenta os fluidos.

Indicações Estomatite, gengivite, abscessos dentários, distúrbios digestivos, faringolaringite, lacrimejamento constante, secreção nasal.

Localização No interior, entre a mucosa do lábio superior e a borda da gengiva superior.

Técnica Até uma profundidade de cerca de 0,3 cun; inserção perpendicular.

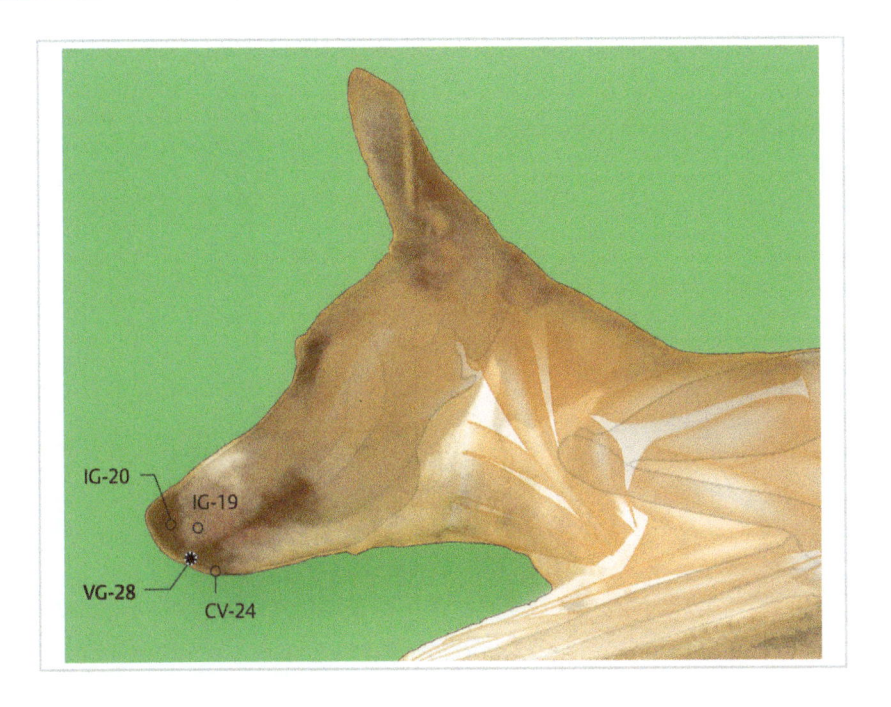

VG-28 Cruzamento Gengival

24 Vaso Concepção

Vaso Concepção (Ren Mai 任脉)

O vaso concepção origina-se no útero nas fêmeas e na parte inferior do abdômen nos machos. De lá ele emerge para a superfície no VC-1 entre o ânus e a vulva ou escroto. O vaso controlador continua ao longo da linha média do abdome inferior e superior, esterno, garganta e mandíbula, de trás para frente, até a base da língua. Ele termina no VC-24, no lábio inferior. Um ramo interno corre ao redor da boca, conecta-se ao vaso controlador no VG-28 e termina no E-1 abaixo do olho.

Um ramo adicional origina-se na pelve menor, entra na coluna vertebral e sobe ao longo do dorso.

24 Vaso Concepção

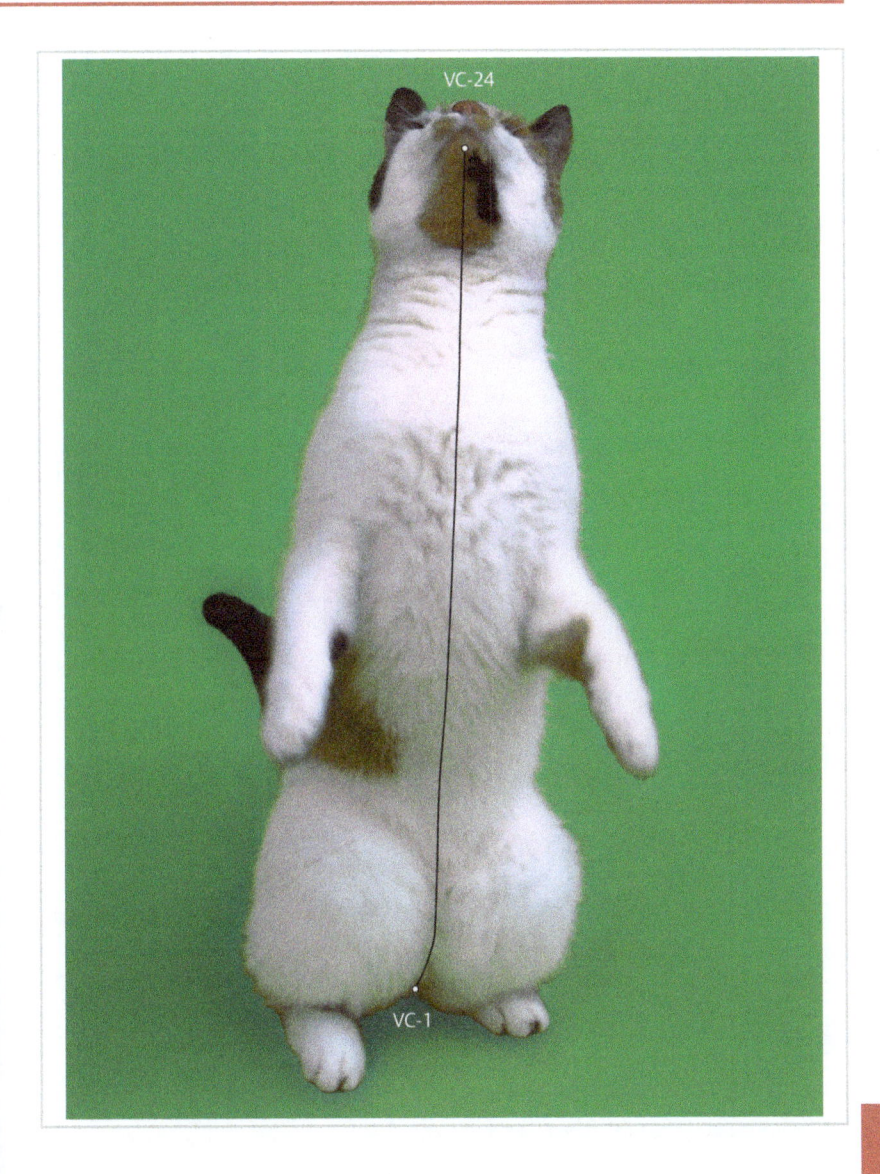

VC-1 Reunião do *Yin*
会阴 *Hui Yin*

Ponto de interseção com o vaso penetrante (*chong mai*) e o vado governador (*du mai*).

Efeito Nutre e regula o *yin* e a essência; remove o calor úmido, especialmente da área urogenital; acalma o espírito.

Indicações Uretrite, dor no útero, prolapso uterino, prolapso retal, retenção urinária, distúrbios menstruais, vaginite, inflamação do saco anal, fraqueza na área lombossacra e nos quartos traseiros.

Localização Centralmente na linha média, entre o ânus e a vulva em animais fêmeas e entre o ânus e o escroto em animais machos.

Técnica A uma profundidade de aproximadamente 1 cun; inserção perpendicular.

> ❗ Os pontos VC-2 a VC-8 estão localizados na linha média ventral entre a sínfise pélvica e o umbigo. Essa área é dividida em cinco seções, e cada seção é definida como 1 cun. As informações a seguir sobre localização referem-se a essa definição.

VC-2 Osso Curvo
曲骨 *Qu Gu*

Ponto de interseção com o canal do fígado.

Efeito Regula o *Jiao* inferior, apoia a micção e os rins, aquece os rins.

Indicações Ciclo estral irregular, impotência, endometrite, hérnias, retenção urinária.

Localização No meio da borda cranial da sínfise.

Técnica A uma profundidade de aproximadamente 1 cun; inserção perpendicular.

VC-3 Posição do Meio
中极 *Zhong Ji*

Ponto de alarme *Mu* da bexiga; ponto de interseção com os canais do baço-pâncreas, fígado e rins.

Efeito Regula o útero, retira o calor úmido, apoia a bexiga e regula a transformação *do qi*, resolve a estagnação, apoia o *Jiao* inferior, fortalece os rins.

Indicações Problemas no sistema urogenital; problemas de micção e parto; infertilidade, especialmente em cadelas; retenção de placenta.

Localização Na linha média ventral, 4 cun caudal ao umbigo, 1 cun cranial à sínfise pélvica.

Técnica Até uma profundidade de aproximadamente 0,5 cun; inserção tangencial.

> ❗ Risco potencial de perfuração da cavidade abdominal.

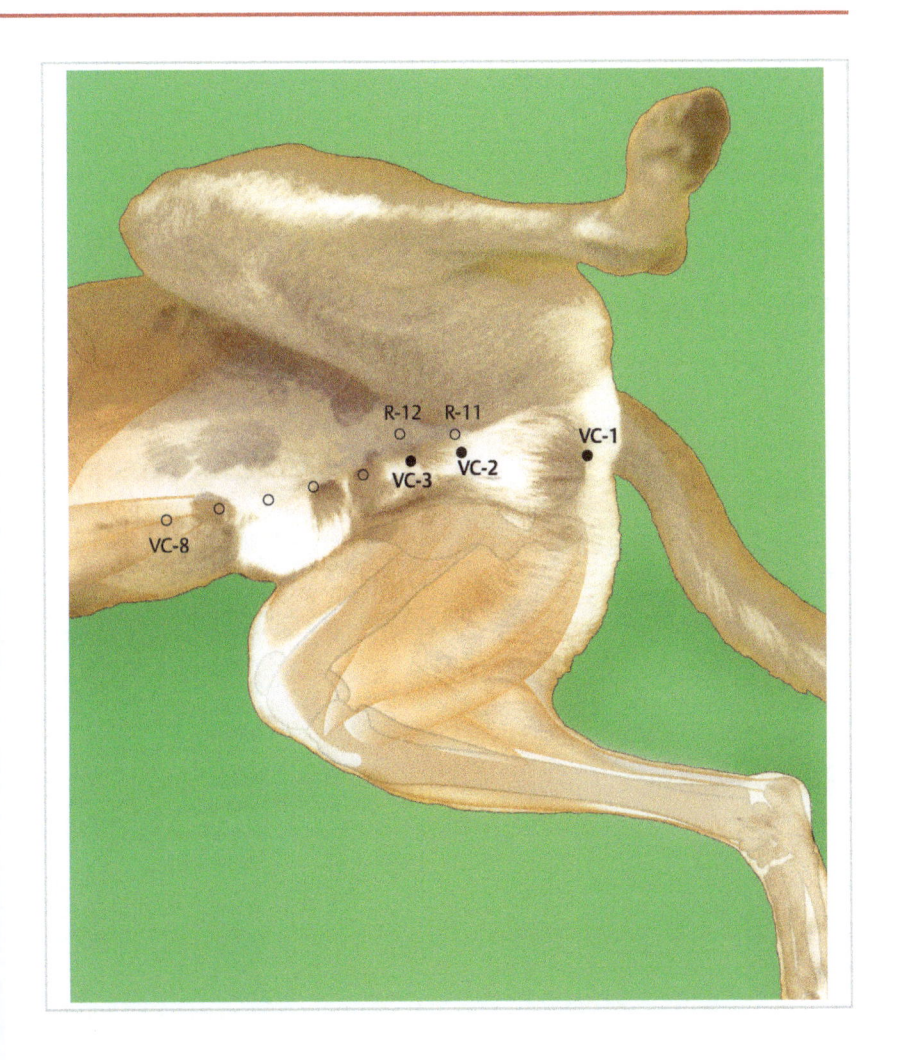

VC-3 Posição do Meio

VC-4 Residência do *Qi* Primordial
关元 *Guan Yuan*

Ponto *de alarme Mu* do intestino delgado; ponto de interseção com os canais do baço-pâncreas, fígado e rins.

Efeito Nutre o sangue e o *yin*, fortalece o *yang*, enraíza a alma etérea (*hun*), apoia o *qi* e a essência originais (*yuan*), suplementa e nutre os rins, aquece e fortalece o baço-pâncreas, apoia o útero, regula o *Jiao* inferior, regula o *qi* do intestino delgado.

Indicações Dor e inflamações na parte inferior do abdômen, tendência a parasitas intestinais, infecção da bexiga, diarreia, ciclos estrais irregulares, prolapso uterino, hérnias, impotência devido à exaustão, fraqueza geral.

Localização Na linha média ventral, 3 cun caudal ao umbigo, 2 cun cranial à sínfise pélvica.

Técnica Até uma profundidade de aproximadamente 0,5 cun; inserção tangencial.

> ❗ Não aplique a agulha durante a gravidez! Risco potencial de perfuração da cavidade abdominal.

VC-5 Portão de Pedra
石门 *Shi Men*

Ponto de alarme Mu do canal do triplo aquecedor.

Efeito Fortalece o *qi* original (*yuan*), abre as vias aquáticas apoiando a transformação e a excreção de fluidos no *Jiao* inferior.

Indicações Problemas do sistema urogenital, problemas gastrointestinais, ascite, dor abdominal, diarreia, infertilidade, falta de apetite, ciclo estral irregular, infecção da bexiga, tendência a edema.

Localização Na linha média ventral, 2 cun caudal ao umbigo, 3 cun cranial à sínfise pélvica.

Técnica Até uma profundidade de aproximadamente 0,5 cun; inserção tangencial.

> ❗ Risco potencial de perfuração da cavidade abdominal.

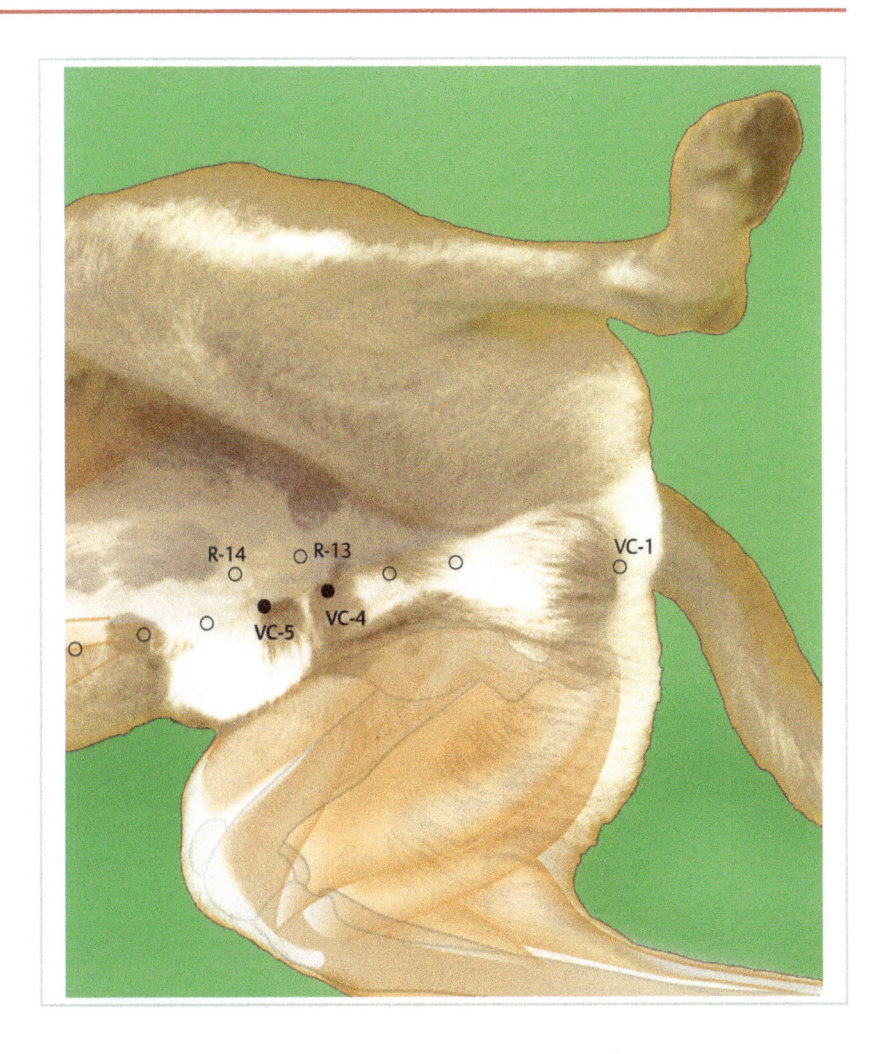

VC-5 Portão de Pedra

VC-6 Mar de *Qi*
气海 *Qi Hai*

Efeito Suplementa os rins e regula o *qi*, *yang* e *qi* original; resolve a umidade, harmoniza o sangue.

Indicações Fraqueza do esfíncter uretral, problemas no trato gastrointestinal, em combinação com moxa para fezes moles, exaustão física e mental, fraqueza das vísceras com exaustão de *qi*, massas abdominais, sensação de pressão no abdômen, dor e sensação de frio abaixo do umbigo, testículos retraídos, para fortalecer a força de vontade.

Localização Na linha média ventral, 1,5 cun caudal ao umbigo, 3,5 cun cranial à sínfise pélvica.

Técnica Até uma profundidade de cerca de 0,5 cun; inserção tangencial.

> ❗ Risco potencial de perfuração da cavidade abdominal.

VC-7 Cruzamento do *Yin*
阴交 *Yin Jiao*

Ponto de interseção com o vaso penetrante (*chong mai*) e o canal do rim.

Efeito Aquece os rins, regula o vaso de concepção (*ren mai*) e o vaso penetrante (*chong mai*), regula o útero.

Indicações Dor no abdômen, hérnias, dor no umbigo, disúria, patologias uterinas, ninfomania, satíria, prurido vulvar.

Localização Na linha média ventral, 1 cun caudal ao umbigo, 4 cun cranial à sínfise pélvica.

Técnica Até uma profundidade de cerca de 0,5 cun; inserção tangencial.

> ❗ Risco potencial de perfuração da cavidade abdominal.

VC-8 Palácio do Espírito
神阙 *Shen Que*

Efeito Fortalece o *yang* do baço-pâncreas; suplementa, aquece e estabiliza o *yang*; corrige o colapso.

Indicações Colapso do *Yang qi*; problemas do trato gastrointestinal; dor abdominal, especificamente diarreia crônica; esterilidade em cadelas; fraqueza extrema; colapso do vento.

Localização No centro do umbigo.

Técnica O agulhamento é contraindicado. Moxa ou massagem são preferíveis.

> ❗ Risco potencial de perfuração da cavidade abdominal.

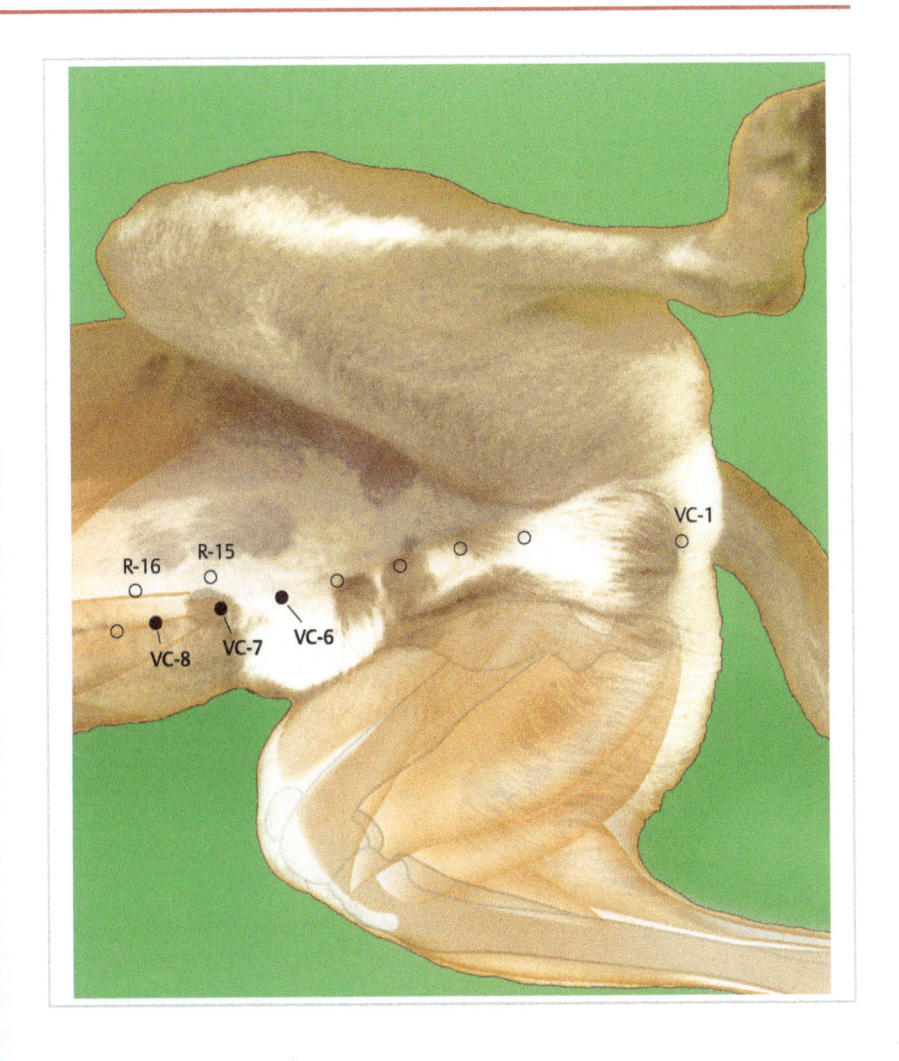

VC-8 Palácio do Espírito

> Os pontos VC-9 a VC-15 estão localizados na linha média ventral entre o umbigo e o processo xifoide. Essa área é dividida em sete seções, sendo que cada seção é definida como 1 cun. As informações a seguir referem-se a essa definição.

VC-9 Separação da Água
水分 Shui Fen

Efeito Promove a transformação de fluidos, abre a vida das águas, elimina a umidade e os acúmulos.

Indicações Disúria, dor abdominal intensa com distensão, processos purulentos em toda parte, edemas, ascite.

Localização Na linha média ventral, 1 cun cranial ao umbigo.

Técnica Até uma profundidade de aproximadamente 0,5 cun; inserção tangencial.

> Risco potencial de perfuração da cavidade abdominal.

VC-10 Epigástrico Inferior
下脘 Xia Wan

Ponto de interseção com o canal do baço-pâncreas.

Efeito Regula o *qi* do estômago, suplementa o baço-pâncreas e alivia a estagnação alimentar.

Indicações Sensação de plenitude no abdômen, falta de vontade de comer, disenteria.

Localização Na linha média ventral, 2 cun cranial ao umbigo.

Técnica Até uma profundidade de aproximadamente 0,5 cun; inserção tangencial.

> Risco potencial de perfuração da cavidade abdominal.

VC-11 Estabelecendo o Interior
建里 Jian Li

Efeito Harmoniza o centro e regula o *qi*.

Indicações Dor abdominal, mastite, inchaços.

Localização Na linha média ventral, 3 cun cranial ao umbigo.

Técnica Até uma profundidade de aproximadamente 0,5 cun; inserção tangencial.

> Risco potencial de perfuração da cavidade abdominal.

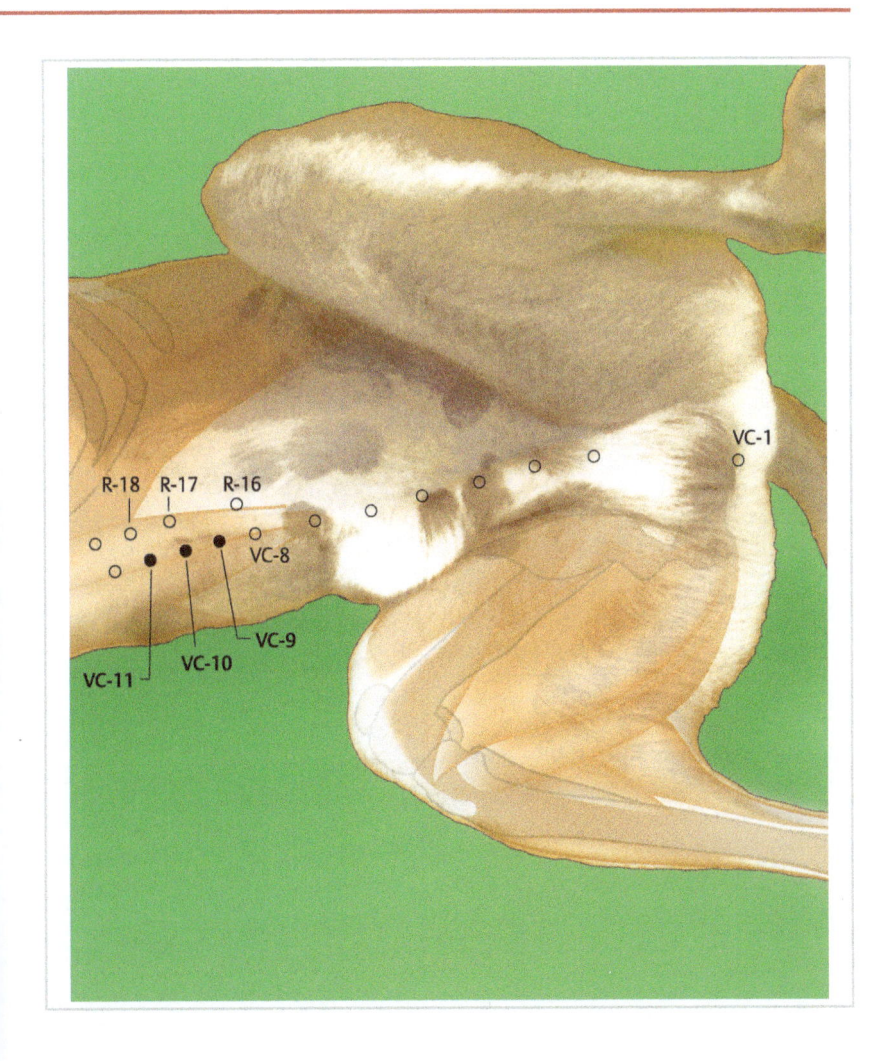

VC-11 Estabelecendo o Interior

VC-12 Meio do Epigástrico
中脘 *Zhong Wan*

Ponto de alarme Mu do estômago; *hui*-ponto de influência dos intestinos; ponto de interseção com os canais do intestino delgado, tripo aquecedor e estômago.

Efeito Ponto influente para todas as condições *yang*, apoia o estômago, reduz o *qi* rebelde, promove as funções esplênicas de transporte e transformação, dissipa e transforma a umidade, dispersa a estagnação de alimentos.

Indicações Problemas gastrointestinais, digestão debilitada, úlceras gastroduodenais, cólicas, diarreia, doenças gastrointestinais infecciosas.

Localização Na linha média ventral, na metade do caminho entre o processo xifoide e o umbigo.

Técnica Até uma profundidade de aproximadamente 0,5 cun; inserção tangencial.

❗ Risco potencial de perfuração da cavidade abdominal.

VC-13 Epigástrico Superior
上脘 *Shang Wan*

Ponto de interseção com os canais do estômago e do intestino delgado.

Efeito Harmoniza o estômago, reduz o *qi* rebelde e regula o coração.

Indicações Mastite nas tetas craniais, inchaço, vômito, dor abdominal, digestão enfraquecida, massas abdominais.

Localização Na linha média ventral, 5 cun cranial ao umbigo.

Técnica Até uma profundidade de cerca de 0,5 cun; inserção tangencial.

❗ Risco potencial de perfuração da cavidade abdominal.

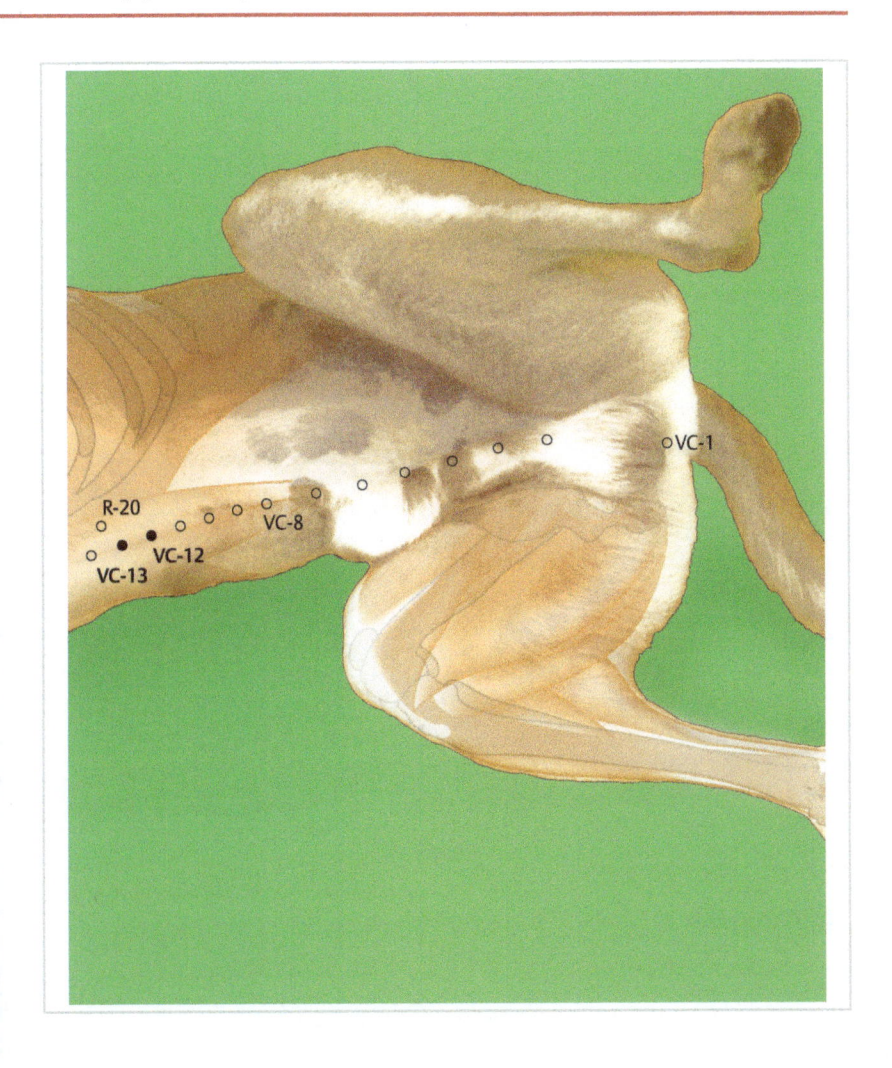

VC-13 Epigástrico Superior

VC-14 Palácio Grande
巨阙 Ju Que

Ponto de alarme Mu do coração.

Efeito Apoia o estômago e reduz o *qi* rebelde, acalma o espírito, regula o coração, reduz o *qi* pulmonar e libera o tórax, transforma a fleuma, move o *qi* ao longo do canal.

Indicações Problemas do coração e do estômago relacionados ao estresse, arritmia cardíaca, medo, distúrbios estomacais, dor de estômago, vômitos, edemas.

Localização Na linha média ventral, no meio do caminho entre o processo xifoide e o CV-12, um quarto da distância entre o processo xifoide e o umbigo.

Técnica A uma profundidade de cerca de 0,5 cun; inserção tangencial em direção caudal.

> ❗ Risco potencial de perfuração da cavidade abdominal.

VC-15 Cauda de Pássaro
鸠尾 Jiu Wei

Ponto de conexão de *Luo*.

Efeito Acalma o espírito, apoia o coração e o *qi* original, reduz o *qi* pulmonar.

Indicações Gastrite, "espirro reverso", soluço, angina, dificuldade para engolir, estados de ansiedade, epilepsia, dor abdominal regional.

Localização Na linha média ventral, diretamente abaixo do processo xifoide.

Técnica Até uma profundidade de cerca de 0,5 cun; inserção tangencial em uma direção caudal.

> ❗ Risco potencial de perfuração da cavidade abdominal.

VC-16 Pátio Central
中庭 Zhong Ting

Efeito Diminui o *qi* rebelde do estômago e libera o tórax.

Indicações Náusea, sensação de plenitude no tórax, vômito após comer, bronquite asmática.

Localização Na transição do processo xifoide para o corpo do esterno.

Técnica Até uma profundidade de cerca de 0,5 cun; inserção tangencial em uma direção caudal.

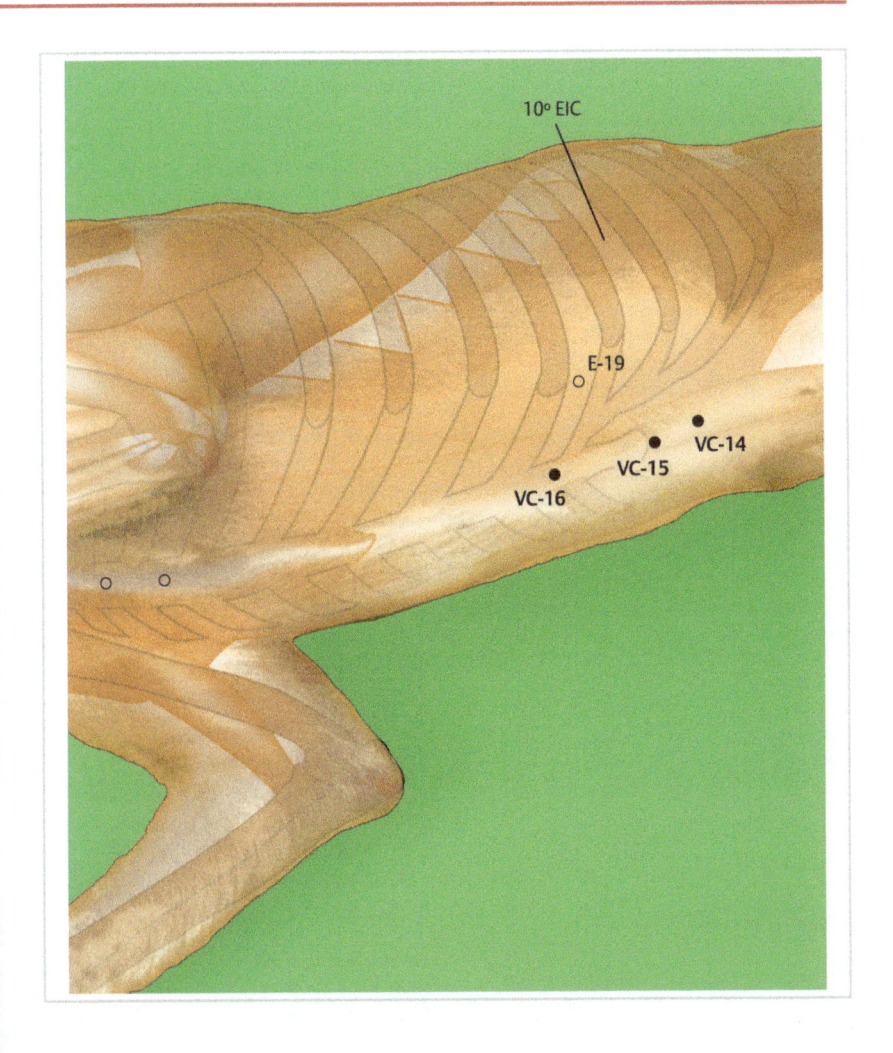

VC-16 Pátio Central

10º EIC

E-19

VC-14
VC-15
VC-16

VC-17 Meio do Tórax
膻中 *Dan Zhong*

Ponto de alarme Mu do pericárdio; ponto de influência *hui* do *qi*, da circulação e do tórax; um ponto do mar de *qi*; ponto de interseção com os canais do rim, baço-pâncreas, intestino delgado e triplo aquecedor.

Efeito Regula o *qi*, suplementa o *qi* central, estimula a função pulmonar do *qi*, reduz a rebelião no pulmão e no estômago, apoia as glândulas mamárias e promove a lactação.

Indicações Problemas funcionais do tórax, coração e pulmão; congestão de catarro no pulmão; epistaxe; mastite; lactação excessiva; tetas inchadas; anidrose.

Localização Na linha média ventral, acima do corpo do esterno, no nível da borda caudal do cotovelo, pelo quarto espaço intercostal.

Técnica Até uma profundidade de cerca de 0,5 cun; inserção tangencial em uma direção caudal.

VC-18 Salão de Jade
玉堂 *Yu Tang*

Efeito Regula o *qi*, libera o tórax.

Indicações Mastite, inchaço, dor no tórax.

Localização Na linha média ventral, acima do corpo do esterno, no terceiro espaço intercostal.

Técnica Até uma profundidade de aproximadamente 0,3 cun; inserção tangencial em uma direção caudal.

VC-19 Palácio Violeta
紫宮 *Zi Gong*

Efeito Regula o *qi*, libera o tórax.

Indicações Mastite, inchaço, dor no tórax, tosse.

Localização Na linha média ventral, acima do corpo do esterno, no segundo espaço intercostal.

Técnica Até uma profundidade de aproximadamente 0,3 cun; inserção tangencial em uma direção caudal.

VC-20 Guarda-Chuva Suntuoso
华盖 *Hua Gai*

Efeito Regula o *qi*, libera o tórax.

Indicações Dor no tórax, tosse, asma, faringite, dificuldade para engolir.

Localização Na linha média ventral, acima do corpo do esterno, no primeiro espaço intercostal.

Técnica Até uma profundidade de cerca de 0,3 cun; inserção tangencial em uma direção caudal.

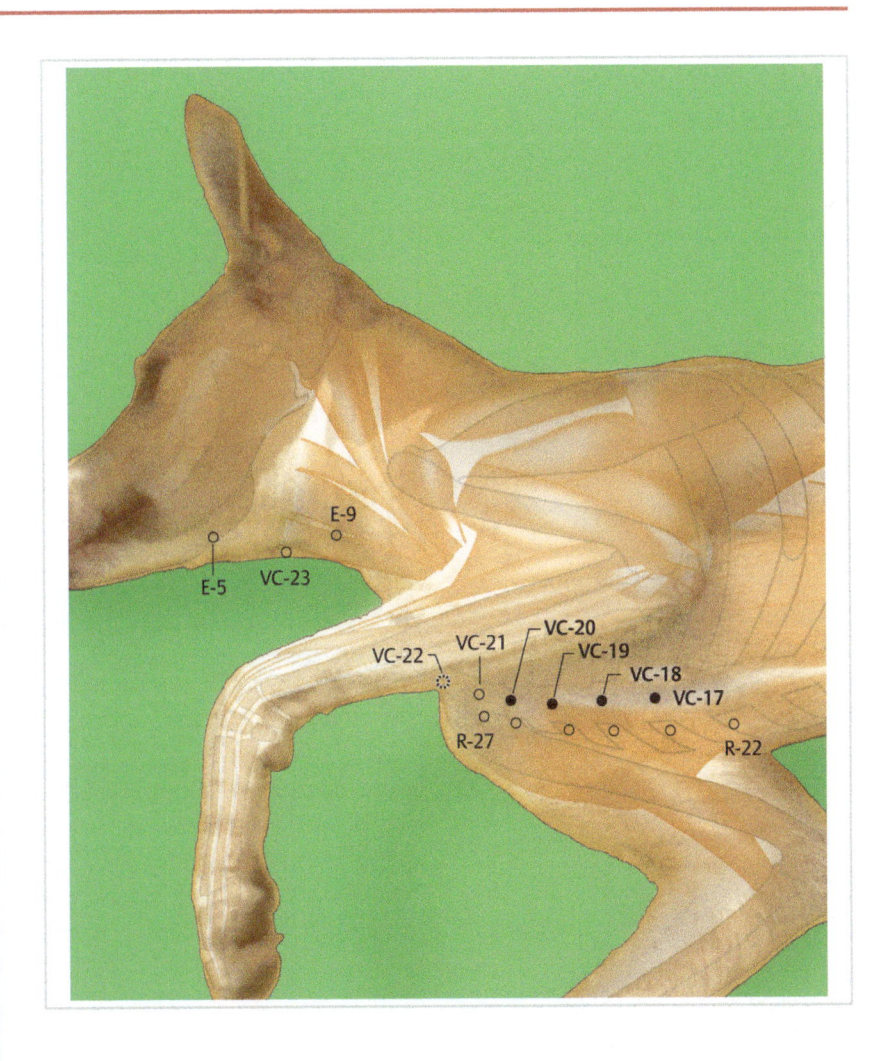

VC-20 Guarda-Chuva Suntuoso

VC-21 Eixo de Rotação
璇玑 *Xuan Ji*

Efeito Regula o *qi*, libera a garganta e o tórax, reduz o *qi* do pulmão e do estômago e elimina o acúmulo de alimentos.

Indicações Dor no peito, tosse, asma, faringite, dificuldade para engolir, náusea, ingestão prejudicada de alimentos.

Localização Na linha média, centralmente no manúbrio do esterno.

Técnica Até uma profundidade de cerca de 0,3 cun; inserção tangencial em uma direção caudal.

VC-22 Proeminência do Céu
天突 *Tian Tu*

Ponto de interseção do vaso de ligação *yin* (*yin wei mai*) e do vaso de controle (*ren mai*).

Efeito Estimula a descida do *qi* do pulmão, libera o tórax, elimina o acúmulo de alimentos, reduz o *qi* do estômago, resfria a garganta e limpa a voz.

Indicações Problemas no trato respiratório superior e inferior, espasmos esofágicos, inchaço na área da garganta com dificuldade para engolir, linfadenite local, tireoide inchada, vômito nervoso, tosse, asma, faringite.

Localização Em uma depressão cranial à ponta do esterno.

Técnica A uma profundidade de cerca de 1 cun; inserção dorsal ao manúbrio em uma direção caudal.

VC-23 Nascente Pura
廉泉 *Lian Quan*

Ponto de interseção com o vaso de ligação *yin* (*yin wei mai*).

Efeito Promove a voz, dissipa o vento interno, elimina o calor, resolve a fleuma e reduz o *qi* rebelde.

Indicações Faringite, laringite, bloqueio do osso hioide com mobilidade prejudicada da língua e dificuldade para engolir, tireoide inchada.

Localização Na linha média ventral do pescoço, em uma depressão atrás do ramo ventral do osso hioide.

Técnica Até uma profundidade de aproximadamente 0,5 cun; inserção tangencial.

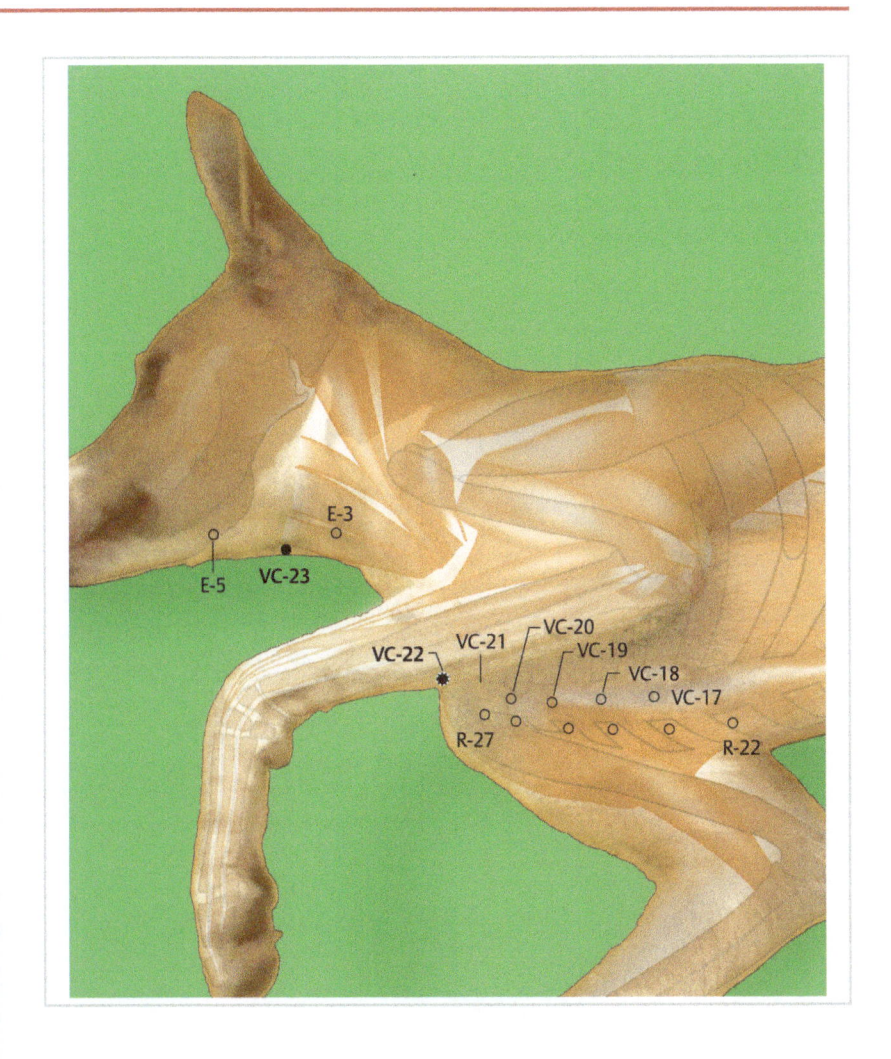

VC-23 Nascente Pura

VC-24 Recebendo a Saliva

承浆 Cheng Jiang

Ponto de interseção com o vaso governador (*du mai*) e os canais do intestino grosso e do estômago.

Efeito Dissipa o vento interno, apoia o rosto, regula o vaso concepção (*ren mai*).

Indicações Paresia do nervo facial, estomatite, dor de dente, hipersalivação, torcicolo.

Localização No meio de um sulco entre o lábio inferior e o queixo.

Técnica Até uma profundidade de cerca de 0,3 cun; inserção perpendicular.

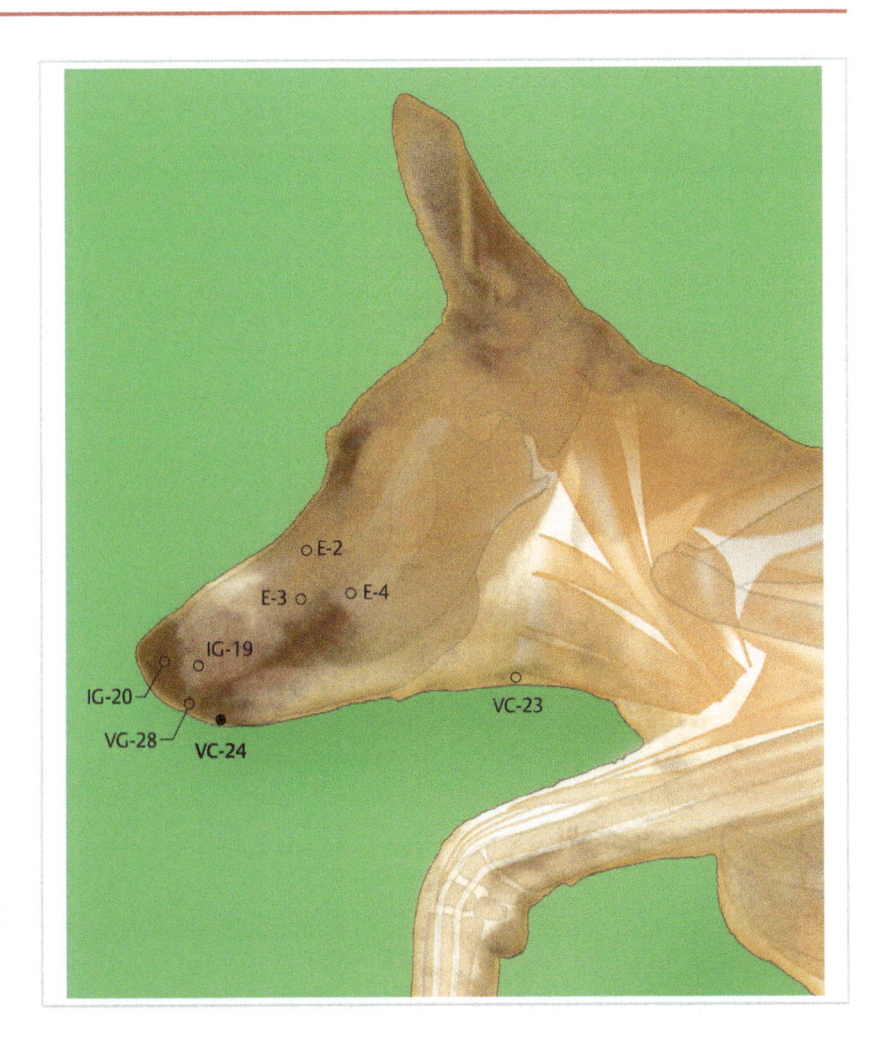

VC-24 Recebendo a Saliva

25 Pontos Extras

Este capítulo apresenta uma seleção de pontos clássicos para acupuntura em pequenos animais com localização e efeito especiais, bem como pontos eficazes descobertos mais recentemente fora dos cursos gerais dos canais ou localizações de pontos, que são parcialmente análogos aos pontos em humanos. Os pontos descritos aqui provaram seu valor na prática de pequenos animais.

Os pontos a seguir podem ser encontrados em diferentes fontes, com informações que variam de uma fonte para outra. Sempre que possível, foram adicionadas identificações alfanuméricas.

Acalma a Mente
安神 An Shen

Efeito Acalma o *shen*.

Indicações Surdez, otite.

Localização Caudal à base da orelha, na metade do caminho entre VB-20 e TA-17.

Técnica A uma profundidade de aproximadamente 0,3 cun; inserção oblíqua na direção do olho contralateral.

Ponta da Orelha
耳尖 *Er Jian*

Efeito Retira o vento-calor.

Indicações Choque, insolação, febre alta, otite, doenças oculares, cólicas.

Localização Na ponta convexa do pavilhão auricular.

Técnica A uma profundidade de cerca de 0,2 cun; inserção perpendicular; para obter o melhor efeito, deixe sangrar.

Kai Zhin Jui

Efeito Move a estagnação do *qi*.

Indicações Mobiliza a articulação iliosacral.

Localização Na borda lateral do músculo temporal entre a articulação mandibular e a borda anterior da base da orelha.

Técnica A uma profundidade de cerca de 0,5 cun; inserção oblíqua em uma direção rostral.

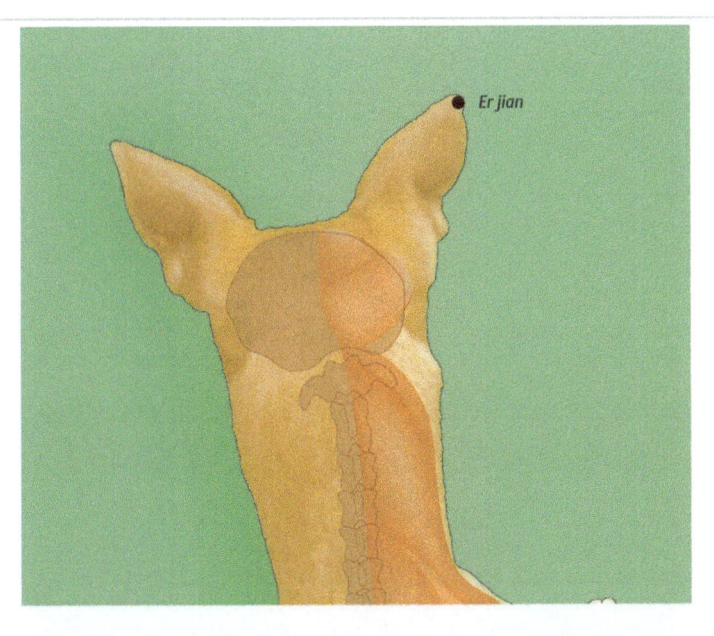

25 Pontos Extras

Er jian

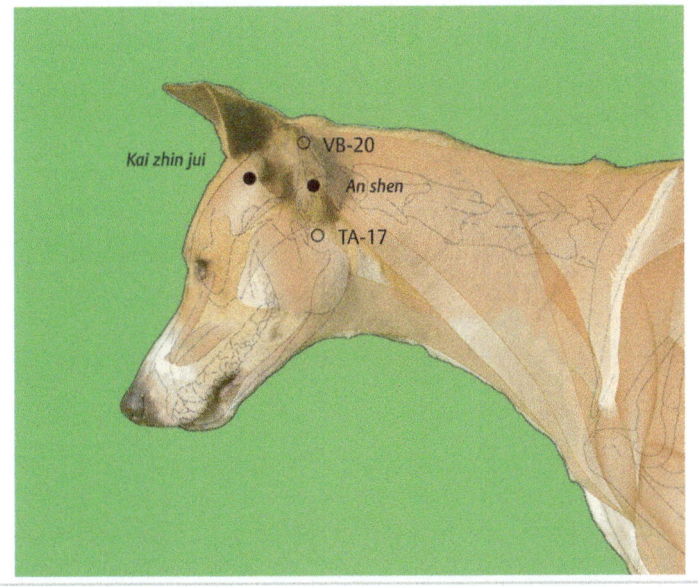

Kai zhin jui
VB-20
An shen
TA-17

EX

Hall da Impressão
Yin Tang

Efeito Suporta o nariz e os olhos.

Indicações Sinusite frontal, rinite, alergia, congestão nasal, dor nos olhos, tontura com náusea.

Localização Na linha média da cabeça, entre os dois cantos dos olhos.

Técnica Até uma profundidade de cerca de 0,3 cun; inserção perpendicular.

Grande Yang
Tai Yang

Efeito Apoia a cabeça e os olhos.

Indicações Paresia do nervo facial, dor de cabeça, problemas oculares.

Localização Em uma depressão da têmpora, acima da veia temporal superficial, cerca de 1 cm atrás do canto externo do olho.

Técnica Até uma profundidade de aproximadamente 0,2 cun; inserção tangencial.

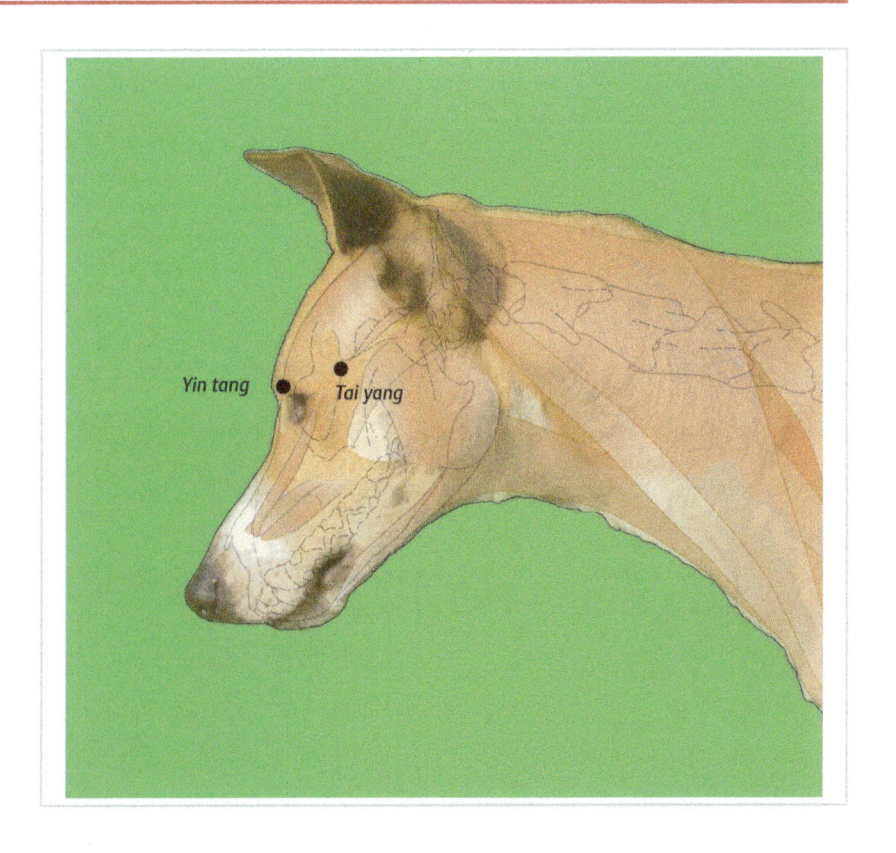

Grande Yang

Ponto de Associação do Cotovelo

Zhou Yu

Efeito Move a estagnação do *qi*.

Indicações Dor no cotovelo, artrite no cotovelo, paralisia da pata dianteira.

Localização Entre o epicôndilo lateral do úmero e o olécrano.

Técnica Até uma profundidade de aproximadamente 0,2 cun; inserção perpendicular.

Ling Ku

Efeito Regula e movimenta o *qi*.

Indicações Prostatite, dor ao urinar, usado em combinação com "da Bai" para dor ciática, dor lancinante ao longo da parte externa da pata traseira, use o ponto contralateral.

Localização Entre o primeiro e o segundo dedo da pata dianteira, no canal do intestino grosso, proximal ao IG-4 e exatamente distal ao início do osso metacarpo.

Técnica Até uma profundidade de cerca de 0,3 cun; inserção perpendicular.

Da Bai

Efeito Regula e movimenta o *qi*.

Indicações Febre alta, usada em combinação com Ling Ku para ciática, dor lancinante ao longo da parte externa da pata traseira, use o ponto contralateral.

Localização Entre o primeiro e o segundo dedo da pata dianteira, no canal do intestino grosso, ligeiramente distal ao IG-4.

Técnica Até uma profundidade de cerca de 0,2 cun; inserção perpendicular.

Zhong Bai

Efeito Remove a estagnação do *qi* e harmoniza o triplo aquecedor.

Indicações Dor lombar na área L2-L3, especialmente dor ao se levantar; usado em combinação com Ling Ku e Da Bai para dor ciática, usar o ponto contralateral para edemas das extremidades, bilateralmente.

Localização Entre o 4º e o 5º osso do metacarpo, em uma depressão proximal à articulação metacarpofalângica, cerca de 0,2 cun acima do TA-3.

Técnica Até uma profundidade de cerca de 0,2 cun; inserção perpendicular.

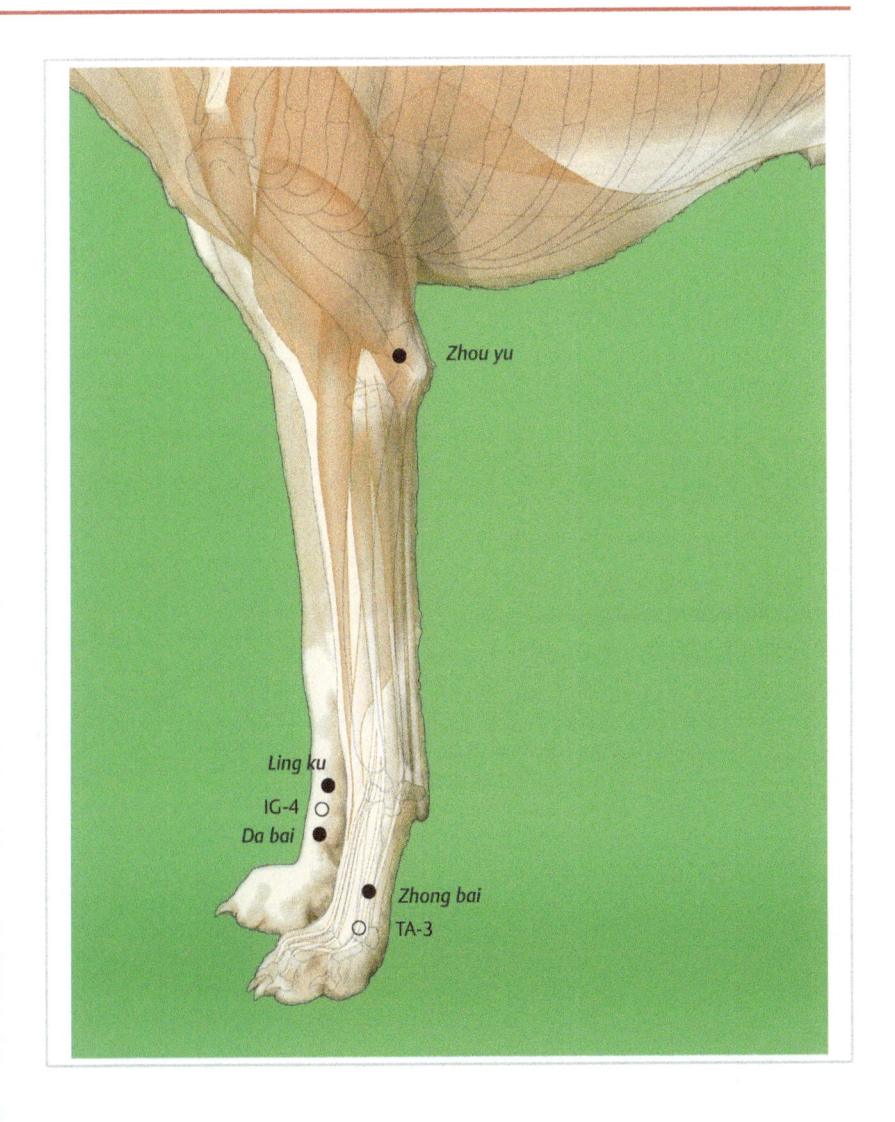

Zhong Bai

So Jing Dien

Efeito Move a estagnação do *qi*.

Indicações Dor e rigidez na parte de trás do pescoço.

Localização Na pata dianteira, entre o terceiro e o quarto ossos metacarpais, aproximadamente no nível do TA-3.

Técnica Até uma profundidade de cerca de 0,2 cun; inserção perpendicular.

Chung Tze/Chung Hsien

Efeito Move a estagnação do *qi*.

Indicações Dor nas costas entre as escápulas; agulhe os dois pontos juntos contralateralmente.

Localização Palmar entre o primeiro e o segundo dedos, cerca de 0,2 cun acima (*Chung Hsien*) e abaixo (*Chung Tze*) de IG-4.

Técnica Até uma profundidade de cerca de 0,2 cun; inserção perpendicular.

Pontos Interdigitais Anteriores

Ba Xie

Efeito Remove a estagnação do *qi* e elimina o calor.

Indicações Paralisia da pata dianteira, contusões e entorses da pata, gengivite.

Localização Entre as cabeças distais das articulações do metacarpo no antepé.

Técnica Inserção paralela aos dedos dos pés a partir da parte anterior, passando pela membrana do dedo do pé até uma profundidade de cerca de 0,4 cun; inserção perpendicular.

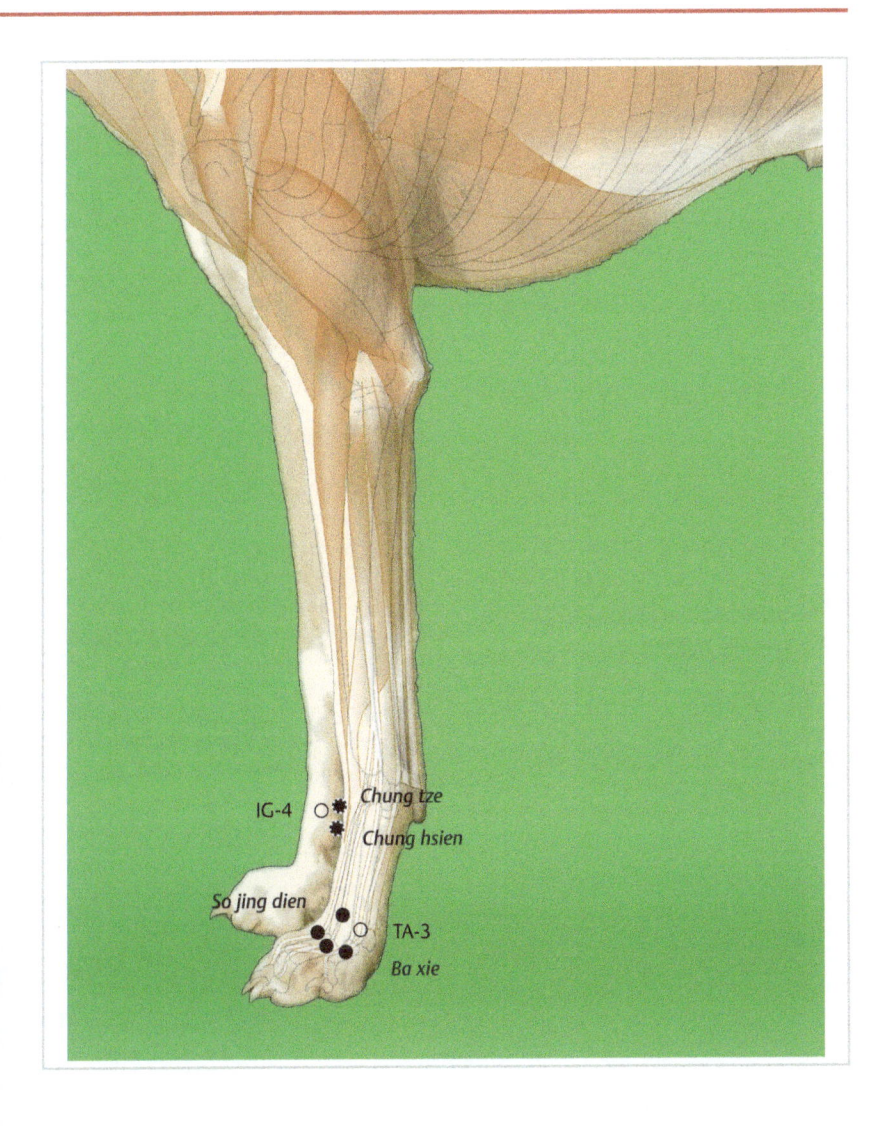

Pontos Interdigitais Anteriores

Pontos Interdigitais Posteriores

Ba Feng

Efeito Remove a estagnação do *qi* e elimina o calor.

Indicações Paralisia da pata traseira, contusões e entorses da pata, gengivite.

Localização Entre as cabeças distais das articulações metacarpofalangeanas no pé traseiro.

Técnica Inserção paralela aos dedos dos pés a partir da parte anterior através da membrana do dedo do pé até uma profundidade de 0,4 cun; inserção perpendicular.

Olho do Joelho

膝眼 Xi Yan

Efeito Remove a estagnação do *qi* e elimina o calor.

Indicações Gonartrose, gonartrite, distensões e inchaço na articulação do joelho.

Localização Abaixo da patela, bilateralmente na depressão próxima ao ligamento patelar reto; o ponto lateral é idêntico ao E-35.

Técnica Até uma profundidade de cerca de 0,5 cun; inserção perpendicular.

Ponto Ovário

Nuancho

Efeito Movimenta o *qi* estagnado.

Indicações Distúrbios funcionais dos ovários, cistos ovarianos.

Localização Lateral e abaixo do processo transverso da quarta vértebra lombar.

Técnica Até uma profundidade de cerca de 0,3 cun; inserção perpendicular.

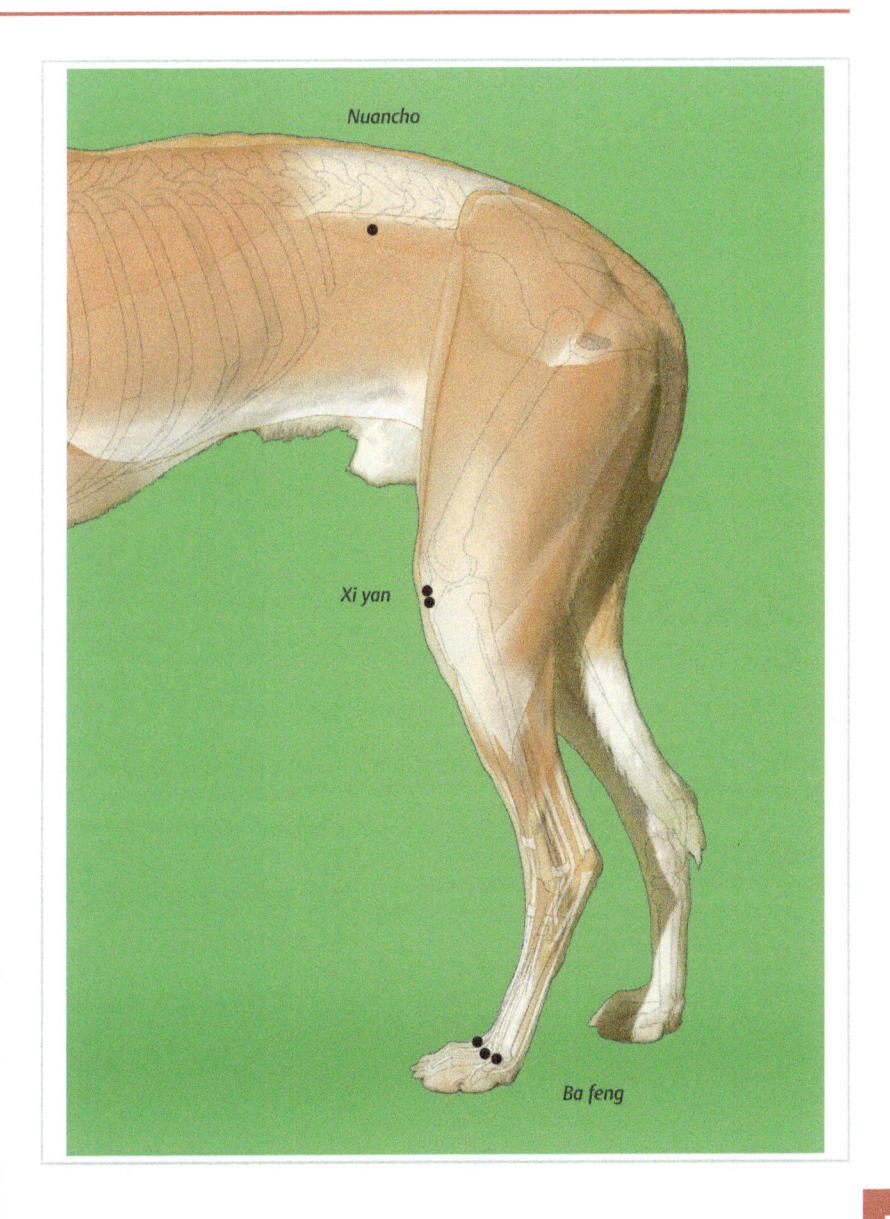

Ponto Ovário

Nuancho

Xi yan

Ba feng

EX

Pontos Paravertebrais de Hua Tuo
华陀夹脊 Hua Tuo Jiaji

Efeito e indicações Tem um efeito de suporte segmentar no órgão subjacente.

Localização 0,5 cun lateral a cada vértebra dorsal, entre o vaso governador e o canal interno da bexiga.

Técnica Até uma profundidade de cerca de 0,3 cun; inserção perpendicular.

> ❗ Risco de pneumotórax na área das costelas.

Interrompe o Sangramento
断血 Duan Xue, Central One e Tian Ping

Efeito Resolve a estase sanguínea.

Indicações Todas as formas de hemorragia.

Localização Três pontos na linha média dorsal, um entre os processos espinhosos da transição toracolombar e um na frente e atrás.

Técnica Até uma profundidade de cerca de 0,5 cun; inserção perpendicular.

Quatro Pontos
Si Liao

Efeito Move a estagnação do qi.

Indicações Fraqueza da pata traseira, dor lombar, infertilidade, metrite.

Localização 0,5 cun lateral ao sacro em ambos os lados; há quatro pontos de acupuntura em uma fileira: O primeiro ponto está localizado no primeiro forame sacral, o último ponto no segundo forame sacral e os pontos centrais estão localizados em um espaço uniforme entre eles.

Técnica Até uma profundidade de cerca de 0,5 cun; inserção perpendicular.

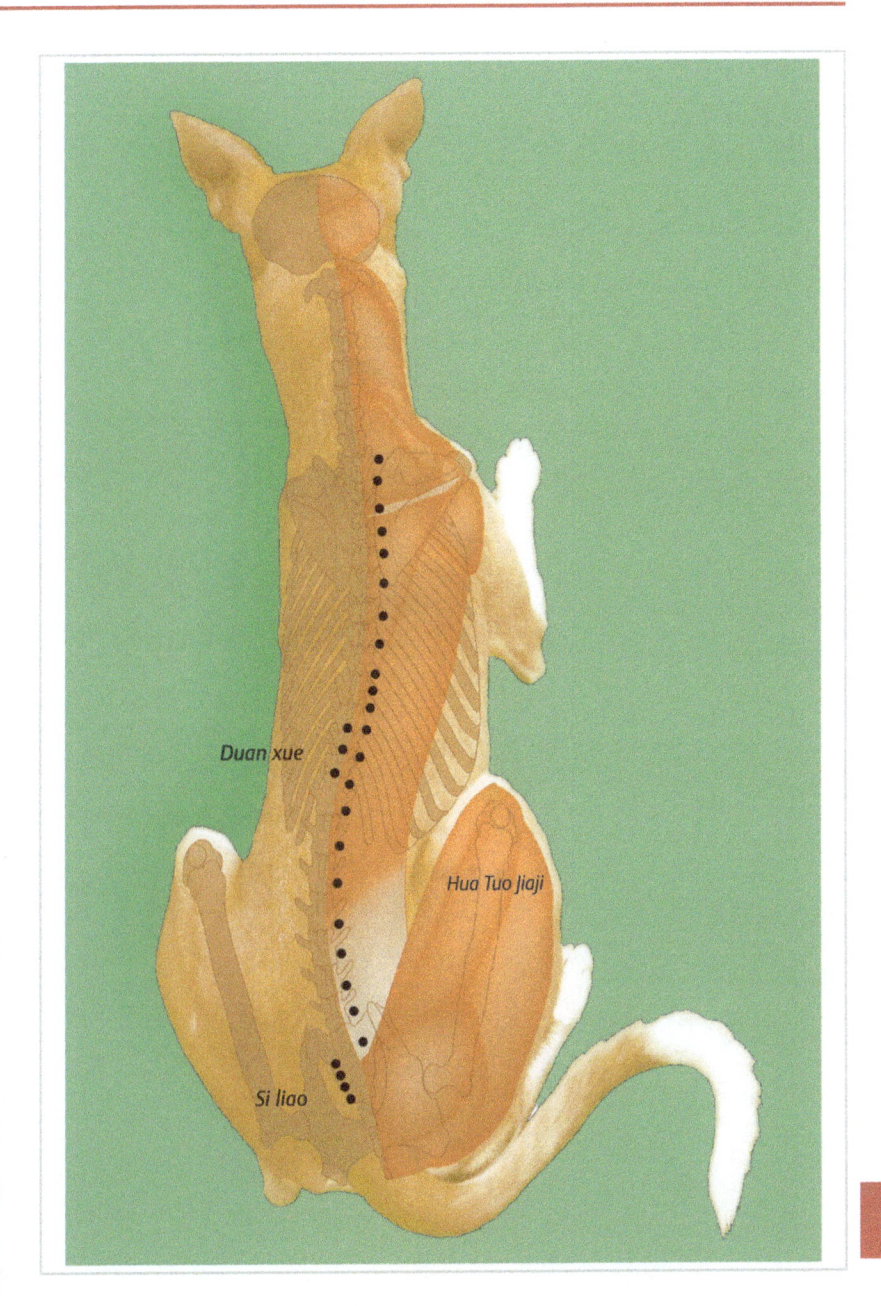

Quatro Pontos

Duan xue

Hua Tuo Jiaji

Si liao

Ponta da Cauda
尾尖 Wei Jian

Efeito Apoia a parte inferior da coluna vertebral e a região lombar, elimina o calor e remove a estagnação do *qi*.

Indicações Paralisia da cauda ou da pata traseira, síndrome da cauda equina, cólica, insolação, choque.

Localização Dorsalmente, a uma curta distância antes da ponta da cauda.

Técnica A uma profundidade de cerca de 0,2 cun; inserção oblíqua em uma direção cranial.

Vértebra Coccígea
Wei Jie

Efeito Move a estagnação do *qi*.

Indicações Paralisia da cauda, fraqueza da pata traseira.

Localização Na linha média dorsal da cauda, entre a primeira e a segunda vértebras coccígeas.

Técnica Até uma profundidade de cerca de 0,2 cun; inserção perpendicular.

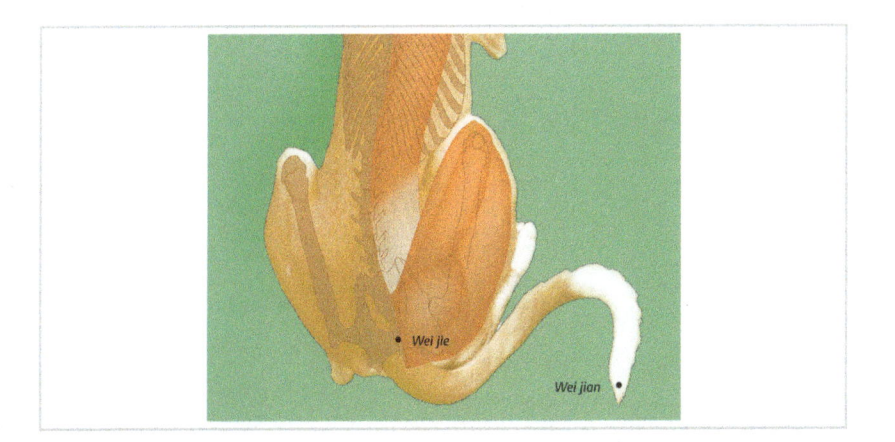

Vértebra Coccígea

26 Índice Remissivo

A

- acupuntura
 - estímulo 62
 - história 4
 - poderes de autocura 2
 - pontos, *consulte* pontos de acupuntura
 - tratamento 55
- acupuntura a *laser* 62
- acupuntura animal 2
 - sistema transposto 2
 - técnicas modernas 6
- acupuntura com agulhas
 - acupuntura a *laser* 62
 - acupuntura com cristais 63
 - acupuntura de ouro/implante de ouro 62
 - acupuntura sonora 63
 - agulhamento tonificante e sedativo, possibilidades de 61
 - cânulas de injeção 62
 - descartáveis 60
 - eletroestimulação 62
 - hemopuntura 62
 - moxabustão 62
 - pequenos animais 60
 -- de qi 61
 - técnicas de agulhamento 61
 - tipos de agulha
 -- agulhas Hwato 60
 -- agulhas Seirin 60
 - tonificante e sedativo 61
 - veterinária 60
- acupuntura com cristais 63
- acupuntura de ouro/implante de ouro 62-63
- acupuntura humana 60
- acupuntura sonora 63
- acupuntura veterinária 60
 - Acupuntura Veterinária Internacional
 - Sociedade Alemã de Acupuntura Veterinária (GERVAS) 5
 - agulhamento 57
 - direção da inserção 57, 59
 - pontos sensíveis à pressão 55
 - técnicas 61
 - agulhas de aço 60

agulhas tonificantes/sedantes, possibilidades de 61
Akademie für Tierärztliche Fortbildung/Sociedade para a Terapia Ganzheitliche (ATF/GGTM) 6
apetite, falta crônica de 126
artemisia vulgaris 62
artéria radial 72
artralgia, nas articulações dos dedos da pata 74
artrite, do joelho 198
asma 100
autoconfiança 32

B

baço-pâncreas, sequência cosmológica 16
bexiga, canal da 334, 338
- *Tai Yang* do membro pélvico 168

C

canais divergentes de *yin* 24
canais divergentes *yang* 21
canais tendinomusculares 26
canais *yang* 19-21, 24, 45
canais *yin* 19-20, 24, 43-44
- *Tai Yang* do membro pélvico 168
canal da vesícula biliar 44, 266, 268
- *Shao Yang* do membro pélvico 268
canal da bexiga 334, 338
canal do coração
- *Shao Yin* do Membro Torácico 142
cavidade abdominal 354
- agulha 348
- punção 106, 110
- canais da bexiga, interseção
- intestinos 8
- ponto 86
canais de rede 47, 51
canal do baço-pâncreas

- *Tai Yin* do Membro Pélvico 124
canal do estômago (E) 19, 342
- *Yang Ming* do Membro Pélvico 92
canal do fígado
- *Jue Yin* do Membro Pélvico 308
- canal do intestino, canal do intestino grosso
- *yang ming do Membro Torácico* 76
canal do intestino grosso, *veja* intestino delgado
- ciclo estral irregular 346
- *Hand Tai Yang* 152
cruzamento nos braços (TA-13), 262, *263*
- canal do pericárdio
canal do pulmão
- *tai yin* do Membro Torácico 66
canal do rim 224
- *Shao Yin* do membro pélvico 224
- canal do triplo aquecedor
- *Shao Yang* do Membro Torácico 252
catarro, problemas com 120
cauda, paralisia da 376
cauda, patas
- vaso governador 320
- *Wei Jian* 376
centro de treinamento, medicina veterinária 4
ciclo mãe-filho 13, 15
Colapso do *Yang qi* 350
Congresso Nacional de Medicina Veterinária Popular 5
cotovelo, ponto de concordância
- *Chung Tze/Chung Hsien* 370
- *Da Bai* 368
- *Ling Ku* 368
- *So Jing Dien* 370
- *Zhong Bai* 368
- *Zhou Yu* 368
coração 17
criptorquismo 112
- *Jue Yin* do Membro Torácico 244

D

de qi 61
deficiência de yang dos rins 55
desarmonia emocional 34
desenvolvimento 5
desequilíbrio emocional 34
diarreia crônica 126
dinastia Han 4
dinastia Ming 5
dinastia Qin/Ch'in 4
dinastia Qing/Dinastia Ching 5
dinastia Shang 4
- dinastia Song 4
dinastia Sui 4
- dinastia Tang 4
dinastia Yuan 5
dinastia Zhou/dinastia Zhou 4
direção de inserção 57
distúrbios digestivos 128
distúrbios gastrointestinais 110, 116
distúrbios gastrointestinais agudos 110
distúrbios oculares 94, 98, 170
distúrbios do vento 11
dor
- abdominal 106
- área temporomandibular 256
- articulação da mandíbula 276
- articulação do joelho 314
- indicações 88
- laringofaringite 88
- lateral da pata dianteira 260
- na pata dianteira 70, 82
- no ombro 82
- no tórax 148
- pescoço 154, 164
- regional nas costelas 106
dor abdominal 106
- instabilidade emocional 254
- na área umbilical 134
dor de cabeça 154
dor induzida pelo frio 11
dor no joelho 116, 130
dor no quadril 294
dor no tórax 136
dor regional nas costelas 106
dorsal na pata 122

E

eixos 21
eixos Yin 21

- eletroacupuntura 60
eletroestimulação 62
enterite 328
epilepsia 154
esfíncter uretral 350
- espírito pacífico, An Shen 364
espirros reversos 170
- estômago, sequência cosmológica 17
expulsa o vento úmido 114
- faringite 360
fatores de calor 39
fluxo de qi 21
fonte de qi 44
frio 39
função hepática 31
função pulmonar 180

G

gastrite 128, 356
gonartrose 132
grande Yang, Tai Yang 366
gravidez, agulha 348

H

Hartmann, Nicolai 30
Hediger, Heini 30
hemoacupuntura 62
hemorragia, crônica 126
hérnias 134
Huang Di Nei Jing 4
Hui-ponto de influência, para a medula 302

I

Idade Moderna 5
inchaço no tornozelo 120
incontinência urinária 234
inflamação das glândulas anais 194
intestino delgado
- ponto de interseção 86
- canais 354

J

jing luo 18
jing mai 19

K

Kai Zhin Jui 364
Kampfer, E., Dr. 5
Kothbauer, Oswald 5

L

Li Ji 4
Liao Ma Ji 5
linfadenopatia 246

M

mastite nas tetas craniais 354
- medicina chinesa 3
- animais 28, 60
- medicina humana 36
membros pélvicos 21
miocardite 182
moxa 62
moxabustão 60, 62
músculos do antebraço, espasmos de 154
Medicina Tradicional Chinesa (MTC) 7, 29
-- água 11
-- ciclo de Cheng 15
-- ciclo de Sheng 13, 14
-- ciclo de transferência 15
-- ciclo Ke 13
-- ciclo de Wu 15
-- fogo 12
-- Gu qi 8
-- madeira 11
-- metal 13
-- sequência cosmológica 16
-- terra 13
-- Wei qi 8
-- Ying qi 8
-- Yuan qi 7
-- Zhen qi 8
-- Zong qi 7
- cinco fases 11-12
- Jin ye 8
- Jing 8
- Mônada 9
- qi
- Shen 8
- substâncias básicas 7
- vs. Medicina Ocidental 7
- Xue 8
- Yin e yang 9, 10, 11
- Zang fu 9

Medicina veterinária tradicional chinesa (MVTC) 2, 36, 42
-- água 31
-- fatores patogênicos externos 38
-- fatores patogênicos internos 38
-- fogo 32
-- madeira 31
-- metal 33
-- Terra 32
- comportamento emocional, avaliação do
- comportamento saudável, avaliação de 30
- diagnóstico das cinco substâncias básicas 40
- diagnóstico de fatores patogênicos 36, 38
- diagnóstico de *zang-fu* 39
- diagnóstico pelos cinco elementos 41
- diagnóstico pelos quatro aspectos 39-40
- diagnóstico, princípios 38
- fatores patogênicos, papel dos 33
- modelo de seis níveis 39
- nível psicológico, efeitos dos pontos 29
- nove sistemas de diagnóstico 36-37
- padrões dos meridianos 40
- padrões dos San Jiao 40
- pontos, consulte pontos de acupuntura
- psicologia animal 28
- sintoma ou sinal patológico 36
- sistemas de diagnóstico 36-37
- teorias 36
- tesouros 28

N

Norwegian Acupuncture Society (NoVAS) 6

O

olho do joelho, *Xi Yan* 372
orelha, *Er Jian* 364
órgão sensorial 12
osteocondrite dissecante 144

otite 254, 266

P

padrão de quatro aspectos 40
padrões *Wei-qi-ying-xue* 39
paralisia do nervo facial 96, 164, 264
- pata, dor e inchaço na 122
pé, três canais *yin* do 130
pivô espiritual 54
pernas, parte externa das 19
plexo axilar 144
pneumotórax, risco de 136, 138, 180, 242
poderes de autocura 2
polaridade *yin-yang* 43
ponto de conexão *Luo* 72, 80, 128, 158, 248, 312
ponto de interseção 100
- canais da bexiga 170
- com canal da bexiga 296
- vaso cinto 292
ponto de motilidade Ying 148
ponto de alarme *Mu* 110, 348, 358
- do coração 356
- do fígado 318
ponto *do rio* Jing 72, 80, 146, 218, 248
ponto do *Ying*-manancial 310
ponto fonte *Yuan* 80, 148, 220, 304
ponto *He-sea* 158, 232, 260, 298
ponto *Jing*-well 122
ponto ovário, *Nuancho* 372
pontos ah shi 55
- pontos de acupuntura
- agulhas de aço 60
- canais *yin* 44
- fluxo de *qi* 43
- identificação de 57
- pata traseira 49
- polaridade *yin-yang* 43
- pontos de acúmulo 44, 51
- pontos de alarme 52
- pontos de associação dorsais 47, 52
- pontos de encontro 53
- pontos de fase 44
- pontos de fase 44, 48
- pontos de mar inferiores 54
- pontos de origem 44, 51
- pontos de rede 47, 51
- pontos dos quatro mares 54

- pontos interdigitais anteriores, Ba Xie 370
- pontos principais 54
- transporte 42
pontos de conexão 47
- pontos de fase
- correlações 12
- pontos de acupuntura 44
- parar o sangramento, *Duan Xue* 374
ponto de transporte *Shu* 74, 154, 226, 254, 304, 310
pontos de acúmulo 51, 220, 248, 300, 312
pontos de transporte
pontos interdigitais posteriores, *Ba Feng* 372
pontos paravertebrais da *Hua Tuo*
pontos *yin* 46
problemas psicológicos 28
problemas respiratórios 70
prolapso retal/uterino 336
- antigos 56
- costas 54
- seleção de pontos 55

Q

qi, fluxo de 21
- efeito 88
- *Gu qi* 7
- *Wei qi* 8
- *Ying qi* 8
- *Yuan qi* 7
- *Zhen qi* 8
- *Zong qi* 7
qi de origem
qi, estagnação do 364, 368, 370, 372, 374, 376
Qian Jin Yao Fang 3

R

raiva 11
reduz o *qi* do pulmão 100
reduz o *qi* rebelde 102
rim 16
- metabolismo de fluidos 326
- sequência cosmológica 16
rinite aguda 90

S

sabor picante e quente 13

seis canais *yin* 19
seleção de pontos 55
- agulha, direção da inserção da 57, 59
- patologia dos órgãos
- pontos *ah shi* 55
- pontos de acúmulo 56
- pontos de acupuntura, detecção de 57
- pontos de associação dorsais 55
- pontos de combinação de conexão de rede 56
- pontos de transporte antigos 56
- pontos principais 56
- relógio circadiano dos canais regulares 56
- teoria dos cinco elementos 55
- *Zang-Fu* 55
shen 364
Si Mu An Ji Ji 4
síndrome cervical 172
síndrome de *wei* 62
sistema de canais 18
- abridor e acoplador 26
- abridor/ativador 25
- atlas de acupuntura 18
- canais divergentes 21
- canais divergentes de *yang* 24
- canais divergentes *yang* 21
- canais principais 19
- canais tendinomusculares 26
- ciclos *qi* 21
- curso 19
- fluxo de *qi* 43
- função dos 18
- navio extraordinário 25
- nomenclatura 20
- nomes chineses e ocidentais 20

- regiões cutâneas 27
- relação de interior e exterior 20
- relação *yang-yang/yin-yin* 39
- relógio circadiano dos canais regulares 21
- vaso *luo* 26
- vaso *luo* transversal 26
- vasos colaterais 27
- vasos colaterais 26-27
- *yang ming* 82
sistema transposto 2
Sociedade Alemã de Acupuntura Veterinária (GERVAS) 5
Sociedade Internacional de Acupuntura Veterinária (IVAS) 5

T

técnica caudal 132
- tendão de Aquiles 214
Terra, sequência cosmológica 16
testa, *Yin Tang* 366
tosse espasmódica 138, 242
tosse, acalma 104
transforma o catarro e 230
transtornos psicoemocionais 47
três meninos pequenos (TSB) 53
tronco jugular 68

U

ulceração da língua 250
uretrite 346

V

vaginite 304

vaso cinto, ponto de interseção 292
vaso concepção 344
vaso de concepção 128, 350
vaso de ligação *yang* 332
vaso de mola *yang* 94, 216
vaso de motilidade do *yin*, ponto de acúmulo 230
vaso governador (*du mai*) 92, 320
vaso *luo* longitudinal 26
vaso *luo* transversal 26
- vasos de rede, trajeto dos 27
vasos extraordinários 25
- vértebra coccígea, *Wei Jie* 376
vesícula biliar, ponto de alarme-*Mu* da 292
vísceras 8

W

Wei, síndrome de 62
Wei-qi-ying-xue, padrões 39

X

Xin Xiu Ben Cao 4

Y

Yi Jing 4

Z

zang fu 34
Zedong, Mao 5
zheng qi 39
Zhongjing, Zhang 4
Zhou Li Tian Guan 4
Zhu Jin Da Quan 5

Índice de 27 pontos

Observação: Os números de página em *itálico* referem-se a ilustrações

A

Abismo da Axila (VG-22), 336, *337*
Abismo Frio e Profundo (TA-11), 260, *261*
Acalma a Mente, 364
Agarrando o Vento (ID-12), 160, *161*
Alcançando o Yin (B-67), 222, *223*
Alívio da Sede (TA-12), 260, *261*
An Shen, 364, *365*
Apoiando os Tendões (VB-23), 290, *291*
Apoio da Alma (VB-18), 284, *285*
Apoio da Lateral (VB-38), 302, *303*
Armazém (E-14), 102, *103*
Armazém Curvo (R-17), 236, *237*
Armazém da Terra (E-4), 96, *97*
Armazém do Espírito (R-25), 242, *243*
Articulação da Coxa (E-31), 114, *115*
Articulação do Joelho (F-7), 314, *315*
Atravessar o Vale Abdominal (R-20), 238, *239*

B

Ba Feng, 372, *373*
Ba Liao (B-31-B-34), 192, *193*
Ba Xie, 370, *371*
Bacia Vazia (E-12), 100, *101*
Bai Hui (VG-20), 336, *337*
Bao Huang (B-53), 208, *209*
Barreira Inferior (E-7), 98, *99*
Ben Shen (VB-13), 282, *283*
Bi Guan (E-31), 114, *115*
Bi Nao (IG-14), 86, *87*
Bing Feng (ID-12), 160, *161*
Boca Doente (E-45), 122, *123*
Boca Estreita (E-38), 118, *119*
Borda do Yin (F-11), 316, *317*
Branco Flutuante (VB-10), 278, *279*
Branco Forçado (P-4), 70, *71*
Bu Lang (R-22), 240, *241*
Bu Rong (E-19), 106, *107*
Buraco do *Qi* (R-13), 234, *235*

C

Caminhada pelo Corredor (R-22), 240, *241*
Caminho da Conexão (VB-28), 294, *295*
Caminho da Inteligência (C-4), 146, *147*
Caminho da Mente (VG-11), 330, *331*
Canal da Convulsão (TA-18), 264, *265*
Canal Estendido (B-62), 218, *219*
Canto da Cabeça (E-8), 98, *99*
Canto da Ramificação Lateral (TA-20), 266, *267*
Capital Central (F-6), 312, *313*
Cárdia (R-21), 238, *239*
Carruagem da Mandíbula (E-6), 96, *97*
Casa de Hóspedes (R-9), 230, *231*
Cauda do Pássaro (VC-15), 356, *357*
Cavidade Alimentar (BP-17), 136, *137*
Cavidade do Cérebro (VB-19), 286, *287*
Cem Encontros (VG-20), 336, *337*
Centro da Mama (E-17), 104, *105*
Centro de Curvas (B-40), 198, *199*
Centro Vívido (R-26), 242, *243*
Chang Qiang (VG-1), 322, *323*
Charco Tortuoso (PC-3), 246, *247*
Cheng Fu (B-36), 194, *195*
Cheng Guang (B-6), 172, *173*
Cheng Jiang (VC-24), 362, *363*
Cheng Jin (B-56), 212, *213*
Cheng Ling (VB-18), 284, *285*
Cheng Man (E-20), 106, *107*
Cheng Qi (E-1), 94, *95*
Cheng Shan (B-57), 214, *215*
Chi Mai (TA-18), 264, *265*
Chi Ze (P-5), 70, *71*
Chong Men (BP-12), 134, *135*
Chong Yang (E-42), 120, *121*
Chung Tze/Chung Hsien, 370, *371*
Ci Liao (B-32), 192, *193*
Cinco Distâncias da Pata (F-10), 316, *317*
Cinco Encontros na Terra (VB-42), 304, *305*
Cinco *Li* do Braço (IG-13), 86, *87*
Clareza Suprema (BP-3), 126, *127*
Coelho Agachado (E-32), 114, *115*
Coleta de Bambu (B-2), 170
Colina de Metal (BP-5), 128, *129*
Começo do Movimento (TA-1), 254, *255*
Conexão Celestial (B-7), 172, *173*
Conexão de *Li* (C-5), 146, *147*
Conexão Principal de *Yang* (B-48), 206, *207*
Confluência do *Yang* (B-55), 212, *213*
Consumado *Yang* (VG-9), 330, *331*
Controle das Lágrimas (VB-15), 282, *283*
Controle das Lágrimas Inferiores (VB-41), 304, *305*
Convergência Abdominal (BP-14), 134, *135*
Convergência da Audição (VB-2), 270, *271*
Corrente de Retorno (R-7), 230, *231*
Crença na Troca (R-8), 230, *231*
Cruzamento do *Yang* (VB-35), 300, *301*
Cruzamento do *Yin* (VC-7), 350, *351*
Cruzamento Gengival (VG-28), 342, *343*
Cume da Colina (E-34), 116, *117*
Curvando sobre a Têmpora (VB-7), 276, *277*

D

Da Bai, 368, *369*
Da Bao (BP-21), 140, *141*

Índice de 27 pontos

Da Du (BP-2), 126, *127*
Da Dun (F-1), 310, *311*
Da Heng (BP-15), 136, *137*
Da Ju (E-27), 110, *111*
Da Ling (PC-7), 250, *251*
Da Ying (E-5), 96, *97*
Da Zhong (R-4), 228, *229*
Da Zhu (B-11), 178, *179*
Da Zhui (VG-14), 332, *333*
Dai Mai (VB-26), 292, *293*
Dan Shu (B-19), 184, *185*
Dan Zhong (VC-17), 358, *359*
Declínio dos Vasos (B-8), 174, *175*
Depressão da Axila (VB-22), 290, *291*
Depressão da Sobrancelha (TA-23), 266, *267*
Descanso do Cérebro (TA-19), 264, *265*
Desfibrador de Terra (BP-8), 130, *131*
Di Cang (E-4), 96, *97*
Di Ji (BP-8), 130, *131*
Di Wu Hui (VB-42), 304, *305*
Dobra do Ombro (IG-15), 86, *87*
Du Bi (E-35), 116, *117*
Du Chang Shu (B-25), 188, *189*
Du He (R-12), 232, *233*
Du Shu (B-16), 182, *183*
Duan Xue, 374, *375*
Dui Duan (VG-27), 340, *341*

E

Eixo de Rotação (VC-21), 360, *361*
Eminência Tenar (P-10), 74, *75*
Encontro Celestial (ID-11), 160, *161*
Encontro Correto (VB-17), 284, *285*
Encontro de Yang (B-35), 194, *195*
Encontro dos Três Yin (BP-6), 130, *131*
Energia da Bexiga (B-53), 208, *209*
Envoltura Yin (F-9), 314, *315*
Epigástrio Inferior (VC-10), 352, *353*
Epigástrio Superior (VC-13), 354, *355*
Er Jian (IG-2), 78, *79*

Er Jian, 364, *365*
Er Men (TA-21), 266, *267*
Escudo Contra o Vento (TA-17), 264, *265*
Estabelecendo o Interior (VC-11), 352, *353*
Estagnação do Yin (E-33), 114, *115*
Estrada da Felicidade (VG-13), 332, *333*
Estrela Superior (VG-23), 338, *339*
Extremidade do Nariz (VG-25), 338, *339*
Extremidade Inferior do Paralelogramo (IG-8), 82, *83*
Extremidade Superior do Paralelogramo (IG-9), 82, *83*

F

Fechadura de Pedra (R-18), 236, *237*
Fechadura Exterior (TA-5), 256, *257*
Fei Shu (B-13), 180, *181*
Fei Yang (B-58), 216, *217*
Fenda Celestial (TA-15), 262, *263*
Fenda da Pupila (VB-1), 270, *271*
Fenda do Agachamento (VB-29), 294, *295*
Fenda do Cotovelo (IG-12), 84, *85*
Fenda do Ombro (TA-14), 262, *263*
Fenda Yin (C-6), 146, *147*
Fenda Zigomática (ID-18), 164, *165*
Feng Chi (VB-20), 288, *289*
Feng Fu (VG-16), 334, *335*
Feng Long (E-40), 120, *121*
Feng Men (B-12), 178, *179*
Feng Shi (VB-31), 296, *297*
Fissura Flutuante (B-38), 196, *197*
Flexibilidade Verde (C-2), 144, *145*
Fluir da Sobrancelha (B-3), 170, *171*
Fluxo Central (R-15), 234, *235*
Fluxo Quente (IG-7), 82, *83*
Fonte Celestial (PC-2), 246, *247*

Fonte de Água (R-5), 228, *229*
Forame da Harmonia da Orelha (TA-22), 266, *26*
Forte Longo (VG-1), 322, *323*
Fossa do Grão (IG-19), 90, *91*
Fragrância Bem-Vinda (IG-20), 90, *91*
Fu Ai (BP-16), 136, *137*
Fu Bai (VB-10), 278, *279*
Fu Fen (B-41), 200, *201*
Fu Jie (BP-14), 134, *135*
Fu Liu (R-7), 230, *231*
Fu She (BP-13), 134, *135*
Fu Tu (E-32), 114, *115*
Fu Tu (IG-18), 88, *89*
Fu Xi (B-38), 196, *197*
Fu Yang (B-59), 216, *217*

G

Gan Shu (B-18), 182, *183*
Gao Huang Transport (B-43), 202, *203*
Ge Guan (B-46), 204, *205*
Ge Shu (B-17), 182, *183*
Gong Sun (BP-4), 128, *129*
Grande Abismo (P-9), 74, *75*
Grande Colina (PC-7), 250, *251*
Grande Colina (VB-40), 304, *305*
Grande Envoltura (BP-21), 140, *141*
Grande Espessura (F-1), 310, *311*
Grande Fenda (E-3), 94, *95*
Grande Gigante (E-27), 110, *111*
Grande Ilha Transversa (BP-15), 136, *137*
Grande Jorrante (F-3), 310, *311*
Grande Luminosidade (R-12), 232, *233*
Grande Metrópole (BP-2), 126, *127*
Grande Obturador (B-11), 178, *179*
Grande Osso (B-64), 220, *221*
Grande Osso (IG-16), 88, *89*
Grande Reunião (E-5), 96, *97*
Grande Riacho (R-3), 226, *227*
Grande Sino (R-4), 228, *229*
Grande Vazio Inferior (E-39), 118, *119*
Grande Vazio Superior (E-37), 118, *119*

Grande Vértebra (VG-14), 332, *333*
Grande *Yang*, 366
Guan Chong (TA-1), 254, *255*
Guan Men (E-22), 108, *109*
Guan Yuan (VC-4), 348, *349*
Guan Yuan Shu (B-26), 188, *189*
Guang Ming (VB-37), 302, *303*
Guarda-Chuva Suntuoso (VC-20), 358, *359*
Gui Lai (E-29), 112, *113*

H

Hall da Impressão, 366
Han Yan (VB-4), 272, *273*
He Gu (IG-4), 80, *81*
He Liao (IG-19), 90, *91*
He Liao (TA-22), 266, *267*
He Yang (B-55), 212, *213*
Heng Gu (R-11), 232, *233*
Hóspede Celestial (ID-17), 164, *165*
Hou Ding (VG-19), 336, *337*
Hou Xi (ID-3), 154, *155*
Hua Gai (VC-20), 358, *359*
Hua Rou Men (E-24), 108, *109*
Hua tuo jiaji, 374, *375*
Huan Tiao (VB-30), 296, *297*
Huan Tiao Jiaji, 375, *375*
Huang Men (B-51), 208, *209*
Huang Shu (R-16), 236, *237*
Hui Yang (B-35), 194, *195*
Hui Yin (VC-1), 346, *347*
Hui Zong (TA-7), 258, *259*
Hun Men (B-47), 204, *205*

I

Ilha do Meio (TA-3), 254, *255*
Insetos no Sulco (F-5), 312, *313*
Interrompe o Sangramento, 374-375

J

Janela Celestial (ID-16), 164, *165*
Janela do Olho (VB-16), 284, *285*
Janela do Peito (E-16), 104, *105*
Ji Mai (F-12), 316, *317*
Ji Men (BP-11), 132, *133*
Ji Quan (C-1), 144, *145*
Ji Zhong (VG-6), 328, *329*

Jia Che (E-6), 96, *97*
Jian Jing (VB-21), 290, *291*
Jian Li (VC-11), 352, *353*
Jian Liao (TA-14), 262, *263*
Jian Shi (PC-5), 248, *249*
Jian Wai Shu (ID-14), 162, *163*
Jian Yu (IG-15), 86, *87*
Jian Zhen (ID-9), 156, *157*
Jian Zhong Shu (ID-15), 162, *163*
Jiao Sun (TA-20), 266, *267*
Jiao Xin (R-8), 230, *231*
Jie Xi (E-41), 120, *121*
Jin Men (B-63), 220, *221*
Jin Suo (VG-8), 328, *329*
Jing Gu (B-64), 220, *221*
Jing Men (VB-25), 292, *293*
Jing Ming (B-1), 170, *171*
Jing Qu (P-8), 72, *73*
Jiu Wei (VC-15), 356, *357*
Ju Gu (IG-16), 88, *89*
Ju Liao (E-3), 94, *95*
Ju Liao (VB-29), 294, *295*
Ju Que (VC-14), 356, *357*
Jue Yin Shu (B-14), 180, *181*

K

Kai Zhin Jui, 364, *365*
Kong Zui (P-6), 70, *71*
Ku Fang (E-14), 102, *103*

L

Lago Celestial (PC-1), 246, *247*
Lago do *Yang* (TA-4), 256, *257*
Lagoa dos ventos (VB-20), 288, *289*
Lamentos Abdominais (BP-16), 136, *137*
Lao Gong (PC-8), 250, *251*
Lateral à Articulação do Joelho (VB-33), 298, *299*
Lateral do Braço (IG-14), 86, *87*
Li Dui (E-45), 122, *123*
Li Gou (F-5), 312, *313*
Lian Quan (VC-23), 360, *361*
Liang Men (E-21), 106, *107*
Liang Qiu (E-34), 116, *117*
Lie Que (P-7), 72, *73*
Limite da Capacidade (E-19), 106, *107*
Limite da Ordem (B-54), 210, *211*

Ling Dao (C-4), 146, *147*
Ling Ku, 368, *369*
Ling Tai (VG-10), 330, *331*
Ling Xu (R-24), 240, *241*
Lou Gu (BP-7), 130, *131*
Lu Xi (TA-19), 264, *265*
Luo Que (B-8), 174, *175*
Luz Brilhante (VB-37), 302, *303*

M

Mansão do *Shu* (R-27), 242, *243*
Mar Brilhante (R-6), 228, *229*
Mar de *Qi* (VC-6), 350, *351*
Mar de Sangue (BP-10), 132, *133*
Mar do Intestino Delgado (ID-8), 156, *157*
Mar Menor (C-3), 144, *145*
Margem Média (F-4), 312, *313*
Mei Chong (B-3), 170, *171*
Meio da Coluna Vertebral (VG-6), 328, *329*
Meio da Pessoa (VG-26), 340, *341*
Meio do Epigástrio (VC-12), 354, *355*
Meio do Movimento (PC-9), 250, *251*
Meio do Tórax (VC-17), 358, *359*
Mensageiro Intermediário (PC-5), 248, *249*
Mercado do Vento (VB-31), 296, *297*
Meridianos Colaterais de Conexão (BP-4), 128, *129*
Metal Jovem (P-11), 74, *75*
Ming Men (VG-4), 326, *327*
Montanhas (B-60), 218, *219*
Monte Externo (E-26), 110, *111*
Monte Externo (VB-36), 300, *301*
Morada do Espírito (B-44), 202, *203*
Morada do Intestino (BP-13), 134, *135*
Morada do *Qi* (E-11), 100, *101*
Moradia do Tórax (BP-19), 138, *139*
Movimento Celestial (VB-9), 276, *277*
Mu Chuang (VB-16), 284, *285*
Muro Torto (ID-13), 162, *163*

N

Nao Hu (VG-17), 334, *335*
Nao Hui (TA-13), 262, *263*
Nao Kong (VB-19), 286, *287*
Nao Shu (ID-10), 160, *161*
Nariz de Bezerro (E-35), 116, *117*
Nascente em Curva (F-8), 314, *315*
Nascente Jorrando (R-1), 226, *227*
Nascente Pura (VC-23), 360, *361*
Nascente Suprema (C-1), 144, *145*
Nascente Yin do monte (BP-9), 132, *133*
Nei Guan (PC-6), 248, *249*
Nei Ting (E-44), 122, *123*
Normalização do Ombro (ID-9), 158, *159*
Nuancho, 372, *373*
Nutrição Total (BP-20), 138, *139*
Nutrindo o Velho (ID-6), 156, *157*

O

Oito Buracos de Osso (B-31-B-34), 192
Olho do Joelho, 372-373
Olhos Brilhantes (B-1), 170, *171*
Orifício do Yin da Cabeça (VB-11), 280, *281*
Orifício Ósseo Inferior (B-34), 194, *195*
Orifício Ósseo Superior (B-31), 192, *193*
Orifício Yin do Pé (VB-44), 306, *307*
Origem do Espírito (VB-13), 282, *283*
Osso Curvo (VC-2), 346, *347*
Osso de Conclusão (VB-12), 280, *281*
Osso do Punho (ID-4), 156, *157*
Osso Permanente (B-65), 220, *221*
Osso Púbico (R-11), 232, *233*

P

Palácio Auditivo (ID-19), 166, *167*
Palácio Central (VC-16), 356, *357*
Palácio do Céu (P-3), 68, *69*
Palácio do Espírito (VC-8), 350, *351*
Palácio dos Ventos (VG-16), 334, *335*
Palácio Grande (VC-14), 356, *357*
Palácio Violeta (VC-19), 358, *359*
Pang Guan Shu (B-28), 190, *191*
Pântano do Pé (P-5), 70, *71*
Pântano Menor (ID-1), 154, *155*
Passagem da Água (E-28), 112, *113*
Passagem do Canal (P-8), 72, *73*
Passagem do Vale do Pé (B-66), 222, *223*
Passagem Inclinada (IG-6), 80, *81*
Passagem Suprema (P-6), 70, *71*
Passar Entre (F-2), 310, *311*
Pátio da Mente (VG-24), 338, *339*
Pequena Mansão (C-8), 148, *149*
Pequeno Lago Tortuoso (IG-11), 84, *85*
Pi Shu (B-20), 184, *185*
Pian Li (IG-6), 80, *81*
Pilar Celestial (B-10), 176, *177*
Pilar Corpóreo (VG-12), 330, *331*
Pivô Celestial (E-25), 110, *111*
Pivô Central (VG-7), 328, *329*
Pivô Suspenso (VG-5), 328, *329*
Plataforma Espiritual (VG-10), 330, *331*
Plenitude da Testa (VB-4), 272, *273*
Plenitude Quádrupla (R-14), 234, *235*
Po Hu, 202, *203*
Poço Celestial (TA-10), 260, *261*
Poço do Ombro (VB-21), 290, *291*
Ponta da Cauda, 376-377
Ponta da Orelha, 364
Ponta Lombar (VG-2), 324, *325*
Ponto Baço-Pâncreas (B-20), 184, *185*
Ponto da Bexiga (B-28), 190, *191*
Ponto da Vesícula Biliar (B-19), 184, *185*
Ponto de Associação do Cotovelo, 368-369
Ponto do Coração (B-15), 180, *181*
Ponto do Diafragma (B-17), 182, *183*
Ponto do Estômago (B-21), 184, *185*
Ponto do Fígado (B-18), 182, *183*
Ponto do Intestino Delgado (B-27), 188, *189*
Ponto do Intestino Grosso (B-25), 188, *189*
Ponto do Lado da Escápula (ID-14), 162, *163*
Ponto do Mar de Qi (B-24), 186, *187*
Ponto do Meio da Espinha (B-29), 190
Ponto do Pericárdio (B-14), 180, *181*
Ponto do Peritônio (R-16), 236, *237*
Ponto do Portão da Essência (B-26), 188, *189*
Ponto do Pulmão (B-13), 180, *181*
Ponto do Rim (B-23), 186, *187*
Ponto do Triplo Aquecedor (B-22), 186, *187*
Ponto do Úmero (ID-10), 160, *161*
Ponto do Vaso Governador (B-16), 182, *183*
Ponto Ovário, 372-373
Pontos Interdigitais
– Anteriores, 370
– Posteriores, 372
Pontos Interdigitais Anteriores, 370, *371*
Pontos Interdigitais Posteriores, 372-373
Pontos Paravertebrais de Hua Tuo, 374-375
– Hua Tuo Jiaji 374
Porta Cíclica (F-14), 318, *319*
Porta da Alma Corpórea (B-42), 202, *203*
Porta da Alma Etérea (B-47), 204, *205*
Porta da Fenda (PC-4), 248, *249*
Porta da Mente (C-7), 148, *149*
Porta da Orelha (TA-21), 266, *267*

Porta da Vida (VG-4), 326, *327*
Porta das Nuvens (P-2), 68
Porta de Passagem (E-22), 108, *109*
Porta de Pedra (VC-5), 348, *349*
Porta de Vento (B-12), 178, *179*
Porta do Alimento (E-21), 106, *107*
Porta do Cérebro (VG-17), 334, *335*
Porta do Cesto (BP-11), 132, *133*
Porta do *Qi* (E-13), 102, *103*
Porta Pulsante (BP-12), 134, *135*
Porta Vital (B-51), 208, *209*
Portal do Fluido (TA-2), 254, *255*
Portal Superior (VB-3), 270, *271*
Portão da Abundância (B-37), 194, *195*
Portão da Capital (VB-25), 292, *293*
Portão de Camphorwood (F-13), 318, *319*
Portão de Carne Escorregadia (E-24), 108, *109*
Portão de Ouro (B-63), 220, *221*
Portão do *Yang* Lombar (VG- 3), 326, *327*
Portão Interno (PC-6), 248, *249*
Portão para Curar a Mudez (VG-15), 332, *333*
Posição do Meio (VC-3), 346, *347*
Posse da Mente (R-23), 240, *241*
Precipitação do *Yin* Mínimo (C-9), 150, *151*
Proeminência da Água (E-10), 100, *101*
Proeminência do Céu (VC-22), 360, *361*
Proeminência do Lábio Superior (VG-27), 340, *341*
Prognóstico do Homem (E-9), 98, *99*
Pu Can (B-61), 218, *219*
Pulso Urgente (F-12), 316, *317*

Q

Qi Chong (E-30), 112, *113*
Qi Hai (VC-6), 350, *351*
Qi Hai Shu (B-24), 186, *187*
Qi Hu (E-13), 102, *103*
Qi Men (F-14), 318, *319*

Qi She (E-11), 100, *101*
Qi Torrencial (E-30), 112, *113*
Qi Xue (R-13), 234, *235*
Qian Ding (VG-21), 336, *337*
Qian Gu (ID-2), 154, *155*
Qiang Jian (VG-18), 334, *335*
Qing Leng Yuan (TA-11), 260, *261*
Qing Ling (C-2), 144, *145*
Qiu Xu (VB-40), 304, *305*
Qu Bin (VB-7), 276, *277*
Qu Cha (B-4), 172, *173*
Qu Chi (IG-11), 82, *83*
Qu Gu (VC-2), 346, *347*
Qu Quan (F-8), 314, *315*
Qu Yuan (ID-13), 162, *163*
Qu Ze (PC-3), 246, *247*
Quadra Interna (E-44), 122, *123*
Quan Liao (ID-18), 164, *165*
Quatro Brancos (E-2), 94, *95*
Quatro Pontos, 374-375
Quatro Rios (TA-9), 258, *259*
Que Pen (E-12), 100, *101*
Quinto Lugar (B-5), 172, 173
Quinto Pivô (VB-27), 294, *295*

R

Raiz da Mama (E-18), 104, *105*
Ramificação do Canal Energético (ID-7), 158, *159*
Ramo Anexo (B-41), 200, *201*
Ran Gu (R-2), 226, *227*
Recebendo a Luz (B-6), 172, *173*
Recebendo a Saliva (VC-24), 362, *363*
Recebimento Satisfeito (E-20), 106, *107*
Recipiente das Lágrimas (E-1), 94, *95*
Ren Ying (E-9), 98, *99*
Ren Zhong (VG-26), 340, *341*
Reservatório do Estômago (B-50), 206, *207*
Residência da Ideia (B-49), 206, *207*
Residência da Vontade (B-52), 208, *209*
Residência do Qi Primordial (VC-4), 348, *349*
Retorno ao Natural (E-29), 112, *113*
Reunião do *yin* (R-19), 238, *239*
Reunião do *Yin* (VC-1), 346, *347*

Ri Yue (VB-24), 292, *293*
Riacho Celeste (BP-18), 138, *139*
Riacho do Meio (VB-32), 296, *297*
Riacho Estreito (VB-43), 306, *307*
Riacho Posterior (ID-3), 154, *155*
Riacho *Yang* (IG-5), 80, *81*
Rigidez Central (VG-18), 334, *335*
Rio Disperso (E-41), 120, *121*
Ru Gen (E-18), 104, *105*
Ru Zhong (E-17), 104, *105*
Ruínas Espirituais (R-24), 240, *241*

S

Salão de Jade (VC-18), 358, *359*
Saliência Abundante (E-40), 120, *121*
Salto em Círculo (VB-30), 296, *297*
San Jian (IG-3), 78, *79*
San Jiao Shu (B-22), 186, *187*
San Yang Luo (TA-8), 258, *259*
San Yin Jiao (BP-6), 130, *131*
Seguindo o Vale (VB-8), 276, *277*
Segundo Espaço (IG-2), 78, *79*
Segundo Furo de Osso (B-32), 192, *193*
Separação da Água (VC-9), 352, *353*
Sequência Quebrada (P-7), 72, *73*
Servente que Venera (B-61), 218, *219*
Shang Guan (VB-3), 270, *271*
Shang Ju Xu (E-37), 118, *119*
Shang Lian (IG-9), 82, *83*
Shang Liao (B-31), 192, *193*
Shang Qiu (BP-5), 128, *129*
Shang Qu (R-17), 236, *237*
Shang Wan (VC-13), 354, *355*
Shang Xing (VG-23), 338, *339*
Shang Yang (IG-1), 78, *79*
Shao Chong (C-9), 150, *151*
Shao Fu (C-8), 148, *149*
Shao Hai (C-3), 144, *145*
Shao Shang (P-11), 74, *75*
Shao Ze (ID-1), 154, *155*

Índice de 27 pontos

Shen Cang (R-25), 242, *243*
Shen Dao (VG-11), 330, *331*
Shen Feng (R-23), 240, *241*
Shen Mai (B-62), 218, *219*
Shen Men (C-7), 148, *149*
Shen Que (VC-8), 350, *351*
Shen Shu (B-23), 186, *187*
Shen Tang (B-44), 202, *203*
Shen Ting (VG-24), 338, *339*
Shen Zhu (VG-12), 330, *331*
Shi Dou (BP-17), 136, *137*
Shi Guan (R-18), 236, *237*
Shi Men (VC-5), 348, *349*
Shou San Li (IG-10), 84, *85*
Shou Wu Li (IG-13), 86, *87*
Shu Fu (R-27), 242, *243*
Shu Gu (B-65), 220, *221*
Shuai Gu (VB-8), 276, *277*
Shui Dao (E-28), 112, *113*
Shui Fen (VC-9), 352, *353*
Shui Quan (R-5), 228, *229*
Shui Tu (E-10), 100, *101*
Si Bai (E-2), 94, *95*
Si Du (TA-9), 258, *259*
Si Liao, 374, *375*
Si Man (R-14), 234, *235*
Si Zhu Kong (TA-23), 266, *267*
Sino suspenso (VB-39), 302, *303*
So Jing Dien, 370, *371*
Sol e Lua (VB-24), 292, *293*
Su Liao (VG-25), 338, *339*
Suporte da Proeminência (IG-18), 88, *89*
Suporte de Montanha (B-57), 214, *215*
Suporte de Tendões (B-56), 212, *213*
Suspensão do Cabelo (VB-6), 274, *275*
Suspensão do Crânio (VB-5), 272, *273*
Sustentar e Apoiar (B-36), 194, *195*

T

Tai Bai (BP-3), 126, *127*
Tai Chong (F-3), 310, *311*
Tai Xi (R-3), 226, *227*
Tai Yang, 366, *367*
Tai Yi (E-23), 108, *109*
Tai Yuan (P-9), 74, *75*
Tao Dao (VG-13), 332, *333*

Telhado do Quarto (E-15), 102, *103*
Templo do Trabalho (PC-8), 250, *251*
Tendão Contraído (VG-8), 328, *329*
Terceiro Espaço (IG-3), 78, *79*
Terceiro Orifício ósseo (B-33), 192, *193*
Tesouraria Central (P-1), 68, *69*
Tian Chi (PC-1), 246, *247*
Tian Chong (VB-9), 276, *277*
Tian Chuang (ID-16), 164, *165*
Tian Ding (IG-17), 88, *89*
Tian Fu (P-3), 68, *69*
Tian Jing (TA-10), 260, *261*
Tian Liao (TA-15), 262, *263*
Tian Quan (PC-2), 246, *247*
Tian Rong (ID-17), 164, *165*
Tian Shu (E-25), 110, *111*
Tian Tu (VC-22), 360, *361*
Tian Xi (BP-18), 138, *139*
Tian You (TA-16), 264, *265*
Tian Zhu (B-10), 176, *177*
Tian Zong (ID-11), 160, *161*
Tiao Kou (E-38), 118, *119*
Ting Gong (ID-19), 166, *167*
Ting Hui (VB-2), 270, *271*
Tong Gu (R-20), 238, *239*
Tong Li (C-5), 146, *147*
Tong Tian (B-7), 172, *173*
Tong Zi Liao (VB-1), 270, *271*
Tou Lin Qi (VB-15), 282, *283*
Tou Quiao Yin (VB-11), 280, *281*
Tou Wei (E-8), 98, *99*
Transporte do Ombro Central (ID-15), 162, *163*
Travesseiro Jade (B-9), 174, *175*
Três *Li* do braço (IG-10), 84, *85*
Três Milhas da Pata (E-36), 116, *117*
Tripé Celestial (IG-17), 88, *89*

U

União dos Três colaterais yang (TA-8), 258, *259*
Unidade Suprema (E-23), 106, *107*
Unir e Convergir (TA-7), 258, *259*

V

Vala do Braço (TA-6), 256, *257*
Vale da União (IG-4), 80, *81*
Vale de Vazamento (BP-7), 130, *131*
Vale do *Yang* (ID-5), 156, *157*
Vale do *Yin* (R-10), 232, *233*
Vale em Chamas (R-2), 226, *227*
Vale Frontal (ID-2), 154, *155*
Vale Profundo (E-43), 122, *123*
Vaso de Cintagem (VB-26), 292, *293*
Vértebra Coccígea, 376-377
Vertex Anterior (VG-21), 336, *337*
Vertex Posterior (VG-19), 336, *337*
Virada Irregular (B-4), 172, *173*
Voar em Ascendência (B-58), 216, *217*

W

Wai Guan (TA-5), 256, *257*
Wai Ling (E-26), 110, *111*
Wai Qiu (VB-36), 300, *301*
Wan Gu (ID-4), 156, *157*
Wan Gu (VB-12), 280, *281*
Wei Cang (B-50), 206, *207*
Wei Dao (VB-28), 294, *295*
Wei Jian, 376, *377*
Wei Jie, 376, *377*
Wei Shu (B-21), 184, *185*
Wei Yang (B-39), 196, *197*
Wei Zhong (B-40), 198, *199*
Wen Liu (IG-7), 82, *83*
Wu Chu (B-5), 172, *173*
Wu Shu (VB-27), 294, *295*
Wu Yi (E-15), 102, *103*

X

Xi Guan (F-7), 314, *315*
Xi Men (PC-4), 248, *249*
Xi Yan, 372, *373*
Xi Yang Guan (VB-33), 298, *299*
Xia Bai (P-4), 70, *71*
Xia Guan (E-7), 98, *99*
Xia Lian (IG-8), 82, *83*
Xia Liao (B-34), 194, *195*
Xia Wan (VC-10), 352, *353*
Xia Xi (VB-43), 306, *307*
Xian Gu (E-43), 122, *123*

Xiao Bai Hui (VG-3), 326, *327*
Xiao Chang Shu (B-27), 188, *189*
Xiao Hai (ID-8), 156, *157*
Xiao Luo (TA-12), 260, *261*
Xin Hui (VG-22), 336, *337*
Xin Shu (B-15), 180, *181*
Xing Jian (F-2), 310, *311*
Xiong Xiang (BP-19), 138, *139*
Xiu Ju Xu (E-39), 118, *119*
Xuan Ji (VC-21), 360, *361*
Xuan Li (VB-6), 274, *275*
Xuan Lu (VB-5), 272, *273*
Xuan Shu (VG-5), 328, *329*
Xuan Zhong (VB-39), 302, *303*
Xue Hai (BP-10), 132, *133*

Y

Ya Men (VG-15), 332, *333*
Yang Bai (VB-14), 282, *283*
Yang Branco (VB-14), 282, *283*
Yang Chi (TA-4), 256, *257*
Yang do pé (B-59), 216, *217*
Yang Fu (VB-38), 302, *303*
Yang Gang (B-48), 206, *207*
Yang Gu (ID-5), 156, *157*
Yang Jiao (VB-35), 300, *301*
Yang Lao (ID-6), 156, *157*
Yang Ling Quan (VB-34), 298, *299*
Riacho do Monte *Yang* (VB-34), 298, *299*
Yang Pulsante (E-42), 120, *121*
Yang Xi (IG-5), 80, *81*

Yao Shu (VG-2), 324, *325*
Ye Men (TA-2), 254, *255*
Yi Feng (TA-17), 264, *265*
Yi She (B-49), 206, *207*
Yi Xi (B-45), 204, *205*
Yin Bai (BP-1), 126, *127*
Yin Bao (F-9), 314, *315*
Yin Branco (BP-1), 126, *127*
Yin Du (R-19), 238, *239*
Yin Gu (R-10), 232, *233*
Yin Jiao (VC-7), 350, *351*
Yin Jiao (VG-28), 342, *343*
Yin Lian (F-11), 316, *317*
Yin Ling Quan (BP-9), 132, *133*
Yin Men (B-37), 194, *195*
Yin Shi (E-33), 114, *115*
Yin Tang, 366, *367*
Yin Xi (C-6), 146, *147*
Ying Chuang (E-16), 104, *105*
Ying Xiang (IG-20), 90, *91*
Yong Quan (R-1), 226, *227*
You Men (R-21), 238, *239*
Yu Ji (P-10), 74, *75*
Yu Tang (VC-18), 358, *359*
Yu Zhen (B-9), 174, *175*
Yu Zhong (R-26), 242, *243*
Yuan Ye (VB-22), 290, *291*
Yun Men (P-2), 68, *69*

Z

Zan Zhu (B-2), 170, *171*
Zhao Hai (R-6), 228, *229*

Zhe Jin (VB-23), 290, *291*
Zheng Ying (VB-17), 284, *285*
Zhi Bian (B-54), 210, *211*
Zhi Gou (TA-6), 256, *257*
Zhi Shi (B-52), 208, *209*
Zhi Yang (VG-9), 330, *331*
Zhi Yin (B-67), 222, *223*
Zhi Zheng (ID-7), 158, *159*
Zhong Bai, 368, *369*
Zhong Chong (PC-9), 250, *251*
Zhong Du (VB-32), 296, *297*
Zhong Fu (P-1), 68, *69*
Zhong Ji (VC-3), 346, *347*
Zhong Liao (B-33), 192, *193*
Zhong Lü Shu (B-29), 190, *191*
Zhong Shu (VG-7), 328, *329*
Zhong Ting (VC-16), 356, *357*
Zhong Wan (VC-12), 354, *355*
Zhong Zhu (R-15), 234, *235*
Zhong Zhu (TA-3), 254, *255*
Zhou Liao (IG-12), 84, *85*
Zhou Rong (BP-20), 138, *139*
Zhou Yu, 368, *369*
Zhu Bin (R-9), 230, *231*
Zi Gong (VC-19), 358, *359*
Zu Lin Qi (VB-41), 304, *305*
Zu Qiao Yin (VB-44), 306, *307*
Zu Tong Gu (B-66), 222, *223*
Zu San Li (E-36), 116, *117*
Zhong Feng (F-4), 312, *313*
Zhong Du (F-6), 312, *313*
Zu Wu Li (F-10), 316, *317*
Zhang Men (F-13), 318, *319*

Ponto	Significado
Preenchido, contorno sólido	O ponto marcado é explicado em pormenor na **página oposta**.
Oco, contorno sólido	Este ponto é descrito com mais pormenor em **outra página que não é a oposta**.
Preenchido, contorno tracejado	O ponto marcado é descrito em pormenor na **página oposta** e é **medial** ou **dorsal**.
Oco, contorno tracejado	Este ponto é descrito com mais pormenor em **outra página que não é oposta** e é **medial** ou **dorsal**.